王绵之方剂学讲稿

王绵之 著

人民卫生出版社

图书在版编目（CIP）数据

王绵之方剂学讲稿/王绵之主编．—北京：人民卫生出版社，2005.4

ISBN 978-7-117-06688-4

Ⅰ．王…　Ⅱ．王…　Ⅲ．方剂学—文集　Ⅳ．R289-53

中国版本图书馆CIP数据核字（2005）第034110号

门户网：www.pmph.com	出版物查询、网上书店
卫人网：www.ipmph.com	护士、医师、药师、中医师、卫生资格考试培训

王绵之方剂学讲稿

主　　编：王绵之
出版发行：人民卫生出版社（中继线 010-59780011）
地　　址：北京市朝阳区潘家园南里 19 号
邮　　编：100021
E - mail：pmph @ pmph.com
购书热线：010-67605754　010-65264830
　　　　　010-59787586　010-59787592
印　　刷：北京市艺辉印刷有限公司
经　　销：新华书店
开　　本：850×1168　1/32　印张：18
字　　数：451 千字
版　　次：2005 年 8 月第 1 版　2024年 7 月第 1 版第 20 次印刷
标准书号：ISBN 978-7-117-06688-4/R · 6689
定　　价：35.00元

出版说明

一、本书内容系根据王绵之先生于20世纪80年代初在北京中医药大学全国方剂师资进修班授课时的讲话录音整理。

二、讲稿中部分药物的剂量单位（两、钱、分、厘），为反映讲稿原貌并根据作者意见予以保留，读者可根据常规予以换算。

三、讲稿中有关犀角、虎骨功效的内容仅为解释古方服务，现犀角、虎骨均已禁用，临床应用时须用代用品。

四、讲稿中一些方剂根据课程进度应在后期讲述，王绵之先生为比较之需，将部分内容提前讨论，请读者在阅读时前后互参。

五、总论中关于艾滋病的论述反映的是当时的观点，现中医中药已经参与了艾滋病的治疗，但为反映原貌计，编辑时未予改动。他如“皂甙”等亦因上述原因予以保留。

六、为使讲稿条目更清楚，编辑时酌加部分标题。

人民卫生出版社

2005年2月

如何学习方剂学
——代序

方剂学是一门年轻而又古老的学科。说它年轻，是因为直到 20 世纪 50 年代中期才成为一门独立的学科。说它古老，是因为它的历史悠久，至少可以上溯到周。如《礼记》中就有关于配药为方与煎煮饮服的记载。《史记·扁鹊仓公列传》中也记载着长桑君“取禁方书尽与扁鹊”，扁鹊治虢太子尸厥，“以八减之齐（剂）和煮之”。而 1973 年底在湖南省长沙市马王堆三号汉墓中发现的《五十二病方》，以及在西北地区发现的“流沙坠简”、“居延汉简”、“武威汉简”，更是方剂由来已久的有力物证。如果根据《通鉴补记》所说：“民有疾病，未知药石，炎帝始尝草木之滋味，曾一日而遇七十二毒，神而化之，遂作方书”，方剂的形成还可以上溯到四千年以前。当然，方剂绝不是某一个人“神而化之”的发明，而是在发现和使用药物治病积累了一定经验的基础上，逐渐深化、发展而成，是运用药物治疗疾病的一个飞跃。

《汉书·艺文志》载有“医经七家”（共 216 卷）、“经方十一家”（共 274 卷），并解释说：“经方者，本草石之寒温，量疾病之浅深，假（借）药物之滋味，因气感之宜，辩（辨）五苦六辛，致水火之齐（剂），以通闭解结，反之于平。”这可以说是方剂最早的定义。还要特别指出的是“经方十一家”不仅有按病名、科别归类的方书和饮食禁忌，还有《汤液经法》32 卷。顾名思义，这是一部关于方剂理论的专著。此书虽已亡佚，但从现存的“医经七家”之一的《黄帝内经》来看，书中有关治则、制法和遣药组方的基本理论甚多。因此，可以说最迟在东汉，方剂已经有了较为系统的理论，方剂学已经开始形成，并为中医特色之一的辨证论治体系提供了物质基础。

中医学强调辨证论治，并非忽略了辨病，更不是不知道辨病，而是认识到每一个疾病在其发生、发展过程中，由于邪正相争和病人的禀赋、生活起居、工作条件、情志变化的差异，在不同阶段可以出现不同症状，根据中医理论进行分析、归纳，就可以了解现阶段所以出现这些症状的病理变化和导致这些变化的原因，所以通过辨证得出的结论，诊断更为具体、细致，更能揭示疾病在当前阶段对病人造成的伤害的实质，“论治”的指导性也就更为具体和切合实际。

我们之所以说“论治”，而不是“施治”，不仅是因为中医临证有同病异治和异病同治这一特点，更因为在决定治法和遣药组方中还需要认真思考。因为遣药组方是将群药组合成一个有机的整体，不仅要按君臣佐使来配伍组合，通过相辅相成和相反相成达到充分发挥药效，治病而不伤人的目的，并且还要斟酌每一味药的用量，使寒热、升降、补泻之间的配合更切合病情，才是一首完整的方剂。正如徐大椿在《方药离合论》中说：“方之与药，似合而实离也。得天地之气，或一物之性，各有功能，可以变易气血，以除疾病，此药之力也。然草木之性与人体殊，入人肠胃，何以能如人之所欲，以致其效？圣人为之制方，以调剂之，或用以专攻，或用以兼治，或相辅者，或相反者，或相用者，或相制者。故方之既成，能使药各全其性，亦能使药各失其性，操纵之法，有大权焉，此方之妙也。”

中医方剂学教材以治法和遣药组方的理论为基本内容，并选择临证常用而具有代表性的方剂，通过对各方主治证和组成药物理论的分析，进一步说明治法和遣药组方理论在辨证论治指导下的具体运用，不仅示人以法，还可以提供临证需要的基本方剂。所以方剂学实质上是专讲“论治”的一门学科，同时也是培养辨证论治逻辑思维的一种方法。因此，方剂学是学习中医必修的基础课程之一。

由于方剂学涉及面广，初学者虽已学过中医基础理论、中药学、中医诊断学等课程，但这些课程都有各自的教学目的和要求，虽然相互间也有一定的联系，终究不可能各自都进行全面阐述，所以在学习方剂中需要以证为纲，运用已学理论知识来理解时，需要以具体病、证为例阐述明白。例如，在学习解表剂时，不仅要联系基础理论、中药、诊断中有关表证的病机、诊法、辨证和解表药，还要联系有关的生理、病因、寒热虚实和解表药以外涉及到的中药。再如，麻黄汤证的发热与恶寒、无汗并见，桂枝汤证的发热与恶风或恶寒、有汗并见，其病理变化却同中有异，这就需要进一步理解营卫的特点与人体虚实的差异，尤其是桂枝汤证既称之为表虚证，又有“卫强营弱”之说，如何将表虚与卫强统一起来，必须理解卫气的生理特点、风为阳邪的特点，以及卫气与营血的关系，才能具体理解桂枝汤的立法和方药配伍的所以然，尤其是方药配伍的关系。例如，麻黄有发汗解表、宣肺平喘的作用，完全可以对应麻黄汤证的病机，何以还要配伍桂枝、杏仁、炙甘草？这就需要对人所以汗出的机制与麻黄药理特点及其与各药配伍后的作用进一步有所理解。再如，阳和汤证既无表寒证，何以用麻黄？同是补气方，为什么补中益气汤以黄芪为君，而参苓白术散又不用黄芪？还有，小青龙汤是蠲饮解表的方剂，为什么用收敛肺气的五味子？黄龙汤治应下失下，是攻补兼施的方剂，并无咳嗽，为什么方中用到宣肺祛痰的桔梗？这就要在理解主治证的病理的同时，从生理方面尤其是脏腑、气血的相互关系与各药的作用特点来进一步理解。这样，不仅可以掌握每一首方剂配伍的精妙之处，还可以进一步深化已学的理论知识，并从中理解中医特色之一的整体观念在辨证论治中的具体运用。但也要注意不要在学习中还未弄清方义之前便自己提出许多假设，如认为某方证中某个症状是不可能的，某药不如某药更好，或应再加某药等等。因为教材所选方剂都是经过无数次实践证明其疗效，并能示人以规矩的。许多古代名方的主治证也是结合实践予以归纳的，所以学习时应从正面理解，切忌自布迷阵。

学习方剂还可以用类比的方法来加深对各方的理解。不仅同类方剂可以类比，例如三个承气汤之间，及其与复方大承气汤、麻子仁丸、增液承气汤、新加黄龙汤、黄龙汤之间，通过类比，进一步理解证治与方药的同中之异，从而为将来立法、组方奠定理论基础，对不同类的方剂同样可以进行类比来加深理解。例如，归脾汤与天王补心丹不在同一章内，又都能治疗心悸怔忡、少寐多梦，但前者是益气补血以养心安神，后者是滋阴清热以养心安神，通过主治证的全面分析，就可以了解心肾不交的不同病机及相应的立法、组方，从而为辨证论治开拓思路。

背诵方歌是帮助记忆和加强理解的一种有效手段。例如，汪昂编写的地黄饮子方的歌只有42个字，它不仅概括了全部方药，指明了主治是“喑厥风痱”，还用“虚阳归肾阴精足”7个字，教材附录的方歌是“火归水中水生木”，更能传神，一语点破本方的立法主旨和方药配伍的妙义。过去学习中医往往入手便读“方剂歌诀”，主要是背诵，不求甚解，以后结合进一步学习再逐步深入理解。现在的方法是先学习方义，然后背诵方歌，是以理解为主，要求在理解的基础上熟读背诵，这样既加强记忆，又能通过方歌以提纲挈领地加深理解。但是也有人不明其意，误认为背诵方歌只是为了记住方药，或节取方歌中概括方药的句子背，或进一步压缩成一药一字的顺口溜，结果是记了药，忘了方义，时间稍长，彼此互串，往往弄不清“麦”是麦冬还是麦芽，“丹”是丹参还是丹皮，“元”是元胡还是元参，考试时常常写错。只有在理解的基础上背诵方歌才是正确的方法。

学习方剂教材是为临证用方打基础。也可以说学习教材只是第一步，更重要的是用。通过临证用方可以对方剂理解得更具体，可以使前人的经验和理论成为自己的东西，并逐步使自己掌握遣药组方的本领。一般来说，先是“对号入座”，即根据病情选择相应的成方，但要注意辨证准确，选方切合。逐步过渡到加减一二味，再进一步到合方加减，即将两个或三个小方合为一方，去其不合的药味，加入必要的药味。这在教材中采用的成方中也不乏实例，如小建中汤即桂枝汤倍芍药加饴糖，蒿芩清胆汤即温胆汤加蒿、芩、滑石和青黛而成，可供借鉴，最后就能“师其法而不泥其方”，进入遣药组方的自由王国，即所谓变化灵活而不越乎规矩。这几个阶段没有具体的时间规定，或长或短，主要决定于学习方剂中真正理解了多少和在实践中用心思考的深度。

关于方剂的原出处和方名解释，初学的人不必追根究底。因为有些方书已经亡佚，有些方剂已经后人加减。学习方剂的目的是用，不是考证。方名解释也是如此，简单的，一目了然，深奥的，即便解释清楚，对初学者也帮助不大。相反，方剂的服用方法和方药用量必须注意。例如，调胃承气汤用于下燥屎，但“温顿服之”；用于清胃肠燥热以和胃气，当“少少与服之”；抵当丸服后，“晬时当下血，若不下者，更服。”再如，同是麻黄与石膏相配，大青龙汤中麻黄六两，石膏如鸡子大一块，越婢汤中麻黄六两，石膏是半斤，而麻杏甘石汤中麻黄是四两，石膏半斤，这都与立法有关，不仅其他配伍不同，麻黄与石膏的用量也大有差异。这就是我们常说的“方从法出，法随证立”，是理解方剂配伍意义的重要内容之一，对学习方剂的人来说，比考证方源和解释方名更有助于学以致用。

组成方剂的物质基础是药，其来源主要是产自国内的动、植、矿物及其加工品。虽然有少数品种至今仍来自国外，但在长时期的医疗实践中同国产药物（包括从国外引进已经在国内生根的品种）一样得到中医学理论的诠释，成为中医学理、法、方、药的一个部分。所以我在编写《药典》(1985 年版)时特别指出:“凡是在中医学理论指导下用于防治疾病的物品都是中药。”所以，即便是食物，例如粳米，作为药用时，必须根据其性味、归经、功能、主治及常用量合理配伍，斟酌用量，才不致误用。再如川芎，张洁古称其能“上行头目，下行血海”，是血中气药。一般认为川芎擅于上行，虽妇科中也常作为调经药配伍，但很少直指其“下行血海”。20 世纪 60 年代以来，一些有志之士利用现代科学理论和方法对中药进行分析，取得了一些成果，其中以成功研制出“青蒿素”最为突出。我校廖家桢教授在实验研究中证实川芎“上透血脑屏障，下透血睾屏障”，从而说明古医家所说是正确的。但是目前限于客观条件还不能够满足用实验分析来充实或替代原有的中药理论，同样是编写《药典》(1985 年版)时，我提出以银翘解毒丸作样本，以方中荆芥、薄荷为突破口，请 10 个中成药厂各自分别进行分析研究。首先发现不同批的荆芥与薄荷所含的挥发油相差 1～3 倍，于是用平均值的挥发油代替原药材制丸，结果无效；于是将已提取了挥发油的药材煮水加入制丸，结果有效。又用含油量不等的三批药材分别配制银翘解毒丸，药效试验无明显差异。这说明荆芥与薄荷都含有挥发油，但还有一些尚未弄清楚的有效成分在发挥作用，甚至是起主要作用。这说明目前我们具备的手段还不够，同时也说明“中药是自然生成含有多种成分的复合物”。有人说:“中药本身就是一个小复方”，这也是不对的。因为任何一个中药复方都是在明确了治疗目的，在中医学理论指导下将中药合理配伍、定量、定型(汤、丸、散、膏)而组成的。作为实验研究，我认为还应该继续下去，并相信最终随着有关学科的理论和实验手段的不断完善而能够不断取得更新、更好的成果。

最后，我想用一句话来结束本文。根据我从事中医工作逾 60 年来的经验，对待中医学必须是:“钻进去，跳出来，不断临证，始终在悟字上下功夫。”这就是说，一开始要勤奋读书，专心致志地读，反复思考书中的真义，并在临证中认真理解，到一定时候，必有所悟。如此持之以恒，悟的东西愈积愈多，就可以不囿于前人所说，就能跳出书外，有所发现，有所创新。关键是读书和临证，并把二者有机地结合起来。死读书是不对的，因为中医有许多理论和知识只有通过临证才能正确理解，至少在目前还别无他途。把读书和临证截然分开也是错误的，通过临证，有目的地再读书，就能温故而知新，这一点同样是学习方剂的要诀。以上仅为题外之言，但如能使学者少走弯路，也就值得庆幸了。

王绵之

2004年12月28日于北京中医药大学

目　录

上篇　总论

下篇　各论

上篇 总论

第一章　方剂学的形成和发展

一、方剂和方剂学的定义

今天这堂课，基本上不涉及讲义的内容，主要谈谈方剂、方剂学的概念，探讨一下这门学问是怎么形成、如何发展的，今后它会向哪个方向迈进。另外，还想谈谈学习方剂学有什么作用，采用什么样的方法来学。这些内容准备结合教学大纲进行说明。还有其他一些相关事情，例如参考书的选择等。今天两个小时这样安排。如果大家有什么问题也可以提出来讨论。

现在开始谈什么叫方剂。方剂这个名词大家可能都接触过，就是在一张处方纸上，有许多药名和用量。从形式上来看是这样，所以一般来说，方剂都是由多味药组合成的，一味药组成的单方一般不包括在内。但是方剂也有它的具体要求，在这个多味药组成的结构之中有它自身的学问。因此，如果用完整概念加以解释的话，方剂是在辨证审因、决定治法的基础上，选择切合病情的药物，酌定合适的用量，通过一定的规矩配伍组合，规定剂型，是用汤剂、丸剂，还是其他什么剂型，这个剂型怎么服用等一系列过程。明确了这样一个概念之后，对于我们今后临床用药治病是很有帮助的。脑子里应首先有这样一个概念，而这个概念是按照中医辨证论治的要求提出来的。它是辨证论治，不是对病用药，更不是对症用药，而是辨病、辨证。

接下来要谈一谈方剂学的问题。在刚才提到的方剂概念以外，还有一个概念应加以讨论，即治法，这也是方剂学当中应该讨论的内容。所以方剂学不仅仅等同于方剂，而是要研究和阐明方剂与治法的基本知识及其临床运用的规律。之所以说它是规律，就是说要研究这一类的治法、这一类的方剂，它的共同点是什么，在什么情况之下运用，如何来运用。违背了这些原则，就要犯医疗错误。这就是方剂学所要讲解的一些内容及需要讨论的一些问题。

二、方剂学的形成与发展

（一）商周时期

方剂形成的历史很早，但是具体是在什么时候，由哪个人或哪些人创立，这些资料在历史上很难查到。从历史发展的情况以及可以了解到的史料文物来看，方剂的形成，至少是在周以前。因为药物的发现与农业有一定的关系，其时间更早于周。发现并应用药物治病，逐渐积累了经验，由单味药发展到用多味药治病，在多味药治病当中，逐渐摸索其中的规律，知道了如何更好地配合使用，这是方剂形成的一个前提。

方剂形成的第二个前提，是它离不开社会生产力的发展。具备一定的知识，发明了一定的工具，才可能有方剂产生。所以，从历史的发展过程来看，有从石器到青铜器的过程，不管它是新石器时代还是旧石器时代。还有一点，就是由生食发展到熟食。这样的一些条件，为方剂的形成提供了基础。所以尽管过去有各种各样的说法，现在我们通过学习历史都知道了。所谓神农氏也好，黄帝也好，都是一个假借的名词，不是一个具体的人，而是一个时期、一部分人，或者说是一个时代的代表。所以今天我们讲这个问题，不想讲是哪一个人，因为这是违背事实的。应该从社会发展的历史状况中来做出一些分析。

另外，刚才分析的内容当中，得到了一些文物的证实。出土文物很多，反映了当时的社会条件、社会生产力的发展水平。另外我们是不是也可以找到文献的根据呢？例如，在周代，有一部书叫《礼记》，书中提到“君有疾饮药，臣先尝之；亲有疾饮药，子先尝之”。当然这个问题关系到封建传统，我们先不予深究。但在此可以证明，那个时候已经可以把药熬成汤剂来服用。这里还反映了另一个问题，它说明当时对于药物的认识还有局限性，是否有毒，不完全放心，所以在吃药以前用人先来试一试。过去的封建传统是讲究忠和孝，所以皇帝有了病，叫臣子先服用，以示他的忠心；父母有病，做子女的先服用，以示孝心。当然，仅从这里还不足以说明是否已经有了方剂，但可以从《史记·扁鹊仓公列传》以及后来出土的文物《流沙坠简》中得到证实，当时的确已经产生了方。扁鹊的老师长桑君教他禁方。所谓禁方，就是自己积累的东西，这些东西不轻易传人。他教给了扁鹊，而扁鹊在治疗一个病人假死的时候，也用了八减之剂。虽然方子具体是什么，今天已经不可能了解，但从文字记载上看，《流沙坠简》中，不但有治人的，还有治马的方，是治疗伤了水的马。这些都说明方剂已经具备了一定的形式。而且，从今天来看，特别是从马伤水的这个方子来看，已有它一定的道理。其中可以看到药物有辛温的、散寒的、化湿的、祛痰的等等，这是有它的意义的。从中可以证实，这些方已经不是一种草率的药物的堆砌、药物的凑集，而是有目的的、有规矩的相互配合。

（二）先秦时期

更主要证明上述问题的理论，是在《内经》这部书中。关于治疗原则、治疗方法、方剂配伍组合的一些理论，都有很多的记载。从这点来看，说明到了《内经》成书的时候，方剂的理论已经成熟了。这里所讲的成熟不是完美，而是说从开始到定形，已经把蕴含在经验当中的东西抽取了出来，总结成了比较系统的理论，所以我用了成熟这个词。在《内经》中，虽然仅记载了13个方（一说12个方，小金丹是后人补入的），而且这13个方还相当原始，有些还是单味药，其他一些方用药也很简单。由此可能会产生疑问，就是说理论发展到这样的水平，为什么没有方？因为从古代著作，即《汉书·艺文志》可以看出，它是分开的。《内经》的内容属于医经。那时候医经有7家，有7种书。而医方、经方呢，反而比它多，有11家。可以说已经有不少了。因为《内经》是经书，所以载方很少，而另外有专门记载方剂的书籍，即有11家。虽然这些方没有传下来，但是书目已经有了记载，其中还有《汤液经法》，应该是方剂学理论方面的专著。所以从这些方面可以证实，到了那个时候，就已经积累了相当的资料，形成了它自身的理论。

（三）两汉时期

当然在此以后更进一步，就有现在可以看到的张仲景的著作，那属于东汉时期。张仲景所著的《伤寒论》、《金匮要略》中记载了相当多的方，我统计了一下，两本书有314个。这是把重复的方去掉后的结果。因为《金匮要略》中有一些后世的附方，我没算进去。还有一些是《备急千金要方》、《外台秘要》记载的方。所以从方的数字、用药的数字以及剂型的情况，都说明在这样的时期中，又有很大的发展。那么，其中特别值得指出的就是仲景方的特点：它的立法、用药，都非常精练，非常严谨，针对性非常强。换一味药，就成为另一个方名；加减一些分量，就变成了另一个方名。因为证有所不同，它的治和方就有了改变。而经过后人研究，这些方的配伍当中，有相当多的经验，相当多的道理。这些内容为我们后人学习和研究方剂提供了很宝贵的参考，因此后人不仅尊称仲景为“医圣”，而且把他的书称为“方书之祖”。此所谓的“圣”就是学问很大，很有道理，所从事的专业有极深厚的造诣。因为从现代来看，那些书已经没有了，经方十一家已经没有了，但是通过仲景的著作有所得以保存、流传下来。所以现在最早的这个书称之为“方书之祖”，也就是说方剂的更成熟是在这样一个时期。

（四）隋唐时期

由此以后，逐渐又有所发展。是从发病的原因推理、分析探讨，也就是说对于病因、病机的探讨。我们知道有一本书是隋代的《诸病源候论》，就侧重谈病是怎么发生的，有哪些特殊症状。这样的结果，当然就促进了临床各科的发展，也就促进了用药物治病的发展。因此，在这样的情况下，方更加多了。这是一方面。

另一方面，还有一个特点，就是在这些方书中，有一些可以明显地看出来是来自海外的。例如婆罗门，它不是中国的文字。还有所谓龙树菩萨（《隋书》有《龙树菩萨药方》4 卷）很明显是源于宗教。我们知道宗教是从哪里来的，是从天竺，是从印度。此处的宗教是指佛教。由于历史上交通的发达，中外交流的展开，各种各样的文化以及其他各种物产，都进行了交流。所以中国也开始吸取了外来医学中的药方。当然我们也知道，药物当中也有许多是外来的。提出这个问题，就是想说明，在祖国医学遗产中，包括了一个部分，这就是吸收了外来的内容。但是，这些外来的东西，并不仅仅是拿过来，而是把它融合进来，将它融合在祖国医学理论的系统内。有许多药，通过多年的使用之后，也用中医中药的理论加以说明，讲述它的性味、归经、功用，跟我们中国本土历来所有的药物进行配伍组合，已经很好地融合在一起了。所以不仅仅要善于吸收，更要善于把它有机地联系起来，变成自己的东西。

中医就有这样一个传统，从《隋书·经籍志》字里也可以看到，关于医方的书很多，其中还可见到吸收外来东西的印迹。另外，从唐代孙思邈的著作中，如《备急千金要方》和《千金翼方》中可以看到，方剂的数量很多，其中也有来自于佛教中的内容。如有一个专治眼睛的就是例证。另外，有些药方也是从外边传来的，如祈福万应丸等等，有很多。例如现在讲的苏合香丸，原名吃力伽丸，而“吃力伽”则是国外对白术的处方名，这个名字显然是译音，一听就不是咱们中国的，而且其中用的许多香药，在过去来说是所谓的舶来品，是从海运而来。

唐代先有《备急千金要方》、《千金翼方》，后又有《外台秘要》。把历代所能收集到的一些方子，经过作者的选择，加以分类整理，编辑在其中。另外在方书前面，还引用了过去历代的理论性著作，如《内经》、《难经》、《伤寒论》、《金匮要略》、《诸病源候论》等，对其加以论述。其中还有我们现在可以看到的、正式的、专门的方剂书籍。从《伤寒论》来说，它是讲六经辨证、辨证论治，由理到法，从法到方、到药，理法方药俱全。而《隋书·经籍志》中着重说的是张仲景的方，这是主要的方书，是最早的。关于《肘后备急方》，虽然比较简单，但从其书中大致也可看到，在用药方面，基本与《伤寒论》的精神没有太大变化。那么《伤寒论》的特点是什么？《伤寒论》的特点就是寒为阴邪，伤人之阳，所以它的特点是保护阳气，侧重于用辛温、用温热。在《肘后备急方》中也主要是用这样的药，特别明显的是治外感表证。但是，《肘后备急方》已经开始用清热药和辛温药相配合，也出现有一些清热解毒的方子。从中可以看到一个用药的发展过程。由于治疗经验的积累，药物的不断发现，使用的药物增多了，使用药物的方法、使用药物的理论也就更加丰富。

（五）宋、金、元、明、清时期

用药风格的变化，更明显的是从宋开始。宋代有几个内容，习惯上讲，包括有金元四大家学说，另外还有一个对药物理论的研究。从宋开始，就比较注意对中药药理问题的研究。从张元素（张洁古）就开始着手研究这些内容。以前主要都是阐述药物的性味、归经、功用，但是为什么产生这些功用，为什么能够出现归经，从理论上加以阐发，是从宋开始的。

另外，由于宋代战乱比较多，特别是宋王朝后期，战乱频发，生活不稳定，对人体的影响也产生了不同的变化，所以病的情况更加复杂。还有一方面，从宋开始，封建统治阶级对医学问题也比较重视，他们关心人民的疾病，关心人民的健康，实际上是为了政权的昌盛。那时统治者们也讲究吃许多药，以及炼丹、服石，即服用金石药。当然同时还收集了民间各种有效的方剂。从宋中期开始，政府把药材作为封建统治的专办、专利，进行了垄断。药铺都是皇帝开的，收入的利润要全部上交国库，供皇帝享受，这也是一个原因。当然还有更主要的原因，这就是由于医学的发展，积累了相当多的东西。在这样的基础上，配合了这样的条件，医学便有了新的发展。所以伴随着整个医学的发展，方剂本身也得到了相应的发展。而由于方剂的发展，又促进了医学理论和临床各科的进一步发展。因为方剂的发展就是在医疗实践当中的方法增多，从中才可能提取出一些新的理论。

此时，变化比较多的、要提到的一个最明显的问题，即辛凉解表的方剂开始形成，表里同治的方剂比较多见。在《伤寒论》中，仲景先表后里的原则非常严格。有表证在，先得解表。当然张仲景也提到表里同治的问题，也提到了辛温加辛凉的问题，例如有些解表的方子如大青龙汤中就用了石膏，它是表里双解。但是，这方面的应用比较少。到了宋代就比较多了。不但是辛温方与石膏之类的清热药物配合应用，而且由于药物的发现增加，也开始应用辛凉解表药来治疗疾病。那么由于疾病本身，由于人体质的变化，由于人对疾病认识的深入，在用药方面，看起来药味就增加了。

从一个方剂所用的药味来说，虽然药味比较多，但它的组织配伍还是非常严密的，并不是看见头痛就随便加味药，看见发热也加味药，而是有它的有机配合，所以用药虽多并不乱。

这是因为对疾病的认识比较深了，考虑的面也就更细了。这是宋代医家遣药组方中药味增多的原因。

另外，这里还要谈谈方剂理论的问题。同样也是开始于宋代，对过去的方子进行了深一步的理论分析。我们现在所知道的最早代表就是成无己。他首先对张仲景的方子作了一些解释，特别是在《伤寒明理论》中，他选了20首方剂，完全是用《内经》的理论加以解释。主要解释这个方为什么能治这样的病证，为什么这样组成，其中配伍的道理是什么。对于药物与药物之间的内在有机联系，作了一些说明。从此以后，方剂理论的研究更加深入、更加广泛了，对于方剂进行理论性分析的书籍也逐渐多起来了。

宋以来方书存世较多，可以见到的多，不但是距离现代时间近的问题，同时也与有了比较方便的印刷术有很大关系，不像过去主要是靠手抄，所以宋代的书流传比较多。此时有一个学术方面的问题促进了方剂的发展，那就是温病学说开始萌芽、形成。所以在这个问题上，从方剂的治疗方面来说，它也与过去不同了。

刚才讲到了辛凉解表。除此之外，在治疗中有个特殊的问题，即在温病中强调的是阴液，特别注意的是救阴液、保阴液，这和《伤寒论》所强调的保阳气不同。当然保阳气并不否定存津液，救阴液并不否定保阳气，只不过侧重面有所不同。由于所接触的病、接触的具体情况、具体实践内容不同，故强调的侧重面也不同。正因如此，才促进了方剂的进一步发展。

金元四大家在各自的学术中，有他独特的发展。刘河间（刘完素）主要擅用清热，因为他研究《内经》时结合了当时的实践，认为病机十九条不出一个“火”字，所以后来有一个说法，六气（六淫之气，就是风寒暑湿燥火）皆从火化，皆从热化，因此主张用寒凉治病。主张用寒凉，并不等于说不用别的方法治病，而是在用寒凉药治病这一点上，有他自己独特的东西。从理论到实践，他有一套东西。也就是理法方药都有一套。例如我们还要讲的地黄饮子，这就不是寒凉的问题。由刘完素之后，张子和主要用汗、吐、下，特别是用下法，所以人称他为攻下派。然后是李东垣，他的学说对现在影响最大。他是主张调脾胃的，是从脾胃立论，侧重人的五脏六腑的功能，人的整个生命。他强调后天之本，认为人的一切饮食变成气血，人体的营养都是从脾胃而来，先天所有的东西非常有限。而人之所伤，以脾胃为主。由此他创立了一套脾胃学说，也创造了好多方。其中具有代表性的就是补中益气汤这个方剂，也就是在临床上他提出了甘温除大热的问题。这项内容对后来治疗内伤杂病影响很大。在这个学说上李东垣有他的成就。当然除此之外，东垣还善治其他病，如他对外感病也很擅长。再一个就是朱丹溪。朱丹溪特别侧重相火研究，他强调"阳常有余，阴常不足"；"一水不胜二火"。有人说是一水不胜五火。二火是君相二火，五火是指的是五脏之火、五志之火。五志也就代表五脏。治疗时他主张滋阴以降火。他这个学派也有他的特点，特别强调降火。所以，与其说他是滋阴派，不如说他是降火派。特别典型的例子是大补阴丸，他在用了黄柏、知母的同时，还用了熟地、龟甲。也就是说，从这个角度看，要降火就要滋阴，降火即所以滋阴。所以金元四家各有各的特点。

由于金元医家本身的学术特点，所以得出了各自的结论。但他们并没有局限在这一方面，而是整个从《内经》、《难经》开始，一直到当时为止的一些著作，都予以研究，包括药物的研究。所以四家学派的产生，跟当时药物学的进一步研究有很大关系。他们对药物的分析更加细致，所以留下了很有用的知识，是他们的学术结晶。但是，如果用得不恰当的话，也给后来人带来一些坏处。如偏执一见，强调自己属于哪个学派，这样的问题，在临床上都是错误的，用在实践当中也是错误的。

我们要辨证论治，不能叫病人跟着我的学派来发病。他的病没法按照我的意图、按照我的擅长来生，我需要根据他的病来进行分析、治疗。因为涉及了方剂学的发展问题，对待这四家要有一个比较正确的方法，把他们的长处结合起来，不能抓住一家而否定另一家。而就其本身的学术而言，也不是绝对完整的。特别是刚才提到的朱丹溪降火滋阴的问题，将来我们讲到与此相关的方剂时也会提到，滋阴降火与降火滋阴的主从关系及其具体用法有什么不同，有什么利害，将来都要谈到。

再谈一下张子和的汗吐下三法。它就突出了一个观点，即认为治病是攻邪为主，邪去正自安，把病邪去了以后正气自然得到恢复。事实上，张氏对这三法用得非常灵活，包括的具体方法也很多，有时实际上超过了汗吐下的范围，正如我们有时讲八法的问题。八法实际上细分成好多法，只是归纳起来而言。所以，简单地了解汗吐下不行，简单地了解八法也不行。

从明代开始，方剂的著作增加比较多，此前提到的成无己《伤寒明理论》中有一卷就是专门论方的。之后有《医方考》，这是方剂理论书籍，因为都是对方剂加以分析。还有研究《伤寒论》的人也逐渐对《伤寒论》方加以阐述研究。《伤寒论》的注家就有二百多家。随着这些因素，方剂有了很多发展，这是一方面。另外，历史上最大的、但不是最有名的一本书《普济方》，就产生在明代，它收载的方剂达 6 万余首。另外，在李时珍的《本草纲目》中，也有很多方剂理论。它不仅仅是在序例里面提到，而且在药的解释当中，也谈到一些方剂理论。

清代在方剂学方面尤重理论性著述，如王晋三的《绛雪园古方选注》、罗东逸的《名医方论》、吴谦的《删补名医方论》，都是论述方剂组成配伍意义的专著。汪昂选临床常用方三百余首，分为二十一门，名为《医方集解》，切合临床实用，为方便初学，又用诗歌体裁编著《汤头歌诀》，通俗易懂，深受初学者欢迎。稍后，还有吴仪洛的《成方切用》、张秉成的《成方便读》等。张璐在其著作《张氏医通》中设专卷讨论“祖方”，每一祖方后附衍化方若干，使读对每一方剂的发展变化一目了然，徐大椿效法张氏而作《伤寒论类方》对后世有一定的影响。

清代温病学说的勃兴，促进了方剂学的发展，叶桂、吴鞠通等名家不仅创立了新的辨证论治体系，而且在实践中发展并创制了许多名方。晚清王清任著《医林改错》，擅长活血化瘀法的运用，立逐瘀诸方，颇得后世医家的推崇。

三、方剂理论的发展

以上大致介绍了方剂的发展情况。另外一方面，要专门谈一谈方剂的理论。

方剂理论在《内经》中很多，有一些属于治则，有一些属于治法，下边都要提到具体内容。过去，二者在名词上没有严格加以区分，现在既然这两个名词并立，那我们在概念上就必须有所区分。治则，是指治疗疾病中都必须遵循的东西。例如，过去在基础理论中讲到的，治病必求于本、正治反治、标本先后，还有因时、因人、因地制宜等。因为不管治疗哪一种病，都需要以此为原则来考虑，它是总的指导原则。而治法则不同，它是针对具体证、具体病设立的。当然一个大法之下可以再分成很多小法。如把汗法说成是解表法则差些，那么汗法中就有很多方法，甚至过去《内经》中就有不用药物来发汗的方法，可以用热水，渍形以为汗，也可以用药煎水，人泡在热水里使他发汗。不一定用药物，当然还可以用其他方法。例如有些感冒如虚人感冒，在补中益气汤中说得很清楚，方歌中有“阳虚外感此方施”，是通过扶正的途径加以治疗。当然，现在解表剂里也有扶正解表，如配伍补气、养血、滋阴、温阳等。所以法有大法、小法，它的针对性很强，有具体的对象。所以治法跟所辨得的证应该相对应，表证当解表，表寒证当辛温解表，表热证当辛凉解表，气虚外感者当益气解表，阳虚外感者当温阳解表，是一一对应的。再小到一个方子来说，它有它的治法，一个方子中可以包括几个法合在其内，不仅仅是益气滋阴。例如，根据承气汤发展而成的黄龙汤，既有益气的，又有补血的；既有人参，又有当归。也可以简单说，它是补法加一些变化。这是一种理论，但这种理论都是散在于各种中医书籍中的。专门对一个方剂进行理论性的解释，还是始于成无己。成无己在《伤寒明理论》最后一卷中的《伤寒明理药方论》（成无己著《伤寒明理论》共四卷，其中前三卷论证，第四卷论方，即《伤寒明理药方论》，并有序，共有方论 20 首）把 20 首方剂作了细致的理论性论述。所以说，这是方剂理论专门著作的第一家。

从此以后就逐渐多起来了。一是对于《伤寒论》著作、对每首方子都有分析。一是现在我们大家知道的，叫《医方考》，是明代吴昆的书，那里面方子就不少。它就是一本专门解释方剂的书。他的解释，是针对着证来进行，有时一个方子有几种解释。这既有它的特点，也有它的不足。因为同样一个方子，可以用于不同的病，我们说这是异病同治。实际上，既然用于不同的病、不同的人，它在配伍用量上，在配伍组合的君臣佐使上，总有些变化。吴昆在后一个问题上很清楚，但在前一个问题上不清楚。所以有人一看，这个方子解释几遍，有相同之处，又有不同之处。它应该从不同角度来解释，论述还是比较细致的。按照这样的发展，方会更多的。从此开始，也可以说出现了方剂学的又一次飞跃，加强了方剂的论理性，就是把方剂的配伍组成从理论方面谈得更清楚。所以随后出现了不少方论专著。刚才讲的《医方考》是一个，还有收集了历代方论的《名医方论》，以及一些丛书中设有专门论方的内容，讲些原理，但这都是明以后的书，它也是与历史发展、整个社会的发展相应的。从理论上来说，应该了解这些内容。

四、方剂的分类

还有一个最大的争论题目，就是方书分类的问题。后边关于方剂的分类，我不想详细谈了，仅在此说明一下。

方剂的分类问题，是到今天还没有解决的问题，所以常常引起争论。我们从方书已有的分类方法来看，主要有以下几种：

前面提到的《五十二病方》，它就无所谓分类的问题。它是一个方一个方罗列，并没有归类，也没按顺序排下来。到了《备急千金要方》、《外台秘要》时代，既有病科分类，又有脏腑分类。打开《备急千金要方》，第一个就是"妇人方"，然后是"少小婴孺方"，也就是儿科，再后来是七窍方、诸风方、伤寒方、五脏六腑、虚热寒实……。所以从它开始，就给方剂分类了，而后世分类法大体上在这个基础上变化。

另一种分类，就是用治法分类，这样的书不多。例如，明代张景岳《景岳全书》中，有古方八阵，有新方八阵。讲八阵，古人就是这样，用药如用兵，所以他认为处方如布阵，药就是兵，遣兵调将作战，所以古人说是用兵。在这里，还要另外提一句话。讲究王者之师，讲究王道，不强调霸道，这是中医治病中的一个特色，也是一个优势。当然它是根据中医整个理论的特点而来。它不是治病，而是治病人。这种观点从《内经》书中，可以清楚地看到。它治的不是机械的人，或者说它不是自然人，而是社会人。简单来说，中医强调七情为病，是跟社会发生关系。所以中医所谓讲整体，是说人本身既是一个整体，又跟整个社会、大自然是一个整体。所以中医的特点就在这里，它治疗的是活的社会人，不是以单一的治病为目的。既要祛病，还要治好人。不能因为治疗这个病，而造成另一个病；不能因为治疗这个病，而伤害了他的生长发育机能。这就是说，不应该给他的其他各个方面造成任何损害，这是中医治病的基本思想。当然，在抢救危急重病，所谓急则治其标的时候，可以没有这个限制。但总的来说，中医有句话叫治标不忘本，即使在危重、危急的时候，所要的指导思想也不能离开这一原则。

联系用药如用兵，我还要提到王者之师，要讲究王道。例如五味子的果仁能降转氨酶，但是我们观察了整体情况，发现相反给病人造成了害处。吃了以后，转氨酶降下来了，正常以后一停药就反跳，一反跳比原来还高。加大量再吃，还可以根据各人情况不同，反复使用几次，加大几次，最后没用，反而造成了其他药物治疗上的困难。对病本身也是越反复越加重。这个问题实际上相当于镇痛剂止痛，有效是有效，可是不是所有的病用镇痛剂解决了痛就好了呢？很明显，阑尾炎如果用镇痛药掩盖它的症状，就是医疗事故。而中医却不是这样，辨证审因，然后来进行论治，所以王应震曰："见痰休治痰，见血休治血，无汗不发汗，有热莫攻热，喘生休耗气，精遗不涩泄，明得个中趣，方是医中杰，行医不识气，治法从何据？"（见《类经》第十二卷"治病必求于本"注中）这就是治病求本，辨证审因，但并不是一概而言，难道风寒外感我也不发汗？而汗一发就好了，这里讲的是更深一层的道理。

我们现在体会，在临床上治病不单纯是科学性的问题，已经上升为一个艺术性问题。人家认为中医处方往往不能统一，过去都是一种说不清楚的冤枉。实际上，这正是中医的一个特点、一个优势。内容之丰富，方法之多样，手段各种各样。各人所掌握的东西不同，但它可以发挥相同的效能。而在临床辨证以后，在遣药处方当中，都要经过精雕细刻，所以叫论治。

为什么我反对施治这个词，这是因为，我们自己感觉临床上治一个病，要进行认真的思考。从辨证到变成一个方子，不但考虑病情，而且考虑病因；不但考虑病，更要考虑人。

过去我们开始学医的时候不理解，明明把病人的热退了还挨批评。比如现在讲的是湿温病，过去讲的伤寒病，我们在初看湿温病的时候，往往热退以后，回去给老师，也就是我父亲一说，说完就挨批评。老师不看你这个病怎么退热，而是看热是否复起，这个病全过程多长时间，病治好后三个月怎么样。要求你在治病中，要把它原来有的病能合并治疗的方面同时治好，病好以后的身体要比原来还要健康。当时不理解，逐渐从临床上、从读书中才悟出这么一点来。所以在这里我着重强调，我们治病不要忘记人，用药不要取效一时。我反复强调治病必求于本。尽管我是针对它的某一个问题，但是我不忘它的本质所在。我当前解决的只是一个问题，而有一些特别复杂的内科病，要逐步给他解决，但是总起来我要知道它的本在哪儿。这是方剂分类中插述的内容。

八阵呢，是按照治法分类，但它最后还有病因分类，它的因阵就是按病因分类。真正的八法，作为举例还可以，但作为方书的分类，像张景岳八阵归纳出这么多方子的还不多见。我们知道，虽然很早就有人在《注解伤寒论》中提到了八法，在一些理论书籍中提到它，但也仅仅是举例而已。这是一种分类方法，这种分类方法说起来是非常理想的，但是具体做起来是很难办到的。我尝试了一次，1958 年教改的时候，好多方子感觉放这也不行、放那也不行，而且所能归纳的方子并不多，一共一百零几个方子，作为教材没有成功。治法的分类方法，是以法统方，这个讲起来是很理想的，实际上以法统方本身的意义，不是用在方剂分类上，要明白这个概念，这个话是我开始提出来的。方从法出，法随证立，这是在南京时提出来的，因此后来就讲到以法统方的问题，这是指在组成方剂时必须要确定一个治法，用治法来统帅方剂，指导方剂，统帅这些药物。作为归类来讲，是另一回事，而更主要是前面说的事，辨证、立法、处方，所以这提到的是法的分类问题，那么，还有就像《和剂局方》那样，它是称“门”，补益门、风寒门、火热门等，但其中也很难把一些方都包括进去，就这样它还是分出来儿科、妇科，现在的中成药都还沿用了它的方法。

我们知道，《和剂局方》可以说是我们国家历史上颁布的第一部成药典。中药原来没有药典，从解放以后，到了20世纪50年代的后期，才开始有了药典，才有了中药的药典，其中有成药。在历史上，《和剂局方》可以说是国家颁布的成药典，因为它发到各个行政区，医生就按这个来用药，而药铺就按这方子配好散剂、丸剂等，那是没错的，所以说是国家颁布的成药典。当然，《和剂局方》有一个特点，其中绝大部分方剂虽然不是古方，是由各地征集而来的，但都是行之有效，用皇帝的名义征集的，所以绝大部分方子的疗效是可靠的。但它也有一个缺点，它对方剂的适应证、主治的症状写得比较多，甚至带有炫耀性，或者说是叫广告性，这是个缺点。所以我们在进一步研究方剂的时候，有时看到《和剂局方》的原主治，要注意一些。也有一些个别的方子是非常荒唐的，如治“诸风”的“乌犀圆”中有乌鸦和狐肝。这样的方子不可取，这是时代的问题。

分类还有一种方法，它既包括了治法，又包括了病因。有六淫风寒暑湿燥火，有祛暑的，有治风的，但它又跟六淫不完全相同。风有内外之分，内风就不是六淫所侵。还有痰，有祛痰、治痰的方法，也是提的病因，所以又跟治法不完全相同。这是以汪昂为代表，他采用的是治法与病因复合的方法。还有小儿方、口齿方、眼目方、五官方，这是他的又一种分法。

还有一种分法。张景岳尽管在古方八阵里归纳了不少古方，他另外还有分法，分出儿科方，还有外科方。那么在《兰台轨范》里，又有一种方法，它叫通治方，可用于多种病证的，叫通治方，后面它有分工。这个问题，难就难在作为古方的方子相当多，《普济方》有61739个方，《本草纲目》有8160个方，所以这是分类的难点。现在教材用的就是汪昂的分类方法。当初我们在南京开始编第一本，都是用这个方法，因为它更加灵活，跟临床结合得比较紧，学完以后用于临床很方便。这样，以汪昂的书为蓝本，适当加以归纳。应该说经带胎产、妇人小儿的归纳在前面，而后面又列出养心安神剂，还有开窍剂。所以这个问题现在争论很多，但是我在这里想说明一个问题，我们应着重考虑，教材用什么形式、什么方法分类更适合于学习，将来我们应从这方面研究，我们不要想一下子就把几十万方、成百万方给它能够理出一个科学的分类方法。

另外，还要注意一点，我们方剂的参考书是非常广泛的，好多理论散在于各家医著中，特别是个人创立的方剂，在他的著作里，突出了他的思想，并没有专门为这个方子写一个方解。例如补中益气汤，李东垣附了很多加减方法在里面，他并没有把这个方子解释清楚，方子治疗的症状，他也没有具体写，但是他的方子确实很好，他的思想表现得很特殊。他的学术思想，只有到他的书里去找，这是一个方面。另一个方面，讲到《本草纲目》，一看都认为这是一本药书、中药书，实际书里面有很多地方有方，比如麻黄条下的麻黄汤，他的见解就很特殊，而且与桂枝汤比较而言，他有他的认识。所以我们深入研究方，来看这些东西时，要格外注意。比如现在活血化瘀的方法，在理论上、在应用上有大大的发展，而这个活血化瘀在《伤寒论》、《金匮要略》中已有一些方剂。到了王清任，他在《医林改错》中着重就是从这个活血化瘀角度去认识，最有名的一些方子都叫逐瘀汤，包括补阳还五汤，多用逐瘀的一组药物。但是从现在看，他有些东西说的不完全对。例如他对血管的解释，将动脉误认为是气管，是行气的，不是行血的。我提这个就是说，我们在看书的时候，需要注意这些。另外这个分类方法在此提前谈一谈，有便于大家好找参考资料。有些方子可以从它的方名知道它的作用或者提供了线索，或者在脏腑分类里，或者在治法分类里，或者是在病证分类里，比如《证治准绳》就是按病分类或按证分类的。

这里还要提一提方剂歌诀。这个问题除了汪昂以外，还有其他作者编的歌诀，例如《医林改错》，就是自己编的。歌诀就是概括地把一个方的主要内容概括出来，由于押韵，由于字数的限制，所以有一些特大的方子概括不全，但是大部分包含得很好。因此方歌容易读、容易记，对于帮助记忆有一定好处，但是它不代表方剂全部的内容，而是提纲挈领地写在歌诀里，你就可以通过歌深入地学习。为什么提这一点，因为后来发现有些同学怕背歌，为了应付背歌，自己编歌，编到最后就只留下药名，更多的只是一字一药。这样的方歌对于初学者不好，极容易混杂。例如解表剂里全是解表的药，如果背多了，这个方子里有这个药，那个方子里也有这个药，往往容易搞混了，容易串乱了，所以这个问题我们自己应注意，特别在教学当中，要给学生说清楚、指出来，必须老老实实背方歌，可以在理解的基础上背方歌，加强记忆。通过这个记忆，可以帮助你随时复习，加深理解，这就是方歌的作用。

方剂学作为一个专门学科提出来，是我们正式成立了中医学院，在编写教材当中才开始想到，才开始形成。因为既然有了学院，就要有个系统的专业结构。尽管这些理论很多，这些知识很多，但是分散的。如何把它系统，理论的系统化，是从编讲义开始。在我们编第一本讲义时，只是具备了一个雏形，后来通过第一版教材的编写讨论，才把它的基本理论细化。这个问题要说明，就是一直到现在为止，方剂学还仅仅二十多岁，还没有到而立之年，在会议上提出要编成方剂学，不要编成方剂讲义，这点很明确，所以这些问题，如方剂的概念、方剂学的定义，都在那时才初步形成，就是现在讲的方剂学定义这样一句话。实际上这句话细细来看，跟刚才所讲的经方意思大致是相同的，但是把它解释得更具体化了。

从文字来说，通过方剂的定义，也可以看出，方剂不是药物的随意组合，而是有目的的、有理论指导的配合。通过配伍组合以后，这些药物在这个方里成为一个有机的整体，因此它不是药效的相加或相制。这些问题往往在讲了一些相制的时候不好理解，所以从这个角度看，由于方剂学的形成，方剂本身又向前走了一步。可是这个问题，包括一些临床大夫，已经习以为常了，并没有做过太多考虑。因为哪个临床大夫不开方呢？就像过去讨论阴阳五行这个问题，特别是讨论五行的问题，实际上他在应用，而用了以后已经用习惯了，所以这个问题要引起普遍重视，要把方剂更好地来提高。这个提高不单是方剂本身，而是为了更好地提高临床疗效，特别是通过这个东西，对于新发现的一些病如何来找出最有效的治疗。这是一种方法，也可以说是一个主要的方法。

有好多病，我们说过，包括肝炎在内，类似它在各个阶段出现的证，以及它后来的发展，直至肝硬化，甚至肝癌，都有类似的记载，但是对肝炎这个病还缺乏全面的认识。到了现在，艾滋病这个问题更不能说是完全了解，但是它所出现的一些问题，我们从中医的理论来考虑，以及现在的疗效来考虑，我们相信会找到办法。因为我们还没治过，国际上也没有采用中医中药。我们知道它是一种变异性的病，从病因、病原学说上来说，它有一些进展，也是对它刚刚有了一些了解，它有什么变异，有什么特性，规律是什么，这得弄清楚才行。有些人可以携带病毒若干年不发病，有些人发病就很急。从当前看，如果说是细菌性的疾病，中西医疗效并驾齐驱，但病毒性的病，中医是占优势的。西医现在除了疫苗以外，抑制病毒的药比较少，而我们中医治疗一些病毒性疾病的方法就比较多。再一个问题，病就是造成人体自身免疫系统的破坏，那么现在通过好多药物功效证明，中药能够提高人体自身的免疫力。从中医的治法来说，就是通过扶正固本，可以很好地提高免疫力。从这两个特点来说，我们对艾滋病是会有办法的，这就是根据，但也不是说古时就有治法，中医就包治了。在这里不光要研究它的病，更要研究治它的方药，怎么来配伍用药，就像我刚才说的，提高方剂学地位，引起大家足够的重视。这样发展一步，再发展一步，就是为了提高疗效。

因为我们对象不同，要求不同，所以有一些信息需要互相交换。现在病的动物模型非常难做，所以往往有时在他那里有效，用于治人并不是那么回事，他那模型没有解决问题，并不是说中药没有解决，就是西药的动物模型，也不是完全成熟的，这是我们通过多少次学术会议，看到这些东西一起进行讨论的结果。现在发现一个问题挺有意思，就是五行学说。五行学说最大的问题，我们习惯上用的就是和脏腑之间关系的探讨。由于关系非常复杂，又不能单纯用相生相克来说明，于是又有了个五行反克来补充，往往不了解的人就说，看你们怎么说的，一会正的，一会反的，到底谁对。可是现在开始发现，肺不仅仅是呼吸器官，心脏不仅仅是循环器官，它有内分泌的作用，有互相作用的关系，西医也在不断地发现问题。而过去我们讲脏腑之间的关系，用来指导治疗时，不仅实则泻子，虚则补母，还可以隔二隔三，你可以补先天，我可以补后天，一样有效。不同的方法，其效果殊途同归。看起来要完全解释清楚这里面的内容，要用现代科学来说明，还有很多的东西有待于用现代科学进一步说明。

经络，现在发现，不仅是说发现，证实了确实存在，而且和古人画的图是一样的。所以，好多东西目前按照原来的说法证明它确实是行之有效的东西，我们应该暂时保留。这里指的是对这个东西而言的。为什么提到这个话题呢？比如现在气功的问题，鱼龙混杂，但是真正的气功确实有它的用处，但是要防止有些人冒充，现在冒充的可不少。因为我们不仅仅是学习方剂，而且要研究方剂，不仅是自己学习，将来很多人要担任教学任务，涉及到怎么培养新人的问题。要帮助学生把真正的东西理解，尽可能把一些东西吃透。考虑到我们面临的具体情况，又涉及怎样进一步发展的问题，不能强求统一。学术的问题，方法的问题，殊途同归。

有关“十剂”的问题，最初是“药有十种”，一说是出自徐之才，一说出自陈藏器，原书已不见，而且是指药的分类，这不深究，这里主要是谈“十剂”，是宋徽宗（赵佶）在《圣济总录》中提出的。这个十剂在后世有发展，有的加为十二剂，有的加成十四剂，甚至有分成二十八剂的。这种分类方法，具体用在方书中的很少很少，只是在陈修园有一本《时方妙用》中见到。《时方歌括》用的是十二剂，他也就是归纳了一部分方子，这可以补充前几天谈到的内容，分类的争论很多。前天讲到汪昂的分类方法比较好，但是他也有问题，有时一个方子在两类中都有，例如补益剂有它，同时又放在理气剂中。或者补益剂里有，又放在理血剂中。他的个别方子还是有问题。这是为什么呢？就是前天讲的立方的指导思想，方剂与治法的关系。而根据这个治法组成一个方，不可能是单纯针对一个病的。因此往往一个方包括了几个方面的作用。从治法来说，前天也提到了这个意思。所以在分类的时候，它可以放在这里，也可以放在那里。在教材中也有这个情况，所以我们只是要辨别这个方子放在这里是否合适，跟这一类方剂的定义解释相合的就是对的。那么说这个方子已经放在这个地方，为什么有相同的方子还要放在另一类方剂中呢？具体举例来说，如礞石滚痰丸，是不是属于泻法，是不是泻下剂，就可一个放在祛痰剂，一个放在泻下剂。当然，泻下不仅仅是“滚痰”，因为其中主要的、特殊的东西是针对着食积、水饮等有形的实邪。这样的情况下把它放在泻下剂，便于在学习中掌握，概念比较清楚一些。当然还存在用量的问题，如《伤寒论》的调胃承气汤用“少少与服之”的目的就不是泻下了。这就是分类中要提出来的问题。不然有些问题在研究这些方剂理论的时候，特别是拿一个方剂与其他的方书比较有什么关系的时候，硬往牛角尖里面钻，钻进去，钻不出来。因为到现在为止，还不太符合所谓科学的分类方法。这是对前天内容的一点补充。今天还要谈一谈方剂学为什么要单独分出来，为什么要作为一门单独的课程的问题。

前天虽然讲到方剂学中的所谓方，实际上是理法方药合在一起的，是辨证论治当中作为论治部分的东西，可最后整个的辨证论治，都要落实在这个方子。它跟各个课程都有联系，但是又有它的不同之处。我记得在 1962 年，在谈到方剂教学的具体问题时，首先就提出这一点。那么，方剂学既与各科有密切的联系，又有它的特殊之处、它的特点。前天提到一条，方剂学，主要讲治法与方剂，可是既要讲这些内容，又不能离开辨证，也不能离开药。所以，实际上它仅仅是以法为纲，以方为目，通过方深入谈到方所涉及的证，谈到方所涉及的药。那么谈证就要讲到病因、病理，谈药就要讲到药理。而在这里主要需把整个的证也就是方的主治，给它分析清楚，要把药理谈清楚。但是在谈药理的时候，它更着重的是谈药的配伍之理。所以在这里就可以看出来，它跟中医基础课程、跟中医的临床课程有联系、有区别。中医基础课程，例如基础理论，它按自己的系统来讲述证，分析它的病因病理，以脏象经络学说为基础，它是按这个原则一条一条来讲的。可是到了方剂学所出现的主治证，它往往不是按一个系统讲。证的出现，它涉及了几个方面。简单地说，一个风寒感冒引起了咳嗽的时候，落实在肺，又要涉及皮毛，又要涉及营卫气血。所以在这里，你要分析这个证的时候，就必须把整个内容联系起来，突出它的病机，这是一点。再一点，拿诊断学来说，它讲了一些脉，讲了一些诊法，但是在方剂学这个地方，要综合起来讲。脉浮为在表，舌黄呢，还有一个脉浮和舌黄，脉是数还是缓，还是有什么其他的脉，还要和证相合。这样的讲法，和诊断学的讲法又不完全相同。因为它那些课，只为你这一门方剂学打下基础，它必须按它诊断学的教学目的和内容来分条讲述。

药的问题差别更大。作为中药课，它需要把一个药全面讲清楚，包括性味、功能、归经、主治，还要讲一些关于配伍应用的问题，附带还要提一提形态、产地这些东西。有的还讲特色。这是一个药物全面的、基础的东西。而在方剂中用一个药，首先就不单是用它的全部功能。特别是通过配伍以后，突出了它某一方面的东西，加强了它某一个方面的特色。其中也有上一次讲的内容，要善于舍其性，取其用，或者取其性与用之间互相配伍的东西。所以，在这里不但要讲到药的理论，还要注意讲药的某一个方面，而且要把药和药之间的关系讲清楚。这就是上次提到的，要把它说出来为什么是一个有机的整体，所以这些情况就有不同。

与临床课来比较的话，它也有不同。临床课是按科、按病、按证来分的，如内科、妇科、儿科、外科、五官科。内科有内科的病，妇科、外科、儿科都是如此。它着重于疾病的系统化，以病为系统来讲。讲它的病因、病机，也就是病原病理；讲它的证，更主要的要讲证的变化，要讲证的多种类型。因为一个人，有的证是很单一的。但有的时候，新病和老病与人的体质还有关系，这些方面也要涉及到。特别是变化以后还有个预后的问题，所以实际上它是以病为主，讲它的发生、发展、变化、转归，侧重在此。当然在其中还要涉及到一些理论，理法方药它也涉及。那么在这个问题上，因为临床课的重点在那个地方，所以它对方剂就不可能详细、全面地讲解。这是一点。

相反来说，在有这些区别的情况下，为什么又要讲方呢？讲方，是为临床课在论治阶段奠定基础，着重是在论治阶段。同时，在讲到理论的时候，无论是中医基础理论，无论是中药学，无论是诊断学，都是以方的主治为主进行综合分析。在有机联系的情况下予以解释，这样就培养了一个学生的逻辑思维。在学习阶段，不但学习了一级学科的东西，还开始应用一级学科的东西。在这里必须要注意一点，就是在方剂中分析证和药。分析证的时候，应该比原来要讲得细、讲得清楚，来帮助他深入理解这门课程、应用这门课程。这是基础。刚才讲了，在临床是论治。可是论治的部分中，中医最特殊的一个东西，叫圆机活法，我们习惯称为同病异治、异病同治。同样的病或者是不同的病，它有各个阶段所产生的变化。只要它病机相同，就可以用相同的方法来治疗。因此，在方剂学中它不是包办了临床各科所用的方，而是在这些常用方中，取出具有代表性的、而且又理论性较强的方子。这样讲了以后，就可以收到举一反三的效果。通过临床举例，实际上临床各科所举的方子，也不可能把治这个病的方剂全讲出来，也只是举例，这样就可以理解那些方子。最简单的例子说一下，我们方剂学这方面着重讲的独活寄生汤，用于治疗久痹。可到了内科，有的人在编教材的时候，他习惯用三痹汤。实际上，你懂得了独活寄生汤后，看到三痹汤就一目了然。这就是方剂课的特点及重要性。但是它跟各科联系起来，在整个学习中医的过程当中，既突出了方剂的东西，而又不至于造成教学内容无谓的重复。所以，从形式上看好像都是类似的东西，但是它在某个方面突出了自己的东西。在整个学习过程当中，它又起到把前期所学的东西有机地串连起来的作用。

这也可以说，为什么方剂学这门课程形成的时间不长，而方剂很多，方书也很多。这是不断在医疗实践中日积月累而来的。所以在这里，方剂学的取材，也就按照这样的要求，按照这样的目的来进行。拿《方剂学》第二版教材来说，正附方共400多首。可是我们把13本中医方面的教材统计了一下，共有2300多个方。所以往往在学习方剂的时候，在课间实习阶段，或是到了临床实习阶段，往往感觉讲的方剂跟临床没有联系起来，不切合实际。实际上问题就是一个，在讲的时候要讲清楚，在实习的时候要指导明白。这个问题二十多年来，我们进行了不断的摸索，才总结出在课堂上模拟临床实习的做法。

另外，还有个讲方的方法问题，这里介绍一下。现在上方剂课，每个人讲解方的方法不同。有的先讲方，有的先讲证，有的还按照治法讲。那么具体到治法呢，有的是按照原来的治法，有的还按照五脏六腑的治法，所以现在方剂学的书也多种多样。我们讲义的各论部分是按类归纳为章的，每章的概述讲了以后，具体到一个方，讲它的特点。怎么讲呢，在总的概述中，配伍也好，适应证也好，禁忌也好，注意事项也好，那是这一章共同的东西。那么在下面，具体到一个方，相同的就不讲，遇有特殊的情况就要讲。比如这个方剂有其自身的特点，例如某方剂有特定的服用方法和时间，以及服后应该或可能出现的情况。再如同一味药在不同的方中用量不同的根据。作为一般的就不再重复。具体到方，我们是先分析证，然后讲证应该怎么治，然后再分析方。这样讲就是按理法方药的顺序下来，同时也符合在临床上我们实际运用时的思维方法。我们临床上就是这样，先看病，先辨证，然后才考虑怎么来治。所以我们认为，这样讲可以通过学习方剂学来培养同学辨证论治的思维方法，跟临床的实际运用结合得比较紧。

根据上面这些情况，我们有时说方剂课应该是一种临床的教学课。我们讲了一个方，实际上就是讲了临床的某一个证或者病，而以证为多。再结合上次所提到的一些内容，包括有各家、各科的东西，又包括了理法方药几个方面。所以，我们有时候说，搞方剂学的人是个杂家，是个杂货铺。凡中医的这些东西，他都要全面地、比较多地了解到。你不了解这个，你就很难把方子给它讲清。这里是把前天没有讲完的内容再补充一下，今天讲总论的方剂总则。

第二章 方剂总则

一、方剂与治法

我们知道，治法是在临床实践当中不断总结形成的。不仅上升到理论阶段，而且对于病、对于证、对于治，它已经有了相当程度的成熟，是总结出来的东西。因此治法是在实践基础上，也就是在实践了相当长时间以后总结而来的。这个问题再回过来举例看一看。上次我们提到方剂的发展历史，仅提到一个《内经》，着重讲的是有关治法和方剂的一些理论，谈到了《内经》十三方。实际上《内经》中有相当多的治法和治则，而这些东西，到今天还是一直指导着治疗。例如《至真要大论》、《五常政大论》中都包含有相当多的制方方法、治病的方法。比如“寒者热之”、“热者寒之”、“微者逆之”、“甚者从之”，“坚者削之”，“客者除之”。这里面就有寒证用驱寒、温里、回阳这些方法来治疗，热证就得要用清热的办法。按照后世的辨证方法，所谓“热者寒之”，就是现在的清法；“坚者削之”，那就是现在的消法；“客者除之”就是有外邪的都得要除去。但是这些都是一些原则，具体的方法在后世又有所发展，正如前天讲的“客者除之”。一个表证，根据不同的人，怎么除？你可以用解表的药除，也可以用扶正的药来除，或者是解表和扶正的药并用，两个方法即补法跟汗法并用。根据病情的轻重，或者是以补为主，或者是以汗为主。总之这些问题，好多病人都存在着。

提到这一点，还想回过来再补充一点，从《五十二病方》

来看，只能从方剂的具体内容来证实方剂确实已经存在于周末、先秦或者说战国时，但是从《内经》成书的时间，以及《内经》当中能够如此总结一些治法理论，而且到今天还一直行之有效，从它理论的正确性来说，可以想见在此以前的医疗实践，不知道有多少时间。即使再往前推一两千年，那也是可以理解的。提这个话的另外一层意思，还是前天的问题，就是说我们文化的传统，只是现在从有文字可考来确定的，而实际上创造这些文化的时间很久远。这个治法的问题，是根据实践总结出来的。那么可以肯定，治法是后于方剂而产生的。可是它既然产生了，既然上升到理论的时候，转过来它成为指导遣药组方的原则，成为必须遵守的东西，这样才能够有条不紊地、有针对性地、有目的地确定处方。所以说治法在指导方剂，现在我们在思维上必须要接受这么个过程。这不是逻辑的问题，而是在辨证论治当中必然要经过的一个阶段的问题。在临床上出门诊的一个大夫，有时他可能写，也可能不写，但他的思维过程已经做过了。因为他很熟悉，所以有时他在病历上并不写，而实际过程中他的思维已经做出，已经习惯了。所以这个问题要搞清楚。

另外还有一个问题，就是治法有那么多，我们现在所提的八法，仅仅是在张景岳八阵的基础上由程钟龄归纳总结出的。当然，张景岳的八阵也不是他一个人创造的，因为历来的《伤寒论》注家，在《伤寒论》里就提出、总结出了八法，所以程钟龄自己讲得很清楚，“治病之法，八法尽之”。可他后面有一句话要注意，“一法之中，八法备焉”。一个法当中包括了八法的内容，而“八法之中，百法备焉”。从这个问题可以看出来，归纳成了一个总的大法。也正如上次提到的，为什么治则、治法在讲法上混乱呢？因为历史上对这个问题没有严格加以细分。到了后来，在这个概念上没有明确。你说治法是不是原则，治法是治疗的原则，但是，它是针对一个具体证的。我们现在说治则的内容，它是用于指导临床的，任何病证都必须考虑、都必须遵守。所以从中可以看出，大法、小法，小至于某一个方，它一定有某一个法。而一个方当中，并不只是有所讲的小法一法；即便是大法，也不只限于一法，如汗下并用，或汗吐并用，还有刚才提到的补下同用。所以这里着重提一下这一问题。

这里结合上次谈的关于方剂治法分类的问题顺便说明一下。每一个法并不代表着一类方剂，因为每一个法的内容，分别在几类方剂中都有所体现。换句话说，绝不能把一类方剂当成一个法，如学解表剂后就掌握了汗法，远远不是这样。泻下剂也不等于下法。所以类似的情况都是如此。实际上，这个问题就跟刚才谈到的讲基础课、临床课与方剂课不同之处一样，它是为了按条理进行基础性论述，将它在概念上加以区分，加以明确。明确以后才能够综合起来灵活运用。而这个八法，一般在讲总论的时候我们不讲。因为这些内容在讲各论前面概说的时候，就必须把它提一提。因为这个时候讲了八法，听的人理解起来有困难。虽然你把八法讲深了、讲细了，但他没有接触到具体的东西，还是不理解，而且和后面你所要讲的东西重复。等后边讲到具体方剂的时候，距离的时间又比较远，反而跟后面具体内容的结合又不紧密了。所以从教学方法上来说，尽管讲义上是这样安排的，但我们可以根据教学要求，根据课时的安排，在顺序上给它适当调整合并。不仅如此，有一些东西也可以合并起来，但是只能将后面内容往前面拿，绝不能把前面的挪到后面去，因为前面的方子要总体说明这一类方剂的整个内容。如果有留下未教的东西，那学生就可能在前一个各论的一章中得不到一个完整的概念。而后面的东西既然能够拉到前面来讲，必然在内容上有紧密的联系。因此在讲了前面的方子以后，再讲后面的方子，它是可以接受的，而在讲后面这个方的时候，再把原来这个方子重复提一下就更清楚了。这样对于同学的课时安排、理解效率来说要好得多。

拿小柴胡汤与大柴胡汤举例来说，我讲了小柴胡汤，就可以接着讲大柴胡汤。有的教材在小柴胡汤后面把它作为附方，也有的把它分出来了。如果是分开的情况，就可以在讲述小柴胡汤中先提一下大柴胡汤。类似这种情况还是可以的，但是有些东西是需要注意的，例如柴平汤与平陈汤。柴平汤是小柴胡汤和平胃散的合方，你讲小柴胡就不必把平胃散拿出来讲，之后再讲柴平汤就可以了。因为它们是两个方，在治法上有很大的区别，一个是燥湿，一个是和解。没有讲祛湿剂，没有把燥湿的道理讲清楚，就讲平胃散，是不好理解的。也正如二陈汤是燥湿祛痰剂，讲小柴胡汤时它还没讲，那你怎么讲？所以在合并的时候，应该注意到这些问题。这是由治法所决定的内容，不要单独讲，而应结合在各个各论前面的概说加以说明。例如讲解表剂时结合讲解内容，把汗法的东西提一提就可以了。

下面我们想借着分类的问题，谈一谈方剂的组成。

二、方剂的组成

方剂的组成，应该是方剂的配伍，方剂的组成与配伍的变化。这里主要谈两个内容，一个是组成的原则，一个是组成的变化，而这个原则与变化主要是讲药物的配伍。如果把这个题目再充实一下，同学就更容易接受这个概念，不然有时他抓住这一章，就认为抓住了组成原则，认为组成原则就是君臣佐使，实际上却丢了大前提。可是我们结合方剂所讲的定义，回过来看一看组成方剂的前提，总的处方原则是治法，而立法是根据证来的。所以辨证立法，这才是组方的一个原则。也就是过去所讲的“方从法出，法随证立”。所以辨证立法是组方的原则，这里着重谈的是组成配伍。因为前天提到“方之既成，能使药各全其性，亦能使药各失其性。操纵之法，有大权焉”。用现在的话来说，就是通过配伍，可以使药物产生协同作用，也可以使它产生拮抗作用，还可以减轻它的毒性，甚至消除它的毒性。这个毒性，包括了它的峻烈之性。前天讲了王道的问题，当然有些峻烈之性是通过炮制来加以制约的。炮制仅仅是影响或改变药性的一个方面，但是把药配伍起来可以做到协调其功效。还有就是制其偏胜。药物的作用有它的偏胜之处，它的作用可以说就是它的缺点，那就是在你用过了量的时候。所以在配伍原则里面还要讲变化，变化当中特别要提到量。所以这个问题就是一句哲学上讲的：“由量变到质变”。有时尽管都很理解，可是具体在临床当中、在论治当中，有的时候、有的人就忽略了这个问题。简单来说，有些人学了中医但从不看病，没有真的学好，他也开方子。中药书上都讲了，用量都是3～9g，有人干脆把药都开10g，看不出君臣佐使，也没看出目的是什么，他也不能加以解释。我们为什么要讲这些理论，因为只有按照这样的步骤，他才能提高。特别是在当前，关于方药的研究现在意见分歧，内外行并进，中成药已发展到7000多种，其中有些东西，不仅从理论上，从实际上，还是实践中都没有能提高疗效和安全性。所以从这个方面，来提到这么一些问题。

（一）方剂的组成配伍原则

现在再讲讲组成配伍的原则，也就是讲君臣佐使。君臣佐使，大家非常熟悉，过去也曾经想办法改过，因为有人说这个名字有封建色彩，所以准备把它作为“四旧”给破了，改为主辅佐使。但后来仔细一研究，这里边有一个问题没有很好地理解，而且不能够联系起来分析原来的术语名词。所以这次在编写《方剂学》五版教材的时候，我极力主张恢复原来的说法。另外一个问题，就是我们在讲的时候，要通过说明这个问题来说明我们组方配伍的原则。这是借用封建政体的名词，再说一个更原始一些的说明。君，不是指皇帝；第二个，更主要的是如果从封建意识来说，天无二日，国无二君，有了二君，第二个就是要造反，就要篡位，是不允许的。可是我们方剂组成里面讲了君二臣三、君二臣四。在古代那个时候，写出这样具有理论性的东西来，只是取其意而已。所以这个君和那个君是两回事，这里是一个方中主体的东西。《内经》上讲得很清楚，“主病之谓君”。但是《内经》上讲这个问题，它有两处是含糊的，“主病之谓君，佐君之谓臣，应臣之谓使”，它这儿没有“佐”字。可是到后来提到“佐”的时候，又没提到“使”。下边一段文字不就是这样吗，“君一臣三佐九，君二臣三佐五”，没有“使”。前面一句话讲了“应臣之谓使”，所以君臣佐使这四个字还是后来加以总结提出来的。这个问题在《伤寒明理论》里面已经提到了，后来呢，也就是更多地、具体地论述了这样一些问题。我想在这里补充一句话，就说明了它这个意思。在宋代沈括的《梦溪笔谈》里说过一句话：“用药有一君二臣三佐五使之说”。这里就提到了君臣佐使的问题，一君二臣，三佐五使。他下面的话说得更明白，“药虽众，主病者专在一物”。主要的药专在一个东西，当然这就意味着主药是方子当中最要紧的东西，因为它那里讲的君一臣二佐三使五，“余者节级相为用，大略统制”，这就是说，按不同的等级来加以使用。药没有等级，也没有贵贱之分，但对证就能治好病。在这个问题上，药是最重最贵的。所以它很清楚地说明了方子的主药这个问题，就是因为要把好多药结合在一起，有主、有次、有从，是互相制约而又互补其不足，应作为一个整体应用。再强调一遍原话，“用药有一君二臣三佐五使之说，其义以谓药虽众，主病者专在一物”。这个说法就是说，用药有一君二臣三佐五使之说，就是在遣药组方时，药虽众，主病者专在一物，这个“一”不可看死，还有“君二”吗。主治病证的专在一味药上，君药上，即“君一”。再说这个“制”，是制约的制，不是治病的治，它还有互相制约的意思，但是有主有从。所以这些道理都已经说得非常清楚，后来有些人尽管有些解释，有所补充，但仅仅是在个别含义上有所不同，教材就引用了李东垣等人的说法，也没有繁引原文。

其他的还有一些，如张元素等，特别是《珍珠囊药性赋》、《脏腑标本用药式》，都讲的是同样的问题。

那么现在我们就根据历代各种解释，结合自身临床来说明组成一个方剂时，从配伍药物对这四个字作一些解释。首先一个问题是君药，君药可以叫作主药，我们讲了“主病之谓君”，《内经》上有，一直到现在这个含义也没有变。就是当你明确了证、病机，在立法之后如何来实现这个立法，如何来达到治疗目的。你必须要考虑一个很称职的药，它的作用是符合你治法要求的一个药，因此它必然是对这一个病、这一个证或者是对它的病因起主要作用。所以我们说是对主病、主证或主因起主要作用，那么这样的药物味数是不可能多的。味数一多，究竟那个是主呢？病虽复杂，但你通过辨证，有个总的归纳，于是在当前的治疗中，总有你制定的部署。不能说是照顾面越全越好，涉及的范围越大越好。如果你这么想，就说明你心中无数，没有目标，没有针对性。所以一个真正的医生，他必然是有目标的。由此之后，他所选的主药是不可能多的。所以主药的味数一般总是一二味，很少是三味的。因为你在治疗中总是有主有从，从要服从主，你总要服从你治疗的某一个主要方面，但是它的用量必然是大的。所以说君药是针对着主病、主证或者主因起主要治疗作用的，药味味数少，用量大。但是这个用量大，要注意一点，并不是拿来处方一看，方中用量最大的就是君药。一个药的质地有轻重，我们的药有植物，有动物，有矿物，本身就有个轻重。同样的植物，有茎，有根，有果实，有花，有叶，它也有轻重，所以由于它的质地不同，和有长期积累的习惯用量，就是常规用量，所以不等于说一个方子当中用量最大的就是君药。所以第一句话，最能体现治疗要求而其用量大的就是君药；第二句话，并不是方中药量最大的就是君药。因为药物本身有轻重缓急之别，只是你在作为君药来用的时候，必须是在这一个药的常用量的范围内，量是比较大的。举个很简单的例子来说，麻黄汤的麻黄和阳和汤的麻黄绝不能用同样的量。当然这个所讲的不同，不是说麻黄汤用三两麻黄，我们现在临床上用麻黄汤一类的方子和用阳和汤这个方子来说，麻黄的用量就有了区别。这就很清楚，并不等于说方子里药量最大的就是君药。

这是君药的问题。前面的内容好理解，因为这句话一背，大家都能记住，就是起主要作用的药物。对什么起主要作用？对病、对证起主要作用，或者对病因的主要方面，就是刚才讲的主病、主证或者主因起主要治疗作用。它始终离不开个“主”字，它是治疗的重点，也是我们遣药组方的重点。所以味数不能多，多了以后就无所谓重点。既是重点，用量相对来说，就这个药的量是大的。那么作为臣药来说呢，它首先是辅助君药对主病主证起主要的治疗作用。辅助就是说加强，这是它的第一个方面；或者是对兼证起主要治疗作用，这是它的第二个方面。前边一个是为主的，后面一个是用的频率不多。臣药主要是加强君药的作用，是君药主要的助手，所以说它是辅助君药。到了下面的佐药呢，就比较复杂一些。佐药总的来讲有三个概念，第一个概念为佐助，对于君药或者臣药在治疗当中有所不足时发挥佐助的作用。因为一个主治证除了主要的以外，还有次要的。所以一个君药，一个臣药，君药首先考虑主要的病证，臣药是帮助君药加强这方面的作用，但是还有一些照顾面不够的地方，需用佐药来帮助它，加强臣药的作用，来治疗一些兼证、兼病，这是佐助，是佐药的第一个意义。那么佐药的第二个意义是佐制，它使得主药即君药的毒性或者峻烈之性得到消除或者削弱，但不是抵消，这个要注意，而是起着一种相反相成的作用。从去毒来说是如此，从减轻它的猛烈之性来说也是如此，不是单纯从这一个目的来的，所以佐制当中还包括了佐助的意思。再一个就是谈到反佐的问题，这个问题一直没有写得太清楚，所以讲解的时候，要稍微多说一些。

反佐，讲义上讲的比较粗糙，我们讲的和讲义上不完全一样，所以往往在下面分析具体方剂时，跟原来的意思不完全相符。“反佐”这个始于《内经》：“奇之不去则偶之，偶之不去则反佐以取之。”那么反佐怎么解释？就是“寒热温凉，反从其病也”，这是从反治的理论发展而来的。我们讲治则里面有正治、有反治，《内经》里讲，“微者逆之，甚者从之”。微是指邪，所谓逆，“寒者热之、热者寒之”就是逆；所谓从，寒病用寒药，热病用热药，这就是从；“通因通用、塞因塞用”也是从。那么实际上呢，从反治所讲的内容来看，以反治来说，它从表象来看是相反，而从病因病理来看还是正治。举例来说，“塞因塞用”，中气虚，大便不通，大便秘结；肾气不足，小便不通，它不都是塞吗，可是我用补的办法，用补中益气汤，用金匮肾气丸。从本质来说并没有反，因为它是气虚而致的便秘和因“胞系了戾”而致“不得溺”。我们治疗痢疾有句俗话：“痢疾不怕当头泻”，可用下法，当然具体怎么用还有规定，那痢疾不也是通的吗，因为在不断地大便，却可用通的办法来治。还有一些湿热下注的小便频数，但是淋漓不畅，用通淋、清利湿热、通利小便的办法利水通淋，不也是通吗？所以从本质上来说，并不存在者真正的反治。相反来说，所谓反佐，是从反治发展出来的反佐，但在临床上是真的，是用相反的药来作为佐药。所以在此要仔细考虑一句话：“微者逆之，甚者从之”。

关于佐药的用轻用重，我是根据当时情况来决定的。所以这是反佐中最主要的一个方面。另外，还有一段话讲服法的反佐，“治热以寒，温而行之；治寒以热，凉而行之”。热病用寒药，温服；寒病用热药，凉服。这些用法都是一样的。下面还有句话，跟这句话的意思基本一样，要根据具体的情况适时而用。这也是采用一种反的办法来帮助治疗，而这些问题首先考虑了“奇之不去则偶之，偶之不去则反佐以取之”。同时也说明了重的一方面，病重了，邪盛了，所以要采取从治的办法。“微者逆之，甚者从之；逆者正治，从者反治”，而“从多从少，观其事也”。所以讲义上的解释光谈为了格拒，这不完全。它是指在病邪发展到相当严重的时候，你用针对病邪的药来进行治疗，邪与药争，可以产生格拒不纳，出现服药即吐的现象。为什么吐呢，你用药太热了。你用大热的药，对不对呢？对的，寒者热之么。可是它里面寒邪太盛，你用了热药以后，它不接受，所以吐出来，因此在这里要加一点寒药进去。这个寒药加在整个用热药治寒病的方子里，它就属于反佐，这是反佐的一个真正的含义。刚才所说的情况有些混乱，有些情况它是跟佐制相混起来的。因此，真正的反佐用的时间不多，但是在用的时候是非常必要的，这是一个问题。第二个，还要讲一下反佐的药，不仅仅是佐，不仅仅是反，还要有相成的一点。这里简单地提一下，《伤寒论》中四逆汤这一类的方子加猪胆汁、加人尿，胆汁是苦寒的，人尿也是咸寒的。当然在姜附这些热药里加进来是反佐的，可是那么多的寒药，你为什么考虑用胆汁、用人尿呢？寒药多得很，苦寒的更多，习惯的常用药为什么不用？从理论上讲有很多道理，主要是说这两个药不仅仅可以用寒制，防止它的病和药相抗拒，而且它还可有助于治疗，因为在用姜、附这样大剂治疗寒病的时候，虽然病机主要的一面是寒邪特盛，阳气衰微，但反过来再看一看的时候，它的真阴也是不足，所以产生一种格阳、戴阳的现象。“格”、“戴”就是阴阳离决的先兆。我们知道，阴阳是相维系的，阴阳互根么。阴为基，阳为统，阴为体，阳为用。《内经》上也有现成的话，“阳为阴之使，阴为阳之守”。所以只有阴阳互相维系、互相为根，才能互相转化，才能够维持正常，否则的话阴和阳就要分离。用《内经》的话来说，“阴阳离决，精气乃绝”。到了这样危重的时候，既要助它的阳，也要固它的阴。因为主要矛盾是用热药来治疗寒邪，阳气衰微，阴寒太盛；可是同时由于这样的病，造成了真阴也伤，当防阴阳离决。所以在治疗主要是阳气衰微，而真阴也伤的同时，还可适当用一些滋阴的药。胆汁和人尿都有一些滋阴和养血的作用，所以虽然是相反的，还要考虑到相佐，所以反佐应该来这么理解。如果能这样的理解的话，方子里边真正的反佐就少了。有人往往反佐跟反治同时并论，混为一谈，有时界线不清，所以要从这些根本的、理论的研究结合到实际临床的应用，把反佐说清楚。

另外一点，过去所讲的佐制，也没有像刚才归纳得这么清楚。所以这个君臣佐是什么，实际这三个字有六个解释。辅君之谓臣，或者是对治疗兼证起主要治疗作用。佐药当中有佐助、帮助君臣药加强作用，或帮助臣药治疗次要症状，相当于治疗主证的臣药辅助君药的意思。还有佐制的问题，就是制约君臣药的毒性、或燥烈之性、或峻补之性。还有一个就是反佐。但是无论如何，都讲究要相反相成，不是单纯的相反。所以从这个问题可以看出来，从实践当中积累了不少东西以后，方剂配伍在要求上是比较高的。从这个问题也可以看出来，为什么有君臣佐之别，就是说它所处的地位不同，所承担的作用不同，在方子的药物配伍当中，其重要性有区别。所以刚才提到沈括的一句话，“节级为用”，有节的，节制的，所以辅啊、主啊这些东西就清楚了。

使药一般来讲有两个解释。第一个当然是引经报使的问题。简单的来说，就是引经，但是引经药有时候不另选用，因为在考虑所用主药的时候，往往这个药它和病位所在是对应的，有选择性。我们讲归经，实际上是药物作用于人体时作用部位有选择性。它有的专治肺经，有的专治肝经，这就是它在人体发生作用时，有它的选择性，它就针对这个地方，用现在词讲叫敏感。所以在考虑主药的时候，往往它兼有这么个作用，并不是特别加成这样的。还有一个呢，是起到药物调和作用。就是在中药组成一个方剂的时候，刚才讲到的，要利用它的相反相成，往往是寒热并用，升降并用，补散并用。那么，如何使这些不协调的药物更好地协调起来，这就叫调和。

有个情况借这个机会说一下。我们发现古方上有一个东西，特别在《和剂局方》上，方剂最后大都有生姜、大枣，当然姜、枣在桂枝汤就有，它起到调和营卫的作用。这个解释与脾胃之气有关，因此我们在临床上喜欢用姜，这也是由于慢性病多了，从现在来说，传染病相对减少，主要是因为社会进步了，环境改善了，传染病的发生容易控制了。再一点，治疗传染病有效的药物多了。相对来说，内科杂病多了。内科杂病治愈比较慢，所以服药的时间比较长一些，用一点生姜，可以起到一个保护胃气的作用。当初只知道这一些。那么现在经过实验证明，药里面加一点生姜，它可以使其他药中有效的东西更容易煎出来。这个问题是作为一个使药的问题。如果有人说这个生姜应用大量，作为一个药来用，就不是取它能够使药更好煎出这一点。仅仅是今天的实验证明了古人在用姜、枣的过程中是有意义的。这是两种君臣佐使中“使”的解释。

那么还有一种解释，就是方子当中最次要的药物，通过这种药的加入，通过它能够更好地照顾病人的全面情况。这样的用法，从方子的组成这个角度看就达到上层的地步，所以一般的书不讲这个解释。在这里解释补充这么一点。为了说明这个问题，我们以麻黄汤为例，针对方剂的组成配伍原则的应用，来作一个解释。麻黄汤由四个药组成，但是它现在演变成一系列方子，所以它是宣肺解表的基础方，有开肺气、开皮毛、散风寒的功能，现在特别是用来治疗由肺而所产生的一些喘咳时，化裁出了不少方。那么我们先谈一谈麻黄汤证，因为方是治病证的，它治什么呢？我们简单地说一下。一句话，叫风寒表实证。它的病因是风寒，病位在表，是所有表证之中的实证，不是虚证，所以叫风寒表实证，或者叫表寒实证。因为它所表现的症状，主要是恶寒，发热，头痛，身痛，无汗而喘，舌苔薄白，脉浮或者可以是浮紧，也可以是浮数。这个问题你不能单纯拿出一个来讲，有热怎么能说是表寒证？刚才就提到这个问题，在综合运用中就要深化理解。那么从这些症状中，怎么能说明它是表实、是风寒所伤呢。《内经》早已说明，“人之伤于寒也，则为病热”，这是一点。第二点，麻黄汤证原文说：“或已发热，或未发热，必恶寒。”所以在麻黄汤证里面，恶寒发热都是主要的症，而且是最主要的症。它之所以恶寒与发热并见，而且见于发热之先，说明人体为寒气所伤，寒伤于人体之表，寒主收引，毛窍闭塞。由于毛窍闭塞，我们又可以了解营卫之运行。卫气是干什么的呢，它能“温分肉，充皮肤，肥腠理，司开合”，这是一个方面。皮肤毛窍之所以能够开合正常，是由于卫气维持着正常的作用。那么，卫气受肺所主，同时还可以看到一点，肺输精于皮毛。肺主一身之气，肺气不舒，所以不能输精于皮毛。肺气不足，也可能使皮毛开而不合，那么肺气本身它有了虚实，也可以发生病变。现在出现恶寒、发热、无汗，那么这个问题就说明了它是寒气在外，把毛窍闭了，使卫气不得达于肌肤，不能卫外而为用，“阳气者，卫外而为固也”，不能温养肌肤，所以寒气在外，出现恶寒。

关于这个问题，我想再用一个通常的例子来说明。气温它总是低于体温的，人之所以能够适应，除了衣服以外，它跟人体的气是有关的。而这个东西在中医来讲叫卫气，卫外之气所以叫卫气。所以可想而知，这个病证的产生，并不是由于卫气本身不能够发挥这个作用，而是外有寒邪相逼，毛窍闭合而不开，它不得出来。卫气不能到达皮毛，不是卫气本身不能行使这个作用了，而是由于寒邪所伤，毛窍闭塞，卫气不能外达。那么卫气有何为证呢？第二个证据，就是观察恶寒发热。它发热同时出现恶寒，就可以知道，它是由于卫气未外达于肌表，郁在里面出不来，郁于肌腠之内，郁而为热。

另外还有一点，皮肤毛窍之有开阖，实际上就是由输精于皮毛的肺气来完成。如果它的功能不得发挥，肺气就不得宣畅。我们习惯讲肺气主宣，不得宣发，也不得发泄，气就憋在里面。肺的主要作用，一个是宣发，一个是肃降。既然宣发不行，气郁在内，它的肃降也就受影响，所以气逆于上，气逆于上就要喘。还有一个证据，就是无汗。汗是怎么出来的呢？刚才讲“输精于皮毛”。汗是以阳气为用，以阴津为体。“汗本身是津液”这句话是没错的，但是，它是通过人体的阳气输送到外边来的。所以刚才讲肺“输精于皮毛”，通过什么来输送呢？是卫气。现在卫气不能达于体表，是由于风寒在外，闭塞了毛窍，毛窍闭了，当然津液就不能出来了，所以皮肤发热而干燥、无汗。如果还包括有头痛、身沉，这就说明了病人膀胱经不利。因为膀胱经主一身之表，由于阳气被寒邪所伤，不能充实于太阳经络，不能上至于头，自然会出现头痛或者见身痛。这样的情况就要用辛温发汗，开皮毛，宣肺气。肺气能够达到体表，自然把体表的风寒驱散出去，也就自然有汗出。而汗出正说明了肺已经恢复了它的宣发，已经能够发汗解表。仅从证的机制分析，也同时说明可以用这样的治法。这个治法有好多说法，但其意义理解起来都是一样的。虽然在字面上不同，诸如发汗解表、宣肺平喘以及辛温解表等，但意思是一样的。这也是理解麻黄汤的前提，就是我们前面不厌其烦地讲了半天的组方原则。

组方原则是什么？首先是辨证立法。那么立法以后，首先就应考虑用什么东西来达到这个目的，用什么药来达到这个目的？因此这里就选了麻黄。为什么选麻黄？因为麻黄的功能可以概括为三个作用、七个字：发汗、平喘、利小便。更进一步讲，它多作用于肺，不是肺功能病变就不能用，即表现为无汗、喘、小便不利。小便不利有许多问题，这里是肺与膀胱相表里，肺气不能通调水道，下输膀胱，小便当然不利；另外肺气逆而上，自然见喘；肺气不得宣发，皮毛不得开合，当然无汗。可是这不等于说无汗都是肺有病变，喘都是肺有病变，正如《内经》上所说“五脏六腑皆令人咳，非独肺也”。咳是由肺引起的，但根不在肺，别的病因也能促使肺发生变化。从这种角度研究，麻黄是肺经的药物，是发散之药，是鼓舞人体阳气向上向外的药，所以李时珍说它是“微苦而辛，性热而轻扬。”又说：“麻黄乃肺经专药。”既可以开皮毛、发汗，也可以宣肺气、平喘。例如刚才谈到用麻黄宣肺就足够了，为什么还要用麻黄汤呢？这里既考虑了药的作用，又考虑了药的影响。麻黄是发越人体阳气、宣发肺气的，如果单纯用它，那就没有考虑当前的症状。如见到常说的发汗解表，用大量麻黄可能会伤害人体阳气，甚至会动血；而且已经见喘说明肺气已上逆，而发越阳气的药是向上向外的，吃下去以后风寒邪气还没有散，病还没有除，而麻黄发越阳气的作用已经产生了，病人的喘就加重了。正是根据这个道理，所以麻黄需控制在一定范围的量内。之所以要控制一定的量，是因为现在中药的量很难用其他的数据来解释，只能用传统的、常规的用药量解释。在不同方剂里用不同量，有不同的解释，在麻黄汤里是三两。它取三两，就是怕伤人体的阳气，因为这样的风寒，用大量可以，但是会有大汗出而伤阳耗津，所以要小心。这样的话，并不是我们自己想出来加以辩论的，因为从《伤寒论》整个书中有好多地方出现的误治中，可以看到“亡阳”的字样，从《伤寒论》中可以找出依据。这里的麻黄用量正是“适事为度”，而且麻黄此药的特性，在它力量不足的时候，还有其他药物，可加强它的作用，所以用小剂量的桂枝来温通血脉，助麻黄宣肺除邪。这是第一个问题。

第二个问题，两种药合起来应用，一种发卫气，一种通营气，营卫相和，才能汗出，是谓“阳加于阴谓之汗”。吴鞠通在他的《温病条辨·杂说·汗论》里说得很清楚，“以阳气为运用，以阴精为材料”。所以阳气鼓动了阴精才能汗出，二者缺一，汗不能出。所以这里既用了麻黄，又用了桂枝。而用桂枝不用其他药，是因为桂枝不仅仅温通血脉，也是发散的药物。这两个药恰恰是一致的，所以麻、桂相合，加强了发汗解表的作用，而避免了发越阳气、伤害阳气的缺点，这样，就可以把麻黄控制在合适的用量以内，而达到相同的效果。所以桂枝是作为麻黄（君药）的辅助药，为“臣药”。如果说汗出而肺气宣，喘自然平。相比较而言，在治疗喘这个问题上，在麻黄汤证里面，它次于恶寒、无汗，因此杏仁是作为“辅药”的。杏仁的特点主要是降肺气、平喘咳。由于杏仁有油，它不仅降，还可以润肺。《本草求真》说：“杏仁苦能下气，辛能散邪”。这就是说，有外邪的病，用它兼有解散的作用。所以既用麻黄和桂枝配伍，宣肺发汗，又用杏仁和麻黄，一升一降，降肺气，恢复于平，这样又能平喘。所以杏仁在麻黄汤中仅仅是辅佐药。

在此还要讲到一点，就是刚才讲到桂枝作为臣药，它协助麻黄解除头痛、身疼。刚才还讲到，由于经络阳气不通，气血不流畅，所以周身疼痛，方中的君药麻黄本身也能起到一定的作用。这三味药，按顺序讲下来，其中药物的作用机制就很清楚了。而这里的佐药，既有佐助，又兼有佐制的作用。“制”什么，制麻黄的向上、发越，因为这里有肺气上逆而喘。另外，看看甘草，它有佐使作用，为什么？因为它的用量最轻。这个最轻，是指的它在《伤寒论》方中用量最轻，只用一两。所以它的作用主要用来调和药物。可以看出来，麻黄和杏仁一上一下，两者的作用是相对的，所以用甘草来调和，使得两个不同的作用能够更好的协调起来。但是它也有“佐”的作用，因为这个“佐”，可使麻桂相配时，利用其甘缓的作用，使发汗之力不致太过。因为我们在临床上用解表发汗药治疗表证，只需遍身漐漐汗出，不许大汗。这个问题在《伤寒论》中讲得很清楚。在《金匮要略》中也有一句话，它是针对湿气而言的，“大汗出，风气去，湿气在”。而大汗出，不仅不能完全祛除邪气，而且会伤人体之气，伤人体之津。所以用甘草可以起到佐制的作用。同时由于甘草本身是补气的，还可以弥补麻黄发越阳气给人体造成的损害。实际上这两个作用都归根于一点，所以“甘缓”的问题也就不难理解。通过小量的甘草还能补助中气。中气受补，就能统摄各个方面。所以通过这个问题可以看出，麻黄汤的组成，体现了我们刚才讲的理论，体现了我们对方剂的评价，而且在疗效的发挥方面，从配伍关系来说，也体现了非常高的艺术性。所以有人认为方剂只是药物的排列组合而已，这是错误的。所以在这里我用麻黄汤作为一个例子进行说明，因为①麻黄汤药味简单，开始分析时容易听得清楚；②麻黄汤的组成配伍非常严谨；③麻黄汤在辛温解表剂中示人以法度，是辛温解表剂的典范；④通过对麻黄汤的讲解，就容易理解由麻黄汤化裁而来的方剂，如大青龙汤、麻杏石甘汤、华盖散、定喘汤等。教学是为了指导实践的。由于时代不同，生活条件不同，麻黄汤证少了一些，但是还是有。麻黄汤更主要的不在于它本身的应用，而在于它在理论上的说明，对组方的示范，对后来由它演变而来的方剂的理解和运用。

对方剂的原始证据，仅仅是《内经》上几个方子，以及《汉书·艺文志》记载的这么一些方书。也知道医方来源很久远。但是现在文物的出土更证实了能把出现医方朝代再向前推。那么，在现存的书籍当中，更能够说明问题的是《伤寒论》。《伤寒论》中共113方（《金匮要略》不统计在内），从用量到服法，以及一部分方剂服后的反应，都有明确的记载，这是到现在为止保存最完整的。同时通过这本书也可以理解方剂在中医学中的地位和作用，以及它名字为“方”，而实质是什么。我们习惯讲“理、法、方、药”，而实际上可以看出来，方剂的实质是融理、法、方、药为一炉，将理、法、方、药融会贯通起来。方剂的成功固然是因为药物，但它自身的理论是同整个中医学的理论相连的。这里也可以看出，我们讲辨证论治，最后落实在一个“治”上，而如果用药物治疗，就落实在“方”上。当然还有好多其他治疗方法，如按摩、导引、气功、针灸等，以及手术治疗方法等等。从这里可以看出，方剂应用于临床，是用药治病的一个很大的飞跃，是一个质的变化。由单味到几味、到多味，从凭经验的配合，到有理论指导的配伍，是很大的发展，是一个很大的飞跃。在质上，有了显著的改变。所以徐灵胎曾经说过一句话，“方之既成，能使药各全其性，也能使药各失其性。操纵之法，有大权焉。”这就更加加强了单味药物的治疗作用。这与病人的恢复很有关系，其中生死大权就掌握在医生手中。

方剂配伍巧妙、理论深奥，说明了它能够更好地发挥药效，也说明了医生非常重视它，这样才能够更好地运用药物。《伤寒论》这本书后人称之为“方书”。它的辨证论治是完整的，从仲景起就奠定了辨证论治的完整体系，示后人以法，它的成就可以说是空前的。这是仲景“勤求古训，博采众方”，并加以归纳总结而写出来的一本书，对中医后世的发展起了极大的推动作用。在方剂的基础上，它不仅给后人以启蒙，而且作出了很好的示范，后世的发展和《伤寒论》很有关系。这个问题我们看看相关的书籍就会明白。如后来唐代的《千金方》、《外台秘要》等，记载了更多的方剂，其中很多是对仲景方剂的化裁，由仲景的方剂化裁出不少新的方剂。

青蒿素治疟疾，有相当的人都知道这味药，是由青蒿中提取的单一成分。当初记载青蒿治疟，过去也早有“绞汁服”的记载，而在现代提取研究中发现，加热提取是无效的，水提取才有效。

还有一些外来药物，实际上从汉朝就已经有了，如豆蔻、砂仁习惯上称为南药，它是产于南部。此外，还有外来的医书，如二十四史中《隋书·经籍志》有《婆罗门诸仙药方》，还有的书名字上就有菩萨两个字。我们知道，婆罗门是印度的一种宗教，因此这本书看来是从印度传来的，可惜有些书没有了。

在这里我顺便要提到，我们把这些东西拿过来，并不是生搬硬套，而是把别人的东西拿过来变为我们自己的，也就是把这些方、这些药拿过来融入我们自己的医药体系中。这里也可以举些例子，如豆蔻、砂仁等药，在有些地区，如新疆，可以用来做调味品。胡椒作为调味品时，不讲药性，不讲功能，只作为调味用，更没有剂量的规定。你用到什么量，自己感到合适就可以了。可是在中药里应用时，就要分清性、味、归经、功能、主治等等。这也是偶然的机会对比后发现的。在保加利亚，胡椒的用法正好相反。他们也有胡椒，但胃痛绝对不能用胡椒；而我们治疗脘腹痛，尤其是寒性疼痛都用胡椒，包括痛经而属寒的。就因为它们虽然是引入的，或者说是外来的，但是它当时是作为食物的。而我们作为药物使用时就要把它予以理论化。我们也有禁忌，如对于热性胃痛就不能吃，越吃越痛，但是虚寒性疼痛吃了就好。根据临床上的粗略统计，凡是胃病，属虚寒性的多。曾经有一次我们统计了一部分病例，属于虚寒性的胃痛占85%以上。

反过来说，我们对于外来的问题，很早就吸收了，但吸收了并不等于生吞下去，而是要把它消化后变成自己的东西，就像人一样，吃进去的东西变成了自己的气血来营养自己，这是因为我们本身有消化吸收的功能。这点对于我们当前中医学研究来说尤其重要，包括研究的指导思想、具体方法都是应当注意的，因为现代研究中医中药需要应用现代科学，包括它的理论知识、设备、手段、方法等等，那么如何来用？利用这个机会谈一谈这些方面的问题。

我们知道，麻黄素不能代替麻黄，当归素不能代替当归，所以在处方中将当归素和当归合在一起讲是不对的，而麻黄素也不能代替麻黄的作用。最近出现了一种治疗肝炎的新药，这种药的开发就是根据20世纪60年代曾经大量宣传了五味子降转氨酶，包括防治肝炎的作用。但是经过实践应用，这个东西降转氨酶还是不行。开始用、短期用，可以取得暂时的效果，但反跳很严重，长期应用就无效。所以这个问题在中医内部都很了解了。但外行人一看挺新鲜，这一吃转氨酶马上下去，疗效挺快，还得了奖。可是返回来现在有相当一部分西医大夫用了以后还是失望。我举这个例子就是说，我们如何应用现代科学研究提高我们的中医药学，无论从思路上、方法上，都是首先要考虑的。所以我刚才举了古代引进外来药的例子。古人不是拿过来照搬照用，而是拿过来加以消化，变成自己的东西。所以我们在应用现代科学研究中医药时也得考虑这一点。这里谈到是有关中医今后发展的问题。

再从另一方面来说，我们知道，《伤寒论》113方也好，112方也好，也就是九十几味药。这个统计往往有争论，因为有的把水统计进去了，有的没有统计。从药来说，有的把烧裈散统计在内，有的不统计烧裈散。

另外，我们还可以理解那时候的解表药较少，我们习惯用的辛凉药中薄荷、牛蒡子没有，甚至荆芥也没有。当时受到历史条件的限制，药物的应用有一定的局限性，但是后世发展了，药物丰富了，不仅是外来的药物多了，而且我们自己还不断发现了新的药物，医学水平也不断地在提高，所以后来好多方剂以及在对古方的使用方面都有发展。例如小柴胡汤治疗疟疾，在原书上有记载。后世就知道了小柴胡汤可以治疗疟疾中的一种——风寒阵疟，即因受风寒引起的定时发作的疟疾，那时还不曾认识疟原虫和它的致病条件。再一点，《伤寒论》中的三个承气汤都是名方，是后来的用下法治疗热结的治疗方法的开端，可是到了少阴病急下救阴的时候还是用它。到了后世才逐渐知道了邪实正虚，也可以用扶正的药物；扶正药物中，可以用益气、补血的药物，也可以用清热、滋阴的药物，或者益气滋阴同时用。但这都是在《伤寒论》三承气汤的基础上发展而来的。具体方药在各论中可以见到。

君臣佐使，通过麻黄汤作出了一些具体的解释，而麻黄汤不可能把君臣佐使所具有的九个解释完全说明，因为根据病证的不同情况，用药也不同，药味也有多少，有的时候，有的方剂药物还要少于四味。也有的药味虽多，它不一定把所有的佐药以及臣药的第二个意思突显出来。但是，总的来说，这样组成的一些君臣佐使，作为配伍用药是一个原则，这个原则在组成任何方剂的时候，都必须严格的遵守。所以方剂在组成当中，有它严格的原则性，当然这个原则性首先是辨证立法，然后就是按照君臣佐使来遣药组方，这样使它们更好地配伍，才能达到一个整体的效果。

（二）方剂的组成变化

在方剂的组成当中，它还有相当强的灵活性，而这样一个灵活性，就体现在具体药味的配伍，包括药量的变化。君臣佐使这个形式是固定的，至于用什么药来作君药，用什么药作臣药，君臣之间的配伍，臣佐之间的配伍，是否需要用引经药以及药量的斟定，这些是因证而异的。这里所讲的证，就包括了人、时、地，包括了一个治则里面的因人、因时、因地制宜。为了进一步说明这样一些配伍，我们归纳成以下几种形式。

首先，是药味加减的变化。根据一个病证的变化，可以在一个方里面加药，可以在一个方里面减药。我们还以麻黄汤为例，麻黄汤减掉桂枝，加上了生姜，就变成三拗汤。为什么这样减？上面所讲的麻黄汤，之所以配桂枝，是因为需要发汗。如果证里有“无汗”，说明外面所受的风寒比较重，所以毛窍闭塞，腠理不开；如果以第二个症“咳嗽”为主，说明它的病是以肺为主，寒热不重，外感风寒不甚，虽然也是感受风寒而引起的，在这里却不需要加强发汗的作用，有麻黄就足够了，麻黄能宣肺解表，加上杏仁、甘草，再用生姜帮助麻黄振奋卫气来温肺散寒。如何来理解生姜的用法呢？一般在《伤寒论》中，温肺止咳用干姜和五味子，但是从另一个方面来看，生姜能够入胃经，它能够鼓舞胃气，生姜还有一个作用，它可以解表散寒，还可以行水。我们知道，形寒饮冷则伤肺，因为肺胃相通，伤了冷饮以后，虽然是在胃，寒气可以上行于肺，《内经》中认为，形寒伤于皮毛，饮冷伤于胃，皮毛与肺相合，胃与肺相通，所以在这里用生姜，帮助解表，温散肺中风寒，但是它不像桂枝那样，温通经脉，从营卫相合来发汗。另外从三拗汤药物的剂量来看，它有个调整，甘草的用量大一些，因为它所表现的证说明所受的风寒不重，不需要用强烈的发汗解表药，着重要解决的是肺的问题，通过温宣肺气，散发肺中风寒，肺与皮毛相通，那么表邪自然就解了。所以说我们辨证，单纯地讲表、里，那还是属于大的方面，在表当中，有表之表，在肺谓表之里，在皮毛谓表之表，我们在解表当中就要注意，证在哪一面，就要侧重于哪一面。虽然二者相通，但是它的证的表现重点有所不同，就应有所调整来用药，因此在三拗汤中，减去了桂枝加上了生姜。从“三拗”这个名字，也可以说明这个方子，它的三个药的配合，麻黄向上向外，杏仁向内向下，甘草算补益药，这三个药的作用是拗着的，但综合起来就使它能够得到统一，名子也起得挺有意思，有一个拗字，三拗汤。我们由三拗汤向下再看一看，就是华盖散（具体也可以看解表剂，是麻黄汤的附方），其症状都是相同的，都是由于伤寒而引起的咳嗽，不但表现为邪在肺，而且痰多，呀呷有声。所谓呀呷有声，就是呼吸有声，呀是呼气，呷为吸气，一呼一吸，说明内里有痰。痰随着气而上逆，所以咳。肺气不宣，不能够把痰排出来，所以它就停留在喉间，一上一下，在呼吸时就可以听到。在这样的情况之下，必须加祛痰的药。除了用三拗来发汗，宣肺，解除肺中风寒之外，还可以加上一些祛痰的药。拿华盖散这个方子来说，它加了四个药，有苏子、陈皮、赤苓、桑皮。苏子，降气祛痰；茯苓，它的使用部位不同，功效不同，有白茯苓，有赤茯苓，有连皮茯苓，有茯苓皮，当然还有茯神。赤茯苓颜色发暗红，不像白茯苓那样全是白的，它的特点是能够利湿。白茯苓是淡渗利湿药，但它又能补益心脾之气，所以白茯苓和赤苓的区别是，白茯苓利中兼补，而赤茯苓就是利，利而不补，所以说它有泻无补；陈皮，我们应该注意，在宋以前的一些方子中，它后面加了两个字“去白”，实际上这是橘红，就是橘皮外面的红皮，过去的名词叫薄橘红。橘红有好多种，现在有的种类还在用。它侧重于行气祛痰；桑皮，泻肺气，还可以行水。那么除痰的时候为什么总是要提到祛湿行水呢？在风寒所伤，肺气宣发不行的时候，津液会变为痰。因为肺气不得宣发，就不得肃降，不能肃降以后，一方面不能够把津液输散到各处去，一方面又不能“通调水道，下输膀胱”。所以《内经》中认为，“饮入于胃，游溢精气，上输于脾。脾气散精，上归于肺”，饮食进入脾胃以后，水谷之精微化成的精气，通过脾胃上输于肺，“水精四布，五经并行”，输于全身。因此，当风寒所伤，肺气不行的时候，整个的水精布散就失常了，津液不能够正常地输布，不能正常地通调水道，下输膀胱，津液聚而为痰。这就是我们所讲的感冒咳嗽，应该适当用一些通利的药，一方面用祛痰的药，一方面用利湿的药，同时由于肺气受了风寒所伤，不得宣发，肺气上逆而咳嗽，还要用泻肺气的桑皮。

在这里要给大家反复强调一个概念，我们对任何一个脏腑的功能不要理解为它只升不降，或者是只降不升。拿脾胃来讲，胃主降，脾主升，可是胃也有升，胃气和肺气相通，阳明之脉，通于肺，所以胃气循脉上行。再拿肝来说，肝喜条达，肝主升，同时又主疏泄，所以脏腑功能都是有上有下的，不能只强调它的一面。另外，要注意中医所讲的痰，痰是水湿所生，所谓“液有余便是痰”，痰本身是津液水湿所化，是一种病理的产物，是一种有形有质的东西，所以在治疗当中，一个是把它化，一个是把它祛，祛就是排出。在麻黄汤这些加减方子里边，体现了这样一种情况，这些药都是作为一种佐药来加以应用的，就是帮助君臣药来发挥作用。既然讲了麻黄汤的两个加减方子，附带的还要提两个附方。第一个是麻黄加术汤，就是麻黄汤的原方加上了术，现在认为是白术，在当时是赤白不分的，之所以叫白术，是要发汗而不使之大量发汗，因为白术是补脾的，脾主肌肉，补脾之气就能实肌肉，所以用它以后，就加强了补气的作用，特别是加强了补脾气、实肌肉的作用，这样就使发汗缓和而持久。发汗本来就不宜大汗，这个情况我们在临床经常可以碰到，有些感冒吃西药容易见到，APC一吃，阿司匹林一吃，一身大汗，但转身汗就干了，还是发热。麻黄加术汤它所治的病不是风寒，而是风寒湿，这里突出了一个“湿”字，风寒湿邪，特别是湿邪，在《金匮要略》中就提出了“大汗出者，但风气去，湿气在”。大汗出了以后，风寒可以去了，湿邪不能去，虽然汗出而病不好，所以应该微微汗出。在解表剂里说，这是个原则问题，要特别强调。只有这样，才不伤人体的正气，不伤害人体的津液，持续地、微微地遍身汗出，邪气就能祛除。我们在临床上，特别是碰到一些夹湿的流感，或者是感冒，往往吃了大发汗的药以后不行，相反使热度更高，所以用白术，既能健脾，又兼有祛湿的作用，一方面用于防止大汗出，一方面还通过健脾来祛湿。这也是一种佐药，既佐制了麻桂的大汗出，又在治疗风寒当中起到祛湿的作用。所以说，往往一味药的加减，不是仅仅着眼于一个绝对的方面，而是综合考虑，这样才能选药选得好，只有这样药味精简，配伍严谨，而效果好。

再一个是麻杏苡甘汤，在这里，它把桂枝去了，换了苡仁，主要也是治风湿，这个风湿和上述风湿证略微有些不同，一个是以痛为主，一个是痛以外还有热，“病者一身尽疼，发热，日晡所剧者”，日晡，就是太阳西下的时候，一般都在申酉之间，随季节变化它可以出现晚一些或者早一些，有时候夏天白天长一点，它的时间向后推，冬天白天短，它的时间向前提一点，但是总不离申酉之间。这时候正好是阳明气旺之时，跟病邪相争的厉害，发热到那时就高，比较重。因为湿重，需要加强祛湿，所以把桂枝去掉，加上苡仁，使它发汗的力量更小一些，而祛湿的作用更强一些。原文很清楚，“以麻杏苡甘汤发其汗”，用麻杏苡甘汤还是要发汗。有种说法，认为麻黄无桂枝不能发汗，要防止被这种说法所误解，所以举这个方子为例。麻黄的发汗，可以随着配伍药的不同，随着它用量的大小，有所强弱。张仲景那个时候，炮制的方法还没有出来，现在我们再用麻黄，就可以考虑，要着重用它解表发汗，就用生麻黄，例如麻黄汤、麻黄加术汤、麻杏苡甘汤这样的方子中，用生麻黄。三拗汤、华盖散，就可以用炙麻黄，用蜜炙一下。另外我们还知道一个方子，麻杏石甘汤，就得用生麻黄，去了一个桂枝加了一个石膏，这个方子就整个不同了，不是辛温发汗，而是清泻肺热，清透肺邪，这个改变，就更加大了。这说明了通过药味的加减，作用就有所不同。

还有我们可以看一看药量的加减变化。首先我们可以看四逆汤和通脉四逆汤方。四逆汤“强人，可大附子一枚，干姜三两（原方用量一倍）”，而通脉四逆的正常量，就是四逆汤的强人量，通脉四逆下面还有一个补注，干姜可以用到四两，这个说明，作为处方原来的意思，因证不同，而药量增加了。都是阴盛阳微，但是通脉四逆汤出现了一个不同的现象，脉细欲绝，不但下利，而且下利的是清谷，就是些没有完全消化的东西，同时还可以看到，身反不恶寒，这是一种假热，是一种格阳的现象，在这个时候，更急需回阳救逆，随着病证的急重，更急需加大量。另外还要注意，它加大用的生附子就是用大附子一枚，没有再加量。四逆汤，强人服用附子大者一枚，因为附子在当时，都一个一个计算，有大有小，换句话说，四逆汤的附子少点没关系，通脉四逆的附子量要大一点，大到什么程度，按它当时的算，就是一枚，生附子辛热走窜，非常暴烈，所以宁可加干姜，这个问题，不但四逆汤里面要特别提，为什么用甘草，在干姜附子汤，都要着重讲。那么，在配伍组合上没有变，原来的君药还是君药，臣药还是臣药，佐药还是佐药，就是从它用量的加减上变了量。再一个例子，小承气汤与厚朴三物汤，这两个方子不仅分量变了，主药的位置、君臣佐的位置也不同了，为什么会不同？因为小承气汤是治疗热积，跟大承气相比是阳明腑实证中较轻的一个，着重于清热、泻热、泻实，这个实就是有形之积，在肠胃里边这些有形之积与邪热相合起来，所以称为阳明腑实热积证，因此只能以大黄为主。大黄既能清热，又能荡涤肠胃。阳明腑实证的特点是四个字，痞、满、燥、实，小承气汤证整个的痞满实都不重，热不甚，大便还没有燥极，所以它就不用芒硝。不仅不用芒硝，而且枳实和厚朴的用量也小。因有形之积，六腑之气不通，浊气填塞在上，浊气不得降，大便不通，所以既用它来除痞满，同时用它下气的作用加强大黄推荡的力量，以大黄为君；枳实性寒，所以枳实作为臣药；厚朴是佐而不是使，因为厚朴本身就是辛温而燥的药，它本来治疗热结的，在这儿只是取其下气除满，有助于推荡而已；大黄本身是入阳明经的，当然还入其他经，所以它是大肠经直接的引经药，直接泻下，因此它更是使药。大黄是君药兼使药，所以说有的方子不一定专门用引经药。另外小承气汤是分两服，厚朴三物汤虽然用大黄四两，但它是分三服，可以看出，小承气汤一次吃二两大黄，厚朴三物汤一次用一两三钱多大黄，所以厚朴三物汤不仅是加了厚朴，加了枳实，而且它的大黄的量，实际上也减少了。如果厚朴三物加上芒硝就是大承气汤，可是大承气汤去掉了芒硝不叫小承气汤，而叫厚朴三物汤，所以这里边要从服法、实际量才能理解承气汤的含义。大承气汤的用量是这个方子加上芒硝，可是它不叫小承气汤，而上面的那个方子它倒叫小承气汤，从药味来说，都是拿掉芒硝，从药量来说，小承气汤其他的量都少，而厚朴三物汤没少，那么为什么这样？厚朴三物汤所治的证不同，里面没有邪热，纯粹是一种气不通降的病证，大便不行，腹胀，腹痛，这个问题，一问就知道几天没大便了，甚至有时候还可以用手按一按肚子，是拒按还是喜按，所谓“腹满不减，减不足言”，凡是腹胀没有减轻的时候，是实证，所以有时由于胀、满两个字容易误解成为有形，正因为这样，它是由于气的问题，里边的大便不行是由于气的不通，而不是由于热伤了津液，肠道干燥，因此用清热泻下的大黄，用量并不大，相反，加强行气的作用，不但加强了行气的药，整个方的组成也就随之改变了。事实上，加减的变化也好，药量的变化也好，药味的变化也好，都跟配伍有关，都是随着证的治疗需要而来的，都是立足于辨证立法这个基础上。

再一个就是剂型的变化。剂型的变化举两个简单的例子，一个是理中丸与人参汤，一个是抵当汤与抵当丸，其实它很容易理解，我们在临床上经常用的归脾丸就是归脾汤做的，人参养荣丸就是人参养荣汤做的，补中益气丸就是补中益气汤做的。之所以改，就是取其“丸者缓也”。但是，这只是一个含义。因为病不重，比较轻，适用于慢性病，病情稳定，它需要长服，不是一时可以治愈的，所以用丸剂。从《伤寒论》来说，丸剂服法就有所不同，只是加蜜成丸后，还得煮着吃，如理中丸，方后“用沸汤数合，和一丸，研碎，温服之”，用开水把丸药冲化了吃下去，不同点就是把药渣吃下去，实际上跟汤药相同。抵当丸也是这样，把一剂药“捣分四丸，以水一升，煮一丸，取七合服之。晬时（即一昼夜）当下血。若不下者更服”。因为治疗外感病要取其快，相对地来说，它比现在的丸药起效还要快一些。另外，这里不但表示着药的剂型改变，量也改变。理中丸，作为一个丸药才鸡子黄大，人参汤是煎汤，它的量是固定的，两个方子的量没动，一个是作成鸡子黄大的丸子，一个是煎汤分 4 次分服，相对地来说，人参汤用量大，所以它治疗的是一种胸痹证。胸痹证是由于胸中阳气不足，又有虚寒之气从下上逆，在临床上，冠心病有这种现象，出现胸胁痛，病人自己说的部位不太清楚，觉得底下有个气往上顶，是虚寒性的。病人有时往往讲他是胃痛，而实际上是在胸骨底下，而且自己感觉偏里一点，偏上一点，舌淡，苔白，当然现在不一定用人参汤来治疗，还有更多其他的方子，但是作为人参汤在《金匮要略方论》中治疗胸痹来说，它就是对着枳实薤白桂枝汤这个方子来的，胸痛的厉害，底下又有逆气上行，一个是虚证，一个是实证。实证所以用枳实下气，用薤白散结。另外，从抵当汤跟抵当丸来说，抵当丸是一料作成四个丸子，换句话说，每一次只吃了这个药量的四分之一，而抵当汤呢，是分温三服，它就可以吃三次，所以从这里可以知道，抵当汤和抵当丸中虻虫和水蛭的实际用量不同，汤剂每次各吃十个，丸剂每次吃各五个。大黄在二方中用量相等，桃仁在抵当丸中相反是二十五个，抵当汤才二十个，可实际上，两个用量基本相等。抵当汤是治疗蓄血证比较重的，所以它的服用没有固定时间，根据情况看，大便是否通顺，坏血是否从大便出来，热是否减轻了，决定是否再服。可是作为抵当丸证，因为证轻，所以规定，服用一天后，如果瘀血仍未从大便中排出，就得再吃。从这更可以看出来，丸药的作用比较缓，不仅是药量小了，重要的是作用缓和一些。另外，还一个就是枳术汤变成枳术丸。枳术汤是《金匮要略方论》中的方子，枳术丸是张洁古的方子，前后差了近一千年。枳术汤是治疗心下有水气，心下痞满而且有形，如杯如盘，所用枳实大于白术，重在下气行水，由于水气之所生是脾运不足，所以用白术，但是以消为主。到了枳术丸，用量正好相反，白术大于枳实用量一倍，治疗脾虚，运化不健，因此产生了食积，大便失常，纳呆，食少，食后胀闷，就是食入的饮食超过自身的消化功能而引起的食积，所以健脾为主。因此这个方子用量比例整个相反，而且加了一个荷叶，把米给裹起来烧成饭，就像包粽子，不过粽子是粘米、糯米，这里是大米，包在荷叶里面烧成饭，然后把饭和药面合起来作丸药。为什么呢？米是营养的，养脾胃的，荷叶升清气，就是鼓舞脾胃之气，所以两者相合，健脾胃，消饮食，因此对于小孩来说，特别有好处。在南方，小孩有疰夏的习惯，所谓疰夏，就是到了大热天，由于又热又潮湿，小孩变瘦变黄，吃饭不好，精神差，北方叫苦夏，江苏、浙江、安徽、江西都有这种情况，再往南更多。如果从立夏开始给小儿服用枳术丸一个月，就可以预防疰夏，香砂枳术丸更好，就是枳术丸加木香、砂仁。小儿一天服用一次，根据小儿的年龄、疰夏的程度，从 3g 到 6g 不等，以一个月为基数。可以看出，在遣药组方的时候，必须按照原则来组成，原则之一是辨证立法，原则之二就是配伍的原则，君臣佐使，这样才有次序，这样它们才能互相地、紧密地配合，共同来成为一个整体起到治疗作用。但是，涉及到具体的证，涉及到具体的需要，可以通过各种方法来使它灵活变化，当然在这里讲的，都是成方，更多的举例是经方，因为这样更容易说明问题，因为同时代的药量相同，同一个人所立的方、所用的药物和药效是一致的，比较起来更加清楚。

三、方剂的剂型和煎服法

关于剂型的问题，我们不过多的讲它的制作方法，因为我们着重在医在用。在《内经》里就有很多的剂型，汤剂、酒剂、膏剂都有，到《伤寒论》就更多了，包括现在所讲的丸剂、栓剂，在《金匮要略》中还有坐药，所以传统的剂型是很多的。我们着重讲一讲传统的剂型跟现在所发展的剂型的特点。从过去来讲，汤剂最常用，丸、散次之。现在由于各种因素，用饮片有所减少，也就是用汤剂有所减少，即使这样，汤药还占了60％以上，所以看起来，汤剂这个剂型，在临床上是常用。实际上在治疗疾病当中，中医的优势，通过汤剂更能体现出来。因为作为一个成药来说，首先要对一个病证有了成熟的认识，治疗的方剂，基本上能够定型了，才能制成成药。所以丸剂等成药的产生，必须有这样的条件。另外，打个比方，汤剂是量体裁衣，辨证论治，就是辨具体的证，针对具体证、具体人进行治疗，所以我们特别强调遣药组方的原则性、灵活性，掌握了这些以后，更好地结合具体的病人、具体的病证。但是如果汤剂处方不符合病、证、人的具体要求，那必然无效，甚至有害。例如，感冒的病人，究竟你看他是什么病证，不能胡乱用些解表发汗药或苦寒清热药之类拼凑起来，这根本就不称其为方。因此，方有方的要求，不是药物的堆砌，不是乌合之众，所以着重讲汤剂的这一点。关于汤剂的煎服法，在后面专门再介绍，这是临床常用的，而且更能够体现辨证论治，更能够发挥中医在临床上的优势。现在认为它的缺点是必须临时配，临时煎，加上各种人为的因素，所以现在往往汤剂不能及时地用于治疗。

散剂有几种。首先是外用散剂。例如外科治疮疡用的散剂，眼、耳、口腔、喉科也都用一些散剂，这种外用的散剂，要研到无声的地步，就是极细了，然后还要过筛，特别是眼科用的药，要求最严，越是要细。治疗疮疡，也是越细越好，它发挥药的作用更强。内服又分细散和粗散。细散就是冲服的，又称沸汤点服，实际上就是用开水冲，调好，然后送下去。还有一种粗散，就是把药研成一种粗末，配好以后，每服几钱，就加水煎，叫煮散，实际上还是一种汤剂，就是固定的方子，配好后取用方便，当然，相对来说，也节省药材。各地的人和生活习惯不同，水土和气候也不同，用药的习惯也不同。例如《和剂局方》在宋金元时期，本身使用汤剂少，从出土的药罐来看也较小。另外一个问题，对于饮片是有规定的，哪些药是横断面，哪些药是纵断面，哪些药是斜切片，哪些药是切成小段或打碎的，过去都是从实践当中研究出来的。例如现在证实了黄芪是斜着切的，这样切了以后，最容易把有效成分煎出来；归身、白芷等都竖着切，叫纵断面；更多的横断面，对于规格的要求大小也不同。过去荆芥在切的时候，规定荆芥入药的部位在上面一小段，即荆芥穗，它才是梢子上的一小部分。古人是从实践中了解到这样的切法是科学的，所以现在有很多传统的炮制方法慢慢地恢复了。以往都认为这是浪费，为了追求形式上的美观，但实际上有很好的作用，所以就需要不断地研究，来证实它。宋代都用散剂，现在还可以考虑用散剂，只是要严格审定处方，这是将来作为改进当中的一个方面，需要深入的研究。散剂实际上包含了三种：一种是外用的，一种是冲服的，还有一种是煮服的，作用相当于汤剂。

作为丸剂，制法就比较多了，它分为几种，有蜜丸，有水丸，有水蜜丸。在水丸里，还包括许多，有的水本身是用药煎出来的药汁，糊丸可以用黄米饭作糊，可以用面作糊，可以用米饭作糊，米粉作糊，还有刚才讲的荷叶烧饭和用蒸饼作糊，这些内容相当多。总的来说，用丸药取其作用的缓和，有些是病情稳定，治疗已经可通过一个方子服用一定时间，还有一些是成熟的、定型了的方子，历试有效的。作为这一种成药来用有两种，一种是现成的，一种是医生单独开方子配的。例如理中丸，已经定型了，它在某一个方面对一种病、证，疗效已经是确实可靠了。另一个方面，是由于某些药物不宜煎煮，必须将药研成细粉再做成丸药，如安宫牛黄丸、《局方》至宝丹，有麝香、牛黄、犀角，要研成粉才能做成丸药。这是根据药物的特点，并不是取它的缓，特别是这些急救药需要马上拿来用，现做是很慢的，而这样做成丸药以后，外面还加上蜡皮，可以保护它不受潮湿，不走味，不容易变质，好保存。有一种是根据药物的特点做成的，它也是可以用于急救的。另外，有人认为丸药是加水、蜜、糊，说这是赋形剂，除了水丸，我们反对这种说法，在这里边，是作为其中的一个成分来用。举例来说，蜜可以养脾胃，可以润肠胃，通过长期服用，可以加强补养的作用，可以缓和药性，那么有一些病就可以通过它缓和而持续地发挥作用，更好地发挥疗效。例如，《伤寒论》中瘀血证，用汤剂下瘀血，见效快，但是不能消除干净，特别是瘀血积久而兼热的时候，不能用泻法，只能用消法缓消，只有靠丸药，使药在里边持续地发生效果，慢慢把它消了。桂枝茯苓丸、鳖甲煎丸，都是这样的情况，所以不能认为缓就简单说它不如汤剂。

另外一个方面，现在证实了这样一个情况，蜜丸有一定的道理，服用后能够分段吸收、分段溶解，药效持续，这个问题是通过实验证实的。现在医药的繁荣促进了剂型的改进，表面上是一个丸药，表面上是一个胶囊，里面用了一种酶，达到分段释放的作用，持续有效。但是现在这个方面的研究还很不满意，因为我们要研究改进，我们要改进而不能改退，简单的、粗糙的做法应该否定，那叫改退，这样的事在过去并不少见。除了这些以外，还有水丸，它的灵活性更大，同样吃下去，也是慢慢地消化，慢慢地释放，可以根据不同的药、治疗不同的病、证做水丸，甚至里面可以加上酒，加上醋，或者是药汁、生姜、大枣煎汁，来作丸药。一些不容易消化的药，把它煎水，保存它的性质，更容易消化吸收。例如一些矿物药，一些介类药，石决明、珍珠母、龟甲、鳖甲，可以磨成很细的粉子来做水丸。有时候水对丸药的成形还有困难，要它有粘度才能做成丸药，所以有时水跟蜜合起来做。再一个就是糊丸，例如犀黄丸，规定用黄米饭，就是黄的粘米饭作丸，用它煮烂以后跟药合起来，黄米饭可以护心、养胃。蒸饼，或者叫它炊饼，也有规定，蒸了以后，挂起来风干，用时研碎，加水一泡，有了一定的粘性，健脾胃，助消化，跟荷叶烧饭的意思是相同的。还有一点，例如糖尿病病人，不宜吃蜜，那么就用山药，因为山药能够健脾摄精，补益心肾，所以用适量的山药做成的糊，跟其他的药物做成丸药。举这样一些例子，着重地说明一点，西药的丸药或者西药的片剂，它们经常加淀粉，那么淀粉加在里面起什么作用呢？就是叫它成形，就叫它保持这个量，例如0.5g的片子里边，不是0.5g的药，一个片所含的药跟片的重量不是相同的，而这个药没法形成片，因此必须借助淀粉，有的外面还裹糖衣是为了成形，为了好吃。但是中药丸药选择的是不同的东西，但它起到了作用。再举一个例子，皂矾丸，不是胆矾，是皂矾，有的也叫它绿矾，经过冻以后就变黑，实际上是一种硫酸亚铁，用枣肉为丸，它可以避免皂矾刺激肠胃，而且枣本身就能健脾补血，所以这样结合起来使用。可是现在知道，用枣肉以后，药在胃不吸收，到了肠里它才能溶解吸收，那么西药有一种叫肠溶片，保证在上消化道内不溶解消化，中国很早就用枣达到这个效果，这是一个很了不起的发明。我们今天进一步改进这些丸药的时候就需要注意，将来研究中医，特别是研究方剂，将来药的改，剂型的改，新的剂型的产生，跟我们都有很大的关系，尽管在目前有一些混乱，将来在这方面要真正达到成功，都必须经过共同的努力。那么制剂在工艺上改革，是否符合中医的理论，就靠中医方剂学和中药制剂学。还有一个问题现在不好解决，需要想办法。作丸药的原料粉碎时，现在通过电磨，转速很快，容易产生高热，会影响药性，这也是需要解决的问题。

顺便再说一个问题。我们将来在研究药的时候，既要吸取现代科学中新的、好的东西，又要正确地利用。例如银翘解毒丸，为了能够保证它的作用，从原料开始，就要决定如何来定量定性。定性容易定量难，从化学角度，认为薄荷和荆芥本身就以挥发油为主，有效成分都在挥发油里，而每一批的原药材里的挥发油含量不一致，这批多，那批少，后来直接提取足够的挥发油加进去。如果这一批荆芥、薄荷的含量挥发油低，那么相应地就要加重荆芥、薄荷剂量，才能提取足够的挥发油。成本增加了，可结果发现，加了薄荷油、荆芥油以后反而无效；后来又试了一下，把提取过油的渣子再煮一下，把水再加进去，效果就出来了。现在在改革剂型当中非常困难，有一些看起来是很简单的事，例如石磨变成钢磨这道关，就很难。还有一个就是浓缩丸，可以缩小体积，也就是服用量缩小了，保持效果相同。但是追求浓缩后，有一些服用后根本化不开，那就不能起作用。有的用药膏做丸药，就是在方子里面，拿出一部分药来熬成膏，然后把一部分药研成面，合成一块，做成丸药，或者是把一些药煮烂了以后，把药面打进去，例如地黄这一类的药，煮后很粘，汁也很多，把药同它合起来以后，就可以做成丸药。另外，丸药改进的加工要注意，现在机器作的丸药都比过去手工作的丸药结实，现在用以电为动力的糖衣罐，转速快，力量大，所以丸药打得实；过去用手，压力没这么大，比较松。所以我们有时用水丸药的时候，要用水化开调服，等于冲散一样。

传统的膏类，一个是内服，一个是外用。内服的膏类有两种，一种叫清膏，例如黄芪、党参、天冬、白术、麦冬、熟地等药，本身经煎煮后含糖的成分可以成为一种膏状，将药加入；也可以再加糖，或加蜜，合在一起，浓缩成膏，根据不同的要求，用不同的药，常用的是冰糖。同丸药一样，膏药适用于病情比较稳定，需要一定时间服药，而处方也基本固定者。膏类药加糖以后可以矫正药味，而糖本身又有补养的作用。有些要用特殊的糖，如益母草膏，必须用赤砂糖，因为赤砂糖里面含铁，能够补血、行血。红糖是热性，而白糖是凉性，所以生姜红糖水能发汗祛寒，生姜白糖水就无效。外用膏剂有软硬两种。硬膏，如狗皮膏，治风湿痛，把药熬成硬膏摊在狗皮上面，贴在身上，可以保护创口，不像橡皮胶那样有刺激，而且效果持续。尽管现在有新的伤湿止痛膏，但没有解决透气的问题，所以在局部有刺激性，时间贴久了就不行。在伤湿止痛膏上打眼，工艺要求比较高，眼打大了，容易断，眼打小了，很难掌握，而且有时容易撕坏。软膏，就是用药面和油制成，例如，如意金黄散，把油熬好，把药调敷在患处，古代也有用猪油、鸡油的，现在也可以用凡士林化开。

关于丹剂的问题，着重从名字上解释一下。它的做法跟丸药一样，把药研碎了，加入一些其他成分，作成了各种形状，有圆的、扁的、长方的、扁平而圆的，实际上跟锭剂相同，如太乙紫金锭，又称玉枢丹。之所以称丹，说明这个药物必须经过精工细琢，不一定是指经过炼制，或者用了金石药。所以丹区别于丸，就是表示丹疗效好，制作精。当然有一些矿物药，例如朱砂，许多药以朱砂为衣，称为丹，是与道家有关。另外，中药用矿物药内服，都讲究水飞，朱砂一定要经过水飞。朱砂是矿产药，是一种天然含汞的物质，叫二硫化汞，但天然朱砂的结构非常稳定，不易氧化，所以朱砂的颜色多年不变，而人工合成的朱砂，极容易氧化，很快就变黑。天然的朱砂，含有一部分杂质，包括一些游离汞盐，通过水飞以后，既把杂质去掉，也把游离的汞盐去掉，因为游离汞盐是有毒的，这就证明了古代水飞的方法是科学的。还有关于朱砂加热的问题，朱砂加温至500℃，可以还原为汞，是有毒的，但汤药里朱砂多用冲服，例如朱衣茯苓，作朱衣来用，汤药的煎煮达不到使朱砂分解还原的温度。另外，古代规定了一点，朱砂不见火，就完全控制了朱砂的加热温度，保障了服用的安全性。外用丹剂，如升丹、降丹、轻粉等，都是一些汞制剂，是通过汞加入其他成分升华以后的结晶物，说明丹用精制两个字来解释是很恰当的。

酒剂很普通，药酒，就是用药浸在酒里边，或者将药煎煮后加在酒中，或者用酒煮药，再加到酒里，多种多样，总之是使药溶解在酒中。现在药酒相当多，老年人用得很多，多数是用来治疗一些虚寒性的病，包括风湿。借酒的作用疏通筋骨、血脉，使药物的作用更好地布散于周身。

药露，就是蒸馏，临床上常用的金银花、菊花、夏枯草、荷叶、青蒿、枇杷叶等药物，在南方一般作为夏天的一种饮料，或者作为治疗用的辅助剂，就是用药露。例如金银花露，夏天南方的孩子头上容易生疮，经常喝能败毒。荷叶露可以消暑。还有玫瑰花露，南方多是用来理气健胃。

茶剂，古代的制作经过跟做曲差不多，例如福建有名的午时茶，就是把一些散寒祛湿药作成茶，还有温中的作用，受寒受湿以后或水土不服，煮一块，有温中、发汗解表的作用。现在把一些药做成袋泡茶了，茶叶装在可以透而不容易碎的纸里，实际上跟冲散一样。

条剂、线剂，都是外科使用，过去叫药捻。有些深部的患处，无法把药送进去，就用纸裹了药，研成药捻，放入患处以后，正好纸破了，药也就出来了。条剂还可以治疗瘘管，把瘘管腐蚀掉，使患处长出新肉，是外科对深部病变的一种用药方法，可以用于排毒生肌。线剂是结扎用的药线，一种叫千日疮，又叫树头肉，就用蜘蛛丝，因为蜘蛛丝有特点，随收随长，既减少痛苦，又愈合得好。现在痔疮的结扎，就是用药线。

关于栓剂，很早用的“蜜煎导”就是栓剂。把蜜制好后，放到肛门里面通大便。古代没有灌肠的方法，是用猪胆汁灌肠，取其粘滑、通大便，是相当有科学性的。用于妇科的阴道坐药，也是制成栓剂。

糖浆剂中有一些用以小儿止咳，从药来看，都能祛痰止咳，从效果来说，却是止咳而不祛痰，除了配伍与主治证不尽相合外，主要的原因就在糖上，糖太多了，所以糖浆剂对于祛邪不太合适。冲剂有个问题，因为这里包含的有效成分的量，主要是把药熬以后，冷却干燥成粉，有一些无法成粉，还得加温，煎出液都得加温浓缩，然后依靠糖和糊精成型，药的有效成分是否能够保持原有药效，我是持怀疑态度的，这种制剂的前途不如冲服的散剂。

糖衣片现在国内还有，糖衣片用大量的滑石，就是糖和滑石调起来作衣，现在国外已经开始放弃使用糖衣，向胶囊方面发展。

再说一说针剂。针剂最难的就是静脉注射液，作为静脉注射，要非常注意大分子，直接注射到血液里溶解不了，它就可以变成各种致病的因素，最容易造成血栓，因为它本身就相当于是血栓的颗粒，所以现在静脉注射最大的难题在这里，制作工艺还要进一步研究。中药不同于化学药，从中提取的皂甙、生物碱等很难处理。静脉注射剂，用于急救比较方便，但还有待于进一步实践来验证。中药的关键疗效取决于方剂，安宫牛黄丸的效果就非常好，还有过去形容白虎汤服后有“覆杯而卧”之奇效，也就是在服用后很快就退热，能够安静下来睡觉。另外中药方剂止痛效果也是非常快的，希望我们共同探讨，在不破坏原来的优势下，利用现代新技术更好发扬优势。

关于煎服法的问题，首先讲一讲煎汤药的方法。煎汤药的器具要注意，不用铁器，不用钢精（铝）锅，最好是用砂锅、搪瓷锅，过去还有用紫铜锅，是大量熬药时用的。砂锅不与药物发生化学反应，另外它的加温跟金属比较，是逐渐升高，而且温度发散也是逐渐而散，从这两个方面证明，砂锅确实有它的特点。还有旁证，同样的菜，用砂锅和钢精锅做两个味不同。钢精锅是铝，用来煎药没有好处，即使是微量，也应该注意。搪瓷比较好一些，也是不得已而求其次。熬药的器具还要有盖子。盖子有两个作用，一个防止外面的东西进去，一个可以防止走味。因为中药作用关键在于味和性，所以要防止走味走性，特别是芳香类药。其次，煎药的水，因地而宜，一般就用天落水、地面水。地面水由于当地的土质有不同，水的成分可以不同。地下水也是各地不同，包括井水，泉水也是地下水。由于各地区不同，水有软水硬水，以所含的杂质越少越好，味道甘淡为宜。用自来水也要注意，有部分地区由于自来水的处理方法不同，消毒法不同，有的残存的氯比较多，必然影响药物的有效成分。还有民间过去取地面水，用矾来加以沉淀。矾是硝石，本身是一味药，如果熬泻下药，熬发汗药，矾性收涩，会相互抵消作用，所以要采取其他办法。例如，自来水可以多放一些时间，氯挥发掉作用就好了。另外是火的问题，现在来说，不能按照过去用桑柴火、芦苇火等，其目的实际上就是控制温度；现在有煤炉，或烧煤气、电炉，就是取其可以控制温度，可以控制时间。煎煮时总的来讲，清热药、泻下药、解表药煎的时间宜少，其他药时间可以多点，特别是滋补药，要更久些。煎药当中要注意几个问题。首先，药一定要多浸多泡，先用水泡一个小时左右，泡透了以后再煎。现在有些药切制的很不规则，例如茯苓，切得块大，熬出来药块中心还是干的。鸡血藤，切得很厚，泡半天，水没有渗进去，所以一般要浸泡一个小时，甚至要更多一些。煎煮时开始用大火，煮开以后，就要用小火。一旦不注意煎糊了，不要因为糊一点还无所谓，再加一点水熬进去，服用后可能会像急性胃肠炎一样，腹部绞痛，又吐又泻。还有，服用冷药也容易腹痛腹泻。一般情况药煎两次，有的药剂特别大，药含的汁特别多，例如，补益剂中党参、黄芪、当归、熟地、枸杞子、天冬、麦冬等，可以煎三次。另外，还有个人的一些经验，小儿吃药比较困难，可以减少药量，熬的时候先用开水泡，但是要密封，使药味不会丢失，冷过以后，放在火上熬一次，药就可以了，这样煎一次作两次服，药水的量减了一半，而且解表药有时煎的太浓没用，所以必须这样用。还有的药需要特殊煎法：先煎的药，如果用机器粉碎的，可以先煎 10 分钟；如果是人工打碎的，如石决明、珍珠母、代赭石等，至少要煎一个小时。先煎的药应该等凉了再加其他的药进去，等它也泡透了再去煎。火有大小，罐子有厚薄，水有多少，所以要从煎开了计算时间比较准确。有些药应该是炖化冲服，容易吸收。例如阿胶这一类的药，应该单独先隔水蒸化，蒸以后变稀，也可以在蒸的时候加一点黄酒、几粒盐，既好吃又增加效果，可以避免反胃。包煎的药，一个是防止里面毛样的东西刺激咽喉，如旋覆花；一个是防止里面粘的东西容易糊锅，例如菟丝子、车前子等。另外北方的枇杷叶可以不包煎，南方的枇杷叶最好包，因为南方的枇杷叶背面的毛特别多，刷不干净；北方的毛很稀，很容易刷去。青黛，本身很轻，浮在药上面，不好过滤，需要包煎。海金沙也需要包煎。所以这些都是根据药的特点，来更好地让病人服用。冲服的药主要是香药或贵重药，例如肉桂、牛黄、麝香等。还有些特殊药，例如甘遂，冲服后很快就可以腹泻，如果熬水，却不一定有用，牵牛也是这样。肉桂不仅价值贵，而且煎煮后香味就损失了，功效也就大减，所以剉成细末冲服。还有些贵重药要单独煎。古代有个办法现在不用了，即药熬了以后，药渣子应该用布绞。《名医别录》记载，药熬完后倒出来，渣子放在布上，两头用小棍，把它包起来绞水，现在药渣子就给倒了，浪费了部分药的有效成分。

再一个就是后下的问题。一般是药煎开了以后，根据不同的情况，例如砂仁、蔻仁，等药煎好了以后，放进去，用筷子一搅，盖好闷着就好了，因为再煎就没香味了，如豆蔻，熬到最后只剩下辣味而没有香味了，这些问题要注意。还有薄荷、杏仁后下，但要注意，有时后下等于没下。过去杏仁就认为有一个成分，煎久会破坏它，所以要后下。现在知道，杏仁成分很多，有些成分需要经过煎煮。这些问题因药而异，有时原方不动，注意煎服法，就会起作用。

服法，主要指汤剂。从现在一般情况来说，都是一剂药煎两次，为一天量，这是中医汤剂的习惯用量。用汤剂的时候，要根据所治疗病证的不同做出处理。例如补养药，或者是治疗内科杂病的一些汤药，不是由于外邪引起的，服药的时间可以不拘，可以清晨或上午服，也可以下午或睡前服。作为一种祛邪的药，例如发汗药、清热药、泻下药，煎的时间就不宜长，服头煎跟二煎一般间隔三四个小时。根据病的情况来说，一般一天是一副药，但有时病比较重，不一定是一天吃一副药，可以适当地加量。其次应该注意饮食，与吃饭隔开。所谓空腹是胃空，离开吃饭一到两个小时，就是空腹了，不一定早晨吃才是空腹。现在许多人都是早晨服一次，临睡服一次。有外邪的病，例如解表药，更好地发挥作用是在半夜，因为在亥子之交，阴阳之气是一个转折的时候，是第一天的结束，第二天的开始。《内经》中对一日的阴阳讲得很清楚，而人体的气化作用跟这个是相应的，所以在此时容易奏效。所以在吃药的时间就要注意掌握，解表药就不宜早上服一次，晚上服一次。慢性病、内科杂病，往往需要相当长一段时间内用药，又不影响工作，还照常上班，早上空腹服就行了。药一般要温服，隔水温了服，不要留在药罐子里热，煎好后应该倒出来，服药时隔水加温就可以了，这样避免冷服对胃的刺激。胃是后天之本，伤了胃以后对于病的恢复，首先对于药的奏效是不利的。有一些药，以临睡服为好，如驱虫类药，临睡服好。泻下药除了外感病、热积，也是以空腹吃为好。疟疾用中药治疗，一定要在发病以前一到两个小时服，有时药吃下去以后，迟了，它的临床症状会加重，这和西药治疗疟疾是一样的，提前吃。疟疾定时发作，有时会提前，是好事，从中医来讲，是邪向外，病容易好。疟疾每次发作都向后推，这不是好事，说明病没有向愈，而是在向重发展。所以在计算时间的时候，必须把这个时间算在里面。还有一些在方剂上面规定了的特殊用法，特殊的服药时间，例如寒病，病甚，用热药治，可等药汁凉一凉，防止服用以后病气太盛，格药不入而吐。吐的时候可以在舌头上用鲜生姜稍微擦一擦，严重的可以加生姜汁三五滴，不能多，有助于止呕。另外，熬药的器具要注意干净，沾了油以后，不论是药锅，或者是药碗，吃了容易吐。有些药也要注意，凡是有油脂的，果仁一类的药，要注意时效，特别是打碎以后，如杏仁、桃仁、牛蒡子，凡加热炒过或存放时间长了，它会走油，有一股味，吃了也容易吐。另外关于服法，还有一些不同的要求，有一种少量频服的，一个是对于重病人，一次不能多吃；还有一个就是药需要持续地、缓缓地发挥作用。另外还有个土办法，在病人昏迷当中，或者高热的病人，可以用羊角，把角尖锯掉，就像一个漏斗，放在嘴里慢慢灌，有时遇到些急救的，又不是在医院里，下胃管又来不及，这种办法还是可取的。服药应该禁忌的，需要向病人交代清楚，在每一类不同的方剂里，有不同的要求。我们在开处方的时候，一定要把炮制方法、药名、药量写清楚，有特殊的要求也要写清楚，包括煎服法。现在还有些问题，剂量写得不清，因为都用克，所以前面就写数字，后面简单的一个克字也不写，这是不应该的。在处方上一定要书写清楚，预防抓药当中出错。写处方，字的好看与否，是第二位，首先要清楚。

四、方剂的剂量

下面是药量问题。首先要提一提古方药量的考证，应了解历代用药，过去的度量衡，升、斛、斗，后来就发展为衡器。但是用秤也好，量也好，历代实际的量不同。《伤寒论》的方子，如麻黄汤，麻黄三两，桂枝二两，现在不能这么用，因为那时的三两跟现在的三两不是一回事，是极难考证的。在古代，甚至就是解放前，每个地区实际的用量都不同，还有用于各个方面用途的秤，都不是一致的，有大有小，所以即使是在同一个朝代的人，来考证古方的药量等于多少，结论都不能相一致。当时尽管秦以后统一了中国，但度量衡没有真正统一。例如明代的张景岳和李时珍，他们考定的古代的分量，折合成当时的分量都不一致，差距近三倍。即使是发现的出土文物也不同，例如过去发现过一个秦代的金印，上面注明了是五两，可用现代秤一称，比五两还重，难道说那时的秤比现在大？这都是很难弄清楚的事。我们知道，所谓汉四两、唐半斤，唐代的一斤只有现代的半斤，这是指过去我们用十六两秤的时候，这些东西要作为一个常识来了解。

另外一个方面，有一些特殊性内容，例如汉代，一两等于二十四铢，因为有些方子上用铢，不是我们现在所讲的几两几钱或多少克。还有，一直到宋代，有个所谓的一分，这个分是大分，不是小分，不是一钱等于十分的分，而是一两分作四分，这一分实际上是二钱半。有一些是含糊的东西，很难完全考证，要紧的是分量的比例提供了我们在研究这个方剂时候的配伍比例关系。我们现在的用药，更多的是从现代的医案和当地的习惯来考虑。举几个特殊的例子，例如附子，在西南，四川、云南、贵州等地就可以用量大，因为这些地方气候潮湿，多山岚瘴气，而且当地有吃辣的习惯，有吃附子当菜的习惯，讲究夏至吃羊肉炖附子，这是多年来的习惯，跟北方吃土豆、南方吃芋头一样。还有，例如细辛，各个地区就有各自的规定，长江地区如江苏，辛不过五，就是用细辛不超过五分；再往北，辛不过钱。在北京就有几个说法，一般的也讲辛不过钱。可是到了关外，一动就是三钱。用药习惯，地域不同，人的体质不同，要注意。现在由于人的流动性大，所以作为医生，用药定量也要考虑这些因素。例如，我刚到北京时，就带着学生上矿区去了，当时遇到一个两岁的小孩，腮腺炎，伴大便秘结，就仿普济消毒饮的方法加上大黄，大黄用三钱就有效，后来改为二钱就无效。所以人的饮食情况、人的肠胃厚薄不同。一般来说，北方用药量要大一些，特别是解表药，东北西北，因为气候的不同，人的腠理致密度也不同，在具体用药的时候，要注意这些情况。主要用药的量，我们根据当地习惯以及药的常用量来考虑，近代的医案都可以作为用药的参考。所以我们学方剂是一回事，具体用量又是一回事，在辨证论治当中，包括定量，都要细心体验。

下篇
各论

第一章　解表剂

解表剂，是以解表药为主，或者说用辛散轻扬的药为主，通过发汗、解肌、透邪，能开皮毛、疏腠理、宣肺气，达到解除表证的目的一类方剂。虽然是汗法中的一种，但并不能完全代表汗法，而是以汗法的理论为指导，属于汗法的范畴，但不是汗法的全部。

解表剂在临床上有什么意义呢？顾名思义，解表剂当然只适用于治疗表证。表证之所以产生，是由于外邪的伤人，即外感六淫引起的。人体的肌表是人体最外一层的保护，就像一个围墙，一个篱笆，当外邪侵犯人体的时候，首先见到表证，此时只要正确地及时地用解表剂治疗，可以治愈，或者是减轻，使整个病的疗程缩短，也可以说就是早期治疗，使外邪所致的疾病很快痊愈。

我们所讲的表证，包括很多种病，很多病在开始的时候可以出现表证。解表剂汗出不是目的，汗出只是一个药有效的标志。解表剂着重的是调整人体的营卫之气，还有疏通血脉的作用。所以它不仅仅是祛除表邪，解除表证，同时通过解表剂可以使得人体的营卫气血得到调整。一方面可以祛邪，一方面就可以增强本身机体的抗病能力。所以在临床上，用得及时，用得正确，就可以解除或者是减轻表证，病就可以早期治愈。甚至一些外科病，发生一个痈肿，刚开始的时候，也和表证一样，出现恶寒发热，无汗，当然它还有一个局部的、特殊的症状，但如果及时解表，加上消毒、和血，或者凉血药，就可以缩小痈肿的范围，小的疮疡就可以消掉，说明解表剂可以调整营卫气血，疏通血脉，调整气机。解表剂还可以用于治疗水肿，都是因为有表证存在。如果虚性的水肿，表证已经解除了，或者是自愈了，或者是入里了，再解表，不但无效反而有害。归根到底，表证存在才用解表剂。所以在临床上要见到恶寒，或者是恶风，发热无汗，或者是虽然有汗，汗很不正常，一阵有一阵没有，病并不因为有汗出而减轻。另外还有脉浮。当然也有素来身体阳气虚，也可能见到脉似浮实非，舌苔是白的、薄的，有些夹湿的病，苔可以厚一些，但是苔色是白的，这一点，说明邪还在表，没有入里化热，这是表证的总的概念。

“善治者治皮毛，其次治肌肤，其次治筋脉，其次治六腑，其次治五脏。治五脏者，半死半生也”。等到治五脏，就已经晚了，这是指外感病。外感伤人首先由表入里，这是一般的情况，只有特殊人以及特殊病才会直中，所谓“阳气不虚，寒不直中”，所以解表剂的临床意义和它的适应证主要就是这些。

表证有多种，归纳起来，有表寒、表热。由于表证有寒热虚实之分，所以解表剂也分成几类，这样才能够根据不同的证用不同的解表剂。凡是属于表寒的，应该用辛温；凡是属于表热的，应该用辛凉，这就是一个分类，也是组成方剂的一个原则。前面讲到解表药辛散轻扬，那么表寒证就用辛温的药来治，表热证就用辛凉的药来治。至于病人本来体虚，就应该加适当的补益药，主要是气虚、阳虚，因为阴虚、血虚的人多内热，受外感后，常容易变成表热证。寒郁易化热，内在又素来阴血虚，容易产生内热，虽然受外感，也容易由寒而化热，本来受的风热就更不用说了。所以在扶正解表里边，滋阴养血这方面是比较少用的，而主要是补气助阳。解表剂有三个大的分类，即辛温解表、辛凉解表、扶正解表，主要用药是以解表药为主，表热用辛凉，表寒用辛温，虚的加补益药。可是有的时候，表寒表热夹杂在一起，特别对于初上临床的人，有时表寒表热不容易区别，也有些证，这时确实表现的不明确。例如，受风寒致病，出现表寒证是不错的，可是随着人体本身的正气，而发生了变化。阳气盛，即正气不虚的人，寒可以从热化，转而为热，反过来说，如果身体阳气虚，表热也可以出现寒证，尽管受的是温热之邪，往往又夹有寒邪，所以在这时可能混同出现，或者在变化之际，表现得不太清楚，寒热俱见。这样的情况，在配伍的时候，就要互相配合，根据见证为主，或者都用辛温药，或者都用辛凉药，或者用辛温药加清热药，使它变成辛凉。用扶正的时候，根据虚的程度来用，甚至可能补益的药超过了解表的药，但是其目的还是解表，并不是补虚，这是总的配伍。至于其他的一些配伍，由于夹有各种因素，那就根据不同的证配不同的药。痰多加祛痰的药，肺气失宣加宣肺的药。解表药可以宣肺，但是还有一类药更侧重于宣肺。所以药物的功能、药物的归经，有它的特殊性，有它的选择性。总之，要在方剂里面把它统一起来，按照组成配伍的原则来统一，有主有次，表现在药味上，表现在用量上，这是分类配伍的总的方面。

使用解表剂需要注意的事情。首先，不是表证不用。其次，表证不是以汗出为目的，汗出得多，并不说明用药用对了，出汗应“遍身漐漐微似有汗者益佳”（《伤寒论》）。第一个要遍身，周身有汗，而不是身上有汗，四肢无汗，或者头上有汗，身上无汗，或者上半身有汗，腰以下没汗。而这个汗，不是以你看到汗才算有汗。本来无汗的病人身上是干的，不用看，在按脉时应有感觉，手在寸口处不觉有潮润的感觉，说明无汗。“漐漐”这两个字本来是形容毛毛雨，小雨、细雨连绵不断，那么这样的汗才算合适，也说明营卫气血通畅了。在临床上，有时病人服药后，一身大汗，感冒的症状全解除了，但是感觉人没力气，这是发汗太过。还有一些病人，服药以后没有感觉发汗，但症状全消失了，正是用药恰到好处，正是漐漐微微汗出，整个的表证已经解除了，感冒已经好了。

举一个特殊的例子。有一位医师治一个六岁的小孩，夏天受重寒，发高热的同时，周身无汗，凛凛恶寒，脉浮细数，用香薷饮为主治疗，由于用药过量，结果吃药后先是烦躁更甚，同时仍恶寒，烦躁以后，汗大出，出到一条毛巾被能够挤出水来，这个孩子气阴大伤，调治了两个月才完全恢复。这些情况，虽是特殊的，但说明治病用药要慎重。

还有一个要注意的是，服药以后应该避风。凡是感冒，是否必须睡在床上加厚被，并不是绝对的，但是要避风，因为只有开皮毛，疏腠理，宣肺气，才能祛邪外出，如果这时又吹风，不仅外邪出不来，还更容易重感外邪。所以有时病人服药以后，不见效，反而加重了。空气流通开窗户是有严格规定的，凡是冲着病人的窗户不开。

还需要注意的是饮食，本来表证无所谓，现在加强营养，鸡蛋、牛奶吃了以后，使气化不通，虽然是表证，也必然影响内在整个的气化功能。

西医方面也提到，肝炎病人厌油腻的时候是病人本能的保护性反应，因为本身的消化能力不行，所以有病不想吃东西，就不能硬吃。有的表证并不全是感冒，中医讲六淫之邪，初起伤人，例如说湿温病，还有好多温热病，开始也见表证，包括卫分证，能够及时解除，病邪就轻了，但仅仅是减轻了。如果此时加上饮食不慎，病就可以加重，甚至又有反复，中医有个名词称之为食复。当然生冷更不能吃。现在要特别注意，小孩体温高得厉害，吃点水果，甚至是冷饮，就将药物发汗作用减弱，甚至全都抵消了，有时病情还加重了，造成了其他的病。此外，应注意疮疡，如果疮已破，流水了，就不要解表。另外出疹子，如果出得很顺畅，就不要再透疹了。注意，发斑不能解表，斑和疹是两回事。

辛温解表

辛温解表剂治疗表寒证，以辛温药为主。表寒证有恶寒发热，无汗，或者有汗不畅。除麻黄汤证以外，还可以见到一些兼症，如咳嗽，还有一个症状容易误诊，即咽痛。辨证时要把所有的症状综合起来，加以辨别。还要注意寒热的轻重，热可以用体温计量，寒只能自己判断，还没有测定手段。寒轻寒重可以反映卫气能够外达的程度和病人体质强弱。一般情况来说，恶寒和发热程度应该是相应的，但是等到发热以后，恶寒总是相对的不是特别明显，所以看病的时候要详细地询问病人，才能够准确把握病情。

麻　黄　汤

（《伤寒论》）

【组成】　麻黄去节，三两（6g）　桂枝去皮，二两（4g）　杏仁去皮尖，七十个（9g）　甘草炙，一两（3g）

【用法】　上四味，以水九升，先煮麻黄，减二升，去上沫，内诸药，煮取二升半，去滓，温服八合，覆取微似汗，不须啜粥，余如桂枝法将息（现代用法：水煎服）。

【功用】　发汗解表，宣肺平喘。

【主治】　外感风寒。恶寒发热，头痛身疼，无汗而喘，舌苔薄白，脉浮紧。

【附方】

（1）麻黄加术汤（《金匮要略》）　即麻黄汤原方加白术四两（4g）。以上五味，以水九升，先煮麻黄，减二升，去上沫，内诸药，煮取二升半，去滓，温服八合，覆取微似汗。功用：发汗解表，散寒祛湿。主治：湿家身烦疼。

（2）麻杏苡甘汤（《金匮要略》）　麻黄去节，半两，汤泡　杏仁十个，去皮尖，炒　甘草一两，炙　薏苡仁半两　剉麻豆大，每服四钱（12g）。水一盏，煮八分，去滓温服，有微汗避风。功用：解表祛湿。主治：风湿，一身尽疼，发热，日晡所剧者。

（3）大青龙汤（《伤寒论》）　麻黄去节，六两（12g）　桂枝去皮，二两（4g）　甘草炙，二两（5g）　杏仁去皮尖，四十个（6g）　石膏如鸡子大，碎（12g）　生姜三两（9g）　大枣十二枚，擘（3枚）。以水九升，先煮麻黄，减二升，去上沫，内诸药，煮取三升，去滓，温服一升，取微似汗。汗出多者，温粉扑之。一服汗者，停后服。汗多亡阳。遂虚，恶风烦躁，不得眠也（现代用法：水煎服）。功用：发汗解表，清热除烦。主治：外感风寒。发热恶寒，寒热俱重，脉浮紧，身疼痛，不汗出而烦躁。

（4）三拗汤（《太平惠民和剂局方》）　麻黄不去根节　杏仁不去皮尖　甘草不炙各等分，为粗末，每服五钱（15g），水一盏半，姜五片，同煎至一盏，去滓，口服，以衣被盖覆睡，取微汗为度。功用：宣肺解表。主治：感冒风邪，鼻塞声重，语音不出，或伤风伤冷，头痛目眩，四肢拘倦，咳嗽多痰，胸满气短。

（5）华盖散（《太平惠民和剂局方》）　麻黄去根节　桑白皮炙　紫苏子炒　杏仁去皮尖，炒　赤茯苓去皮　陈皮去白，各一两　甘草炙，半两。上药为末，每服二钱（9g），水一盏，煎至七分，去滓，食后温服。功用：宣肺解表，祛痰止咳。主治：肺感寒邪。咳嗽上气，胸膈烦满，项背拘急，声重鼻塞，头昏目眩，痰气不利，呀呷有声，脉浮数者。

【方解】　麻黄汤附方中有大青龙汤。关于大、小青龙的说法，古人曾经作了一些解释，大龙能够行云作雨，小龙能够兴风作浪，实际上就是指大青龙汤须汗畅出而解，小青龙汤是逐水饮。大青龙汤这个方子与麻黄汤的不同之处，是恶寒重，发热也重，但有句话要注意“不汗出而烦躁”，就是汗不得出，烦躁，说明外面的风寒越盛，毛窍越闭塞，里面的卫气越不能外达，郁在里面，发热就越高。由于发热比较重，能够伤耗津液，所以烦躁。但要注意，汗不得出，并不是因为津液伤，汗出不来是因为外寒重，毛窍闭塞。所以在这样的情况下，则用大量的辛温发汗剂，用麻桂。但是从麻桂的分量来看，麻黄用量加倍，桂枝用量没变，所以我们不能够把“表”这一个字理解成为就是皮肤。表有表之里，有表之表，表本身也有深浅之分，风寒首先所伤，主要是伤人的阳气，正因为这样，所以麻黄用量重了，而桂枝没有动。桂枝是温通经脉的，也能解肌发表，麻黄配桂枝，所谓发汗，一营一卫，血中之气之谓营，营不是血，通过行营气，就能够温通血脉，说明还是皮毛闭塞，肺气不通，不能宣发，所以重用麻黄。桂枝的辛甘温跟麻黄辛温的作用特点有所区别，麻黄是入血脉，通营分，比卫气深一层，助阳气振奋卫气，开皮毛，不会像桂枝那样直接影响血分。因为已经有烦躁，说明表之里即肌腠已经有热了，由于卫气郁而发热、烦躁，用石膏配合来治疗。石膏是肺胃经药，主要是胃经药，辛甘大寒，与麻黄相配，能作用于肺经。因为是表证，恶寒，发热，汗不出，所以石膏处于从属的地位，处于臣佐药的地位。另外用石膏，没有写具体的量，这有待于进一步考证，为什么写出来如鸡子大一块，然后捶碎包煎？我觉得石膏量可大可小，大不能超过鸡子，但是既用了个“如”字，就要灵活理解。一方面说明它在方子里边不是主药，另外一方面可以灵活地用，根据热的轻重，烦躁的轻重来用。所以大青龙汤是从麻黄汤变出来的，这样的病是在麻黄汤证的基础上进一步加重，已经风寒郁而化热了，但是外寒还没解，也没有完全化热，不得已而用这个方子，所以用杏仁、甘草、大枣、生姜。注意，甘草量加大了，而且加上了姜枣，就因津液已伤，出现烦躁的症状，热盛烦躁，说明阴伤，所以甘草用量加大了，加上了姜枣。甘草用量加大的原因，一方面是因为麻黄的用量加大了，一方面是甘草和石膏相配，甘寒可以生津，更好地清热除烦。在这里，姜、枣可以简单理解为鼓舞脾胃之气，为汗提供物质基础。

桂 枝 汤

(《伤寒论》)

【组成】 桂枝三两（9g） 芍药三两（9g） 甘草炙，二两（6g） 生姜切，三两（9g） 大枣十二枚，擘（3枚）

【用法】 上五味，㕮咀，以水七升，微火煮取三升，去滓，适寒温，服一升。服已须臾，啜热稀粥一升余，以助药力。温服令一时许，遍身漐漐微似有汗者益佳，不可令如水流漓，病必不除。若一服汗出病差，停后服，不必尽剂；若不汗，更服，依前法；又不汗，后服小促其间，半日许，令三服尽；若病重者，一日一夜服，周时观之。服一剂尽，病证犹在者，更作服；若汗不出，乃服至二三剂。禁生冷、粘滑、肉、面、五辛、酒酪、臭恶等物（现代用法：水煎服）。

【功用】 解肌发表，调和营卫。

【主治】 外感风寒。头痛发热，汗出恶风，鼻鸣干呕，苔白不渴，脉浮缓或浮弱者。

【附方】

（1）桂枝加葛根汤（《伤寒论》） 葛根四两（12g） 桂枝二两（6g） 芍药二两（6g） 甘草二两，炙（5g） 生姜三两，切（9g） 大枣十二枚，擘（3枚）。 上六味，以水一斗，先煮葛根，减二升，去上沫，内诸药，煮取三升，去滓，温服一升，覆取微似汗，不须啜粥，余如桂枝法将息及禁忌。功用：解肌舒筋。主治：太阳病。项背强几几，反汗出恶风者。

（2）桂枝加厚朴杏子汤（《伤寒论》） 桂枝汤原方加厚朴二两，炙，去皮（6g） 杏仁五十枚，去皮尖（6g）。 上七味，以水七升，微火煮取三升，去滓，温服一升，覆取微似汗。功用：解肌发表，下气平喘。主治：宿有喘病，又感风寒而见桂枝汤证者；或风寒表证，误用下剂后，表证未解而微喘者。

【方解】 桂枝汤证难解，容易给初学人造成疑惑。桂枝汤证的主要症状是发热，汗出，恶风或者恶寒，是一种表寒、表虚的症状，有时简单地称它为表虚证。从卫气来理解，卫气的作用是温分肉，充皮肤，肥腠理，司开合。气属阳，是温养人体的，所以能够卫外而为固，全靠卫气的功能。当卫气处于病态时，汗出就不是正常的出汗，作为一个症状，与恶风发热同时并见，也不是简单的表虚自汗，而是表虚兼有风寒。由于虚，所以肌腠的开合不正常。毛窍的开合不正常，是卫气跟风邪相争，时而卫气胜，时而卫气却，胜了就开，却了就合，开了就汗出，合了就无汗，所以汗出是一阵一阵的。同时怕见风，这说明素体表气不足，表虚。根据外界的气候，根据受邪的轻重，恶风或者恶寒，既然是虚，就不能再用麻黄来发汗，而且已经有汗出，虽然汗出不能够解表，但是汗出就伤津液，汗出不仅伤津而且伤气，因为人体的汗出就是靠气与津液，《内经》认为“阳加于阴谓之汗”，吴鞠通认为汗是“以阴精为材料，阳气为运用”，只有阴精或只有阳气都不行，这两个方面缺一不可。反过来，凡汗出，人受损失，必然伤及阴精与阳气。

这样情况下，不能再用麻黄发越阳气，所以就用桂枝温通血脉，和营散风，即所谓的解肌发汗。既然是解肌发汗，又要考虑到已经汗出，因为卫气虚，不能保护营气，所以营气随着卫气外泻而自汗，又要考虑到汗出表更虚，所以加上芍药。芍药有赤、白两种。《本草正义》曰：“益阴养血，滋润肝脾，皆用白芍；活血行滞，宣化疡毒，皆用赤芍。”此处当用白芍。这样既能补充它的不足，加强了君药治疗表虚、表寒证的主治功效，又能防止汗出而更伤津液。桂枝一散，白芍一收，还可以益阴养血。尤其是白芍不仅入肝经，还可以入脾，酸收之中，还有行的作用，还有散、泻的作用。因此一味药当中存在着多种作用，多种作用有一些可以单向的相互拮抗，当综合在一起时，两方面又都得以发挥。现在证实，白芍也好，赤芍也好，都可以延缓血栓的形成。所以如果我们光从酸收这一点来理解的话，就不行了。在这里用白芍来配，是科学的，就是因为“收”得恰到好处，并不影响解表。卫气与营气的问题，卫气与阴津的问题，不能用麻黄怎么办？一方面加了甘草，本方还用到了二两，麻黄汤是一两，偏重于补气，甘草是温中益气的，所以跟桂枝相合，辛甘发散，有助于发汗解肌，和芍药相合，酸甘合化为阴，加强了补阴、补精的作用。生姜一方面可以帮助桂枝，协同了桂枝、甘草更好的成为一组发汗解表的药，另一方面，可以鼓舞胃气，使得胃气上行。大枣本身可以益脾气，滋脾阴。所以姜、枣合用，可以升腾脾胃升发之气，蒸液以为汗，不但是调和营卫的问题，更主要还能使脾胃之气把津液上输于肺，而作为汗源。姜、枣在方剂中的位置还很重要，生姜、大枣本身还是佐药。使药就是甘草，身兼两职，因为芍药和桂枝，酸苦跟辛甘是相对的，发汗跟收涩是相对的，所以用甘草使二者调和起来，负有调和之责。

这几个作用归纳起来就是，桂枝与芍药发汗解肌调和营卫。因为桂枝汤证既有发热汗出，又有恶风，是卫气虚又有风寒，可是由于汗出，而营阴、营血也伤了，既要发散风寒，又要考虑卫气虚，营血伤，所以既用了桂枝与芍药作为主要药，又加上了生姜和甘草帮助桂枝来解表，大枣、甘草和芍药相配，能更好地滋阴养血，而生姜、大枣合起来，就能更好地鼓舞脾胃之气，升腾脾胃升发之气，使津液上行。

还要注意，作为解表来用，有一个喝粥的服法。服药后须臾，喝热稀粥，一方面是加强热力，更主要的是加强水谷之精，以生津液。也说明生姜和大枣虽能鼓舞脾胃升发之气，但是还要借助谷气，单靠姜、枣鼓舞脾胃之气还不够。《伤寒论》桂枝汤，一个是解表和营卫，一个化气和阴阳。而在《金匮要略方论》里就治疗内科杂病，不时的自汗发热，是营卫阴阳失调，也用桂枝汤。《伤寒论》中根据发表解肌的要求不同，有的连续吃，有的规定就吃一次，有的吃了以后要温覆，有的就不要求，所以服法也与病证的差异、方剂的作用和达到的目的相关，可以通过不同的服法来突出它某一方面的作用。

桂枝汤与玉屏风散作用差不多，表虚自汗也可用玉屏风散。但是，玉屏风散表虚证轻型的可用，外感风寒稍重一些的还得用桂枝汤。换句话说，恶风、恶寒且不说，恶风的程度不同，汗出的程度不同，更主要的是取决于发热的程度不同。所以，玉屏风散就是治疗表虚自汗为主，但是风邪如果比较重，就不能用玉屏风散，如用玉屏风散必须加解表药。另外，素来有咳血，包括肺结核、支气管扩张等，在用必须桂枝汤时要注意桂枝辛温而燥是温通血脉，行营气动血的药。此外，咽痛时，有可能是热邪伤及阴血，也可能是风寒将要化热，不能用，当然咽红肿的更不能用。还有舌尖红是心有热，必须要用的时候，应加减药味，或者用其他的方子。但是，在看舌尖的时候，要注意病人的舌头是否自然放松，如果病人的舌头翘了起来，舌尖必然是红的，舌头一用劲，舌尖就红了，舌质也比较红，这些都不能算是真正的舌尖红。桂枝汤的用途是多样的，更主要的是由桂枝汤化裁了不少方子，那么理解了桂枝汤，就理解了其他的方子。

从方剂学的角度来要求，如何来组方，从简单到复杂，既有实用的方面，又有理论上的循序渐进，如果现在遇到这样的情况，我们可以适当地用辛温配伍一些辛凉的药物，或者用一些其他的辛温药而不用桂枝，同样可以达到目的。例如大青龙汤可用于“溢饮”（急性水肿或急性肾炎），周身肿，发热，需要“开鬼门，洁净府”，使水气去。以前服用大量的发汗药，汗大出，并没有把表解了，表证未除，现在往往转过来用辛凉为主加一点辛温，就不必用这个方子，因为现在可用的药物多了。

至于下面这两个方子，桂枝加葛根汤、桂枝加厚朴杏子汤，也只是示范而已。桂枝加葛根汤，因为桂枝汤证兼见项背拘急，就是桂枝汤证多一个肩背不得舒展，感觉难受，实际上是涉及到阳明经受邪，所以在桂枝汤的基础上加上葛根。葛根是入阳明经的，能够解表清热，升发胃气，使津液上行。根据个人经验，津液不升，胃中不虚，可以用它，使津液上升。如果素来津液不多，升津液的时候，用葛根就必须加上甘寒的药。就《伤寒论》的范围而言，有“桂枝十八变”之说，桂枝汤衍变了十八个方子，但严格地讲，没有这么多变。桂枝甘草汤不能说是桂枝汤变的，不能仅从药味看。还有桂枝去桂加术汤，连桂枝都变没有了，就不能说是桂枝汤变的。所以，当我们把桂枝汤方药拆开来研究时，必须以桂枝汤证为根据进行研究。

九味羌活汤

（《此事难知》引张元素方）

【组成】 羌活一钱半（5g）　防风一钱半（5g）　苍术一钱半（5g）　细辛五分（1g）　川芎一钱（3g）　白芷一钱（3g）　生地黄一钱（3g）　黄芩一钱（3g）　甘草一钱（3g）

【用法】 上药㕮咀，水煎服。

【功用】 发汗祛湿，兼清里热。

【主治】 外感风寒湿邪。恶寒发热，肌表无汗，头痛项强，肢体痠楚疼痛，口苦而渴，舌苔白，脉浮。

【附方】 大羌活汤（《此事难知》）　羌活　独活　防风　细辛　防已　黄芩　黄连　苍术　甘草炙　白术各三钱　知母

川芎　生地各一两。㕮咀，每服半两（15g），水二盏，煎至一盏半，去粗，得清药一大盏，热饮之。不解再服，三四盏解之亦可，病愈则止。若有余证，并依仲景随经法治之。功用：发散风寒，祛湿清热。主治：风寒湿邪表证兼有里热，头痛发热，恶寒，口干烦满而渴等症。

【方解】 九味羌活汤是辛温解表加上清热药黄芩、生地，把解表的、升阳的药用上了，虽然没有葛根，但有白芷、防风、细辛、川芎，当然主要是羌活，因为它治表，太阳为一身之表，为三阳之首。但是这个证与一般所讲的风寒表证不完全相合，它是风寒而兼湿，既有风寒，又有湿邪，从症状中看得很清楚，肢体痠楚疼痛，口苦而渴。渴当然是胃热，但是这个渴是口苦、口干而粘，因为夹湿往往口粘，感觉到口干，要喝水，但不想喝冷水，喝下去不舒服。从理论上来讲，此方是各经都照顾到，风、寒、湿邪都照顾到了。为了监制这些药的辛散温燥，加了生地、黄芩，另外还有姜和葱作为引子。在《汤头歌诀》中这是一个通用方，特异性、针对性并不是太强，所以这个方子作为一般地用可以，要想更好地用还得加减变化。用量得注意，原方都很小。初学的人如果懂了前面几条，按它的小量、前面的几条，恶寒发热，无汗，周身痠痛，脉浮，舌白，方子用下去没问题；如果咳嗽，就不行了，附方大姜活汤也不合适，方中都没有宣肺的药。

加味香苏散

（《医学心悟》）

【组成】 紫苏叶一钱五分（5g）　陈皮　香附各一钱二分（4g）　甘草炙，七分（2.5g）　荆芥　秦艽　防风　蔓荆子各一钱（3g）　川芎五分（1.5g）　生姜三片

【用法】 上锉一剂，水煎，温服，微覆似汗。

【功用】 发汗解表。

【主治】 四时感冒。头痛项强，鼻塞流涕，身体疼痛，发热恶寒或恶风，无汗，舌苔薄白，脉浮。

【方解】 加味香苏散是辛温解表的方子，是从《局方》香苏散（香附子炒去毛、紫苏叶各四两，甘草炙一两，陈皮二两不去白。共为细末，每服三钱，水一盏，煎七分，去滓热服，不拘时候，日三服）加味而来的。主药是紫苏叶。兼有理气的作用，根据情况，后来加了一些药，用来代替麻黄汤、桂枝汤二方。麻黄汤、桂枝汤二方治疗外感风寒，有严格的区别，即有汗不得用麻黄，无汗不得用桂枝，就是说，外感风寒的表证，有汗不能用麻黄汤，无汗不能用桂枝汤。因为有汗说明表不实，或者不是风寒之邪，所以不能再用麻黄汤发汗。后来，由于药物种类的发展，对表证认识的更加深入，就有了更多的解表剂，例如九味羌活汤，在于药用得比较灵活，照顾得比较周密，充分利用了药物配伍之间的功能，所以看上去药味是多了些。

后世方比经方的用药药味多了，但它充分利用了药物之间的配伍功能，这是随着药物的增多和医疗实践的深入而进一步发展的。加味香苏散所治的就是风寒表证，风寒伤人肌表，所谓的四时感冒，就是感受了风寒之邪。感冒有多种，有风寒，有风热，还有风寒、风热夹湿的，在这里主要是指四时感受了风寒之邪，而病证比较轻，所以用药也比较轻，主要是用苏叶、荆芥来解表，这两个药在发汗解表方面比较缓和，荆芥虽然是温的，温而不燥。这两个药有一个共同的特点，都是芳香的、辛散的，辛散轻扬。苏叶还有一个特点，可以入血，苏叶不仅是发表，还可以理胸中之气，所以有时苏叶还可以顺气安胎。这两个药合起来，加强了发汗解表的作用，在这个基础上加的一些药，都是围绕着这个目标来进行的。加秦艽、防风有助于解散肌表所受的风寒。加川芎帮助苏叶，因为川芎上至巅顶，下至血海，入血分，既能行血，又能行气，是芳香走窜的一个药，可以行血中之气，还可以治头痛，蔓荆子上行而散风，跟川芎合起来治头痛。李东垣曾称“头痛必用川芎，如不愈，加各引经药。”但其本身是辛温走窜的药物，而且是比较燥的，所以风热头痛、阴虚肝火、肝阳、肝风而致的头痛头晕，要特别注意配伍和用量，一般来说尽量不用。香附在加味香苏散里边没有讲到炙与炒，而香苏散本身的香附是炒的，香附的生与熟、炒与不炒在使用上不同。上行而发表要生用，下行而和血要炒用，当然香附能和多种药配伍，但首先有生熟之分。在这里，香附也是行气和血，来帮助解表，所以主要解表的药还是苏叶。

作为四时感冒风寒表证来说，这是一个基本方，对于一些身体比较弱的老人或者小孩，以及妇女经期的感冒比较好。另外，这个方子还有个好处，有香附、陈皮、苏叶，所以素有胃脘痛、胃气痛、胃寒痛，又受了外感，同时感觉胃不舒服的，可用此方，因为其还有理气健胃的作用。关于“邪之所凑，其气必虚”这句话，凡是人之所以受病，受外邪，必然是体内某一个地方的气虚，某个地方的功能低下，但并不能理解为整个人虚，例如麻黄汤证和桂枝汤证，病人的素质本来就不同，特别是大青龙汤，虚人根本见不到大青龙汤证。所以“其气必虚”的正虚没有固定的数据，是指邪正对比而言。

小青龙汤

（《伤寒论》）

【组成】 麻黄去节，三两（9g） 芍药三两（9g） 细辛三两（3g） 干姜三两（3g） 甘草三两，炙（6g） 桂枝去皮，三两（6g） 半夏半升，汤洗（9g） 五味子半升（3g）

【服法】 上八味，以水一斗，先煮麻黄，减二升，去上沫，内诸药，煮取三升，去滓，温服一升。

【功用】解表蠲饮，止咳平喘。

【主治】风寒外伤，水饮内停。恶寒发热，无汗，喘咳，痰多而稀，或痰饮咳喘，不得平卧，或身体疼重，头面四肢浮肿，舌苔白滑，脉浮者。

【附方】

（1）小青龙加石膏汤（《金匮要略》） 即小青龙汤加石膏二两（9g）。功用：解表蠲饮，兼除烦躁。主治：肺胀，由于心下有水气，咳而上气，烦躁而喘，脉浮者。

（2）射干麻黄汤（《金匮要略》） 射干三两（6g） 麻黄四两（9g） 生姜四两（9g） 细辛三两（3g） 紫菀三两（6g） 款冬花三两（6g） 大枣七枚（3枚） 半夏半升（9g） 五味子半升（3g）。上九味，以水一斗二升，先煮麻黄两沸，去上沫，内诸药，煮取三升，分温三服。功用：宣肺祛痰，下气止咳。主治：咳而上气，喉中有水鸡声。

【方解】小青龙汤的用药有些特殊，分这几个对药：麻黄和桂枝，干姜和细辛。而半夏、芍药和五味子这又是一对，是佐制药，是相反相成的药。正常的来理解，应该是麻、桂为君，姜、辛为臣，其他是佐药，甘草是使药。主要的症状是素有寒饮，又受风寒，致恶寒发热，无汗而喘咳，出现了一些有特征的症状。既然是风寒需要用麻、桂，说明有寒热而无汗。既然是素有痰饮，那么它的喘咳、它的痰就有特殊性，发作的时候是泡沫状，白色的，粘的，很难咳出。痰饮的痰，正常情况类似于鸡蛋清，受了风寒以后，由于咳而不畅，肺气不宣，所以多泡沫，很难出来，而且经常咳了以后就喘，甚至因喘息不止，而不能平卧。痰饮是由于素体阳虚，水湿不化而产生的，又叫水饮，就其性质而言属寒，又叫寒饮，必须用温化的办法，所以必须用麻、桂，共同来发散风寒，但是剂量上要注意，在这里不仅是麻黄加量，桂枝的量也比麻黄汤中大了，并不是因为表实证重，需要加强它发汗的作用，而是因为痰的产生是由于阳虚。治疗痰饮还有一个方剂苓桂术甘汤，这里的桂枝就不仅仅是用于温通血脉，它就是温胸阳，化寒饮，所以这里桂枝用量加重有两重意思，一方面有助于发汗解表，另一方面它还帮助治寒饮。正因为里面有寒饮，所以用量加大。关于细辛和干姜的配伍，细辛入少阴经，能够祛在里、在下的寒水之痰，辛散的力量非常强，而它本身又是辛热之品，特点是能发散水中之寒，往往把这个水理解为少阴肾，寒是无形之邪，水是有形之邪，无形之邪依附于有形之中，那么除了上面的细辛，还有哪些药能使其分离出来？干姜主要用来温脾阳，暖肺气，合细辛有助于祛水饮。加上了半夏既可以降逆，又可以祛痰，在这里配合它们来祛痰饮，所以没有用杏仁。

外有风寒，内有痰饮，内外勾结而发病，从个人素来的体质可以知道，既然阳气不能蒸水化气，变为痰饮，素体的阴也不足。因为水谷之所以能化为气血精津液，就是阳气的作用，既然变成痰，就不能化生为气血津液。所以有时我们不仅要看到病人有邪实的一面，还要看到病人正虚的一面。正因为这样，所以在用麻、桂的同时用芍药，在用姜、辛、半夏的同时用五味子。这个地方用芍药，与桂枝汤用芍药有相同的意思，使辛温发汗解表而不耗伤津液，不耗伤阴血，所以它就是一个佐制的药。就五味子来说，还有两个作用，由于细辛、干姜本身是辛热之品，特别是细辛，另外同时还有麻黄、桂枝在发汗解表，所以除了阴液以外，还要考虑到肺气的问题，考虑到人体素来的阳气不足的问题。所谓肺气的问题，是因为气急而喘咳，甚至张口抬肩，不能平卧，而素体之所以有寒饮，正因为阳气虚。因此，不用这些药，就不能解除寒饮与风寒，而用这些药，就要考虑到气虚。五味子本身就是温性的药，它可以收敛肺气，所以它可以防止阳气的耗散，防止肺气受伤。加甘草，甘草和芍药相配，甘草还可以和五味子相配。甘草本身有补气的作用，还有“酸甘化阴”的作用，可以祛邪而不伤正，治疗有寒饮而又受风寒所产生的喘咳有效。

如果表证较轻，麻桂的用量可酌减，或者用麻黄不用桂枝。尽管受风寒轻，但还是引发了素来的痰饮，所以喘咳加重，说明肺气虚，阳气虚，这都需要随着病的轻重、人体的虚实来加减的。补充一点，细辛的用量，一般来说，在汤剂中的用量宜以当地的常用量与病人的情况相结合。所谓“辛不过钱”，是指《本草纲目·草部第十三卷》，李时珍引陈承（《本草别说》）所说，细辛“若单用末，不可过一钱，多则气闷塞不通者死，虽死无伤”，而不是指汤剂的用量。另外，小青龙汤在《金匮要略方论》中治溢饮，就是水气泛溢于肌肤，水肿，大青龙汤主之，小青龙汤亦主之。这是一种在肌肤之间的水肿，发其汗就好了。当然由于这样的水肿，是因肺气受外寒所困，水道不得通利，所以肺气不降而见咳嗽，在用于这样情况的时候，根据咳嗽的情况，把姜、辛、半夏的用量适当减少，因为这并不是内有寒饮，内有水，而是重在肌肤之间，所以麻、桂用量要注意，不能太少了，少了就不能达到开腠理，汗出，去而不尽，就不能见效。这个方子的两个变化要点是，寒热不重麻、桂减轻，如果是水肿，姜、辛量要减少。个人经验，在治疗水肿时，去细辛，用干姜加滑石，效果更好。

小青龙加石膏汤，之所以加小量石膏，就因为内热，兼有烦躁症，而石膏量的大小，可以结合内热的程度、烦躁的程度以及原来的病情，综合考虑。大、小青龙汤石膏的用量不是主要的，要综合考虑，都是小量的，因为它不是作为主要药，要根据是否发热和热与烦躁的程度来考虑。

射干麻黄汤是附方，它的特征是素来有寒，在咳喘发作时，痰不容易出来，所以喉间如水鸡声，说明痰多，肺气闭而不得宣发，痰随气逆，又不能出来，所以喘咳，用射干麻黄汤。麻黄还是重在宣肺，加上细辛、五味子、半夏，虽然没有用干姜，但用了四两生姜，在《伤寒论》、《金匮要略方论》方里边，生姜一般是三两，可本方用四两，是因用意不同，在桂枝汤里用来鼓舞胃气，兼散表寒，本方侧重于用生姜散水气，发散风寒，祛散水气，所以生姜的用量大。干姜侧重于温化，生姜侧重用温散。还有紫菀、款冬、射干。射干是一苦寒药，经常用来治咽肿，可以祛痰。这个方子是寒热并配，总的来说是热的。还要注意大枣的用量，一般都是十二个，这个方子里是七个。射干麻黄汤纯粹是内饮为患，风寒不多，没有寒热。

辛凉解表

辛凉解表剂治疗表热证。表热证与表寒证的主要不同处，是感受的是风热或温热之邪，其特征是寒轻热重，或者恶风而不恶寒，有汗而不畅，这一点很类似于桂枝汤证，但是有所不同。再一个就是头痛，口渴，咽痛或咳嗽，甚至咽红肿，因为风热在内上熏于咽喉，同时脉多浮数，舌虽也是薄白，但苔上少津，还经常夹有一点黄苔，如果热明显一些，可以看到舌的尖边较红，脉是以浮数为主，桂枝汤就没有这种情况。在组方中以辛凉解表药为主，也可以用辛温解表药配伍，但从总体来说是偏凉的。

桑　菊　饮

（《温病条辨》）

【组成】　桑叶二钱五分（7.5g）　菊花一钱（3g）　杏仁二钱（6g）　连翘一钱五分（5g）　薄荷八分（2.5g）　桔梗二钱（6g）　甘草生，八分（2.5g）　苇根二钱（6g）

【用法】　水二杯，煮取一杯，日二服。

【功用】　疏风清热，宣肺止咳。

【主治】　风温初起。但咳，不甚身热，口微渴。

【方解】　辛凉解表剂中桑菊饮的主治好记，突出一个就是咳嗽，有点渴，有点热。但咳，身热不甚，口微渴，是表热证的一个类型。风热很容易伤人的津液，伤了肺部津液，所以渴，所以这个方子就用桑叶和菊花，散肺中风热，因为这两个药都是散肺经风热的药。桑叶是肝肺两经都入，本方中虽然肺的引经药用得少，但方中既有杏仁又有桔梗，都是肺经的药。菊花有几种，清热解毒用野菊花，平肝风、散肝热用白菊花，散肺经热、去外感之邪用黄菊花。区别之点，白菊花以甘味为主，黄菊花以苦味为重，所以这里应该用黄菊花。如果没有黄菊花，用白菊花时应在分量上变通一下，因为方中大部分是辛凉的，可以加重薄荷用量。还要注意，这里有许多药和银翘散基本相同，还有，桑菊饮的证比银翘散轻，而桑菊饮一次用量显得比银翘散多，银翘散是每服六钱，可是桑菊饮不止六钱，这是因为银翘散六钱不是一天的量，而桑菊饮是一天的量，实际上它的量并不大。原书后面的加减法较乱，意义不大。但吴鞠通说："咳，热伤肺络也。身不甚热，病不甚也。渴而微，热不甚也。恐病轻药重，故另立轻剂方"；"盖肺为清灵之脏，微苦则降，辛凉则平，立此方所以避辛温也"。其对病机和治法的分析简明扼要，颇能发人深省。

银　翘　散

（《温病条辨》）

【组成】　连翘一两（9g）　银花一两（9g）　苦桔梗六钱（6g）　薄荷六钱（6g）　竹叶四钱（4g）　生甘草五钱（5g）　荆芥穗四钱（5g）　淡豆豉五钱（5g）　牛蒡子六钱（9g）

【用法】　共杵为散，每服六钱（9g），鲜苇根汤煎，香气大出，即取服，勿过煎。肺药取轻清，过煮则味厚而入中焦矣。

病重者，约二时一服，日三服，夜一服；轻者，三时一服，日二服，夜一服；病不解者，作再服（现代用法：按原方配伍比例酌情增减，改作汤剂，水煎服；亦可制丸剂或散剂服用）。

【功用】 辛凉透表，清热解毒。

【主治】 温病初起。发热无汗，或有汗不畅，微恶风寒，头痛口渴，咳嗽咽痛，舌尖红，苔薄白或薄黄，脉浮数。

【附方】 银翘汤（《温病条辨》） 银花五钱（15g） 连翘三钱（9g） 竹叶二钱（5g） 生甘草一钱（3g） 麦冬四钱（12g） 细生地四钱（12g）。水煎服。功用：滋阴透表。主治：阳明温病，下后无汗，脉浮者。

【方解】 银翘散能治疗各种风热之邪、温热之邪。温邪上受，首先犯肺。因为风热之邪从口鼻而入，而风寒之邪首伤肌腠，所以风热之邪首犯肺，波及皮毛，但皮毛的见证不如肺的见证。以银翘散为例，可以有汗，可以无汗，可以恶寒，可以恶风。有汗不畅和无汗有区别，标志着毛窍是否闭塞，以及闭塞的程度，正因为这样，考虑在辛凉解表的同时，配合适当的辛温药。

本方突出了一个不同的概念，认为温热之邪都是一种天地之间的不正之气，有传染性，在治疗时同时考虑了芳香辟秽的问题，以辛凉解表清热为主，配合一点辛温药，加强辛凉解表的作用。用银花和连翘为主药，取其凉而能透，芳香辟秽，特别是银花。同时，这两个药都能解毒，有时说银花是清热解毒药，但是银花有芳香之气，可以透表祛邪，所以用银花、连翘。银翘是膈上之药，是气分药，清气分热，清而兼透，所以银花作用为清热解毒，作为疮家的圣药，和酒吃，用黄酒，可以透汗，不仅是黄酒的作用，银花本身也有。大剂银花，也可以有微汗，特别是配合大剂量黄芪用，这些都是用在外科，用这些可以证实银花本身也有透表的作用。正是因为它透表的作用不够，所以取其芳香辟秽来治疗温邪的同时，再加上一些辛凉解表的薄荷、牛蒡子，而牛蒡子本身还可以解风热之毒，治疗咽肿、咽痛，所以这两个药帮助解除在表之邪，是臣药里第一组药。臣药的第二组药，就是荆芥和豆豉，这两个药是辛温的，通过辛温，在辛凉的同时开皮毛透邪。对于豆豉是性凉还是性温有争论，认为是制法不同，用麻黄水泡和用青蒿制就不同，但李时珍明确指出："大豆性平，作豉则温。"制作中虽未用麻黄（详见《本草纲目·谷部第二十五卷》），但作成豆豉就是温性。豆豉的特点，能够宣透胸中的邪气，所以它也是一种发散药，一种上行的药，但是它不是一个解表的药，它是由里向外透的，单独用能治疗胸中郁热，而在这里，豆豉和这些药相配合，有辛凉解表的药，有清热解毒而芳香解表的药，既能芳香辟秽又能解表透邪，在这样的配合之下，特别是和荆芥相合，就可以发汗解表。所以银翘散证是表热证，无论有汗无汗，绝不是正常的汗。正常的汗，持续周身都有汗，只能是两种情况，一个情况汗出而解，表解；另一个是阳明经证、气分证，汗出而热，不恶寒、汗出而恶风寒还发热，说明表还有邪。

肺有热，咳嗽，咽痛，舌边尖红，舌苔薄白，也可以是薄黄的，脉浮数，这里还用了桔梗、竹叶、芦根、甘草。用桔梗、甘草利咽喉，实际上还是宣肺气，祛肺邪，而同时通过竹叶和芦根有助于生津，有助于除烦，渴和烦都是因为热在里的问题，所以所治之证比桑菊饮所治之证较深，方后规定一天吃几服，多长时间再吃一次，而不是一次就能解决的。本方是根据喻嘉言芳香逐秽的用法，根据李东垣清心凉膈散的用法，结合起来组成了银翘散。

银翘汤和银翘散的区别：银翘汤是由于阳明温病用了下法以后，没有汗，脉仍浮，在温病中叫作邪还于表。泻后，里热已经去了，但是热没有退尽，里边的热邪要从表出，因为脉浮，说明腑气已通，邪要出来，已经到表，可是没透，原因是津伤气虚，所以加了一点养阴的药、清热透表的药。关于生地的问题，吴鞠通分得最细，他习惯用鲜生地、细生地、大生地。生地能清热凉血生津，可是相比较而言，鲜生地清热生津凉血，不滋阴，细生地清热的作用不如鲜生地强，兼有一点滋阴的作用，实际上细生地的作用，在滋阴方面不如大生地，在清热方面不如鲜生地，而大生地，滋阴凉血补血的作用较强。这里强调“滋”，是因为治疗外邪用滋腻的药容易留邪，特别是外感表证兼有湿邪时，更不宜用大生地，在这种情况下，选用鲜生地为宜。鲜生地一般是野生的，或者很小，生长时间短，这种情况，用来清热生津。大量吐血的热证，也可以打汁用。银花、连翘在这里还是有透表的作用，也可以说有发汗的作用，但作用很小，着重用它芳香辟秽，也就是加上了辛凉的清热解毒的作用，但是它也有透邪解表的作用，只不过作用差一些，所以要加薄荷、牛蒡子，还要用适当的荆芥、豆豉，帮助开皮毛，用桔梗宣肺气，作为芦根，纯粹是因为热伤了津液，有渴、有咽痛。之所以咳嗽，也是因为风热之邪在肺。

麻黄杏仁甘草石膏汤

（《伤寒论》）

【组成】 麻黄四两，去节（5g） 杏仁五十个，去皮尖（9g） 甘草二两，炙（6g） 石膏半斤，碎，绵裹（18g）

【用法】 以水七升，先煮麻黄，减二升去上沫，内诸药，煮取二升，去滓，温服一升，日再服。

【功用】 辛凉宣泄，清肺平喘。

【主治】 外感风邪。身热不解，咳逆气急鼻煽，口渴，有汗或无汗，舌苔薄白或黄，脉滑而数者。

【附方】 越婢汤（《金匮要略》）麻黄六两（9g） 石膏半斤（18g） 生姜三两（9g） 甘草二两（5g） 大枣十五枚（5枚）。上五味，以水六升，先煮麻黄，去上沫，内诸药，煮取三升，分温三服。功用：发汗利水。主治：风水，恶风，一身悉肿，脉浮，不渴，续自汗出，无大热。

【方解】 麻黄杏仁甘草石膏汤，现在通称麻杏石甘汤，但仲景在方名的组合排列上有他的含义。虽为辛凉解表，实际上是清泄肺热，通过清泄肺热，达到止咳平喘的目的。辛凉清肺平喘，就是通过清、通过泄，在清肺热的同时，用散肺邪的办法，使得肺邪向外透，而不是通过大便的泻。根据临床，症状有热，有喘，有咳，喘咳以后，因为肺热和气急得难受，甚至可以见到喘咳时鼻翼煽动，这都是主要的证，当然舌苔脉象也是主要证，还有汗的有无。但是，作为正常的方子，所谓正常，就是从它的配伍用量来看，是治有汗的，因此若为无汗要加以变化。麻黄是四两，石膏是半斤，用量大，为什么这么排列呢？肺热如何来治？首先要看肺热是哪里来的，从伤寒的肺热来说，肺热是外邪，它是风寒郁而化热，因为它所伤的还是风寒，但从现在临床来看，可以是风寒化热，也可以是风热、温热引起，既然是外来之邪，就要从外解，而且邪在肺，肺与皮毛相合，还是要通过肌表来透散。

散肺邪的君药，还是麻黄，麻黄是首位，正因为它咳逆气急，所以在用麻黄的时候，不能离开杏仁，既要宣肺散邪，又要降肺平喘，这两个君臣药是相须相使药，也可以说麻黄平喘离不开杏仁。可是麻黄和杏仁都是温药，如何使它能治疗肺热？不得不用大于麻黄的石膏，因为石膏辛甘大寒，首先它是阳明经药，是肺胃二经的药，而它着重是阳明经药，不是主要入肺经的药，所以按次序来说应该是胃经和肺经药，它是以清热为主，它的清热与其他药有所区别，因为除了甘味以外，还有辛味，所以说石膏清而能透，但是石膏只是清而兼透，如果配合得好，不影响散邪，所以在这里，石膏的位置在后面。从石膏的量来看，不算太大，麻黄四两，炙甘草二两，再加上这五十个杏仁，是寒温各半的。现在有两个误解，一个是肺炎就要消炎，用凉药，因此尽管知道麻杏石甘汤，但用大量的石膏，量过大了。对于这个证，就有了选择性，有的合适，而对于一些热不甚，或者是皮毛未开的，就不合适。再一个是，用于麻疹并发肺炎时，还是要开皮毛，汗不出疹不透，疹不透病不好，所以还要开皮毛，使汗出疹透自然热就清了。如果在这时过分地用石膏，就不行。我们可以根据热的情况、汗的有无，来调整石膏和麻黄的比例，这里石膏跟麻黄剂量是二比一，加上其他的剂量是一比一。如果是有汗而肺热盛，可以适当地加重一些石膏的用量；如果没有汗，麻黄的量考虑不要过小，同时可以考虑用桔梗配合起来，开肺气，这样就可以减少一些麻黄的用量而收到相同的效果。

有一个变化的方法，就是如果这个人的脾胃素来不好，或者是后天不足，特别是大便经常溏薄的人，出现了肺热咳喘时，虽适用麻黄杏仁甘草石膏汤，方中石膏就得减量。如认为清泄肺热的力量不足，可以酌加炙桑白皮。若用来治疗麻疹，把麻黄减少了以后，除了用桔梗以外，还可以加入一些辛温解表发汗而不燥的药，例如荆芥、防风，或者少用一点苏叶，因为苏叶入血分，所以不能用多，这样对麻疹病人有好处。还有，石膏减少量，加用桑白皮，为的是原本脾胃不好，后天失调，可是在热盛的时候，肺移热于大肠，也可以加入，尤其是麻疹的小孩常见。另外，不论治疗大叶性肺炎，还是小儿麻疹，鼻中有血，或咳吐痰中带血，可以适当加入凉血药止血，凉血而又散血的药最好，如赤芍、丹皮。

麻黄与石膏相配，有好几个方子，大青龙汤、小青龙加石膏汤、麻杏甘石汤和越婢汤。越婢汤治的也是汗出而恶风，是治一身悉肿，无大热，但不喘，所以不用杏仁加了姜、枣而麻黄和石膏的用量之比也有所不同，麻黄加了二两，共六两，石膏还是半斤，甘草二两未变。生姜能行水，但与大枣相配，用意与桂枝汤同。几个方子可以联系起来理解。还有一个方子，越婢加术汤，实际上也是治水的，就是根据越婢汤发汗治“里水”，又要发汗不太过，因为这个水不仅仅在表，里也有，与皮水、风水不同，汗出很多，但肿不消，小便不利，通过宣畅肺气，散水气，肺气宣畅，小便通利，水也就去了。加术就是要防止汗出过多，通过这一点可以看出来，麻黄本身是可以发汗的。越婢加半夏汤，原方不动，加半升半夏，就是治疗肺胀，肺中气逆而胀，由于肺胀满，气逆，可以知道，咳嗽，喘，胸满，眼也胀，目如脱状，说明里面的气上逆得厉害。加半夏降逆祛痰，着重是降逆。

下面两个方子是透疹的方子。现在重点强调麻疹治疗的要点以及这几个方子的区别。麻疹着重是透疹，但是要注意一点，一般的麻疹发热，热会稍微退低一点，热再上升，以后汗出，疹一透出热就退了，病也好了。这个情况和感冒症状一样，流眼泪，咳嗽，流鼻涕，发热，这个情况是最顺的，有时不吃药也可以好。这时要注意饮食，一不能吃多，二不能吃冷东西，肉食、粘食等不易消化的也不能吃。如果麻疹已见，但不畅，均匀分布不是很好，汗也不是始终保持着，就需治疗，根据症状的轻重，用不同的发汗解表的办法。可以采用“渍形以为汗”的办法，用温水洗一洗，洗了以后，把汗擦干，盖好被子，也可以用很简单的发汗的药，例如芫荽（香菜）或生姜糖水，或小量葱豉汤。如果不能解决，那就要用解表的汤药，开皮毛。可是开皮毛有辛温和辛凉两种，因为麻疹都发于冬春之季，乍暖还寒之时，既考虑到清热，但更要考虑开皮毛，所以采用升麻葛根汤。

升麻葛根汤

（《阎氏小儿方论》）

【组成】 升麻（3g） 干葛细锉（3g） 芍药（6g） 甘草锉，炙

(3g)，各等分

【用法】 上同为粗末，每服四钱，水一盏半，煎至一盏，量大小与之，温服，无时。

【功用】 解肌透疹。

【主治】 麻疹初起未发，或发而不透，身热头痛。

【方解】 升麻葛根汤中升麻升阳解表，葛根开启肌腠，阳明主肌肉，加上芍药可以凉血解毒，理论上说得很好，但不常用，因为这些药容易升发太过。另外越是麻疹不得外透，里边的热郁越高，所以在这样的情况下，加一些清热的药，加一些辛凉的药，效果较好。必要的时候，加一些清淡而不滋腻的甘寒生津药，这样效果比较好，例如芦根、竹叶，甚至少用一些石膏，加甘草也是甘寒可以生津。相反，生地、知母在这种情况下就不要用。还有宣肺的药必须要用，但是不能多用，因为麻疹和天花，一个的特征是咳嗽；另一个的特征是呕吐，所以病有在肺、在胃的不同。如果用了过多宣肺的药，麻疹出得太密，那么恢复就相当慢，所以不要用过多的宣肺药，也不要用止咳的药，因为麻疹出了以后，热一退，咳嗽自然减轻了。注意，麻疹出来以后咳嗽的情况，跟治疗当中的用药有关。如果用清热的药不够准确，过了量，肺里的热邪没有完全透出去，进一步就变成了痧毒，留在肺里，容易继发一些其他的肺部疾病，这是麻疹治疗当中应该注意的情况。

升麻、葛根，宣毒发表。所谓宣毒，是通过发表来宣泄邪毒，表一解，皮毛一开，汗一出，麻疹一透，毒就出来了，所以这个方子偏重于辛开。

竹叶柳蒡汤

（《先醒斋医学广笔记》）

【组成】 西河柳五钱（6g） 荆芥穗一钱（4.5g） 干葛一钱五分

(4.5g) 蝉蜕一钱(3g) 薄荷叶一钱(3g) 炒牛蒡一钱五分(4.5g) 知母蜜炙，一钱(3g) 玄参二钱(6g) 甘草一钱(3g) 麦冬去心，三钱(9g) 淡竹叶三十片(1.5g)(甚者，加石膏五钱 冬米一撮)

【用法】 水煎服。

【功用】 透疹解表，清泄肺胃。

【主治】 痧疹透发不出。喘嗽，烦闷躁乱，咽喉肿痛者。

【方解】 竹叶柳蒡汤偏重于辛凉，还有清热生津除烦的作用。但是要注意，西河柳，辛温而燥，发汗的力量强，还有浮萍，发汗力量也强，对于小孩用药需要注意，可以用西河柳或浮萍煎水，来渍形以为汗。这几年麻疹少了，但是有变异性麻疹和非典型的麻疹，比较严重，用中医辨证治疗，效果很好。

在具体用的时候，要根据方子的特点和功用考虑。升麻葛根汤是在开始时用，麻疹开始时，其他的症状不太明显，就像感冒，特别是发热、咳嗽，还可能见到疹子。如果见到疹子，而且其他症状比较明显，发热、咳嗽比较明显，还有烦躁，口渴，咽痛，说明里热盛，在加重解表宣肺的同时，用竹叶、知母、玄参清热除烦，有利于透疹。升麻葛根汤的宣毒发表和竹叶柳蒡汤又有轻重的不同，升麻葛根汤宣毒发表力量比较轻一些，恶寒比较明显，所以用药在透表发表时作用比较明显，其温药解表的力量比较强，清内热比较差。

柴葛解肌汤

(《伤寒六书》)

【组成】 柴胡(6g) 干葛(9g) 甘草(3g) 黄芩(6g) 羌活(3g) 白芷(3g) 芍药(6g) 桔梗(3g)(原书无分量)

【服法】 水二盅，姜三片，枣二枚，《槌法》加石膏末一钱(5g)，煎热服。无汗恶寒甚者，去黄芩，加麻黄，冬月宜加，春宜少，夏秋去之加苏叶。

【功用】 解肌清热。

【主治】 感冒风寒，郁而化热。恶寒渐轻，身热增盛，无汗头痛，目疼鼻干，心烦不眠，眼眶痛，脉来微洪者。

【附方】 柴葛解肌汤（《医学心悟》） 柴胡一钱二分（6g） 葛根一钱五分（9g） 甘草五分（3g） 赤芍药一钱（6g） 黄芩一钱五分（6g） 知母一钱（5g） 生地二钱（9g） 丹皮一钱五分（3g） 贝母一钱（6g）。水煎服。心烦加淡竹叶十片，谵语加石膏三钱。功用：解肌清热。主治："春温夏热之病，其证发热头痛，与正伤寒同，但不恶寒而口渴，与正伤寒异耳，此方主之"。

【方解】 柴葛解肌汤主要是治疗外感风寒证，在症状上，不同于一般按六经分证的太阳经证。本方证寒轻热重，头痛特别明显，表现在前额痛，连着眼眶痛，鼻干，说明阳明经有热，所以用葛根、柴胡作为主药，就是用来解除阳明经证，不要认为阳明经证就是白虎汤证。另外，在表证当中，阳明经证就是头痛，眼眶痛，鼻干，寒重时还有项背不舒，在这时用柴胡配合葛根，作为辛凉解表剂。实际上辛凉解表剂，不在于这两味药，因为这两味药能更好地解除阳明经的风寒，而且还配合羌活、白芷，羌活是太阳经的药，白芷是阳明经的药，所以治阳明经的风热、风寒都可以与辛温或辛凉药同用。本方用黄芩、芍药。按所治的证应用赤芍，它不同于九味羌活汤，九味羌活汤是生地和黄芩，而它用的是赤芍和黄芩，赤芍能凉血清热，可以说一清气分，一清血分，使羌、芷配合不至于辛温而燥。这两味药不仅是辛温，而且是芳香而燥、升散的药，所以用黄芩、芍药来佐制这两个药。另外加入桔梗、甘草，可以利咽喉，可以宣肺，能开肺气，有助于加强解表药的作用，所以有时咳嗽用桔梗，不咳嗽也用桔梗，就是这个道理。甘草除了和桔梗合起来利咽外，还有甘缓之意，就是发汗而不大汗。最重要的一点，用了小量石膏，但要注意舌苔脉象，究竟是表证风寒之脉，还是浮数有力的脉，舌苔是薄黄的，还是白的。

下边有一个同名方，与柴葛解肌汤就不同，把羌活、白芷、桔梗、石膏去掉，加入知母、生地、丹皮、贝母。从主治可以看出一个症状上的不同，不恶寒，但发热。是表证，但是不恶寒，是感受温热之邪所伤而发热，头痛。凡是表热证，用辛凉解表药，可以有汗，但汗是不正常的，这里加了清热滋阴药，是生津用。在这里有一个学派学说的问题，温热之邪固然容易伤阴，春温之邪多由伏邪为害，自内而发，更容易伤阴，所以在清热、保护津液方面，特别重视。在临床上多见薄白苔，如果见白腻苔，就是温邪兼夹其他邪，一个是夹湿，一个是素来多湿痰，或者是多食生冷，因此在加滋阴药物时，就要注意，宁可用生津甘淡的药，或者是苦寒的药加入里边。所以这两个方子的立意是不同的，一个是不恶寒，一个是寒轻，因此去羌活、白芷。还有石膏的问题，是个人的用法，虽然用法不同，但用量上抠得很紧，只能小量（一钱），而且不大常用。现在有误解，认为石膏清热还能解表发汗，但它究竟还是气分药，应引起重视。

葱豉桔梗汤

（《通俗伤寒论》）

【组成】 鲜葱白三枚至五枚　苦桔梗一钱至钱半（5g）　焦山栀二钱至三钱（6g）　淡豆豉三钱至五钱（9g）　苏薄荷一钱至钱半（4g）　青连翘钱半至二钱（6g）　生甘草六分至八分（2g）　鲜淡竹叶三十片（3g）

【用法】 水煎服。

【功用】 疏风解表，清肺泄热。

【主治】 风温初起。头痛身热，微恶风寒，咳嗽，咽痛，口渴，舌尖红，苔薄白，脉浮数。

【方解】 葱豉桔梗汤由葱豉汤和桔梗散合成。葱豉汤是葱白和豆豉。葱白，习惯上要用连须、带根，上段青的就不用了。因为葱白能通阳发汗，加上豆豉以后，出汗力量更强，是发汗解表的药，一般感受风寒的轻证用它来发汗解表，是属于辛温。可是，葱豉汤的辛温和桔梗散相配就变成辛凉解表，桔梗散，有薄荷、连翘、焦山栀、桔梗、甘草、竹叶，这个方子，如果把葱白去掉再加上几个药，就是银翘散了。和银翘散相比，它没有芳香辟秽的作用，清热解毒的作用也不重，所以在这里，作为风温初起来用。风温多发于春季，温病学派里有新感、伏气这两种争论，方剂学则是根据症状，内热重，则清热加重，恶寒发热无汗重，则解表发汗加重，辛凉的药可以发汗解表，但发汗的作用总不如辛温强，所以往往在辛凉药中要加入辛温解表药，互相配合。

葱豉桔梗汤还可以和银翘散、桑菊饮比较，银翘散不仅仅治风温，还治温热之邪，桑菊饮则仅治风温初起，重点在于清泄肺热，止咳，因为是风热在肺，是新感，而不是伏邪，所以从中可以看出，用药重点不同，选择的方向不同，证不同，立法不同，选药处方也就不同。

扶正解表

扶正解表用于虚人而受外感。由于原来的体质弱，因此在治疗时要考虑扶正，正包括气血阴阳，扶正就要弄清楚是素体气虚，还是素体阳虚、血虚、阴虚等，造成这种情况的原因很多，但只要是素体有这些情况，在解表时就要注意。另外，解表和扶正的关系，不扶正就不能祛除外邪而使表解，因为气血阴阳不足，就不能达到使肌肤毛窍开合正常而汗出表解的目的，所谓汗出，就是营卫和，服药后就可以有汗，而汗是要阴阳互相作用而出的。另外，可能因为用了强烈发汗药，所谓强烈，就是和虚人相比较，因为本身虚，所以服药后就有可能伤正，可能产生别的病。因此，这样的情况必须配合适当的扶正的药，才能使表邪去，而人不受伤。这里要强调一下扶正解表的目的，不是通过这个来治虚，而是根据虚证而有表邪，目的是为了解表而不伤正，防止补益药不当或过多，反会留邪难解。所以扶正药的多少，根据正虚的程度而定。

败　毒　散

（《小儿药证直诀》）

【组成】 柴胡洗，去芦　前胡　川芎　枳壳　羌活　独活　茯苓　桔梗炒　人参各一两　甘草半两

【用法】 上为末，每服二钱（6g），入生姜、薄荷煎（现代用法：按原方比例酌定用量，作汤剂，水煎服）。

【功用】 发汗解表，散风祛湿。

【主治】 感冒风寒湿邪。憎寒壮热，头项强痛，肢体痠痛，无汗，鼻塞声重，咳嗽有痰，胸膈痞满，舌苔白腻，脉浮濡，或浮数而重取无力。

【附方】

（1）荆防败毒散（《摄生众妙方》） 羌活　独活　柴胡　前胡　枳壳　茯苓　荆芥　防风　桔梗　川芎各一钱五分（5g）　甘草五分（3g）。水煎服。功用：发汗解表，消疮止痛。主治：疮肿初起，红肿疼痛，恶寒发热，无汗不渴，舌苔薄白，脉浮数者。

（2）仓廪散（《普济方》） 人参　茯苓　甘草　前胡　川芎　羌活　独活　桔梗　枳壳　前胡　陈仓米各等分，罗匀，加生姜、薄荷煎，热服。功用：益气解表，败毒止呕。主治：噤口痢。毒气冲心，有热呕吐。

（3）参苏饮（《太平惠民和剂局方》） 人参　苏叶　葛根　前胡　半夏姜汁炒　茯苓各七钱半　陈皮　甘草　桔梗　枳壳麸炒　木香各五钱。㕮咀，每服四钱（12g），水半盏，姜七片　枣一

个，煎六分，去滓，微温服，不拘时（现代用法：按原方比例酌减，加姜三片，枣三枚，水煎服）。功用：益气解表，祛痰止咳。主治：外感风寒，内有痰饮，恶寒发热，头痛鼻塞，咳嗽痰多，胸膈满闷，苔白脉浮等证。

【方解】 方名中所谓的毒，指的是天地不正之气。最难使人理解的是虚在哪里？从临床上如何判断？实际上，通过年龄，通过了解过去情况，小孩、老人和同龄人相比身体状况较差，这就是虚。最难区别的是年轻人，必须和同龄人比较，但他往往没有明显的气虚证。有经验的大夫，通过望诊就可以知道这个人的虚实情况。首先本方有一个特点，里边的药都是相互关联的，羌、独活，都可以发汗解表，祛风散寒，区别在于作用部位，羌活偏身之上，独活偏身之下；配合柴胡来解表，可以说是太阳、少阳都治；再加上川芎，头痛、身疼、恶寒发热，主要几个症状都抓住了。能够发汗，能够解表，能够祛除风寒湿邪，而且上至巅顶，下至于脚，有独活，有川芎，都照顾到了。方子里边有桔梗、枳壳，即枳桔散，治疗胸满不痛，即胸部气不舒畅，气闷，一个是宽中下气，一个是宣通肺气，一个上行，一个下行，这样一升一降，将胸中之郁气散开。因为里边有湿有痰，所以症状里有咳嗽，通过升降肺气，既能够宽胸，又能够祛痰，加上茯苓、前胡来帮助祛痰，甘草可以利咽，可以缓和辛燥之气，整个方子是辛温的。此外，加一味人参，而人参在这里边实际上是十分之一的量，即诸药一共九两半，人参是一两，扶正的药只占了十分之一，十分之九是解表的。一般的扶正解表药，扶正药还是为次的，不同于以补为散。这里人参有特殊的用法，人参用在任何药的配伍当中，可以加强它的作用，例如说，在补气药中就加强补气的作用，在补血药中能加强补血的作用，补阴补阳也都可以相配，同样可以起到加强的作用。但是，不是说所有药都必须要用人参，人参加在其他不同的药里边，可以加强不同的作用，作为从属地位来用，分量是较小的。虚的时候加入有助于补元气，更好地祛邪。对于气虚的人来用，对于体弱的人来用，服药后，能够解除表邪。再考虑到原是治小儿的，加一点人参就可以理解了。

“逆流挽舟”，是喻嘉言在《医门法律》的“痢疾论”中治法上一个形象化的比喻，并在方后指出：“活人此方，全不因病痢而出，但昌所为逆挽之法，推重此方，盖借人参之大力，而后能逆挽之耳。”治痢疾用败毒散就是“逆流挽舟”。痢疾有一种情况，表证未解，痢疾又比较重，“逆流挽舟”法就在这样的情况下用。有一种暑湿热证，是不可能用的，如果有汗的痢疾，没有表证，没有恶寒、无汗，绝不可用。所以这些要注意。有时知道这个名词，不知道具体的用法，见了逆流挽舟这个词，就用败毒散治痢疾，殊不知败毒散本身是辛温的，如果是热痢，应该清热祛湿，解毒止痢，就不能用败毒散。也有人误认为用荆防败毒散才是喻氏所说的“逆流挽舟”，是不读书之过，可叹！

附方仓廪散，就是败毒散加陈仓米，治疗噤口痢，用陈仓米主要来养胃气，这个方子也是治疗外有表不解，内有热成痢，热毒盛，逆气上冲。所谓噤口，就是不能吃东西，食入即吐，汤水不得入。这个方子，还是属于“逆流挽舟”。另一个附方参苏饮，是益气解表的方子，解表的力量弱一些，主要是治疗感冒，咳嗽，素体有痰，是老弱虚人所用，用苏叶和葛根，就是不用特别强的解表药，防止气虚人汗出过多，着重通过苏叶和葛根的解表，加上宣肺，加上人参的扶正气，使正气补足了以后，自然就汗出而表解。另外，方子里边有二陈汤，陈皮、半夏、茯苓、甘草，也有枳壳、桔梗，重点在于痰，这里的用法和上面的有所不同，方中有木香，侧重于宣脾气，既有枳、桔又有陈皮，再加上木香，补而行，虽有痰在内，不至于腻住痰，影响痰的排出。这样不但不会留痰，还有助于排痰。所以药中加了一点木香，使气更加顺一些，流行起来更加畅一些。只有这样，再加上补气药，气在内才更加活泼，能更好的祛痰，解表。另外，作为老年人来用，不能用强烈发汗药，不能用峻药，另一个，用参来扶正，用量绝不能大，或者可用党参，甚至加大甘草的量，以温中益气。

再 造 散

（《伤寒六书》）

【组成】 黄芪（6g） 人参（3g） 桂枝（3g） 甘草（1.5g） 熟附片（3g） 细辛（2g） 羌活（3g） 防风（3g） 川芎（3g） 煨姜（3g）（原书无用量）

【用法】 水二盅，煎至一盅，温服。枣二枚，煎一盅，《槌法》加炒芍药一撮，煎三沸服。

【功用】 助阳益气，发汗解表。

【主治】 阳气虚弱。感冒风寒，头痛身热恶寒，热轻寒重，无汗肢冷，倦怠嗜卧，面色苍白，语言低微，舌淡苔白，脉沉无力，或浮大无力等。

【方解】 再造散不是以补药为主，因为它主治的是一个特殊的证，陶氏称为无阳证，实际上是病人阳气原本就很虚弱，又感受风寒所致。再造散是助阳解表的方剂。外感风寒，用发汗剂而无汗，因为阳气不足，这个方子以助阳益气的人参、黄芪、桂枝、甘草和熟附片为主体，配合以辛温解表药。实际上把桂枝改成肉桂，就是保元汤，在补益剂中有这个方子。另外，在解表药里，用羌活、防风、细辛，加上桂枝，辛温解表。人参、附子、甘草、黄芪助阳益气，而附子和桂枝、细辛、防风、羌活合起来，又变成散风寒的药。

本方特点就是各药互相之间配合很精妙，既考虑了阳气虚，又考虑了发散风寒，还要使得汗出而不至于耗伤阳气和阴血，气、血、阴、阳都要考虑到。汲取了《伤寒论》中几个方子的特点，有麻黄汤、桂枝汤、麻黄附子细辛汤、麻黄附子甘草汤，通过理解这几个方子的精神而组成了本方。作为表寒证，无汗应用麻黄，但是考虑到人体阳气虚，虽用发汗药而汗不得出，又有阳虚的见证，说明了阳气不足，当禁用麻黄。但无汗又考虑到麻黄虽能鼓舞阳气，但是加用了麻黄，强力发汗，可以造成亡阳的现象，因此决定舍弃麻黄不用。另外，在《伤寒论》上，麻附细辛并用，治疗少阴病，也考虑到用药太峻，虽然有附子可以助阳，但是还不够，从解表来说，虽然已用桂枝、细辛、羌活、防风，因为阳气不足，阳气虚，寒邪必然伤人较深，所以要用少阴经的药，也就是细辛，从里往外发，用这两个药来代替麻黄，与桂枝相配更好地发汗。从这四个发汗药来考虑，既要达到辛温发汗的目的，又要防止用这些药以后有亡阳之弊，所以也得避开麻黄不用。补气、补阳的时候，用人参、黄芪、附子、甘草，温阳益气，不仅加强了补气的作用，还兼有防止汗出过多的问题。所以用黄芪的意思，除了补气以外，和麻黄加术汤、越婢加术汤用白术一样，还可以防止汗出多，防止麻黄这类药耗伤阳气。用川芎和赤芍，加强了和血的药，因为所治的是阳虚而不是阴虚，所以在补阳气以后，再加上和血的药，就能够更好地通调血脉使汗出，因为血汗同源，血与汗的物质基础是一致的，但是还怕赤芍性寒能够凉血，影响发汗，所以赤芍要炒，制其凉性。用生姜，并不是用它的发散，而是要更好地鼓舞胃气，温胃行气，同时跟大枣配合，升腾脾胃升发之气。为了不使生姜作为发表药来用，所以生姜要煨一下。在配伍方面也非常讲究，因为本证是相当危险的病，危险不在表寒，而危险在阳气之虚，如果表证不解，很快由于阳气虚而变为里寒证，就可能出现四逆类的情况，因此这个方子是在这样一个特殊情况下用的。下面看看附方，麻黄附子细辛汤和麻黄附子甘草汤，都是麻黄和附子相配，来助阳发汗，都是治疗阳气虚，寒邪伤人深，不仅是表有寒，里也有寒，因此在治疗的时候，必须表里之寒并治，要治里寒，就必须扶阳，所以麻黄和附子并用。从原方上可以看出区别，少阴病是不应发热的，如果见了少阴病证，就是四肢不温，脉微细，但欲寐，说明阳气虚，有寒。细辛入少阴，最善于驱除人身最深处的寒，独活也有相似的作用，治少阴伏寒，可是如果少阴病二三日，没有里证，就用甘草不用细辛，从这里可以看出，对麻黄的使用是非常注意的，在刚开始得病的时候，病程不长，对阳气的损害不大，可以用麻黄和细辛并用，配合附子，到了二三日以后，不见里证，就不用细辛，而用甘草了，来缓合麻、附峻烈之性，这是《伤寒论》中遣药组方非常严谨的一例。

换句话说，即使在这样的时候，也不主张强烈地发汗，解表。所以回过来再看再造散，就可以理解它处处避开麻黄，又要达到辛温解表的作用，所以用桂枝加羌、防和细辛，因为它是无阳证，表证又很明显，因此，必须这样治疗。还要提到细辛，味道特别辛散，容易耗散人的真气，另外根据其入肾经，所以肾阴虚而有寒，当然阳也虚，这种情况用细辛要注意。使用不当能使肾中虚阳外越，出现假热，面红如妆。要补充说明的是，小青龙汤证应与寒饮、肾不纳气区别开，如果寒饮而肾阳虚及肾不纳气时应用小青龙汤，要注意，麻黄和细辛都是相当强悍的药。说明用赤芍防止细辛、桂枝，互相配合不至于伤阴动血，所以说再造散中的交叉关系很多，要理解在这样危重证的时候，如何来处理。通过本方这样的处理，也就学会了药的特点的配合作用。助阳必须用甘温，用辛热，而表寒证要用辛温来治，所以在方子的配伍当中，从总的“温”字来说是一致的，因此就是要防止温太过，特别是温燥太过。作为阴虚的表证，多表热，可有时受寒还没有化热时，或者说，素来有出血证，就要注意预防导致出血。

葱白七味饮

（《外台秘要》）

【组成】 葱白连根切，一升（9g） 干葛切，六合（9g） 新豉一合（6g） 生姜切，二合（6g） 生麦门冬去心，六合（9g） 干地黄六合（9g） 劳水八升，以杓扬之一千遍

【用法】 上药用劳水煎之三分减二，去滓，分温三服。相去行八九里，如觉欲汗，渐渐复之。忌芜荑（现代用法：水煎温服）。

【功用】 养血解表。

【主治】 病后阴血亏虚，调摄不慎，感受外邪，或失血（吐血、便血、咳血、衄血）之后，复感冒风寒，头痛身热，微寒无汗。

【方解】 葱白七味饮是一个养血发汗的方剂，其中发汗主要是葱白和豆豉，在用葱、豉的同时，加葛根、生姜，作为解表药。葱、豉的发汗加上生姜，还是比较温和的，就是一个治疗小感冒，小发散的方子。葛根不是温的，在这里是用来升发阳明之气以促发汗解表，同时用了地黄和麦冬，这两味药是用来补血的，因为麦冬地黄膏治疗血虚是一个专门的方子，血汗同源，所以把这两个方子合到一起，能加强解表的作用，因为地黄、麦冬是凉腻的药，所以加上葛根、生姜，同时还考虑到用水（劳水）的问题，都是交叉相互为用。

服法要注意，服药后大约经过走八九里地的时间，感觉到要出汗，渐渐加衣被，防止汗出过多，这就体现了中医的特点，治病治人。中医讲得很清楚，血汗同源，在《伤寒论》中有很多注意事项，不能乱发汗，乱发汗容易动血，容易出许多变证，少阴病更不许发汗，这是一个基本的禁忌原则。在这些禁忌原则之下，再想办法来治疗，在解表的时候，处方当中用

滋阴养血发汗，另一方面还要防止汗出过多。

加减葳蕤汤

（《通俗伤寒论》）

【组成】 生葳蕤二钱至三钱（9g） 生葱白二枚至三枚（6g） 桔梗一钱至钱半（5g） 东白薇五分一钱（3g） 淡豆豉三钱至四钱（9g） 苏薄荷一钱至钱半（5g） 炙草五分（1.5g） 红枣二枚

【用法】 水煎，分温再服。

【功用】 滋阴清热，发汗解表。

【主治】 素体阴虚，感受外邪。头痛身热，微恶风寒，无汗或有汗不多，咳嗽心烦，口渴咽干，舌赤脉数等症。

【附方】 葳蕤汤（《备急千金要方》）葳蕤 白薇 麻黄 独活 杏仁 川芎 甘草 青木香各二两 石膏三两。吹咀，以水八升，煮取三升，去滓，分三服，取汗。若一寒一热，加朴硝一分，大黄三两下之。如无木香，可用麝香一分。功用：疏风解表，清热养阴。主治：风温之病，脉阴阳俱浮。汗出体重，其息必喘，其形状不仁，嘿嘿不欲眠，下之则小便难，发其汗必谵语，加烧针则耳聋难言，但吐下之则遗矢便利。如此疾者，葳蕤汤主之。

【方解】 最早记载，生葳蕤（生玉竹）治风温，风温初起，它不但是作为滋阴药，而且兼有解表之功，可是现在一般的感冒不用这些滋腻之品。当然还有一些其他的药，这些药关键还是葱、豉，加薄荷，加桔梗，可是，方中不仅加葳蕤，同时还加了白薇，一个是滋阴，一个是凉血，因为素体阴虚而用它。为什么素体阴虚用它呢？舌是赤的，脉是数的，一般的表证不见这个证，一般的风热、温热之邪，也不见这个证，见到这个证有恶寒发热，舌赤，说明内热盛，又没有见到其他内热的情况，说明素体阴虚有内热，所以在这样治疗的时候，总的原则是用辛凉解表的办法加上养阴的药，这个方子的意思就是这样。一般不用滋腻的药，也不用白薇这样凉血比较厉害的药，因为用凉血药，掌握不好会影响发汗解表。这个方子和葳蕤汤比，用药的风格截然不同，一个是大刀阔斧的药，一个是非常细腻的药，它也是治疗风温的，它的证基本上就是《伤寒论》第六条的条文来的，可以辛凉解表。由于当时没有这些药，所以还是用一些香燥的药，麻黄、独活、川芎，还是用了石膏。后来的方子在辛凉解表时，辛凉药和辛温药相配，误汗亡阳、大汗伤阴这些就很少见了，这是由于药物品种比过去丰富了，方药配伍也就更加精细了。

第二章 泻下剂

泻下剂，以泻下药为主，具有通达肠胃，荡涤积滞的功用，用来治疗有形之邪而致的里实证。“里实”的含义较广泛，泻下剂治疗的是有形之邪，它属于下法范围，但并不代表整个的下法。另外，食、水、痰、血、虫也是有形的，也可以用泻下的办法来治疗，但是因为分章的不同，所以放在其他章节论述。《内经》云：“其下者，引而竭之，其实者，散而泻之”，另外还有“中满者，泻之于内”等。因为六腑之气，以通为顺，腑是泻而不藏，必须要通畅，一旦不通畅，结存在里边，就使得人体整个气机紊乱，清浊难分。人体气机升降出入正常的时候，清在上，浊在下，而现在有形的积滞在里边，整个气机不能正常升降出入，这样就导致许多变化，产生了各种病。这种原因造成的病，只要通就可以了，所以临床上，荡涤里实，可以很快使病去。当然，里实包括很多，还有不同性质的问题，例如热积，泻后，马上就能热清，神志不清也能神清，因为它是有形之邪和无形之热相合，不去实就去不了热。外感之病邪传里而化热，本来是无形的，可是当它跟有形之积结合的时候，不去有形，就无法去无形。除了热性的，还有寒性的，还有的不是食而是水，但是通过泻去有形之实，不但寒热之邪随有形之邪而解，而且人体阴阳之气可以正常地恢复。总之，泻下剂是用来通六腑之气，腑气一通，传化就会正常。因为有寒热虚实之分，所以要根据具体的方子来具体说明，也可以根据不同的里实证，用不同的办法。但是要注意，首先要知道确实是有形之实证，虚证不能用，因为泻下剂经常要配伍行气和活血的药，帮助它更好地泻除有形之实邪，如果是虚证用了行气活血的药，必然损耗气血。还要注意，泻后不等于病痊愈，因为泻后要考虑脾胃是否恢复，脾胃如果没有恢复，一定要继续给予调补。饮食一定要注意，特别是有形之邪祛除以后，因为气通顺，往往喜欢吃，想吃，如不慎饮食容易再次产生食积。至于邪水在里，就更要注意，水需要用泻法的时候，无论是什么性质的水，饮食禁忌都要非常注意。总的原则是，吃东西要寒温适中，清淡而松软，容易消化。热结，就是邪热和有形之实邪相结，外邪或者是寒，或者是热，入里生热，温热之邪本身就是热的，当入里、入阳明或者在其他部位，就可以和有形之邪相结，无形和有形结在一起，这样的实邪就得用寒下的办法。寒下能够清热去积，特别是热病热结阳明的时候，往往是一泻而热清，就是无形之热，随着有形之实一同祛除。这时单用清热是不行的，古人有句话，“扬汤止沸，不如釜底抽薪”，所以釜底抽薪是治疗阳明热结、阳明腑实证最好最快的办法。但是寒下不仅仅是治疗阳明腑实证，我们通过两个方子就可以理解。另外，所谓急下存阴，是比较好理解的。因为热邪伤阴，热越盛，阴越伤，热结越实，越不容易下行而出，所以在寒下的同时，要采取润下的办法，在不同的方剂中，有不同的体现。首先，从大承气汤来看，是典型的阳明腑实，热结在里，主要症状就是身热，汗出，大便不通，大便秘结，腹部满痛拒按，由于胃气不得下降，浊气上填，所以随着里边腑实程度而影响到胸脘部痞满，进一步要注意手足濈然汗出，这个汗出和白虎汤证不同，汗没有那么多，因为热入阳明而成腑实的时候，津液已伤，所以这个汗不要理解为全身大汗。另外到后来，由于里热特盛，可以出现手足不时的汗出较多，一阵一阵的，见到这个情况，因为脾主四肢，阳明也主四肢，汗都是从里而出，临床见到这种汗出说明津液更伤。关于区别津液损耗轻重的问题，要看舌苔。既然是热结阳明，当然是黄腻苔，而且黄是比较深色的黄，而且是干的，程度越重，颜色越深，越干，由深黄而焦黄，而焦黑，甚至舌头上可以出现裂纹、芒刺，这都说明里热盛，津液大伤。掌握了这些情况，就可以知道其他相应出现的症状，如口渴、神昏、谵语。还有一个不同之处，日晡加重，所以神昏，和热入营血出现的神昏不同，有清楚的时候，但是日晡加重，这样的情况，用寒下的办法，大便一通，可顿然而解。这里还要注意，尽管存在很多有形之积，看上去腹部并不高起，和气胀、腹水都不同，但有一点，腹部是硬而拒按的。还有一个舌苔颜色，强调注意上面津液的多少，但是我们现在条件不同了，往往在医院里经过输液，舌苔就改变为上边是白黄，透过白苔可以看到黄苔，有时看不到黄苔，是因为输液或寒凉药用得太多。这时还可以通过验齿来确诊，温病辨舌验齿有一句话叫前板齿燥。输液可以解决人体一般体液的不足，使舌苔产生白滑苔，但是对于人体的津液亏损，阴分不足就不能起到根本解决的作用，所以这时看牙齿却是干的，严重的甚至牙齿如枯骨。

大承气汤

（《伤寒论》）

【组成】　大黄四两，酒洗（12g）　厚朴八两，去皮，炙（15g）　枳实五枚，炙（12g）　芒硝三合（9g）

【用法】　以水一斗，先煮二物，取五升，去滓，内大黄，更煮取二升，去滓，内芒硝，更上微火一两沸，分温再服。得下，余勿服（现代用法：水煎，大黄后下，芒硝溶服）。

【功用】　峻下热结。

【主治】　①阳明腑实证。大便不通，频转矢气，脘腹痞满，腹痛拒按，按之硬，甚或潮热谵语，手足濈然汗出，舌苔黄燥起刺，或焦黑燥裂，脉沉实。②热结旁流。下利清水，色纯青，脐腹疼痛，按之坚硬有块，口舌干燥，脉滑数而实。

③里热实证之热厥、痉病或发狂等而见里热实结者。

【附方】

（1）小承气汤（《伤寒论》）　大黄四两，酒洗（12g）　厚朴二两，去皮，炙（6g）　枳实三枚，大者，炙（9g）。以水四升，煮取一升二合，去滓，分温二服。初服汤，当更衣，不尔者，尽饮之。若更衣者，勿服之。功用：轻下热结。主治：阳明腑实证。谵语，潮热，大便秘结，胸腹痞满，舌苔老黄，脉滑而疾；痢疾初起，腹中胀痛，或脘腹胀满，里急后重者，亦可用之。

（2）调胃承气汤（《伤寒论》）　大黄四两，去皮，清酒洗（12g）　甘草二两，炙（6g）　芒硝半升（12g）。以水三升，煮二物至一升，去滓，内芒硝，更上微火一两沸，温顿服之，以调胃气。功用：缓下热结。主治：阳明病胃肠燥热。大便不通，口渴心烦，蒸蒸发热，或腹中胀满，或为谵语，舌苔正黄，脉滑数；以及肠胃热盛而致发斑吐衄，口齿、咽喉肿痛等，亦可治疗。

（3）复方大承气汤（《中西医结合治疗急腹症》）　厚朴15～30g　炒莱菔子15～30g　枳实15g　桃仁9g　赤芍15g　大黄15g（后下）　芒硝9～15g（冲服）。水煎服。最好用胃管注入，经2～3小时后，可再用本方灌肠，以加强攻下之力量，有助于梗阻之解除。功用：通里攻下，行气活血。主治：单纯性肠梗阻，属于阳明腑实，而气胀（即痞满）较明显者。

【方解】　学习大承气汤，可以回忆一下总论里面的小承气汤和厚朴三物汤，由于主要的病机不同，君药、臣药的位置不同，用量也不同，在这里，极容易误解。有人机械地认为君药的分量必须是方中最大的，但是，在这里虽然厚朴量比大黄大，但“主病之谓君”，君药还是大黄，大黄可以泻热积，可以清热。芒硝作为臣药，就是润的意思，它味咸性寒能软坚润燥，协助大黄来泻除热积而燥实的大便。而厚朴和枳实都是下气的药，特别是枳实，是肠胃经的药，这两个药作为佐药，就是利用它向下行气的作用，协助硝、黄来荡涤积滞。同时大承气证的特点是除了腹部的症状，上面还有胸腹痞满的情况，从胸到腹，都是胀满，而且腹部满痛拒按。在这里要注意煎服法，大黄必须后下，才能达到预期的效果。

大承气汤还可以治疗其他的证，例如痉病，虽然可以用，但关键还在于大便秘结而有热，如果没有腹部症状，没有大便秘结，没有这样的舌苔，就不能用。在临床上热结旁流容易误解为大便自通。其实热结旁流是里热太盛，大便燥结，而里热蒸迫津液下流，排出物是稀的，很少有实物，甚至就是像《伤寒论》上所讲的，下利清水，色纯青，还要注意闻诊，虽然是水，但热毒的臭味特别强。所以，一看是稀水，色青而臭，更需要急下，只有把热结祛除，热清了自然就没有水了。这样的"旁流"，有两方面均可消耗津液，是非常危险的，一个是邪热在里，热伤津液，另一个还迫使一部分津液向外流，向下流，津液就有两个途径的损失，阴伤更甚，所以在这样的时候，就要急下救阴。到这个时候，所存的阴液很少了，如果不急救的话，就要阴竭阳亡，这是大承气汤主要的作用与机制。关于脉象，脉可以是有力，也可以是比较细，因为主要的脉象是沉数，还可能是滑。在这个时候，随着阴液的伤，随着正气的伤，脉有力的程度有区别，甚至是沉迟的脉，就是因为热结太盛，气不流行，影响了血脉的流通，只要沉迟有力，其他症状都是热，"痞、满、燥、实"俱全，这就不能把迟误解为寒，并根据症状的轻重而酌定药量。

通过以上的论述，就可以理解小承气汤和调胃承气汤。小承气汤就是大承气汤去掉芒硝，而且把厚朴、枳实用量减少，它的症状轻，特别是热不如大承气汤证盛，没有濈然汗出，可以有潮热，日晡热剧，总的来说比较轻，可以通过看舌苔，测体温，还有神志，小承气汤可以出现谵语，但不可能和大承气一样，“独语如见鬼状”、“发则不识人”等，说明不如大承气汤证已经伤了真阴，所以眼睛看东西不清楚，神志也不清。小承气汤之所以去掉芒硝，大黄的量没动，是因为燥实不如大承气汤证严重，不需要润，不需要软，因为热还没有达到那个程度，体内津液的消耗没有受到严重的损害，同时还因为痞满的症状也比较轻，所以枳实、厚朴的用量也比较小。特别是厚朴，除了行气还可以燥湿，它是苦辛温燥的药，所以减少了厚朴的同时也去了芒硝。不当用芒硝而用了，容易伤损下焦的阴血，因为咸能伤血。另外，由于芒硝不当用而用了，虽然一次可以见效，但是可能造成再次大便的困难或胃气伤而身体恢复慢。

三承气汤中，大承气汤证是“痞、满、燥、实”，如果是痞、满、实而不燥用小承气汤，去芒硝，防止伤下焦阴血。如果上焦痞满不甚，而主要是燥实，就要用调胃承气，主要说明大便燥结在内，因为热盛阴伤，燥结在里，燥实而不痞满，去枳实、厚朴，恐伤上焦阳气。调胃承气汤有个特点，它不仅仅只是用硝、黄，不用枳、朴，而同时加入甘草。因为硝、黄相合，泻下的作用非常猛烈，通过甘草可以缓，缓的意思是因为大便燥结在里，用药太猛，只能去掉肠中没有结实的部分，燥结的大便却未必下，而且大黄是苦寒的，芒硝是咸寒的，主要是以寒药为主，病在下焦，光用这两个药会伤了胃气，所以用甘草来调和一下，既保护胃气，又通过益气增强推荡燥结的作用，采取的手段与枳实、厚朴不同，一个是行气，一个是补气。在看《伤寒论》这一类方子的时候，要注意甘草的用量，如果是一两甘草，如麻黄汤，就不要说益气，在桂枝汤用到二两就得注意，已经考虑到益气的作用，所以调胃承气汤的甘草也起到这个作用。

另外，从服法要注意，调胃承气汤一次温顿服之，也可以少少温服之。主要利用它清胃中燥热。所谓胃气不和、谵语，是由于胃中燥热，用调胃承气汤微和胃气，这是清法，不是作为泻下法的使用。这里少少温服是用来清热，胃中有燥热，并不是因为大便秘结而用下法。在临床，它的舌苔虽然也是黄而干，但是厚的程度不同，腻的程度不同，舌质的红，几个承气汤都是一样的，热越盛，红得越深，可是作为调胃承气汤来用，攻补兼施，舌头本身是红的。

由于病人原本体弱，或者是治疗不当，治疗不当是指失去了治疗时机，所谓应下失下，如阳明腑实、阳明热积应该用寒下的办法治疗，没有用，使热结更甚，造成了阴液损伤，阳气损伤，主要是阴伤，既要补人体的气血阴阳，主要是补气补阴，又要祛除热积，在这样的情况下，祛积是主要的，这里的补气和扶正解表的扶正是一样的，不是为治虚，而是为了更好地驱邪，扶正驱邪，通过补益气阴达到泻下热积的目的。温热学派形成后，对于温热之邪伤阴的问题，就特别注重阴液，以育阴、滋阴增液为主。

增液承气汤

（《温病条辨》）

【组成】　玄参一两（30g）　麦冬八钱，连心（25g）　细生地八钱（25g）　大黄三钱（9g）　芒硝一钱五分（5g）

【用法】　水八杯，煮取三杯，先服一杯，不知再服。

【功用】　滋阴增液，泄热通便。

【主治】　阳明温病，热结阴亏。燥屎不行，下之不通者。

【方解】　增液承气汤，就是增液汤和调胃承气汤去甘草合起来，但是要注意生地、玄参、麦冬的用量要大，如果用量小就谈不上增液润燥的作用，所以在增液汤的同时加上了芒硝、大黄，增加人体的阴液，更好的润燥泻积除热。

新加黄龙汤

（《温病条辨》）

【组成】 细生地五钱（15g） 生甘草二钱（6g） 人参一钱五分（4.5g），另煎 生大黄三钱（9g） 芒硝一钱（3g） 玄参五钱（15g） 麦冬五钱，连心（15g） 当归一钱五分（4.5g） 海参两条，洗（二条） 姜汁六匙（6匙）

【用法】 以水八杯，煮取三杯。先用一杯，冲参汁五分（即煎取所得的三分之一）、姜汁二匙，顿服之。如腹中有响声，或转矢气者，为欲便也；候一二时不便，再如前法服一杯；候二十四刻不便，再服第三杯；如服一杯，即得便，止后服，酌服益胃汤（沙参、麦冬、冰糖、细生地、玉竹）一剂，余参或可加入。

【功用】 滋阴益气，泻结泄热。

【主治】 热结里实，气阴不足。大便秘结，腹中胀满而硬，神疲少气，口干咽燥，唇裂舌焦，苔焦黄或焦黑燥裂。

【附方】 承气养荣汤（《温疫论》） 知母（9g） 当归（6g） 生地黄（12g） 大黄（12g） 枳实（9g） 厚朴（9g） 白芍（15g）（原书未著分量）。水煎服。功用：泄热通便，滋阴润燥。主治：数下亡阴。唇燥口裂，咽干渴饮，身热不解，腹硬满而痛，大便不通者。

【方解】 新加黄龙汤主治的证，情况比较严重。由于应下失下，病的变化非常快，以致正虚不能运药，因为药要发挥作用，还要靠人体的正气，当人体的正气虚以后，再强烈的药也产生不了应有的作用，在这样的情况下，就需要加适当的补药，更主要的是补气，因为正虚指正气、元气，所以在这里要用人参，既用了生地，也用了玄参、麦冬，这就是增液汤。在增液承气汤的基础上又加了人参、当归。用人参大补元气，用当归补血、活血以润肠，用海参来滋阴。这里有几个问题要注意，一是人参的用量，特别是服法，一剂汤药先服三分之一，人参的量是大黄的二分之一，在配伍比例时要注意，因为在这时候不用补益元气的人参，就不能达到目的，但是用量过多了以后，同样会产生副作用，相反达不到泻下的目的，还变成了补气而胸痞腹满更重。还要注意生姜汁用量比较大，一是防止服药后吐，更主要的是通过生姜来鼓舞胃气，和人参相合，更好地把药力运行开，达到泻下的目的，另外，因为海参有腥味，加生姜可以纠正味道。

新加黄龙汤是由增液承气汤变化而来的。新加黄龙汤有甘草，这个问题在《温病条辨》原书上是不一致的，它认为增液承气汤就是调胃承气汤合增液汤，可在方中无甘草。在攻补兼施里边，除了增液承气汤、黄龙汤外，所谓新加黄龙汤是由黄龙汤（《伤寒六书·卷三》）加减变化而来，黄龙汤是用大承气汤加上人参、当归补气补血的药和生姜、大枣、桔梗。这里有个药要注意：黄龙汤中的桔梗，煮的时候后下，以开肺气，肺与大肠相表里，使全方降中有升，这样就更利于大便下行，配伍相当巧妙，这一点，不仅是黄龙汤，其他地方也可以考虑用，特别是老年人，体虚，我们用各种通大便的方法时，可以仿效。所谓提壶揭盖，就是小便不通时，用开肺气法，因为肺可以通调水道，下输膀胱，所谓肺主一身之气，它与大肠相表里，跟膀胱也有关系，可以开上就可以启下，这都是前人在实践当中总结的经验。理解了新加黄龙汤，特别是理解了三个承气汤的变化，对这些方就容易理解。

另外还有承气养荣汤，就是四物汤和小承气汤合起来，这个方子主要就是补血润肠，但是它用了四物汤而没有川芎，加上了知母，所以这个方子着重滋补阴血，本身是阴血虚，肠燥而大便不通，用于产后，或者素体阴虚，或者是大出血以后，大便燥结的时候。另外还有一个好处，经常用大黄、芒硝的人，总是损伤肠中的津液，所以刚通便以后，又造成第二次大便燥结，配这些药以后，就能够纠正、防止这些问题。

麻子仁丸

（《伤寒论》）

【组成】 麻子仁二升（500g） 芍药半斤（250g） 枳实炙，半斤（250g） 大黄去皮，一斤（500g） 厚朴炙，去皮，一尺（250g） 杏仁去皮尖，熬，别作脂，一升（250g）

【用法】 上六味，蜜和丸，如梧桐子大，饮服十丸，日三服，渐加，以知为度（现代用法：上药为末，炼蜜为丸，每次9g，每日1～2次，温开水送服。亦可按原方用量比例酌减，改汤剂煎服）。

【功用】 润肠泄热，行气通便。

【主治】 肠胃燥热，津液不足。大便干结，小便频数。

【附方】

（1）润肠丸（《脾胃论》） 大黄去皮 当归梢 羌活以上各五钱（各15g） 桃仁汤浸去皮尖，一两（30g） 麻子仁去皮取仁，一两二钱五分（37.5g）。上除桃仁、麻仁另研如泥外，捣罗为细末，炼蜜为丸，如梧桐子大，每服五十丸，空心用，白汤送下（现代用法：上药为末，炼蜜为丸，每服12g，空腹温开水送服）。功用：润肠通便，活血祛风。主治：饮食劳倦，大便秘结，或干燥，闭塞不通，全不思食，以及风结、血秘等证。

（2）五仁丸（《世医得效方》） 桃仁半两（15g） 杏仁炒，去皮尖，一两（30g） 柏子仁一钱二分五厘（3.75g） 郁李仁炒，一钱（3g） 松子仁一钱（3g） 陈皮四两，另研末（120g）。研为膏，再入陈皮末研匀，炼蜜为丸，如梧桐子大，每服五十丸，空心时米饮送下（现代用法：上药为末，炼蜜为丸，每服12g，空腹时温开水送下）。功用：润肠通便。主治：津枯肠燥。大便艰难，以及年老或产后血虚便秘。

【方解】 麻子仁丸，是在不急于泻下的药当中，总要考虑阴血的问题。麻子仁丸是以小承气汤，实际上是厚朴三物汤，另外加上了麻仁、杏仁、芍药而成。麻仁的特点是可以滋脾阴，润肠道，还兼能补脾气，因为它味甘性平；杏仁可以降气润肠；芍药本来就是养阴补血的药。提壶揭盖是指开肺气，和现在有人把桔梗、杏仁并提是不同的。而这个方子的好处是泻而不伤阴。它所治的证是由于胃中燥热，脾阴也伤，所以叫"脾约"，脾输津液的作用受到了约束。麻子仁作为润下的药，不同于其他润肠泻下的药，如郁李仁、瓜蒌仁等，麻子仁都可以润肠兼能补脾气，对于老年人习惯性的便秘、产后便秘，都有好处，就因为它照顾了阴血的问题，不是单纯的泻下，而是通过滋阴补血来润肠通便。五仁丸、润肠丸，都是润肠通便，五仁丸纯粹是通过它的润，加一点陈皮。对于陈皮，古人在配伍上有个说法，陈皮配杏仁，治气秘，可以行气下气，润肠通便；跟桃仁相配，行气活血，润肠通便。特别是润肠丸的用法，它所不同的是方中有羌活，这是一个时代用药的特点，那个时候主张用点风药以升脾胃之气，防风、升麻、柴胡、羌活等，李东垣喜欢用，现在来看，润肠丸用羌活还是燥，但其作用猛于麻子仁丸，所以现在不太用了。

冷积，是由于年老或素体虚寒，或肠胃受了风寒，长时间坐在阴湿的地方，则下焦受寒，或者经常吃大量的冷饮，这样的便秘，需要慢慢的温下。

济　川　煎

（《景岳全书》）

【组成】 当归三至五钱（9～15g）　牛膝二钱（6g）　肉苁蓉酒洗

去咸，二至三钱（6～9g）　泽泻一钱半（4.5g）　升麻五分至七分，或一钱（1.5～2.1g，或3g）　枳壳一钱（3g），虚甚者不必用

【用法】　水一盅半，煎七分，食前服。

【功用】　温肾益精，润肠通便。

【主治】　老年肾虚。大便秘结，小便清长，头目眩晕，腰膝痠软。

【方解】　济川煎，是增水行舟的意思，通过充实水道，使舟畅行，而济川煎所治的病，以及济川煎所用的药，都是以补为泻。用这个方子和泻下剂一起来讲，是不合适的，放在这里是作为温下的一个变法。这是老年人，年老体弱，以阳气虚为主，所以用温润的办法，不仅仅没有用泻的药，相反用升麻和枳壳，一升一降，用当归和苁蓉，苁蓉是温肾益精，当归是补血润肠，牛膝是引而下行。在这里主要的一点要记住，当下焦的阳气正常，能够温养下焦的时候，就能够把人体之精化为气，即所谓蒸水化气，这样的阴才是真阴，才能够养人体的阴。阳气虚，下焦寒，这个阴就是死阴或者叫邪水，对人体有害无益。因此在补肾的时候，无论是阴或阳，都考虑到补的时候要适当地利，利就是去其不能受阳气温化的水。老年人肾虚便秘用此方，因为它着重温肾润燥，润肠，升降并用，同时还通利小便，既要润肠，还要通利小便，目的是去下焦寒水，以便于更好地温肾润肠。

还有个半硫丸，是治疗老年人阳气虚，大便秘结，肾虚便秘。用半夏和硫黄，硫黄温命门，硫黄为火中之精，辛而大热，可以补人体的命门之火，壮阳补阳，但这药很霸道，所以在制法上要注意，一般要用纯净的硫黄，通过和豆腐同时蒸煮，然后再用。还要注意，中医用硫黄，一定要用纯净的，一定要够药用标准。用硫黄来温补命门，用半夏降阳明之气，因为大便之降，主要是胃能降浊的作用，所以一定要通过肠的传导。对于老年人阳气虚而大便秘，必然有阳气虚的见证，最常

见的是老年人气不足，而且腰以下特别怕冷，这是一种特殊的见证；其次还有少腹不仁，或者少腹拘急，都是肾阳虚的问题；还有肾虚的人，腰酸痛无力。

真正的润下，按照泻下剂的定义来说，还是麻子仁丸，但作为一个方法来说，相当多。以济川煎为例，只是说明可以用一种以补为下的办法。

逐水的方子，这里“逐”是指实证，因为水肿有虚实之分，有寒证，有热证，实证是热证，所以还用寒下的办法。

大陷胸汤

（《伤寒论》）

【组成】 大黄去皮，六两（10g）　芒硝一升（10g）　甘遂一钱匕（1g）

【用法】 上三味，以水六升，先煮大黄，取二升，去滓，内芒硝，煮一两沸，内甘遂末，温服一升，得快利，止后服。（现代用法：水煎，溶芒硝，冲甘遂末服。）

【功用】 泻热逐水。

【主治】 结胸证。从心下至少腹硬满而痛不可近，大便秘结，日晡所小有潮热，或短气躁烦，舌上燥而渴，脉沉紧，按之有力。

【附方】 大陷胸丸（《伤寒论》）　大黄半斤（250g）　葶苈子半升，熬（175g）　芒硝半升（175g）　杏仁半升，去皮尖，熬黑（175g）。上四味。捣筛二味，内杏仁、芒硝，合研如脂，和散，取如弹丸一枚，别捣甘遂末一钱匕，白蜜二合，水二升，煮取一升，温顿服之，一宿乃下。如不下，更服，取下为效。（现代用法：上药为末，再入甘遂 30g，白蜜 250g，为丸，每服 5～10g，温开水送服）。功用：泻热逐水。主治：结胸证。胸中硬满而痛，项强如柔痉状者。

【方解】 大陷胸汤是寒下的方子，治疗结胸证，热结胸，症状非常明显，从心下至少腹，阵痛而不可近，实际上还是在阳明，有潮热，也有大便秘结，还可以出现短气，躁烦，舌上燥而渴。一般而言，舌苔白为寒，黄为热，可是有一种痰热证，它可以出现白腻而干的苔，例如温胆汤证，所以本证见到白苔，白而干燥，而且口渴，也不要怀疑，只要是干的，燥的，主要是由于表邪误治以后，伤了中焦的阳气，邪气入里，而此人素来中阳不足，素有停饮，所以就会和进来的邪热相合，结在胸中，而且大便秘结，这是结胸当中最重的症状，正因为是水热互结，所以它用的药，着重用甘遂，硝、黄是泻的，甘遂也是泻的，甘遂还是苦寒有毒的，不过甘遂的泻，是去经络隧道之间的水，实际上从临床来看，甘遂泻水的力量最猛，上至于胸，下至于腹，而且它有两个去路，它不仅是从大便而出，而且还可以使水从小便而出。因为大陷胸汤证不是食积，不是肠中糟粕，而是水饮，所以用甘遂去水，而且甘遂兼能去食滞，这就是甘遂的特点。还要注意服法和用量，甘遂一般都碾成粉末，煎服作用很小，如果甘遂经常用，可以有耐受性。

附方中有一个大陷胸丸，力量较缓，所治的症状也比较轻，这里还要强调一句，猛烈的药并不能使有形之邪一泻而尽，所以大陷胸丸不能因为缓而轻易用，必须确实有水，而且是水热互结的证候才能用。它减少了甘遂，着重用葶苈子、杏仁。杏仁不是用来润肠通大便，主要是帮助葶苈来降肺气以行水，因为我们都知道，葶苈大枣泻肺汤，有时小孩喘咳的时候用。但是葶苈分两种，一种甜葶苈，一种苦葶苈，甜的比较缓和，不伤人正气；苦的，伤气更厉害，但是不管甜苦，都是一种峻烈的逐水药。它的症状比大陷胸汤轻，就是胸中硬满而痛，但其他的指标，舌苔，脉象，与大陷胸汤相比只是程度的不同。

十枣汤

（《伤寒论》）

【组成】 芫花熬 甘遂 大戟各等分

【用法】 三味等分，各别捣为散，以水一升半，先煮大枣肥者十枚，取八合，去滓，内药末。强人服一钱匕，羸人服半钱，温服之，平旦服。若下后病不除者，明日更服，加半钱，得快下利后，糜粥自养（现代用法：上三味等分为末，或装入胶囊，每服0.5～1g，每日一次，以大枣十枚煎汤送服，清晨空腹服。得快下利后，糜粥自养。）

【功用】 攻逐水饮。

【主治】 ①悬饮。咳唾胸胁引痛，心下痞硬，干呕短气，头痛目眩，或胸背掣痛不得息，脉沉弦。②实水。一身悉肿，尤以身半以下为重，腹胀喘满，二便不利等。

【方解】 十枣汤有甘遂、大戟、芫花，除了芫花味辛性温外，甘遂、大戟都是苦寒药，大戟还兼有辛味，有辛散之用，这三个药都是峻烈的逐水药，而更加厉害的是甘遂。大戟不同，它不仅可以去水，而且可以行血，通月经，所以有一种说法是行血分之水；大戟本身还能解毒，虽然它本身有小毒，但利用它泻下的作用，可以祛除毒药之毒，除此以外，它还有清热的作用。然而药性猛烈，体弱或病较轻的慎用。

第三章 和解剂

和解就是以调和的办法来解除病邪，包括半表半里、肠胃不和、肝脾不和等。和解一词在《伤寒杂病论·辨霍乱病脉证并治》中就有，原文中并不是指小柴胡汤，而是指桂枝汤："吐利止而身痛不休者，当消息和解其外，宜桂枝汤小和之。"伤寒先表后里，是治疗规律。但也有表急先解表、里急先救里的灵活处理治法。今吐利止了，还身痛不休，说明里寒虽已去了，但病人的营卫还不和，就要消息和解其外，用桂枝汤小和之，不用喝粥，不用温覆。如何理解和？"和"字在《伤寒论》中用得较多，桂枝汤也是和，调胃承气汤调和胃气也是和，小柴胡汤也是和。在更广泛意义上确实比较难理解，凡是病了就是不和，阴阳气血不和，恢复过来就是和了。但在此处的和解是专门的用语，成无己在《伤寒明理论》解析小柴胡汤中说："伤寒邪气在表者，必渍形以为汗。邪气在里者，必荡涤以为利。其于不外不内、半表半里，既非汗之所宜，又非吐下之可用，是当和解则可矣。"而习惯上所说的八法出自程钟龄在《医学心悟·医门八法》："论病之源，以内伤、外感四字括之。论病之情，则以寒、热、虚、实、表、里、阴、阳八字统之。而论治病之方，则以汗、和、下、消、吐、清、温、补八法尽之。"此前戴北山在《广瘟疫论》中论"和法"时说："寒热并用之谓和，补泻合剂之谓和，表里双解之谓和，平其亢厉之谓和。"还有余邪未尽，要用和法。因为余邪的影响，和解的用药是比较缓和的，不像以前讲的祛邪。解表剂治表祛外邪，泻下剂治里祛在内之实邪。只是在有明显的兼证时需适当地加减。和解剂适合于调理脏腑功能失调，而脏腑功能失调基本都包括有余和不足的病证，既要兼顾有余，又要照顾不足，所以用和法。这在和法的各论中会加以详细说明。和解剂如果单纯地讲小柴胡汤就好讲，但如果要将几个方面概括起来下定义，以使初学者理解，将和解作为一个专门的名词来讲的话，只能理解为方药比较平和，祛邪而又扶正的一些方剂。

和解少阳

少阳病的特点是在半表半里之间，由于发病的部位比较特殊，所以决定了可以出表而解，也可以入里而病。表邪可以传里，但是表邪传里与半表半里的里是不同的。邪到半表半里，无论是传经而来，还是直中而来，都说明人体正气差一些。如果人的正气足，在表之邪可以正盛邪去，就不会深一层入里，所以，到了半表半里时说明正气是有不足的。既没有入里，又没有出表，若用发汗解表的办法，邪无法出来；如果用泻下法，病邪又没有在里，没有积聚，没有成实，没有阳明胃腑的问题，因为阳明腑实证就可以用下法。所以，邪在少阳，位居半表半里之间，只能用和解一法，使病去而人不伤。

小柴胡汤

（《伤寒论》）

【组成】 柴胡半斤（12g） 黄芩三两（9g） 人参三两（6g） 半夏洗，半升（9g） 甘草炙，（5g） 生姜切，各三两（9g） 大枣擘，十二枚（4枚）

【用法】 上七味，以水一斗二升，煮取六升，去滓，再煎取三升，温服一升，日三服（现代用法：水煎二次，分二次温服）。

【功用】 和解少阳。

【主治】 ①伤寒少阳证。往来寒热，胸胁苦满，嘿嘿不欲饮食，心烦喜呕，口苦，咽干，目眩，舌苔薄白，脉弦者。②妇人伤寒，热入血室，以及疟疾、黄疸与内伤杂病而见少阳证者。

【附方】 柴胡枳桔汤（《重订通俗伤寒论》） 川柴胡一钱至钱半（4g） 枳壳钱半（4.5g） 姜半夏钱半（4.5g） 鲜生姜一钱（3g） 青子芩一钱至一钱半（4g） 桔梗一钱（3g） 新会皮钱半（4.5g） 雨前茶一钱（3g）。功用：和解透表，畅利胸膈。主治：往来寒热，两头角痛，耳聋目眩，胸胁满痛，舌苔白滑，脉右弦滑，左弦而浮大。

【方解】 本方既要透又要清，既要祛邪又要扶正。方剂本身是表里同治，寒热并用，补泻兼施，此泻就是祛邪，补就是扶正。少阳证的特点，首先它的寒热是往来寒热。往来寒热，在出表和入里有两种不同的解释，包括在《内经》中，它与疟疾（这里指一般的间日疟）的寒热是不同的。往来寒热就是热时不寒，寒时不热，寒而后热，热而后寒，寒热交替，两个说法是相对的。而疟疾一般是先寒后热，然后汗出而热退。而且发作是有一定时间的。但我们可以理解的一点是，之所以寒是因为正不胜邪，邪气要出而不得出，所以在寒的同时，正气逐渐振奋与邪气争，争到一定的程度就开始发热；发热以后，由于正气终于没有战胜邪气，所以还是继续发寒、使得邪不能外出而解。另一主证胸胁苦满，说明是本经的病邪。与太阳病头痛身痛项强（这些均是太阳经循行之处）属受邪之后经气不利是一个道理。胸胁苦满也是因为少阳经循行于胸胁之间，气不得疏泄，所以满。满就是胀，而不是痛。还有就是心烦喜呕、默默不欲饮食。由于经气不舒，郁而化火，上扰犯胃、熏心，所以心烦；难受了之后，就默默不欲饮食。少阳证的默默不欲饮食是阳证，与心烦等相伴，与少阴证的但欲寐的默默是不同的。喜呕与呕不同，是要呕而呕不出来。如果呕了以后就舒服一些，胸胁苦满、心烦等症状都有所好转。因为呕之后，阳气一升，胆经郁气也舒了。这些都是小柴胡汤的主证之一。所以说少阳证不必悉具，主要症状是往来寒热，要将症状联系起来看。单纯的胸胁苦满，也不是小柴胡汤证，好多方剂都能够治疗此病。还要注意，小柴胡汤证的舌苔还是白苔为主，可以夹黄苔，但是以白苔为主，因为是半表半里而未全入里，如果黄苔就是已经入里，或者是夹有饮食。舌苔如果白腻比较多，是夹有痰湿。舌苔应该是白而不腻，或者有黄苔夹在中间，黄白相间，以白为主。如果是黄厚、黄腻，考虑是痰热，白腻是痰湿。这个问题是其主要的证，与少阳证特定的病理变化有关，我们可以通过证来分析主要的病机。

柴胡本身是少阳经的发散药，用柴胡来散少阳经之邪。用黄芩清在里之热，因少阳胆腑又有相火，实际就是清胆热。因少阳之经有邪，少阳之气不得疏泄，郁而内扰，导致胃气也不和，所以喜呕不欲饮食。由此又能看出，津液不能正常地布散，胃气不能下降，所以有痰浊，半夏与柴胡、黄芩合用，既能够降胃气、止呕，又能祛痰，所以在小柴胡汤中治病祛邪的是这三个药。柴胡与黄芩在此相配是相须为用。以上只谈到祛邪，回来再看看正气的问题。正气不足就有可能入里，虽然有了祛邪的药，但不能保证更好地发挥作用，更不能保证一次就将邪祛除干净，所以这里用人参、甘草，与扶正解表是一个用意，在帮助祛邪的同时有杜绝邪气入里之意，并补足了正气。从《伤寒论》的角度来说，入里主要是阳明和太阴。人参和甘草益气补脾，生姜、大枣在此有调和营卫的作用，生姜兼有散邪的作用，还能止呕，故生姜被称为呕家之圣药。由上说明，和解剂就是不用剧烈的药，而用兼顾的办法、缓和的手段来解除疾病，服用后可产生如《伤寒论》所讲的“上焦得通，津液得下，胃气因和，汗出而解”这样的作用。《伤寒论》中讲的是误下之后才用，而实际上小柴胡汤在正常情况下服用后也是如此，祛邪从表而出，人参、甘草益气实里，正所谓祛邪出表。抓住小柴胡汤主要的证和配伍的精髓，临床上用时就可以适当地灵活变化应用。如果患者体质壮实，可以不用人参；如果胸胁满厉害，可以加用桔梗、枳壳之类的药；如果心烦喜呕，舌苔白，小便又不利的，除半夏之外还可以加用茯苓；寒热重时，柴胡量要加大；热重时柴胡和黄芩的比例要变化，黄芩的量可以加大；若舌苔黄，需看是里热还是有食积，从而决定加用清化痰热药或消导药，这时就不能再用人参了。原书上一些加减的方法，在今天并不太适用。

妇女经期或热入血室的问题，见到柴胡证就可以用，即见到小柴胡汤证才可用小柴胡汤，但决不能提前用。在小柴胡证没有出现时，只见外感表证时就提前用小柴胡汤，本来少阳经没有病，而用小柴胡汤后反使少阳门户开了就会引邪入内，不要认为此方缓和，表里、寒热、补泻都有，是平稳的方剂就可以随意使用。痢疾、疟疾、黄疸或热入血室，或妇女经期见到少阳证者均可用本方。如果真是典型的外感病少阳证，一剂就能好，我在临床上经常用，屡试不爽。夏天湿重时加点广藿香，心烦喜呕因为有湿邪和有虚邪的不同，可以考虑用砂仁、蔻仁以及益元散。益元散就是六一散加朱砂，在临床上常用。本方的关键就是往来寒热，而不是恶寒发热。

柴胡枳桔汤就是小柴胡汤去了一些扶正药，加了祛邪药，加的有枳壳、桔梗、陈皮，主要是行气清热化痰。因为可以看出症状中，少阳的郁热比较甚，头痛是头角痛，耳聋目眩，但舌苔白滑，脉弦。此时不能用大量的寒药，所以用小柴胡汤加减，通过枳壳、桔梗、陈皮宣畅胸膈之气，也有助于透表。此方为我们在临床上加减用小柴胡汤起到了示范作用。

蒿芩清胆汤

（《重订通俗伤寒论》）

【组成】　青蒿钱半至二钱（6g）　淡竹茹三钱（9g）　仙半夏钱半（5g）　赤茯苓三钱（9g）　黄芩钱半至三钱（6g）　生枳壳钱半（5g）　陈

广皮钱半（5g） 碧玉散（滑石、甘草、青黛）包，三钱（9g）

【用法】 水煎服。

【功用】 清胆利湿，和胃化痰。

【主治】 寒热如疟，寒轻热重。口苦胸闷，吐酸苦水，或呕黄涎而粘，甚则干呕呃逆，胸胁胀疼，舌红苔白，间现杂色，脉弦而右滑左数者。

【方解】 本方主治病邪在少阳胆经而兼胃腑，所以不仅寒热如疟，而且腑气上逆的症状也很突出。从蒿芩清胆汤方名中就能知道方剂的组成以蒿、芩为主。青蒿辛凉芳香，透邪外出；黄芩苦寒，清热之功尤显，所以作为君药。碧玉散就是六一散加青黛。如果知道六一散和青黛的作用就能够知道了本方的功能，在此是同时清肝胆之热。清半夏就是一种经过特殊炮制的半夏，特点是开胃祛痰而燥性不大；半夏是辛温而燥的药，能散积，加强开郁化痰的作用。此方没用柴胡，是因青蒿与柴胡不同，是典型的辛凉芳香之品，既能够清泻里热，又能够透表而出，所谓能够“领邪外出”，是因青蒿有两个味，即苦辛而兼芳香清冽之气。辛为辣味，有一种青蒿露就是用青蒿蒸馏的水，当年做成的露就特别辣，必须贮于瓶中密封，第二年饮用，有消暑清热之功。

柴胡达原饮

（《重订通俗伤寒论》）

【组成】 柴胡钱半（5g） 生枳壳钱半（5g） 川朴钱半（5g） 青皮钱半（5g） 炙草七分（2g） 黄芩钱半（5g） 苦桔梗一钱（3g） 草果六分（3g） 槟榔二钱（6g） 荷叶梗五寸（10～15g）

【用法】 水煎服。

【功用】 宣湿化痰，透达膜原。

【主治】 痰湿阻于膜原。胸膈痞满，心烦懊侬，头眩口腻，咳痰不爽，间日发疟，舌苔厚如积粉，扪之糙涩，脉弦而滑。

【方解】　在过去有的方剂书中有专门治疗疟疾的方剂，所以这里选择了柴胡达原饮。本方是由《温疫论》的达原饮（草果、槟榔、厚朴、黄芩、知母、芍药、甘草）去知母、芍药，加柴胡、青皮、桔梗、荷叶梗而成。《温疫论·病原篇》认为瘟疫是“邪自口鼻而入，则其所客，内不在脏腑，外不在经络，舍于伏膂之内，去表不远，附近于胃，乃表里之分界，是为半表半里，即针经所谓横连膜原是也。”达原饮顾名思义，就是方药直达募原（《灵枢·百病始生》：“是故虚邪之中人也……留而不去，传舍于肠胃之外，募原之间”）。并有“如胁痛、耳聋、寒热、呕而口苦，此邪热溢于少阳经也，本方加柴胡一钱。”这里所治的是：“痰阻募原者，初起胸膈痞满，心烦懊侬，头眩口腻，咯痰不爽，间日发疟，舌苔粗如积粉，扪之糙涩”，正须加柴胡以透邪。加桔梗、枳壳、青皮，主要是疏导胸膈之气，以利于祛痰。草果、槟榔、厚朴，主要是既除痰湿，又破结气。黄芩与柴胡配合既透且清而除寒热。荷叶梗清透中焦之气。甘草小量是护胃气。本方用于临床，无论是否疟疾，必有寒热，尤其是舌苔如积粉，口腻似渴而不喜饮水，甚至时欲呕恶。如果吃药时就要吐，或服药后不久就“泛泛欲吐”时，可以自己用中指探吐。治疟疾必须在发作前二小时用药，晚了就会使临床症状加重，所以不能在临发作之前才吃。有的人病疟疾用氯喹等药都不行，就用此方法涌吐，吐了以后再用化痰的药，好了以后要用祛痰和胃的药，千万不要以为症状控制以后就不用再服药。氯喹等药应该在发作 2 小时以前服用，否则发作时寒和热都重。病人一场痛苦，俗语叫作要和疾病斗一次，有的病人斗一次就好了，有的斗好了不吃药善后还会复发。疟疾的特征是发热恶寒，冷时先从手指和颈部大椎处开始，然后就冷到全身，无论怎样加衣服或用热水袋也没用，非等到它病到那个时候或者开始发热时才自己缓解。寒时正如《内经》所云："虽汤火不能温"。等到热的时候，又"虽冰水不能寒"，一定要等到汗出时顿然而解。或隔日再作，或就此而愈。

以上讲的是和解少阳之剂，下面谈调和肝脾。

调和肝脾

在脏腑之间关系最密切的就是肝和脾，以肝脾的相互反应最快，所以"见肝之病知肝传脾"，《灵枢》也云"上工治未病"。肝郁必然伤脾。肝病，邪气可以伤脾、伤胃，脾虚以后胃气不和，也可以伤肝。有一个侧枝联系是，脾胃为后天之本、气血生化之源，肝为藏血之脏，主疏泄，喜条达，肝从左而主升，胃从右而主降，互相之间是承制关系。肝性喜条达，不受任何阻挡，主疏泄，调血，特别是女同志的月经与肝的疏泄关系密切。所以生血不足，可以肝病；如果气不足，也可导致肝病。当肝本身有病时，首先伤脾胃。正因为脏腑之间的特殊关系，所以往往肝胃之间常常有病互相影响。所以治疗之中既要考虑到偏盛的一面，又要考虑到不足的一面，既要治肝又要治脾胃，二者之间才能恢复平衡。调和肝脾实际还是从功能上来讲的。临床上符合这个问题，治疗上必须如此才能有效。有效的标准是治病而不留害，治病还要起到防病的作用，所谓上工治未病。

四 逆 散

（《伤寒论》）

【组成】 甘草炙（6g） 枳实破，水渍，炙干（6g） 柴胡（6g） 芍药（9g）

【用法】 四味各十分，捣筛，白饮和，服方寸匕，日三服（现代用法：作汤剂，水煎服）。咳者，加五味子、干姜各五分，并主下利。悸者，加桂枝五分。小便不利者，加茯苓五分。腹中痛者，加附子一枚，炮令坼。泄利下重者，先以水五升，煮薤白三升，煮取三升，去滓，以散三方寸匕，内汤中，煮取一升半，分温再服。

【功用】 透邪解郁，疏肝理脾。

【主治】 少阴病，四逆之证。或烦，或悸，或小便不利，或腹中痛，或泄利下重。

【附方】

（1）枳实芍药散（《金匮要略》） 枳实烧令黑，勿太过 芍药等分。上二味，杵为散，服方寸匕，日三服。功用：行气和血。主治：产后腹痛，烦满不得卧者，并主痈脓，以麦粥下之。

（2）柴胡疏肝散（《景岳全书》） 陈皮醋炒 柴胡各二钱(6g) 川芎 香附 枳壳麸炒 芍药各一钱半（4.5g） 甘草炙，五分(1.5g)。水一盅半，煎八分，食前服。功用：疏肝行气，和血止痛。主治：胁肋疼痛，寒热往来。

【方解】 四逆散中柴胡疏畅肝气，芍药与枳实相配合调和气血，甘草能缓急，肝苦急，急食甘以缓之。此方的主治证很难确定，究竟算什么病，争论很大。我们从方剂来分析，主要的症状就是手足不温、手足厥冷。四逆散证是阳气被郁，脾气虚，脾主四肢，四肢禀气于脾，所以阳气不能宣达于四肢，则手足不温，并不像阴盛阳微的四逆汤证，不仅手足厥冷不会那么厉害，而且部位也不同，就只局限于手足冷，在阳气郁极的时候可以升一下，暂时能够缓解。但此阳气升，终究不是病除，所以缓和一会后还会再冷。四逆汤证的手足厥冷是手足厥冷从手冷到肘部，脚冷到膝部。四逆散证的手足不温，用手握住，不会越握越冷，而四逆汤证无论怎样握住也不会热、不会温，这些在症状上有区别。其他的下利、咳逆、悸、小便不利、腹中痛、泄利后重等都是或见证，所以在方后附有出现每个症状时须加的药，说明由于脾气虚，阳气被郁，肝脾之气不舒，血脉不和的程度不同。因肝主疏泄，调节血行。过去的痰厥、热厥、阳厥、气厥等各种厥证，各家都有不同见解。此方要注意服法，每次只吃方寸匕的散剂，一日服三次，从用药分量来看不多，可见所治的证并不重。气厥，并不能因为气属阳就放在阳厥中，要把四逆散的方药配伍讲清楚。首先药量不同，更主要的还要通过加减药物的分析说明所治证的病机。此方被说成是调和肝脾之法，是疏理肝脾之气的方剂，是调和肝脾方中的基本方。

枳实芍药散，从方药中就能看出是调和气血的药。产后腹痛，并有烦满不得卧，是气结血凝，郁而生热所致。证属里实，人在产后，治宜虚实兼顾，故用枳实烧令黑，破气散结不致太过，合芍药和血（此处以赤、白芍并用更好），则气结散而血亦行，郁既解而热亦消，故腹痛烦满皆除。其主痈脓者，仍是行气和血之功，加用麦粥，取其益胃气而能凉血，助枳、芍消痈脓；四逆散比枳实芍药散多炙甘草、柴胡，四药等分，服量亦同，彼此互参，则四逆散所治的“四逆”更易区别。

柴胡疏肝散疏肝行气，和血止痛，治疗胁肋疼痛，由四逆散加陈皮、香附、川芎等药组成，症状以疼痛为主。之所以疼痛是因为肝气不舒，名字就叫疏肝，而不是调和肝脾方。正因为是疏肝方，疼痛是由于肝气郁结而致，气不顺畅，血亦不和之故。对阴血不足、肝火旺的人不能用，用时必须加减，柴胡、川芎都是要注意的。柴胡要注意什么，叶天士说“柴胡劫肝阴，葛根竭胃汁”。为了说明柴胡的危害性，这里我强调了这一点。叶天士并不是不用柴胡，也不是完全否定柴胡，而是说明这两个药用得不当就有危害。所以一个药的特点、效用、功能，也正是它的缺点。药用来治病是以偏治偏，用对了，就有好处。越是作用强烈的药，用错了危害就越大，顷刻之间就会见到危害。柴胡是升散的，肝本身藏血而寓相火，体阴而用阳，疏肝用柴胡是对的，但要考虑到肝气不舒的同时还有其他原因，考虑肝本身既藏血又寓有相火，在疏肝太过的时候就会把相火挑动出来，会伤肝阴。那么葛根是升津还是生津，上次提到过。升津和生津是有区别的，就像上次提到的葛根是升津，将津液升提起来，而并不是生津。如果胃阴不足而又要用它，有的时候可以用养胃阴药或与养胃阴的药同用，单独使用时，一定要注意，时间长了以后就会将胃中的津液消耗得越来越少。不仅竭胃汁，而且耗胃气。柴胡也有同样的问题。了解了这些话，就知道了柴胡的益处及坏处。柴胡用醋炒或用鳖血炒，都是弥补它的不足之处，不仅在配伍上补充、纠正其不足，而且在炮制方法上也应注意。

1961 年，我在带我校第二期西学中班教学门诊时，有一个慢性肝炎的病人，是长春电影制片厂的摄影师，名陈某某，56 岁。这次来看的病不是看肝炎，而是精神抑郁证。通过他自己的诉说，得知是由于长期服柴胡，而且每次服八钱，连服年余后不仅产生耳鸣还发生了脑鸣，这是因长期服柴胡伤肝阴了，以致把相火挑动上来，不仅产生耳鸣，而且头胀头痛，产生了脑鸣。症状非常典型、非常清楚，发生整天头里轰轰响这样的现象，后来发展到自己觉得有一股热气从尾椎循后脊梁向上到大椎，后来分散成两股从风池处入脑，这样脑鸣更甚，心里就非常烦，烦得人失控，必须得出去走，但神志很清楚。这个病人很典型，说明挑动的相火循着督脉上行，所以我在治疗时首先平肝宁心、滋阴降火，一开始就用了重镇的药，最后情况好转了，肝病也解决了。在应用时，谈柴胡也好、葛根也好，既要谈到它的功效，也要谈到有害之处，如何配伍使用很关键的。一是对证，另外如何用其利、避其害，相当程度上是依靠配伍来解决的。

逍　遥　散

（《太平惠民和剂局方》）

【组成】 柴胡去苗　当归去苗，剉，微炒　白芍　白术　茯苓去皮，白者，各一两　甘草微炙赤，五钱

【用法】 上为粗末，每服二钱（6～9g），水一大盏，烧生姜一块切破，薄荷少许，同煎至七分，去滓热服，不拘时候（现代用法：参照原方比例，酌定用量，作汤剂煎服。亦有丸剂，每日二次，每次 6～9g）。

【功用】 疏肝解郁，健脾和营。

【主治】 肝郁血虚，而致两胁作痛，寒热往来，头痛目眩，心忪颊赤，口燥咽干，神疲食少，月经不调，乳房作胀，脐腹作痛，脉弦而虚者。

【方解】 逍遥散具有从三个环节调整脏腑功能的特点，它既有肝郁，又有血虚，还有脾虚。所治是由于相互之间的关系失调所产生的病证。这个方剂用得比较多，妇科、肝病都用。逍遥散从名字上讲就是治疗情志方面疾病的，所谓的肝郁吃了以后就精神痛快，逍遥自在。逍遥两个字不能误写，否则意义全失。三个方面包括肝郁、血虚、脾虚，是先血虚还是先肝郁，是由血虚导致肝郁，还是由肝郁导致血虚，都有可能。在辨证时因为当前的证是这样存在的，只能辨是血虚为主还是肝郁为主，因为研究方剂用于临床时首要的就是辨明证的病机。

第二个问题是，应把所有的证加以分析。从表面看这个证很好分析，哪些是肝郁，哪些是血虚。其中两胁作痛、头痛目眩、口燥咽干是肝郁，月经不调的乳房发胀也是肝郁，而这些都不是由于肝郁一个因素产生的，而是肝郁中都包括了血虚，所以出现月经不调、肝郁化火。再从神疲食少来看，是气血不足、脾虚，由于神是人体的气血脏腑相和而产生的，人体气血

阴阳协调神气就足，正如《素问·六节脏象论》所说："五味入口，藏于肠胃，味有所长，以养五气，气和而生，津液相成，神乃自生。"通过望诊，觉得病人神气还不错，神就是气血阴阳总的概括，神的不足就标志着这些方面有问题。所以，神疲就不单纯是脾的问题。脾主四肢、肌肉，所以脾气虚就气虚身重。脾主运化，所以食少与脾虚也有关。人身是一个极其复杂的有机体，每个部分都互生互制。脾为气血生化之源，脾虚食少，气血必然不足，神气也就不足。同时从脉象也能够看出来，脉弦虚，弦是肝病脉，虚就说明少力、气虚。更具体地说，脉是弦而细弱，不仅气虚而且血虚。肝藏血，主疏泄，肝体阴而用阳，还内藏相火，这是肝的特点。肝与血虚、消化的关系都是因为相火。当肝气不得疏泄时，肝气就郁而生热，就必然影响了阴血，灼耗阴血。所以二者不管起因如何，都可以互相影响。肝本身藏血，肝内有热，就直接地消耗阴血。肝失濡养，本身就燥。肝有病时自然影响脾。肝脾是相乘相制的关系，当肝气盛时就要乘其所胜。肝气容易犯脾，犯脾以后消化吸收运化功能就弱了，气血的生成就少了，由此可以理解三者的循环关系。肝病了就气郁生火，消耗阴血；阴血虚以后，肝失濡养就燥，燥了就生风、生火，又消耗阴血；血虚又导致肝郁，肝郁反过来又影响了藏血。由于脾虚之后不能运化水谷，不能化生气血，肝无血而藏，肝血不足，从而又导致了肝气不舒。所以在逍遥散的方证中，三者的关系是互相影响的，治疗时照顾不到任何一个环节都不行。如果逍遥散证用了柴胡疏肝散，可以想象会产生什么结果。柴胡疏肝散就是疏肝，主证就是胁肋疼痛、往来寒热，着重于疏达肝气肝血，以肝气为主，肝血次之。方中有香燥走窜的药是为了疏理肝气。在这种情况下，在肝已经发生了胸胁胀痛、头痛、咽干口燥，还有月经期乳房胀痛、行经不畅的情况下，如果还用柴胡疏肝散原方的话，香燥破气就会既伤气又伤阴，这个问题就要考虑到如何来分析逍遥散。大家都清楚，柴胡是疏肝的，凡是一提到肝郁就用柴胡来疏肝，以前提到的“柴胡劫肝阴”的问题，与此也有联系。通过这点可以看出，当肝已经到了这种情况，产生了逍遥散证时，还强调柴胡，就是因为忽略了血虚的问题。另外一点，从此处也可以看出，并没有真正理解逍遥散证的病机。

因此，在这里我们提出，当归是主药。当归是苦辛甘温的，是补血而活血的药，最适宜于血虚而滞的证治。苦可以泻肝，可以透发肝中的郁火，辛还可以疏理肝中的血滞；甘味既能缓肝之急，也能缓脾之急，芳香透发疏理肝气好理解。由当归的性味决定，当归在补血的同时还能够和血，是调血药。肝苦急，急食甘以缓之。脾因为受邪而产生急痛者，也要用甘味以缓之。甘温药可以补气，补气药都能够健脾。当归据性味可以针对四个环节，对肝郁可以疏，对肝血可以补，对肝热可以散，对脾虚可以补。它对所有的环节都合适，即“主病之谓君”，所以为方中的君药。但此药的温性不与证完全相合，所以用了白芍酸苦微寒，寒温相配就能够调平了，一散一收又能调理肝气。芍药本身可以养血滋阴，在肝血虚燥时可以柔肝止痛，当肝不能调达疏泄，郁而不疏，或肝阴不足、木燥生风生火时，芍药就可以柔肝，主要是滋阴养血，还可以滋脾阴。联系其他两个方剂中的芍药，桂枝汤里究竟是赤芍还是白芍，历代医家有的强调白芍，有的强调是赤芍，我认为临床上用桂枝汤既然是治疗卫强营弱，应该用白芍。治脾约证的麻子仁丸用的也是白芍。脾约就是脾中阴津不足，是脾燥；约就是贫乏，阴不足。虽然是因为胃强、胃的燥热引起的，但脾津不足，所以在小承气汤加麻子仁、杏仁以外，又用了白芍。这里当归与白芍是逍遥散的君药，将当归称为第一君药，白芍称为第二君药。臣药就是白术和茯苓，健脾利水，要注意白术和茯苓的用量比例。茯苓不但利湿，还能够补益心脾之气，虽然是淡渗之品，但先升而后降，所以在两者用量相平时，侧重的是健脾气、助运化。如果茯苓大于白术，就侧重于利水健脾。所以这里是专门对脾虚的运化功能不行，生血不足而致藏血更加不足来用的，是为臣药。

佐药有三个，一是柴胡，只有在这个情况下用柴胡才能疏肝而不伤阴。这里是内伤的往来寒热，而不是小柴胡汤证的往来寒热，热是自觉有症状，而且躁热也比较明显，但量体温并没有变化，这是由于气血两虚、气不足而肝气又郁而生热，即所谓"气有余便是火"。为什么产生寒热？从脏腑间相关的联系看，肝本来是受肺所制，肺属金，肺主表，主皮毛，主一身之气，是人身之藩篱，保护人体。首先，当肝气过旺时，肺气受伤，本身气不足，不能抵御外寒，所以就寒，寒以后皮毛收缩，里面肝郁之热不能透泄，使得又热。另一方面，肝郁以后可以生风而致生寒，此寒并不像外感病的寒，只是自己感觉到寒而已。有的病人自述身体里面向外面放凉气，这都是一种虚证，甚至更严重的，连手指骨节中都往外冒凉气。这种往来寒热是内伤所致的，与外感所致的不同，是因肝郁而肝血不足、肝火旺，冲开了肺气而产生的，所以不仅是这个方剂，一贯煎、咳血方都有这种情况。薄荷用少量入肝经，可以散肝热，本来是辛凉解表散风热的，还可以入肝散热，与菊花和桑叶是相同的。菊花在桑菊饮中已经讲过，外感散风热用黄的，散肝热时用白的。桑、菊这两个主药疏肝散热，就是肝郁而化的热。另外还有生姜要用煨过的，需用纸包好后蘸上水，然后用火来烤，纸焦了以后就好了。这样做就是为了去其辛散之性，加强温胃的作用，温胃扶中。方中着重地加强茯苓白术的量，共同补脾胃。煨生姜温胃、补胃气，因为已经有了柴胡和薄荷，就不需要再散了。

逍遥散的病机和方药组成就是如此。可是现代人使用时往往产生疑问，现代人常常不用薄荷，生姜也不煨。对这个问题应从两个方面来说明，一是现在有些粗糙得并不合理，有待改进。再造散的姜也是煨过的，但现在很少用。如何期望病好了而人身体不受到影响而痊愈后更好呢？中医药更大的问题是在临床上，遗憾的是目前还难以拿到实验室数据。另一点是要考虑到原方所治和当时的情况，在宋朝时银柴胡和柴胡还不分，到李时珍的《本草纲目》中也没有分开，他只是说最好的是银柴胡，现产于甘肃武元。现在银柴胡用来治疗内伤的虚热，用小量。再者柴胡产地不同也有区别。在《和剂局方》方剂的主治中也可以看出来，主治证是血虚劳倦所伤，劳倦伤形、伤气，症状见到五心烦热，肢体疼痛，头目昏重，一般讲颧红，但颧红与这个有所区别。逍遥散的往来寒热，是自己觉得一阵发热，热是在胸以上，甚至在脖子以上，脸是红的，耳朵是热的。少阳经入耳前出耳后，热象好像很明显，但下面是凉的。心忪呢就是怔忡心悸，比心悸更形象、更严重一点，据病人自己描述，心在胸中荡得慌、不稳。病人说我心跳，实际就是心悸。心不稳也是心悸，不仅是跳得不匀，而且在胸中摆得不稳。此外口渴咽干，发热盗汗，饮食减少，嗜卧，还夹杂着妇女月经的问题，血热相搏，月水不调。一是血虚劳倦，另一个是血热相搏，因此引起月水不调，脐腹胀痛，寒热如疟。肚子胀痛是因为月水不通造成的，寒热如疟，而不是疟疾。本方还治疗室女血热阴虚，营卫不和，痰嗽潮热。潮热有虚有实，大承气汤证的潮热是实证，虚证也有潮热，渐成骨蒸，虚损羸瘦，这是《和剂局方》中的原主治证：血虚有热，有脾虚，也有肝郁。

元代逍遥散的主治证逐渐地修改了。现在临床上常用的见证，与药的变迁有关。用小量的薄荷代替柴胡之散，而且不是与解表药同用，可以清散肝热，炒后可以去血中之热，没有伤阴之弊。就因为它与柴胡的性质不同，薄荷是辛凉的，柴胡是辛平的，一个平性，一个是凉性。我不同意现在说柴胡是苦寒的，不能因为柴胡能清热就认为柴胡是寒性的，甘温还能除热呢！解释药性有不同的看法，实际上是对病理病机的解释，根据学派看法各有不同。有时在临床上考虑到用柴胡可能会散，可能引起肝阴内伤，或者挑动了病人的风阳，所以往往用小量的薄荷。在平肝潜阳的方剂中，我用薄荷，不用柴胡，散其肝郁和肝经风热，一般用三五分，现在多说用1～2g。有一次，一位配药的先生，认为薄荷用1g，而且一起煎是错的，没有问主治大夫，就将药量加到10g，病人吃了以后就很难受。因为病人不是外感，我不是用薄荷来解表。现在的柴胡和当时的柴胡不同，银柴胡和柴胡有区别。乌鸡白凤丸的产量低就是因为道地的银柴胡产量不够，无法满足大量需要，原来所治的病证是从内伤虚劳而来的。

逍遥散在后世的用法上有一些发展，我们最习惯用的就是加味逍遥丸。因为《和剂局方》原来所讲的证显然是不够用的，后来就加用丹皮和栀子，以治疗血热相搏、月经不调。血热中还有个血虚和肝郁化火的问题，肝郁化火的问题就隐藏在血热相搏中，此热不是外来的，不能理解为外邪引起的热，或像小柴胡汤所治的“热入血室”，所以用丹皮凉血散血，用栀子清三焦之火，引其下行。栀子的特点就是清三焦之火和心包络之火，可以清胸膈之热，引火、引热下行，从小便而出。对月经不调而确实属于血虚肝郁脾虚的见证，都可以用。

下面根据逍遥散认识的分歧并结合临床来谈谈加减问题。神疲食少是脾虚，有白术与茯苓，即四君子汤缺党参，常见气虚、气短，易兴奋、急躁，易疲劳，舌嫩或胖大，或有齿痕，此时一般加补气药，一般加党参，如果气短得厉害就加黄芪。在加党参、黄芪的同时就要加香附或木香，这是从总的组方来看。临床上的慢性病或慢性肝炎经常见到脾虚之象，气虚腹胀，一是因为脾虚清阳不升，再就是肝气郁而腹胀。在这样的情况下就要考虑除了香附和木香之外，还要适当地加用陈皮或枳壳，使之补而不壅，有升有降，更好地调整气机，既补气又除胀。肝炎有很多类型，这里所指的就是慢性肝炎中经常见到肝脾两虚、虚而夹实的。所谓夹实主要是有湿，一般的湿就用健脾利湿化湿；如果湿而有热，就要加用苦寒的药，像焦山栀。有一段时间药房没有栀子，我被迫用川楝子代替。川楝子既能泻肝热，又能疏肝气以下行。就现在来说，还不能说加焦山栀问题就能够全部解决。注意山栀一定要用焦的，如果用生的就极容易吐。用来调经时，就要注意血虚的同时有没有瘀血。血瘀从几方面来考虑，首先从舌头来看，这种血瘀一般没有瘀斑，舌尖边没有高起来的小点，当然，原来有瘀点的也可以见到，只是一般的情况下没有瘀斑。再者，特征是来月经之前，胸胁胀满，乳房胀痛，严重时很柔软的内衣一磨也疼痛；头痛，是两个头角痛；少腹痛，更多的是左边痛；情绪变化，是月经前心情急躁；也必然排经开始时不畅，从排经的感觉来看就是一点一点，量少或颜色很深，为什么？就是因为肝郁甚、肝热重。一般就用丹栀逍遥加些简单的药就可以了，习惯加生茜草、怀牛膝各 12g，再重一些的就加桃仁、红花。这些药要在月经期前 3～5 天开始吃，治疗这种情况的不孕相当好。但来月经的时间要注意，这样的患者一般月经会提前，现在的月经是按阳历的月份来算，实际是按阴历的，月经周期是 28 天，与月亮的圆缺有关。因为患者本身经期提前，所以算月经日期时必须将提前的日子给算出来。如果应该 20 日来，历来是提前五天，就要提到 15 日，甚至 10 日来。痛经的原因有几种，一种是原来的宫颈比较小，一种是宫颈痉挛，一到排经的时候有一点东西刺激就痉挛，一痉挛就收缩，就排经不畅了。这是指痛经而不孕的患者，常常误认为行月经就应该痛，并不提月经痛的事情，而是因为结婚几年也不孕才来看病。这个病有些人很好治疗，没有太大的问题，往往几次调治很快就好了。如果不仅是血虚，而且有脾虚时，可加用党参。这些加减药味的情况是混合着用的，不仅仅是指出现哪种情况就加减哪种固定的药物。

也有一些人确实血虚，两目干涩，不仅头痛，眩晕，而且看东西久了就两目干涩、发酸、发胀。中医讲目得血而能视，久视伤血，目主要与肝肾阴血有关，肾阴虚者也会有这种情况，这时要加用补血的药。过去用当归身，但现在缺货。当归习惯有几种用法，以逍遥散证为例，平时用全归，血虚用归身，归身补血用，月经前用归尾来调经治疗痛经，归尾行血才能解除痛，同时还用赤白芍。其他可用生地补血，还有麦冬、石斛。石斛味甘淡性凉而不寒，补而不腻，滋补肺、胃、肾之阴，一般用干品；鲜品清热滋阴更佳，对月经又不会太凉。生地也是如此，大生地补阴为主，鲜生地清热为主。如果腰酸比较厉害就加川续断。一般理解续断好像纯粹是补的，补肝肾，能够续筋接骨，其实续断是补而兼通的，用时对痛经和月经不畅的量可以大一些，但对功能性出血的就不要量太大，或者用续断炭。心悸的可以用生脉饮，也可以不用麦冬，就用五味子与或太子参或党参，加枣仁。对睡眠不好的可以用茯苓、远志、夜交藤。有人的经验说，夜交藤研细面冲服效果更好，装胶囊吃单味药也有效。如果平时眼睛干涩可以加枸杞子。这些都是指平时用，但到月经期时就不要用了。因为月经期主要是治疗月经，如果用药太复杂了，就无法突出调经的作用。五味子治疗心悸，但性收敛。用几付药先把痛经解决了，然后再治疗心悸。所以应把月经调好了再治疗别的。

有肝炎时就应该区别病情，有所侧重，是脾为主还是肝为主。以脾为主一定要用本方加四君子汤和黄芪，或者是六君子汤加黄芪最好，香砂六君子汤更好。因为肝炎首先是消化不好、饮食减少、腹胀，脾虚的症状明显。如果肝虚得厉害，就要加强补血的药。补血药应用的同时要加强和血药，因为肝本身气血互用，肝体阴而用阳，没有体就没有用。如果用不行，虽然阴血足，也不能很好地疏泄（即“用”），所以在补的同时加和血药。根据这个情况，治疗肝炎时，我常用丹参。夹湿的问题，有白苔就加点淡渗的药，或者加大茯苓的量，或者用其他通利小便的药。湿热或者是隐性的黄疸，黄疸指数并不太高时，从眼睛并不能看出，但从舌苔和皮肤的颜色看不是鲜活的。如果是黄而发滞的，而又有热象，就加用清热燥湿药，例如茵陈蒿、焦山栀、车前子之类，但一定要据湿热的轻重与脾虚的关系，在配伍的量上要注意，必须使整个方剂符合辨证和病的程度，这主要是靠临床上不断地应用之后才能逐渐理解掌握的。如果血虚而热不甚，但涉及到肾阴虚的问题，就生熟地并用。临证加减是非常多的，我们只是谈了最主要的。

痛泻要方（原名白术芍药散）

（《景岳全书》引刘草窗方）

【组成】 白术土炒，三两（90g） 白芍炒，二两（60g） 陈皮炒，一两半（45g） 防风二两（60g）

【用法】 或煎，或丸，或散皆可用。久泻者加炒升麻六钱（18g）（现代用法：原书无每次服用量，可参照原方比例，酌定用量，作汤剂煎服）。

【功用】 补脾泻肝。

【主治】 肠鸣腹痛，大便泄泻，泻后仍腹痛，舌苔薄白，脉两关不调，弦而缓。

【方解】 痛泻要方是肝木犯脾土而引起的痛泻，泻了以后痛不止，且反复发作。要据脾虚的情况，大便形状的不同，或者是稀便如粪水，或者是频频的溏便、软的，甚至还夹有水或不消化的食物，与脾虚和里寒有关。痛泻要方是肝克脾，而中焦比较寒。此方的配伍特点：白术是主药，而防风与白芍药用量相同，主要指比例，白术三两，防风二两，又不是治疗外感病，配伍是比较特殊的。木之所以克土，并不是由于木太甚，而是土太虚，所以腹痛是大腹痛。大腹是脾的分野，在脐周围，而两胁是肝的分野。因为脾本来就虚，所以土虚木郁而木来贼土，故治疗原则以健脾为主，健脾以后疏肝，所以方中首先用了白术来健脾，作为主药。健脾后本身的运化能力强了，脾气强了就能把肝气升发起来，因为病机是由于土虚而导致木贼。同时考虑芍药，芍药可以柔肝，可以补肝脾之血。白术与白芍相配，实际上是肝脾并补、健脾养肝。但所治的证不仅是要养肝，必须还要使肝舒展开来。肝陷在土中，不能条达了，就要用防风。因为防风有个特点，首先就是风中润剂，可以散风，既入膀胱经，又入脾经，它能够解肌，着重于肌肉皮毛，但必须与发散药同用才有这个作用。它既是散风的药，也是“胜湿”的药，但又不燥，不像其他散风的药，如白芷、羌活之类，也能散风胜湿，但属于香燥药，所以防风是风中之润剂。而且防风还有一个特点，能够升举脾气，能升清，故能土中泻木，实际上就是在提升脾中清阳之气，同时也升散脾中的肝气，升散之后不会有伤津或升散太过致虚阳上升而眩晕的弊病，而且本身是甘味，还有缓急止痛的作用，所以方中虽然有木克土的腹痛泄泻，却没有用甘草。陈皮主要是疏理肝、脾之气的，同时有健胃的作用。

此方是以白术为主药，以防风、芍药为臣药。若为久泻，仅用防风还不行，还要用升麻，更好地升脾阳、止泄泻。看起来虽很简单，但有相当复杂的理论在里面。多用在脾胃虚寒或是老年人气虚，诱因多是生气、受凉。小儿后天失调的也常见到，只要没有停食就可用痛泻药方。或者小儿泄泻而有水，大便是喷射状，并不是热，是黄的、稀的，中医认为有风时，也可以用这个方剂，并适当地加用温药，如生姜、炮姜。痢疾不能用分利的方法，即禁忌用利小便的方法；而泄泻可以利小便，可以用四苓散、五苓散等，都可以治疗泄泻。但泄泻有很多种，要具体分析，看津液是否伤了，如果津液伤了，分利的药就要慎用。更主要的是看舌苔，看舌上的津液，舌苔的厚、薄。如果舌苔厚，就说明还有湿、食，还需要用；如果舌苔白薄，就少用分利；如果阴分已经伤了，应考虑虚甚的情况。泄泻用利小便的办法，使二便分利，利小便就是实大便，但泄泻有阴分伤这种情况的时候就要考虑少用或不用。《景岳全书·杂证谟》将此方与平胃散、胃苓汤并列，用于泄泻之由于湿滞者，还指出是"燥之利之"，未有详明解说，难明其理。

调和肠胃

半夏泻心汤

（《伤寒论》）

【组成】 半夏半升，洗（9g）　黄芩（6g）　干姜（6g）　人参（6g）　甘草炙，各三两（6g）　黄连一两（3g）　大枣十二枚，擘（4枚）

【用法】 上七味，以水一斗二升，煮取六升，去滓，再煎，取三升，温服一升，日三服（现代用法：水煎取汁，分两次服）。

【功用】 和胃降逆，开结除痞。

【主治】 胃气不和。心下痞满不痛，干呕或呕吐，肠鸣下利，舌苔薄黄而腻，脉弦数。

【附方】

（1）生姜泻心汤（《伤寒论》）　即半夏泻心汤减干姜二两，加生姜四两（12g）。功用：和胃消痞，散结除水。主治：水热互结。心下痞硬，干噫食臭，腹中雷鸣，下利等症。

（2）甘草泻心汤（《伤寒论》）　即半夏泻心汤加甘草一两[共四两（9g）]，一方无人参。功用：益气和胃，消痞止呕。主治：胃气虚弱，腹中雷鸣下利，水谷不化，心下痞硬而满，干呕，心烦不得安等症。

(3) 黄连汤（《伤寒论》）　黄连三两（5g）　甘草炙，三两（6g）　干姜三两（5g）　桂枝三两（5g）　人参二两（3g）　半夏半升，洗（9g）　大枣十二枚，擘（4枚）。功用：平调寒热，和胃降逆。主治：胸中有热，胃中有寒。胸中烦闷，欲呕吐，腹中痛，或肠鸣泄泻，舌苔白滑，脉弦。

【方解】 半夏泻心汤主要是治疗心下痞，所谓泻心实际就是泻心下的痞，“辛开苦降”就是从这里来的。这个痞证与以前所讲的结胸是由相似的原因造成的。《伤寒论》指明本方所治是柴胡汤证误下而成痞证，其实凡三阳经证误下都可能导致此证，也就是用苦寒泻下之剂治疗表证，伤了胸中之阳，邪气乘虚入里而致“心下痞满”，实际这里指的心下就是指胃。它的特点是什么呢？就是胃中痞满，严重的痞满而硬。但是如果痞满而硬且痛，就是“结胸证”，就非本方所可治。此外，本方证中还可以见到呕而肠鸣，腹痛下利。此下利指的就是泄泻，而不是我们今天所讲的痢疾。另一个特点，舌苔黄白相间，多见黄腻苔，脉弦数而滑少力。本来有些不同的看法，为什么出现心下痞呢？主要是因为病人原就内有痰饮，又受了风寒，又经苦寒之药误下之后而成。首先应理解这个病的本身有寒有热，寒是素体虚寒，素有痰饮，痰饮是由于素体中阳不足，中焦之阳不足，再加上又用了苦寒的泻药，伤了中焦阳气，邪气乘虚入里化热，与里边素来的痰饮相结，结在心下，气结成痞。是因痰热与虚气互结而成痞，所以中焦之气升降失常。在见证中，有心下痞满不痛，呕而肠鸣。《金匮要略》也有“呕而肠鸣，心下痞，半夏泻心汤主之”，有肠鸣就能确诊了。《内经》云：“腹中寒则肠鸣泄泻”。呕的原因有寒有热，但呕而肠鸣时，肠鸣是有寒。再加上腹痛下利，腹痛是寒，舌苔是黄的，脉弦数而滑，说明中焦有痰饮，与邪相结而有热。上有热，而下有寒。上有热就用寒药，下有寒就用热药，邪就要泻，虚就要补。所以在此用了苦寒的以泻热，用辛热以治寒。由于邪与痰饮相结，就用了辛散的药，所以要用辛开。呕是有气逆，所以又用了苦降。由病机和主证决定了这样的治疗。

本方与小柴胡汤相比，只换了二个药，就把方名改了，把重点的药也改了。把生姜换成干姜，柴胡换成了黄连，但用量大有差别。黄连是一两，而小柴胡汤中的柴胡是半斤。所治在心下，心下就是胃，所以首先用半夏作为它的主药，并由半升加到升半。泻心汤有几个方剂，都是突出以主药作为方名。半夏辛苦温燥，是阳明经药，既能辛以散积，又能祛痰、燥湿、散结，更能和胃，和胃就是降逆气。本身以辛开为主，又具有苦降的作用。而这里之所以用干姜，是因为既有呕，又有肠鸣，还有腹痛、下利，而心下痞还要散，所以把生姜换成了干姜。生姜和干姜有区别，就是上次曾经提过，干姜与附子比，一个守而不走，一个走而不守。干姜与生姜比，都有辛散作用，各有强弱不同，生姜更散。干姜和生姜都是中焦脾胃的药，而生姜主要是肺、胃经的药，干姜是脾经的药。腹中寒、肠鸣下利这样的情况，主要用温脾的药，所以用干姜而不用生姜，温热散寒的力量也是干姜更强。黄芩和黄连合而治疗入里之热。黄连的用量很小，注意，黄连苦寒清热，可以泻心，但是用得不当的时候，就是不该用时用了，或者当用而量又大了，特别是在有痰湿的情况下，极容易把心气折伤，往往造成痰湿蒙蔽心窍，邪陷心包。所以用黄连，是因邪已经入里了，必须与黄芩合用，所谓泄胸中之热，就是泻因外邪误下入里变化而生之热，所以从半夏与干姜、黄芩和黄连的用量来看，主要还是以温热的药为主。而从人参、甘草、大枣看起来，还是扶正祛邪。全方既寒热并用，辛开苦降，又用人参、甘草、大枣补脾胃，扶正气以祛邪。本方配伍得法，使得一些作用强烈的药变得缓和。黄连泻热和干姜散寒的力量都是很强的，临床上不一定是误下时才用，例如一些素体脾胃虚寒的人，外受风寒以后也可以入里化热产生这些症状，入里化热不一定是误下，或者是耽误了治疗，或者是发汗太过引起，今天的临床主要抓住现证来用，即见心下痞，呕而肠鸣，腹痛下利就用。

生姜泻心汤中减少了干姜的用量，加用了生姜，而且生姜的用量比较大。主要症状有两个不同，不只是肠鸣，而是腹中雷鸣，同时干噫食臭，即噫气中有宿食的气味，说明胃的消化不行。腹中雷鸣是寒更甚，声音更响，按道理说应该加强温脾的药，但肠鸣又说明有水气在里面，症状可以想象不仅是痞而且硬，所以不仅是气的问题，还存在有形的东西，痰饮或者说是水气。呕属胃气上逆，而生姜是呕家的圣药。有人说无生姜可以用干姜代，但干姜终究只是可以代，是止呕而不是治呕。因为呕有寒有热，有多种原因，服生姜可以暂时止住，而不是都能治疗，胃寒可以治疗，胃热就不行。在临床上生姜和干姜区别得不够细，一是胃药，一是脾药；温胃用生姜，脾寒盛用干姜。这里二者并用，而生姜的量大于干姜。用生姜一方面温胃，一方面散水。如果确实能代的话，就用生姜而不用干姜，或是干姜加量，作用就变了。真正的药用干姜产于四川均县，特点是颜色白、味道香。现在习惯用的干姜就是老姜，均姜与老姜的味道不同。干姜粉有一种自然的香味，但没有生姜的鲜味了，所以二者实际上是两个品种。

甘草泻心汤更简单，就是半夏泻心汤加了一两甘草，变成四两甘草。主治证与半夏泻心汤和生姜泻心汤的主证基本相似，特殊的就是水谷不化、干呕心烦。下利而水谷不化，说明中焦虚寒更甚；干呕心烦说明胃气上逆，胃气虚更甚，同时也说明由于误治以后津液已经伤了。所以在此情况下，还得用泻心汤来治，但要加重甘草的用量，加强了补气的作用。《伤寒论》是用人参来生津益阴，用甘草来益气。有一个方剂说没有人参，从原方的症状上来看是不对的，因有心烦、有干呕。那时的人参与现在的不同，现在经过加工炮制的红参是热性的，是以补气为主，即所谓大补元气，气补以后就可以生津，就可以益阴。但它的作用是间接而来的，是一个化的过程。通过大补元气以后，气足了，津液就能够化生，但不能认为它就是补阴药，它终究是热性的，是补气的药，不能代替滋阴生津的药，与甘寒咸寒的生津益阴药是不同的。人参有两种，一是生晒参，未经加工，一种经过加工，是热性的，所以一些年轻人吃了人参以后鼻子出血，或者把眼睛吃坏了，证明此药是热性的，而且过量以后还会伤阴。

要理解这几个方剂，从小柴胡汤来看，从和解的意义来看，要了解心下痞的原因是素有痰饮又有外邪入里，外邪入里变成了痰热夹杂的证。寒是本，热是标。热是外邪入里，是标，寒是痰饮之本。也可以说邪为标，正为本，正虚邪实，寒热互结，升降失常。治疗时既要除实，也要扶正，既要祛邪热，又要治痰。这样就能理解为什么整个方剂是以温、热为主。

黄连汤与以上几个泻心汤基本差不多，也是误治之后但情况稍有不同，都是在小柴胡汤的基础上来的。其中生姜改成干姜，黄芩改成黄连，柴胡变成桂枝，寒热相配有了变化，是因为误治以后产生了不同的情况。中医中药难学就在于此，如何掌握？黄连的寒究竟寒到什么程度？无法量化！古人通过实践经验能够了解，做到心中有数，但无法用数字来表示，所以学的时候就必须费功夫，要实践，要悟。不但要理解，而且理解之后要有所得，这样才能悟出点东西。看上去好像都差不多，但实际又有差别。

第四章 清热剂

书上的定义有些啰唆，指用清热药组成，具有清热泻火、凉血解毒、滋阴退热的作用的方剂。有些地方还需要更准确一些，所以我略微改变一下。凡是用寒凉药物为主组成，具有清热泻火作用，能治疗里热证的方剂统称清热剂。凉血也好，解毒也好，都是指血中之热，指热积的程度。过去有的叫清热泻火剂，所以清热泻火就包括了这个作用。温、热、火，只是程度的不同而已，本质没有区别，都是阳邪，所以我们仍然叫清热剂。清热剂属于清法的范围，属于寒剂。但是清热剂不完全代表清法，比如，有的里热证用寒凉之剂治疗并不能起到清热作用，因为是人体的真阴亏了。“寒之不寒是无水也”，反之，“热之不热是无火也”，所以有“壮水之主以制阳光，益火之源以消阴翳”的治法。所以清热剂不完全代表清法，只是清法的一部分。

理论指导为“热者寒之”，“温者清之”，“治热以寒”。凡是温热之邪都用寒凉、清凉之药为主来治疗。清次于寒，温次于热。“有余折之”，“火郁发之”。有余之火、有余之热，邪热、实热可以用苦寒直折的办法，苦以泻之，寒以清之。火郁急的时候，可以用苦味和辛味药“折之”、“发之”，具体的用法就更复杂一些。清热剂在临床上比较常用，越来越受重视。因为病人对发热特别着急，总希望药一下去热就退了。应该注意清热仅仅是一个方面，而中医治疗热证还有很多其他的方和法，所以不能理解为清热剂是临床上主要的退热方剂。

下面谈谈清热剂在临床上如何用。邪在表就发汗，阳明里实就泻下。清热所治的也是里热盛，主要的也是邪实，因此也可以说是里热实证，但习惯上并不这样讲，主要是为了与泻下剂的里实证相区别。因为邪不在表，所以不能用解表剂来治疗，解表剂必然起到发汗的作用，本来里热就伤津耗液，再用发汗的药物就更容易伤津液，这样就会出现变证，甚至发生虚脱。现在临床上不是里热用了解表剂的多，而是表证误用清热剂的多。有一个例子，一个小孩，我校一名青年助教的女儿，不足3岁，冬天素来咳嗽痰多，即患有所谓的急性支气管炎、肺炎，实际上包括在中医的感冒和咳喘证中，当时已经在小儿科用了西药发汗（阿鲁片，是阿司匹林和鲁米那的合剂，这种药现在已经不用了，属镇静发汗药）。西药的发汗与中药不同，发汗力量太猛，一发而过，汗出津伤。还注射青霉素，一日两次，每次80万单位。中药方开的是石膏八钱、黄芩五钱、银花、连翘、大青叶等，半夜喘得更加厉害，来找我。当时药房又无人值班，就到学校药圃里摘了鲜荆芥、苏叶各二钱，煎服后不久即咳出大量粘白痰，喘也平了，汗出热退。可见古人“见热莫清热”并非一概否定“热者寒之”，而要辨清热从何来而后用药，同时还要根据热病的性质和具体部位，以及虚实的程度如何，注意“有者求之，无者求之，盛者责之，虚者责之”，即辨证时既要看到有余、有病的一面，又要看到不足、有病的一面。邪热在里肯定会伤阴液，动营血，耗阴津，伤元气，这时要根据不同程度、不同部位的热而产生的症状，与以前所讲的寒下一样，要保存阴津，可以清气、凉血、止血；病热之后，大热伤气，又要适当补气养阴；特别是邪去热清以后，更要益气养阴，补血生津，以助康复。

清热剂主要治疗的还是外邪之热，内伤之热要用补益剂来治疗。所以后面附的治疗虚热的方剂也是治疗外邪为主，个别方剂如当归六黄汤是没法归入别的类别中了。但治疗外邪所致的热证也不全包括在内，特别是湿邪不在其中。六淫之邪中只有湿邪是有形的，其他都是无形的，所以湿邪重着难除。但许多东西都是相对的，湿与水相比，湿又是无形的，水是有形的，是微甚、程度的不同。治疗湿产生的热，以祛湿为主，放在祛湿剂中。祛暑剂原来也在清热剂中，但后来考虑到暑邪有自己的特点，暑是阴邪还是阳邪？在夏天有没有寒证？为了引起注意就将它们分开了。

如前所说清热剂主要是清外邪入里，但并不全都如此。譬如左金丸就不是清外邪，是清脏腑之热。这里所讲清里热，也有浅深之分。如温病学家叶天士说："在卫汗之可也（卫就是表，用解表剂来治疗），到气才可清气，入营犹可透热转气，入血就恐耗血、动血，直须凉血散血。"温热病到了营分与血分的见证转变很快，相杂而见。另外还有一类就是清热解毒，此毒就是火热之毒，火热盛，蓄积成毒。还有清五脏六腑之热，另外还有养阴清热，只是分类的角度不同，主要理解其大概意思就行了。

使用注意：首先要确定是里热、是真热，即辨清楚证在里，确实是真热。第二，防止太过。凡是热证都应该用寒药、凉药来治疗，但寒凉太过，可以伤中而成中寒，伤了中焦阳气就成中寒证了，所以说"始为热中，继为寒中"。为什么？就是寒药太过。再就是苦寒药太过，因为苦寒的药是可以化燥的，苦寒药大多能清热燥湿，但过量就化燥伤阴助火。这两个次序要注意一下，首先是寒凉不要太过，以免由于中阳伤而产生寒中。其次就是苦寒使用太过就容易化燥，热不清反而更甚。在外邪所致的热中，虽然不多，但一定要注意。至于虚热就更不是苦寒所能够治疗的。热病以后一定要注意"食复"。由于吃东西不注意，正如《伤寒论·辨差后劳复食复阴阳易病脉证并治》中所讲的一样，就是因为"脾胃气尚弱"而吃多了，就食滞发热，需重新用消导的办法治疗。饮食中要特别注意肉类，它不是直接引起发热，而是往往引起病的复发，所以饮食注意要清淡。病后一定要逐渐地增加饮食，要清淡，再有一点，服药的时候由于邪热盛而产生呕吐格拒的情况，可以寒药热服，亦可加姜汁服，姜是热的，而且能够止呕，是反佐的办法。因为邪盛可以拒药，所以用反佐法。

清气分热

首先谈清气分热。气分究竟指哪些地方？中医辨证方法有很多，有六经辨证、三焦辨证、卫气营血辨证。应抓住气分的特点，即六淫之邪没有进入营分，也没有在中焦成为热积，而又不在表，也没有逆传心包，这里纯粹是温热之邪或是寒邪入里化热。阳明气分之热，热是自内而出，特点就是发热而不恶寒，相反的，热高了甚至还恶热、喜欢凉。热从里出，而表无邪，皮毛是开的，所以热蒸汗出，有汗也是它的一个特点。由于热在里，必然消耗津液，所以口渴也是一个特点。津液伤了必然烦。所以气分热都有这四个字：热、汗、渴、烦。但要注意程度的不同，因此用药的时候就有轻重之分。这是没有与其他病情相联系时的情况。另外还要考虑到气分与卫、表相近，正好利用表无邪、皮毛正常地开合，可以更好地透邪，所以清的同时要兼透。要根据烦渴的情况来确定清热药的用量，以及是否需要加甘寒生津的药。这些都是清气分热时需要注意的情况。

白虎汤

（《伤寒论》）

【组成】 石膏一斤，碎（30g）　知母六两（9g）　甘草二两，炙（3g）　粳米六合（9g）

【用法】 上四味，以水一斗，煮米熟汤成，去滓，温服一升，日三服（现代用法：水煎至米熟汤成，去滓温服）。

【功用】清热生津。

【主治】阳明气分热盛。壮热面赤，烦渴引饮，汗出恶热，脉洪大有力，或滑数。

【附方】

（1）白虎加人参汤（《伤寒论》）　即白虎汤加人参三两（10g）功用：清热，益气，生津。主治：白虎汤证。但汗多而脉大少力，具有津气皆伤之证；以及暑病见有津气两伤，证见汗出背微恶寒，身热而渴等症。

（2）白虎加桂枝汤（《金匮要略》）　知母六两（9g）　甘草二两，炙（3g）　石膏一斤（30g）　粳米二合（6g）　桂枝三两，去皮（5～9g）共为粗末，每用五钱，水一盏半，煎至八分，去滓温服，汗出愈。功用：清热，通络，和营卫。主治：温疟，其脉如平，身无寒但热，骨节疼烦，时呕；风湿热痹，证见壮热，气粗烦躁，关节肿痛，口渴苔白，脉弦数。

（3）白虎加苍术汤（《类证活人书》）　知母六两（9g）　甘草二两，炙（3g）　石膏一斤（30g）　苍术　粳米各三两（各9g）。剉如麻豆大，每服五钱，水一盏半，煎至八九分，去滓，取六分清汁，温服（现代用法：水煎服。用量按原方比例酌情增减）。功用：清热祛湿。主治：湿温病。身热胸痞，汗多，舌红苔白腻等。近来用治风湿热等病。

【方解】白虎汤有四大证：大热、大汗出、大渴、脉洪大，但白虎汤不能单纯地看这四个特征，还要看舌苔，要看脉是否洪大有力，洪大到什么程度，舌苔的津液伤到什么程度，渴是否是真渴，是否想饮水，能够饮多少，这些都是衡量热和津液所伤程度的标志。

这里的用药是很特殊的，因为白虎汤治疗的气分热是大热，因此要用大寒的药。首先就考虑石膏，而且大量地用，石膏的特点是既大寒清热，又有辛甘之味，它本身主要入阳明经，兼入肺经，可以清而兼透。有些人夸张了石膏的作用，说可以清热发汗。其实石膏就是清热生津药，本身有一定的生津的作用，除了大寒清热作用以外，有透表作用，能透邪从表而出，没有发汗作用，它不是发汗药，是透泄邪热的药，在清热的同时，可以透邪外出。如果没有汗的热，如果石膏不配发汗药，就不可能发出汗来。首先用石膏为君药，清阳明之热。由热产生的问题，首先津液伤。无形的是热在内消耗津液，有形的是热蒸汗出，汗出越多，津液就消耗越多。一个在里自己消耗；一个迫使津液外出而蒸蒸汗出。石膏清热有余而生津不足，所以配知母。知母是肺、胃、肾经的药，习惯是肺、肾，也入胃经，性味苦寒，本身滋润，因此来滋阴生津，而且是肺、肾同时治疗。它能清热滋阴，更好地生津，帮助石膏来治疗大热而津液伤。这里还考虑了胃气的问题，所以用了甘草和粳米来养胃气、补胃阴；同时甘草和石膏也能更好地甘寒生津。用粳米是取水谷之精以生胃津、养胃气，但必须是粳米，籼米就没用。糯米主要养肺，也不如粳米能够养胃。如果没有，可以用生怀山药代替。

此四药相合，只要确实是白虎汤证，本来还大热、还烦呢，服下以后就顿然而解，病人热退身凉，安然入睡。古人赞它药效快，有“覆杯而卧”的功效。可能有人对此怀疑，举一个特殊的例子，一位刚结婚不久的青年人病湿温，经治疗服药以后确实已经好了，但因食复、房劳复的问题，大夏天重新出现大热，就用的是白虎汤，吃了一剂药以后，放下药碗就呼呼大睡，一觉睡了 36 小时。因为前一阶段病人有过神昏，家属不放心、害怕，我说你回去观察一下，他睡得是不是正常，是不是清醒，听听他打呼噜怎么样？结果唤醒了他，醒后还挺清楚的，接着又睡，呼吸很均匀，你喊他他能听到，你掐他也知道，但还是要睡。因为大病，再加上好了以后又反复高热，高热以后人整个很疲乏，药物吃下以后，顿然热退了，当然就睡觉了。此时要注意关照他，到时你要将他喊醒了给他点米汤喝，然后再睡。

还有一个老太太，五十几岁，是种菜的菜农，也是湿温病，湿比较重，看了以后，用的是辛温芳香药来化湿、燥湿。但体温始终不退，当时也是多少天不睡了，烦躁、热、难受，越到晚上越热，因为是湿温嘛。等到湿已化，口不粘，舌苔黄，大热不减，恰逢立秋，就用白虎汤加减，一剂药下去，睡醒以后非常舒服，热解神清。只是浑身没劲，因为大热以后没有热在内了，完全是一派虚象，经调治三日，即如常人。

临证运用的问题没有讲。方剂的学习着重要理解立法组方和前人的心得，然后才能变通地用、灵活地用，任何讲义不可能全部收载，无法写得面面俱到，因为临床变化是写不完的。而经常所能见到的，往往加减到最后都是一回事。所以说要熟读深思，心有所得，而后举一反三，才是智者。

白虎汤用了以后最容易伤人的地方，就是知道了四大主症，忘了其他症状。以白虎加人参汤为例，如果不知道加人参，也能用，也可以见效，但见效以后必然产生其他的症状，所谓“始为热中，继为寒中”。白虎加人参汤的症状与白虎汤症状都相同，只是脉比较无力，可以见到恶风，或背微恶寒。要注意，主要是恶风，绝不是全身恶寒，是背部微恶寒。背部实际就是常说的背心，在两个肩胛骨之间的地方。这个道理与《金匮要略·痰饮》中的“夫心下有留饮，其人背冷如手大”是一个道理，因背为阳之位。在这种情况下如果不懂得加人参就不行，一看四大症状都存在，也热，汗也不少出，表面看脉也很有力，这种情况就极容易误治，误了以后就伤人。

白虎汤的注意事项（实际是白虎加人参汤的注意事项）：①此方立夏以后、立秋前乃可服，上了年纪的人亦不可与服之。立秋后不可服，正二三月春寒料峭，气温还偏低，也不可以服用，若误服以后就可见呕吐、下利、腹痛。②诸亡血虚家亦不可服，“得之则腹痛利者”。亡血虚家不是吐血证、便血证，而是长期的失血证、长期气血虚，不是热证，而是虚寒。如果服了就要腹痛下利，“但可温之当愈”，可以用温药来治疗。用过了量或者不当用而用了，就会使热中变为寒中。从这些话可以知道，石膏与知母相配是大寒的，作为治疗阳明经热是很有效的。如果没有大热或季节不符，用了以后极容易伤了脾胃之阳，而产生呕吐、下利、腹痛等中焦脾胃虚寒证。所以特地引用《伤寒论》的原文，以提醒大家加强对这个方剂的注意。在使用时要注意，白虎汤没有讲吃多少次，是顿服，而白虎加人参汤却是分三服。我们切不能在临床上见这个情况就大量地用，现在当然不会用一斤石膏了，也不要按一斤来折算，总之不要墨守成规用这么大的量。

大青龙汤、越婢汤和麻杏石甘汤等方中都有石膏，但其用量区别很大，有鸡子大、二两、四两、半斤乃至白虎汤用一斤。所以学习方剂，不仅要学习配伍意义，还要掌握用量比例关系。习惯常讲量变能够导致质变，但实际应用中常常忽略。有些方剂一定要遵循用量，一些临床讲义中有些方剂有药没有量，要注意方剂中组成各药间的配伍关系，考虑如何酌定用量。如果方中有用量，也只有知道方剂原来的量，才能解释原来的意思，否则量一变，配伍意义就变了。从这个意义上讲，方剂的分析必须要联系到用量，用量一定要尽量讲清楚。这些情况临床上经常碰到，希望引起大家注意。

白虎汤加桂枝，是治疗疟疾的，很少用，因为温疟无寒但热这种情况比较少见。治疗风湿热病也可以用白虎加桂枝汤，见白虎汤证而伴骨节烦痛，这时才加桂枝，而且桂枝服用的量要注意，用的是散剂，分次服用。白虎加苍术汤是治疗湿温病而湿不如热重，也就是湿轻热重。如果是纯粹的厚白腻苔，就要注意是否用知母，因为知母能够滋阴，滋肺、肾之阴，湿邪粘腻未化而用滋阴，就将湿邪滞留在内了。这两个方剂主要是学习它遣药组方的配伍方法，而不是简单的死记。

竹叶石膏汤

(《伤寒论》)

【组成】 竹叶二把（15g） 石膏一斤（30g） 半夏半升，洗（9g） 麦门冬一升，去心（15g） 人参三两（5g） 甘草二两（3g），炙 粳米半升（15g）

【用法】 上六味，以水一斗，煮取六升，去滓，内粳米，煮米熟，汤成去米，温服一升，日三服。

【功用】 清热生津，益气和胃。

【主治】 伤寒、温热、暑病之后，余热未清，气津两伤。身热多汗，心胸烦闷，气逆欲呕，口干喜饮，或虚烦不寐，脉虚数，舌红苔少。

【方解】 竹叶石膏汤证的热是余热未清，没有白虎汤证重，但阴伤、气伤比较重，主要的症状除了白虎证，还有气逆欲呕。其他的症状都比白虎汤证轻了，热也退一些了，汗也少一些了，但烦渴不减。是津液伤了，所以口渴和心烦更甚了。烦是因为阴虚津伤，呕不仅是阴伤，还有气虚，胃气虚不得下降而上逆，胃气以降为顺，欲呕就是胃气逆。舌质以红为主，而不讲舌苔是什么颜色，只讲苔少，这说明胃气胃阴都伤。所以这个方剂不一定是吃了白虎汤以后余邪未尽，临床上可以一开始就见到这些症状，因为人虚，热并不甚，但素体虚，特别是夏天，受了暑热的时候就容易见到这些症状。注意，是暑热而不是暑湿，就可以用白虎加人参汤；如果呕可以用竹叶石膏汤。这里二者的区别，就是白虎汤去掉知母加人参、麦冬、半夏、竹叶。去了知母用了麦冬，为什么？刚才还讲阴伤更甚，可以用滋润的药，强调知母的作用，配合石膏，就是从滋阴生津这方面来说的。凡是大热所伤，气阴两伤，胃气上逆而见呕，忌苦寒，因为苦寒伤胃，所以不用知母而用了麦冬。虽然滋阴相同，清热力量不大，但麦冬是以甘为主，苦味不大，更直接作用于阳明胃经，对养胃阴更好。麦冬也是肺、胃、肾经药，知母是肺、肾、胃经药。知母与黄柏配伍救肺、肾之阴，降火滋阴。而麦冬是甘味为主，不仅滋阴，还兼有养胃气的作用。因为有呕，要平逆气就用半夏来降逆和胃止呕。阴已经伤了，气也虚了，还有热，特别是有热阴伤的情况下，因半夏是辛燥之品，所以此时要用它和胃降逆，就特别要用滋阴的药。所以半夏与麦冬相配，还要注意用量的问题。麦冬从用量来看是半夏的一倍，半升半夏配一升麦冬。如何掌握麦冬与半夏配伍用量，就根据当时的情况。从这里我们首先可以看出竹叶石膏汤的情况，主要用的是半夏的一倍量，即半夏和麦冬之比是1∶2。有呕，用半夏来止呕，又因为半夏有燥性，而且由于证本身就是阴虚津伤，所以必须用麦冬，而且用量大。另外用了竹叶清心除烦，来透泄胸中邪热。

清气分热的两个方剂有轻重之分，但所治证的共同点是气分大热，津气两伤，所以用白虎或竹叶石膏汤，或白虎加人参汤，介于两者之间，从白虎到白虎加人参、到竹叶石膏汤是由实到虚，也就是白虎主要是清热，照顾了生津；白虎加人参汤不仅是加重了生津作用，而且注意到益气；竹叶石膏汤不仅考虑到津液的问题，还考虑到气的问题，津气更伤，里有热，气逆欲吐。所以从这三个方剂中，可以学到如何根据病情的不同程度来组方，而不是学习死方剂。白虎汤加桂枝和加苍术也可以作为一种加减配伍方法来学习。

清营凉血

“在卫汗之可也，到气才可清气，入营犹可透热转气”，才不至于邪陷入血。入血就会动血，是邪热迫血妄行，同时邪热在血分还会消耗阴血，就要凉血、散血。散血与透热转气意义相同，散血是散血中之热，用凉血就要考虑防止留瘀，凉而兼散，才能凉血止血而不留瘀。这是从营血治法的特点来谈。至于这二者的症状，在热病当中，这两个证变化最快，主要的是身热深了一层，里热甚，但不像白虎汤证的表面大热、大汗、大渴；热又深了一层，表面看烦躁还没有那么厉害，但症状已深入血分，涉及到神明，可以见到谵语或斑疹隐隐，但营分证的谵语不甚，时明时昧。有时神志是清楚的，明白的，有时又是昏昧的，不清楚的。到了血分，这两个症状就加重，斑疹也明显，因为热迫血妄行，热在血分蓄积为毒，就出现了斑。到了血分就可以见到吐血、便血、尿血。由于热已入血分，扰及了心神，此时强调透热、散血，不使邪热内传心包，不使邪热深伏阴分。以后讲的青蒿鳖甲汤证，邪热深伏阴分，就是因治疗不当而来。中医治疗外感病，时刻强调透邪，透邪不一定用解表药，中医治病往往不把它逼死，而是网开一面，不是四面围死，而是给邪以出路，这样有利于祛除病邪，人不受伤。这里面体现的非常突出，如果往里面一陷，就把邪给关到里面了，营分的热清过了头，没地方去，反而进入血分了。进入了血分，如果没有很好地注意，一是造成瘀血，二是邪伏在里，不容易透出，很难清，出现神昏或者余邪发热，反复发作，这些等谈到青蒿鳖甲汤时再讲。

清 营 汤

（《温病条辨》）

【组成】 犀角三钱（2g） 生地黄五钱（15g） 元参三钱（9g） 竹叶心一钱（3g） 麦冬三钱（9g） 丹参二钱（6g） 黄连一钱五分（5g） 银花三钱（9g） 连翘二钱，连心用（6g）

【用法】 上药，水八杯，煮取三杯，日三服。

【功用】 清营透热，养阴活血。

【主治】 邪热传营。身热夜甚，神烦少寐，时有谵语，目常喜开或喜闭，口渴或不渴，或斑疹隐隐，脉数，舌绛而干。

【方解】 清营汤，口渴或不渴，口渴是在前的，营分还是应该渴，但营分的渴不如气分证特别是白虎汤证的渴严重，这是因为热已经深入了一步，既然深入营分就能够蒸腾营气，"营气者，泌其津液，注之于脉，化以为血"，"中焦受气取汁变化而赤，是为血"，"谷入于胃，以传与肺，五脏六腑，皆以受气，其清者为营，浊者为卫"。主要是说营气载着津液，它不仅仅是血。热入营分，蒸腾营气上行口舌，这个营就有津液在内，这个津液可以使口渴减轻，但这里的减轻并不是好事，而是动用了里面的津液来解除口渴，好比用库存来填补亏空，所以对人体本身的阴液来说是更有伤耗，其伤人不比白虎证轻。在热病的诊断中，有些人将这个弄错了，认为营分证反不渴，这个结论是错误的。口渴，但不如白虎汤明显，白虎汤是大渴引饮。所谓的大渴引饮，就是他拿到水以后必然是大口大口地喝光，越凉越痛快；你再给水，他还是要喝光，因为大汗出，消耗津液，需要饮水自救来补偿津液大伤。另外要注意舌苔的问题。营分证与血分证都是舌红，深红色，舌绛，颜色越深，说明热越往里深入，舌色就更红。舌苔是很少的，甚至是没有苔，舌干。脉数而有力，这是相比较而言，白虎汤证的脉是大有力，这里是比较有力，所以要用清营汤来治。虽然有些药现在没有，但我们还照着原方讲清其组亦配伍。

犀角有一个特点，能入血分，清热解毒。真正的独角犀的犀角有一种清香的味道，能入血凉血而散血，透热解毒。叶天士认为透热转气的药就是犀角、玄参、羚羊角。从这里可以知道，这些药是特别的清热解毒药，这里的毒是火热之毒。这些药可贵之处在于还兼有透的作用。这里还是以犀角和黄连作为主药，黄连入心，心主血脉，二者作为君药来清营解毒，此时用黄连与犀角相配有护心之用。前面讲心下痞时讲过黄连，换句话说，在气分时你用它就与黄连无关；到了营分、血分，黄连就与心有关，清它的热就可以保护心，使邪不至于入心包，但用量不能大，苦寒太过则伤心气，所以在这里不能把它当作第一位的药，而是用犀角，这是因犀角的特点所决定的，而黄连没有这个特点，它只是苦寒泻火，而且用量大了就会伤心气。另外配三个药作为臣药，即生地、麦冬、玄参。这三个药即增液汤。在热病中，这三个药作为清热养阴药经常用到，但要注意用量，增液汤中三个药的量都很大。此处生地五钱，麦冬、玄参各三钱，这就因为用的目的不同而有差别。在这里你不清热，单纯滋阴没有用。也就是说，火不去，单纯加水是没有用的，还是要消耗掉。必须在清热的同时，加用它们来滋阴清热，帮助君药更好地除邪热，恢复因邪热所伤的阴和津。

这里的佐药有一些不同的看法。佐药中，我们认为银花和连翘一方面清营分之热，另一方面有助于透热转气。我们知道，在银翘散中就提到这两个药是清热解毒药，也可以透表，有辛散作用，不仅仅是清营分之热，而且还可以将营分之热透出气分而解。这里有一个药要先提一下，即玄参。叶天士提到的透热转气就是玄参，玄参有滋阴清热解毒的作用，但玄参的滋阴究竟起到多大的作用？是本身滋阴呢，还是怎么回事？玄参实际上是启肾水以上行，还有清热解毒的作用。所以我们经常用它治疗阴虚嗓子痛。用桔梗、玄参、麦冬，一方面用麦冬补肺、肾之阴，一方面用玄参引肾阴上行。正因为玄参有上行之用，所以也可以透热转气。但实际用在临床上时，其透热转气的作用不如银花、连翘。讲义上将银花、连翘和黄连、竹叶都一块解释，说他们清热解毒以透邪热，使入营分之邪透出气分而解，究竟是哪个透的就弄不清楚了。竹叶是清气分之热的药，竹叶石膏汤已谈到这个问题了。竹叶能清热除烦，清气分之热，还兼有生津透邪的作用，但作用很弱。竹叶与芦根比，它的作用大大不如芦根。芦根可以清热生津，解渴除烦，但芦根不能透，而竹叶有透热作用，只是这个力量是很弱的。这一点与讲义上讲的有些不同。主要就是从这点来考虑的，就是透热转气，从气而出。这样一方面从里清，一方面往外引，这样邪就不容易入里，就不容易入血分，邪就不容易入心包。在此还同时用了丹参和竹叶。这二味药都是用来清心的，以帮助犀角和黄连清心除热。丹参还能凉血而活血。对丹参也容易造成一个误解，《妇人大全良方》中讲它，一味丹参功同四物，好像丹参就能够代替四物汤了。丹参是能够清心，活血凉血有余，但没有补血作用。四物汤以后还要讲，在补血的同时，还有和血的作用。不要误解丹参的作用，将丹参和四物当成一回事。还有一句话要注意，如果见舌苔白滑的不能用，本证中应该是舌绛而干、少苔，大多是无苔。临床上应用时，无论舌象怎样紫绛，见了白滑苔、白腻苔就不能用，那就是有湿邪、痰浊。主要是黄连不能用，生地、玄参、麦冬也不能用。如果用了以后，不就将湿邪腻在里面了吗？清热滋阴就正好将湿邪腻住了，所以不能用。这个方剂经常与安宫牛黄丸、紫雪丹、至宝丹同用，就是根据病人窍闭的情况、热的情况，以及是否动风的情况、二便的情况来加以区别应用。临床上到了这样程度，这个方剂往往是与安宫牛黄丸、紫雪丹、至宝丹并用的，用汤药送丸药。

清宫汤

（《温病条辨》）

【组成】 元参心三钱（9g） 莲子心五分（2g） 竹叶卷心二钱（6g） 连翘心二钱（6g） 犀角尖二钱，磨冲（2～5g） 连心麦冬三钱（9g）

【用法】 水煎服。

【功用】 清心解毒，养阴生津。

【主治】 温病误汗，液伤邪陷，心包受邪。证见发热，神昏谵语等。

【方解】 清宫汤特点是吴鞠通先生认为诸心入心。所以清营汤也有竹叶心。清宫汤用莲子心、麦冬心、玄参心、竹叶卷心、连翘心。玄参心是什么东西？玄参有心吗？实际上药用部分是玄参的根。过去有人认为，凡是物的心皆可入心，所谓的清宫实际清的是心包。心为君主之官，心包是心的外围，宫城也，侧重在清心，但这时不单是“清宫”，还要开窍。

这里主要讲一讲犀角的问题，现在犀角买不到，怎么办？即使买到也不是独角犀的角。现在犀牛属于稀有动物，是受保护的动物，用什么代替呢？一是玳瑁。玳瑁可不是海龟，至宝丹中两个药都用了。玳瑁是高背，背甲不是整块的；海龟的甲是整的，鳖甲也不是整的，可以用大量的玳瑁来代替，不过现在玳瑁也少了。另外就是用水牛角代，水牛角的力量更小了。难就难在既要用它入血清热，又要用它清而兼透，往往用一个药来代替不太满意。用什么呢？用玳瑁也好，水牛角也好，甚至可以用大青叶少配一点升麻。比如用了五钱甚至一两大青叶，而升麻只是几分，很少，十分之一，不超过这个量。这种使用的经验，是因以前虽然有犀角，但穷人也用不起，就变通来用。羚羊角过去都是用大量的石决明加鲜石斛来代替。为什么强调是鲜石斛呢？鲜石斛以茎圆而外有铁色薄皮的为上品，有清热滋阴之功，还有一种扁的叫金钗石斛，药效次之。这些是在临床上摸索出来的用法，供大家参考，并希望有新的更好地来代替这些珍贵的药材。

犀角地黄汤

（《备急千金要方》）

【组成】 犀角一两（1.5～3g）　生地黄八两（30g）　芍药三两（12g）　牡丹皮二两（9g）

【用法】 上药四味㕮咀，以水九升，煮取三升，分三服（现代用法：水煎，犀角磨汁和服）。

【功用】 清热解毒，凉血散瘀。

【主治】 ①热伤血络。吐血，衄血，便血，溲血等。②蓄血留瘀。善忘如狂，漱水不欲咽，胸中烦痛，自觉腹满，大便色黑易解等。③热扰心营。昏狂谵语，斑色紫黑，舌绛起刺。

【方解】 犀角地黄汤是清热凉血方，主要治疗热入血分，迫血妄行。因为，热已经深入到血分。血归心所主，血分有热，扰乱了神明就神昏谵语，迫血妄行就造成各种出血，包括发斑。到了这个时候，神昏谵语是很明显的，斑也很明显，不像营分证时有谵语，斑疹隐隐。斑疹隐隐是要出还没有出，这些问题要注意。用这四个药来治疗，主要的作用是凉血清热、止血防瘀。犀角已经讲过了，生地也已经讲清楚了。芍药一般用的是赤芍，赤芍可以凉血散血。丹皮也是这样，它泻血中之伏火，所以入血分泻火清热，同时又能散瘀血，丹皮也是一个活血药。所以既清热，又凉血，还能活血，就可以热清、血止而不留瘀，凉血而不留邪。还有一个问题要注意一下，在这里犀角地黄汤有三个主治证，其中第二个主治证是蓄血留瘀，善忘如狂。善忘如狂者，应加大大黄、黄芩的用量。如何治疗蓄血证？蓄血证就是瘀血和邪热停留在下焦。遇到这种情况，我们促使瘀血出来得越快，邪热就去得越快。而且这个瘀血是无法化开的，已经成为败血了，必须将它行出来。所以这里加大黄、黄芩最好，单纯用犀角地黄汤作用不够。理解了这个问题，将来理解桃核承气汤就更容易了。蓄血在下焦，这个瘀血非去不可，就像承气汤治疗热积里实一样，无形之热与有形之邪相结成实，只有去其实，无形之热自然跟着一块去了。蓄血就是热与血相结，只有去了瘀血，才能治愈。根据这个情况，更需要考虑到了神昏时加开窍的药，出血时加各种引经药。

犀角地黄汤证可以因为是热病引起，也可以是素来喜欢饮酒的，或者是酒醉而起的，或者大怒而起的也可以用。可以适当地加龙胆草、黄芩，心烦可以加黄连、山栀子，其他的止血的药都可以用，甚至用在急救的时候。这不单是指治疗热在血分，热迫血妄行，还有如果喝醉了酒，或是大怒引起的吐血不止，急于止血时，除用本方外，还可用多种方法如生地黄捣汁服用，鲜茅根捣汁很好，鲜藕汁、童便也很好。上述药物都可以用鲜药捣汁服用，鲜的、凉血的药捣汁都可以用。也可用大量大青叶，少加一点升麻，如果不是温热病就可以不加升麻，因为刚才讲的给邪以出路是指外邪，自外而入的邪气还希望自外而出，入营犹可透热转气，入血就只有凉血散血。散血有两个意思，一个是防瘀，一个是散热。如果不是外邪就用大青叶或青黛，不需要加升麻。刚才说的代用犀角的药有玳瑁、水牛角、大青叶加十分之一升麻（不超过一钱）。

清热解毒

清热解毒所解之毒，主要是火热之毒。由于热邪盛极，蕴积不得外泄，而蕴积成毒。热可以是外邪入里之热，也可以是自身之热与外邪相合郁积而成，如温毒，就可能由湿与内热（火）互结而成。所谓的热、火都是一回事，有的说是实热蕴盛，有的说是火热。这时主要采取清热泻火的办法就可以解毒，但由于火热之邪的程度有不同，火热之邪郁积的部位有不同，解毒的方法中具体的用药也不同，其中不仅包括清营凉血的问题，还有火郁发之的问题。就是说由外邪而来如何散，包括一些透表、泻下、清热凉血的办法。《医宗金鉴》曾说过，“痈疽原是火毒生，经络阻塞气血凝”。所以在处方中有的多配伍一些苦、辛之品，以疏通经络，活血散结。

普济消毒饮

（《东垣试效方》）

【组成】　黄芩酒炒　黄连酒炒，各五钱（各15g）　陈皮去白　甘草生用　玄参　柴胡　桔梗各二钱（各6g）　连翘　板蓝根　马勃　牛蒡子　薄荷各一钱（各3g）　僵蚕　升麻各七分（各2g）

【用法】　上方为末，汤调，时时服之，或蜜拌为丸，噙化。亦有加大黄治便秘者，或酒浸，或煨用（现代用法：按原方比例酌减，水煎服）。

【功用】　疏风散邪，清热解毒。

【主治】　大头瘟。风热疫毒之邪，壅于上焦，发于头面，恶寒发热，头面红肿焮痛，目不能开，咽喉不利，舌燥口渴，舌红苔黄，脉数有力。

【方解】　普济消毒饮是李东垣遇到了大头瘟流行而组成的方剂。大头瘟主要是由一种温热秽浊之气所引起的一种传染病，开始时有憎寒壮热，寒热都比较重，同时头疼得也比较厉害，头疼、头胀。身体受外邪所伤，所以出现身体沉重、酸痛。至于有汗和无汗，在初起时没有多大关系，因为这个病变化极其快。在开始受邪时可以有汗，更多的是无汗，因为多在冬、春时发病，这时一般是温热之邪，尤其是春天寒气还没有完全消退。初起憎寒壮热，头痛，身重，无汗或有汗，往往多见无汗，继之头面肿大，肿得厉害的时候，可能眼睛也张不开，咽喉也肿，甚至饮水入咽也有些困难。里面肿，外面也可以肿，脖子或耳后也可以肿。气促，因为嗓子也肿了，喝水也有困难，并不是大热的气促。病人的特点是舌红、苔白，夹有黄苔，脉是浮数有力，同时有舌干口燥之感。与一般温病相比，变化之快、热势之甚是不同的，这种情况如果不及时治疗，还可以自己溃破流水。头面肿了以后可以溃破流水。头面肿得是相当大的，古书上讲“大如斗”。

这个方剂之所以首先要将大头瘟讲清楚，是因为本方原是治疗大头瘟的，而现治疗痄腮（腮腺炎），也常用这个方剂加减。腮腺炎与大头瘟的症状轻重就差多了，所以治疗痄腮时就可减一些药物，并减轻药量。现在大头瘟很少见，用药比较厉害，仅偶有发现，痄腮倒是常见。

本方的组成有它的特点，大头瘟主要是邪在上焦，邪热熏蒸头面，所以是肺胃经的问题，因此用芩、连作为主药。一般来说憎寒壮热，又无汗、头痛、身重的情况下，容易误用解表剂。在没有认识这个病时，就病重药轻了，故特别强调了舌苔、脉象，以及病情很快就发生变化这一情况。所以一开始就用芩、连作君药，清上焦之热，清肺、胃之热，清热泻火。臣药是橘红、元参、甘草，就是在清热泻火解毒为主的同时使用。元参与甘草可以理解，生甘草可以泻火，还可以解毒；元参更是一个清热解毒、利咽喉的药。用橘红不容易理解，讲义上写着陈皮去白就是薄橘红（橘皮香气烈，必须隔年用，所以叫陈皮。如果把皮里的白去掉，就香气大减，不应存放过久，辛散之性仍在），因为上焦热甚，必然肺气不利，津液聚而成痰，用橘红不在于去痰，而在于理上焦之气，因为把气顺了，才能更好地泻火、更好地透发，所以将橘红作为臣药，而且是排在臣药的第一位。这个问题是治疗这个病的一个特点。我们回顾临床的情况来看，痄腮也好，大头瘟也好，当咽喉肿的时候总感觉有痰涎在咽喉之间，所以用橘红是非常有道理的。

佐药就多了，有牛蒡子、薄荷、连翘、马勃、僵蚕、板蓝根六味之多。牛蒡子与薄荷虽然是辛凉之品，但它们是透表的，牛蒡子还可以解毒去痰，薄荷还可以消肿，所以这两个药作为佐药，就是在清热泻火的前提下，采用“火郁发之”的一种办法。之所以这样讲，就是因为要说明“火郁发之”这个办法在临床上怎么具体使用。既然是郁在里，如果你只顾了火郁发之，而没考虑到同时并用清热泻火的药，抛开了清热泻火，这样就错了，火就会反成燎原之势，所以“火郁发之”是有前提的，要注意，不要误解成只是用升散的药，即所谓升阳散火或透表，特别是升阳散火的药，必须同清热泻火或滋阴凉血的药并用。马勃、连翘、僵蚕、板蓝根都是肺、胃经的药，马勃着重于消咽喉肿，它是清散之品，具有解毒的作用。马勃本身很轻，所以又是清凉发散的药。僵蚕的特点就是可以散风、化痰，更主要的是能够散风痰之结，在去痰祛风的同时来散结。这个结不仅指可以理解的风痰之结，而且可以消除可见之肿结，如咽喉肿、脖子肿等。板蓝根清热解毒，凉血消肿。连翘清热散结，此散结的作用要记住。清热解毒好理解，也常说，但往往是考虑到用连翘这个药，而不用别的药，这是因为连翘还有辛散的作用，一方面有透表的作用，一方面有散结的作用。银翘散中提到过，保和丸中还特别提到连翘的散结作用。所以一些药在考虑其味道的时候不太好理解。由于量小，连翘煎汤的时候或冲服粉末时候不注意。可以试验一下，研成面，用火烤出烟来，同烧香一样别烧糊了，是有香味的，说明有芳香辛散的作用，临床上也是这么用的。

这些药配伍在一起主要是散邪、解毒。薄荷与牛蒡子是在苦寒清热泻火的前提之下，使得壅结在上焦之邪热、壅结在肺胃中的邪热能够向外散。这样治疗时实际就是采取两条出路，一条是在里面清，一条是向外面散，但以清为主，辅以透发。不仅是辅以透发，下面还要注意升麻和柴胡，习惯上都知道是升阳举陷的药，在补中益气汤中也要提到过这两个药，在这里它们却是透邪解热的药。由于秽浊之气在上焦，浊气在上，清气不得升，清浊混淆，故用柴胡升少阳之气，用升麻升阳明之阳，同时升人体的清气，向上来祛邪，这样更好地利于解毒。

这个方剂在临床具体使用时要注意，首先是升麻、柴胡的用量一定要小，另外用的时候，需注意一下大便的问题。这种证往往大便不通、燥结，常用大黄。如果用了大黄，就是升降并用。第二个情况，在治疗痄腮的时候，首先升麻、柴胡不一定要用，升散的药用得恰到好处，可以使得邪更快地解；但如果用得不恰当、用量过大的话，反而会促使邪气蔓延发展，肿得更加厉害。痄腮和大头瘟就不同了，头面属阳明，痄腮在腮边、属少阳，一般用一点柴胡，少用一点就行。习惯上用薄荷，不用柴胡。因薄荷透表，但向上的作用不如柴胡。而本身辛凉的问题，前天在讲柴胡的问题已经讲了，要注意区别。为了稳妥起见，如果用柴胡，要升降并用，不仅用芩、连，还可以用一点焦山栀或是怀牛膝。举例来说，这样的药可以引热下行，引血下行，使得柴胡的升与山栀、牛膝这样下行的药升降并用。当然痄腮的问题着重是在外面，里面的嗓子肿痛就比较轻，所以就应适当地选择使用马勃、板蓝根、僵蚕。肿得不甚的时候，板蓝根就可以不用，以防止药用过头了，因痄腮这个病比大头瘟的邪气轻。

还有一个问题要注意。痄腮这个病多见于小儿。历来对小儿有两种理论，一说小儿是纯阳之体，一说小儿是稚阳之体，实际上“稚阳”二字更恰当些。小儿的特点是阳气盛，但究竟是稚嫩之体，这个纯阳之体不能理解为是大人的纯阳之体，他这个阳是要保护的，必要的时候可以配阴以制阳，滋阴以很好地使阳生阴长，生机盎然。可以清热泻火，但用药太过以后就伤耗了小儿的阳气，就使得小儿的生长机能受到了挫折。往往小儿生下来很好，阳气稍微一折以后体质就差了。临床上小儿后天失调的情况有一部分属于这种情况，目前还不少，就是因苦寒之药用得太过造成的。

可以介绍一个简单的痄腮外敷治疗方法，用大黄和生天南星各等分研末用水调敷。如果有条件，可以用仙人掌捣汁外敷，所谓有条件是指护理方面的，因为敷药干了以后是很难受的，用水调了之后因为发热很快就干了，特别是当药干了会收紧就更加难受，孩子受不了，所以要经常地用水或冷茶水湿润。如果做不到，可以用油或者凡士林来调。特别是男孩子要注意防止引起睾丸发炎。如果属于轻证，用五味消毒饮加味就行了，重证才用普济消毒饮。

凉膈散

（《太平惠民和剂局方》）

【组成】　川大黄　朴硝　甘草爁，各二十两（各600g）　山栀子仁　薄荷叶去梗　黄芩各十两（300g）　连翘二斤半（1.25kg）

【用法】　上药为粗末，每服二钱，水一盏，入竹叶七片，蜜少许，煎至七分，去滓，食后温服；小儿可服半钱，更随岁数加减服之。得利下住服（现代用法：上药共为粗末，每服6～12g，加竹叶3g，蜜少许，水煎服，亦可作汤剂煎服）。

【功用】　泻火通便，清上泄下。

【主治】　上中二焦邪郁生热，胸膈热聚。证见身热口渴，面赤唇焦，胸膈烦热，口舌生疮，或咽痛吐衄，便秘溲赤，或大便不畅，舌红苔黄，脉滑数。

【方解】　凉膈散实际上就是调胃承气汤合桔梗散去了桔梗。此方每服量不大，才二钱，二钱的药量中，硝、黄的量大约是八分左右，同时又是煎服的药，与《伤寒论》“若胃气不和谵语者”，用调胃承气汤“少少与服之”相同，不是用作泻下的，就值得注意。但这里临床中必须适当加大用量才能病药相当。这个凉膈散的特点就是用清散之药去膈上之热，同时用泻下的药相配合以后，达到上面清散透邪，下面通腑泻热的目的。凡是见到热在膈上，胸膈之间见到火热之邪，而又大便秘结，小便不利，这样的情况都可以用。这些药可以帮助祛火热之邪，因此所产生的一切证候都可以消除。但要认定这些症状中没有恶寒，没有表证的表现。虽然用了薄荷、连翘，但栀子与黄芩并用，而且又有硝、黄，所以是作为清热剂来用的。如果用透表的药，就是解表清里、表里双解的方剂。而这里硝、黄、甘草之用，实际就是从《伤寒论》用调胃承气汤的一个方法引申而来。在《伤寒论》中有时误治以后胃中有余热而呢喃多语的，用调胃承气汤少少与服之。讲解三承气汤时已经提到了调胃承气汤有两个服法，其中清胃中燥热不是以泻下为目的，而在这里也是这个目的，所以此处还是用于清气分。既讲了气分，又讲了胃，极容易误解，这里的胃为什么又说是膈上呢，实际上还是指的没有成为阳明腑实，还是属于阳明胃经的病邪，还是属于气分。这个方剂着重的就是这个用处，在临床上要根据症状的轻重来加减用药。大黄在这里清热，兼可通大便，而且利小便，特别是在临床上用制大黄时泻下的作用缓和，如果用朴硝（实际是芒硝，因为朴硝是粗糙的，很脏，一般外用，是不入内服药的）研成粉的时候，泻下的作用更缓和一点。因为其过程是这样的，由朴硝提炼成芒硝，芒硝再研成粉。凉膈散比较简单，这些药都是熟悉的，着重是掌握它的配伍意义，以及在运用当中需要增加用量，前面提到它的用量和它的主治证，如果完全照原方规定的服用量是不行的。

黄连解毒汤

（《外台秘要》引崔氏方）

【组成】　黄连三两（3～9g）　黄芩　黄柏各二两（各6g）　栀子十四枚，擘（9g）

【用法】　上四味切，以水六升，煮取二升，分二服。

【功用】　泻火解毒。

【主治】　一切实热火毒，三焦热盛之证。大热烦躁，口燥咽干，错语，不眠；或热病吐血、衄血；或热甚发斑，身热下利，湿热黄疸；外科痈疽疔毒，小便黄赤，舌红苔黄，脉数有力。

【附方】 泻心汤（《金匮要略》） 大黄二两（6g） 黄连一两（3g） 黄芩一两（9g）。上三味，以水一升，煮取一升，顿服之。功用：泻火解毒，燥湿泄痞。主治：邪火内炽，迫血妄行，证见吐血、衄血等；或湿热内蕴而成黄疸，同时见有胸痞烦热；或积热上冲而致目赤且肿，口舌生疮；或外科疮疡，同时有心胸烦热，大便干结等。

【方解】 从我们讲过的方剂中可以看出，清热的方法有不同。普济消毒饮里在用芩、连的前提下用了薄荷、牛蒡子；凉膈散中以硝、黄相配薄荷、连翘，唯有黄连解毒汤是三黄加栀子，是“苦寒直折”。因为纯粹是治有余之邪，而且火热很盛，所以直接采用“实则泻之，有余折之”的方法。而这种情况是由于邪热突然壅盛起来，我讲突然二字是因为进程很快，因为可以由几种原因造成。主要的是用了三黄以分泻三焦之热，再用栀子引热从小便而出。一方面泻火热，一方面给邪以出路，这样热邪就容易消除。在火热盛、又不给邪出路的时候，用苦寒之品极容易产生反抗，极易使火热之邪反而嚣张，轻则到口即吐，即所谓“拒药”，也可能服药后病势更盛。有时用药治病时就差那么一点，这就叫巧劲。刚才讲突然是为什么呢？邪热是外感之邪，很快就入里出现这些情况，阴分之伤不甚；第二点是它本身的解毒是解什么毒呢？原方是治疗人喝醉了酒以后所见之症。这个火热之毒不是外来的。酒是辛热之物，大醉以后酒就在体内产生热，产生酒毒。后来就引申用于三焦火热特别炽盛的时候所产生的一些症状，临床上应用时还可以加大黄。还有大便秘结的时候更需要加大黄，栀子金花汤就是如此。

附方中有三黄泻心汤。泻心汤有好几个方剂，《金匮要略》里治疗吐血、衄血的时候用三黄泻心汤。这里主要治疗所谓的心经热盛，心气不足。什么叫心气不足呢，就是因为心的阴血不足而有火，火热伤气，实际上就是中上焦热盛而引起的吐血或衄血，所以用三黄泻心汤来治疗。此处的大黄也不是以泻大便为目的，从整个的配伍比例来说用量不大，所以还是清热泻火、凉血止血。这里还要提到一点，因湿热内蕴而生黄疸，湿热黄疸而见胸痞烦热的，也不是用大黄治疗，而是用泻心汤治疗。所以这个问题要注意一下。火热重的便血或燥结盛的痔疮出血，身体壮实而确实属于血热的也可以用。

三黄泻心汤都是熟悉的药，黄芩、黄连、黄柏为上、中、下三焦药，黄芩、黄连、大黄也是经常配伍应用的，现在更主张用一个大黄来代替三黄泻心汤，因为本来生大黄、生地黄都可以急用来止血，以前不是介绍过生地黄可捣汁大量喝吗？但一味大黄决不能代替泻心汤，更不能代替本方。

清瘟败毒饮

（《疫疹一得》）

【组成】 生石膏大剂六两至八两（180～240g），中剂二两至四两（60～120g），小剂八钱至一两二钱（24～36g）　小生地大剂六钱至一两（18～30g），中剂三钱至五钱（9～15g），小剂二钱至四钱（6～12g）　乌犀角大剂六钱至八钱（18～24g），中剂三钱至五钱（9～15g），小剂二钱至四钱（6～12g）　真川连大剂四钱至六钱（12～18g），中剂二钱至四钱（6～12g）小剂一钱至一钱半（3～4.5g）　栀子　桔梗　黄芩　知母　赤芍　玄参　连翘　甘草　丹皮　鲜竹叶（以上十味，原书无用量）

【用法】 先煎石膏数十沸，后下诸药。犀角磨汁和服。

【功用】 清热解毒，凉血泻火。

【主治】 瘟疫热毒，充斥内外，气血两燔。大热渴饮，头痛如劈，干呕狂躁，谵语神昏，视物昏瞀，或发斑疹，或吐血、衄血，四肢或抽搐，或厥逆，脉沉数，或沉细而数，或浮大而数，舌绛唇焦。

【附方】

(1) 神犀丹(《温热经纬》引叶天士方)　乌犀角尖磨汁　石菖蒲　黄芩各六两(180g)　真怀生地绞汁　银花各一斤(各500g)　金汁　连翘各十两(300g)　板蓝根九两(270g)　香豉八两(240g)　元参七两(210g)　花粉　紫草各四两(120g)。各生晒研细，以犀角、地黄汁、金汁和捣为丸，每重一钱(3g)，凉开水化服，日二次。小儿减半。功用：清热开窍，凉血解毒。主治：温热暑疫，邪入营血，热深毒重，耗液伤阴。证见高热昏谵，斑疹色紫，口咽糜烂，目赤烦躁，舌紫绛等。

(2) 化斑汤(《温病条辨》)　石膏一两(30g)　知母四钱(12g)　生甘草三钱(10g)　玄参三钱(10g)　犀角二钱，磨冲(2～6g)　白粳米一合(9g)。水八杯，煮取三杯，日三服。滓再煮一盅，夜一服。功用：清气凉血。主治：气血均热。证见发热，或身热夜甚，外透斑疹，色赤，口渴，或不渴，脉数等。

【方解】　清瘟败毒饮是气血两清的方剂，所治疗的证是气血两燔，因为温热病的变化非常快，营血的症状相互转变特别快，往往两个证混杂在一起出现，我们就看哪一方面的症状重，就以治疗哪一方面为主，而治疗营分证和血分证的时候都用一个办法，就是透和散的问题。透热转气、凉血散血，这是它们共同之处，其他方面就是在清热、凉血方面有轻重而言。气血两燔就是说病发展很快，见到气分证的时候很快就会见到血分证，并没有经过卫气营血的营分阶段。而虽然入了血分，但气分之热、气分之邪还在，气分之热与血分之热同时并见，所以见到这个情况，看一看这些证就很清楚了。大热渴饮而头痛如劈，不就是阳明经证、白虎汤证吗？下面不就是血分证吗？所以见到这两个证，就得双方并治。实际上知道了气血两清，这事情就解决了。在气血两清里面，这是一个邪气特盛、热毒特盛的问题，治疗的时候是一个相当大的清气凉血峻剂，不如此则不足以除邪。

本方是由三个方剂合成的，既有黄连解毒汤也有犀角地黄汤，也有白虎汤，将三个方剂合起来加减一些药物而组成，由此可知这个方剂它治什么。既有白虎汤，又有犀角地黄汤，一个是清气分大热的，一个是凉血的，再配伍黄连解毒汤，所以可以知道是用大剂量的清热泻火来解毒。原方的特点就是石膏用量非常大，六两到八两，二两到六两，或者是八钱到一两二钱，根据经验，有的石膏用了半斤、一斤，这量是非常大的。为什么？因为尽管出现这样的情况，见大热，但石膏不是凉血的药，只因胃为十二经之海，水谷之海，气血之海，阳明为多气多血之经，所以采取了一个方法，即首先抓住一个主要的地方重点地来清它。所以不但是用量大，而且是作为主要的药来用。在用药方面，用石膏治疗这些病是一个特点。

前面在讲白虎汤的时候，石膏与知母相配来治疗一般的病，其中还讲到季节的问题。但在大热的时候不仅要用，而且用量还要大，在用量大的时候，其理论就是胃为十二经之海，水谷之海，气血之海，通过清胃来正本清源，擒贼擒王，在这个基础上配用其他的药。其他的药都可以通过这样一些方法发挥作用。白虎汤里有，犀角地黄汤也有，黄连解毒汤里也有，所不同的是加上了一些东西，用了桔梗、栀子、元参、连翘。栀子在黄连解毒汤中有，为什么用了黄连解毒汤，只用了黄连、黄芩和栀子，却没有用黄柏，而加用了桔梗、元参、连翘，这个问题就是在清的同时侧重于透。因为黄柏是清下焦之热的，主要是入肾经，与本证病机不符。这里用了这些药，一是引热下行，一是开启肺气。桔梗用来干什么？是开启肺气，有利于散邪。用石膏为什么？从脏象的解释来说，胃是十二经之海，从本身的药理作用来说是与白虎汤一样的道理。这些问题就体现了一个精神，体现了一个透字，这是反复强调的内容。

在这下面要注意一点，主治证中有三个脉象，沉细而数、浮大而数或沉数。前面犀角、黄连、生地、石膏这四个药有三种分量作为参考，浮大而数的脉，说明邪还浅，用量就可以轻一些；沉数就说明邪气已经入里，就要加重用量；沉细而数就说明邪气已经更加深入，一定要用大剂急救。根据原书所说的还有四肢厥逆的见证，或者是四肢抽搐，或者是四肢厥逆。在厥逆的时候也加重石膏。此处的厥逆不是四逆汤的厥逆，与四逆汤的四肢厥逆、手冷至肘、足冷至膝是不同的。里面越热，手足越冷，这是真热假寒，当然这一点在辨证中很好辨，因为病人一方面四肢厥逆，一方面有热，尽管脉沉细，但是数的，沉细是有力的，同时还有一些热证的表现，所以见到四肢厥逆，不要觉得四肢为诸阳之本，现在四肢已经凉了，我还能用大量的石膏吗？如果产生这样的怀疑，就是不知道这是热深厥深。阳气郁伏不得出了，所以热郁得越深，说明邪热就郁伏得越深。回头看看以前讲的四逆散，既不是热厥也不是寒厥，而是邪气郁遏阳气不得伸展，所以用小量，在临床上有时用它来退热，常用四逆散加减来清热。这种情况在小儿热深的时候极易见到四肢发冷，儿科更主要是手足发冷。这种情况一定要仔细辨证，不要误认为是虚寒，正相反，病人手足凉的程度正好给我们一个用寒药的指征，越凉他里面的热越深，要更加重用清热泻火的药，所以这一点需要说明一下。

另外这下面有两个附方。一个实际上是白虎汤加了两个药，犀角和元参都是清热解毒药，血分药，所以化斑汤是小剂的气血两清方，轻的就用它。另一个是神犀丹，本来也是很好的药，好在哪里？是治疗湿温或带有秽浊之气的一种温毒、一种流行性的瘟疫。方的用药也有它的特点，一般的情况下很少考虑到用菖蒲、豆豉。菖蒲是辟秽开窍，用豆豉宣泄内热、清在里之邪，银花、连翘也有这个意思。板蓝根不是宣泄，是凉血清热解毒的。天花粉这个药有清热散结、生津润燥的作用，还可以消瘀血，但消瘀血的作用在这里不大。至于这些问题古人是怎么来理解，并发现有这样的用途的，说不清楚。现在用天花粉提炼出终止妊娠的药来引产，过去就没有这个作用，但在治疗血分的方剂中用到天花粉，治疗外科也用到天花粉，这也有一个散结的问题。

紫草这个药是一个凉血解毒的药，消疮肿很好用。用的时候以紫草茸为好，即紫草的嫩枝、嫩叶。我们用的时候，一是紫草茸，一是紫草根，即连根的紫草和不连根的紫草，用紫草茸的时候用量要小一些。这个药不仅在这个方剂中用，其他处也用，它是一个很好的凉血解毒药，也有滑利的作用，所以大便溏的人要慎用。紫草过去在性味上也有争议，一说是苦寒，一说是味甘而咸，实际上应该是味甘而咸，当然寒性是没问题的，它可以作为痘疹之类的用药，一是预防，一是发病以后就用来解毒、清除余毒。过去习惯用在儿科，一是麻疹以后，一是种牛痘之后。但因为现在天花已经很少见了，那么用在什么时候呢，主要作为善后用，就是在麻疹热清、疹子开始消退之后，唯恐痧毒未尽的遗留问题；或者是在牛痘将要透发的时候，种了以后已经快要掉痂了的时候也可以用紫草，因为牛痘也是用疫苗引发人体之毒。这两种情况，过去用紫草很简单，就是把紫草熬到猪油中，将猪油和紫草熬后，把紫草滤出，用油给小儿作汤喝，或给小儿拌饭吃，少放一点盐就味道好一些，没有苦味。从我们实践的经验看，紫草苦寒这句话不可靠。在那种情况下吃了以后相当有好处，一个是疤脱得很干净，皮肤很好，特别是出麻疹以后，还有出天花之后，对病人面部的皮肤很有好处，所以说它润，这个润就包括了很多，只是大便不好，脾、胃虚的人不能用。

另外还有一个很好的药，金汁。这个药可能听到的人会感到可笑，怎么八十年代了，还提倡这个药。要知道金汁这个药，不是指的新鲜的粪汁。过去在南方，有一个大便桶，大小便在一起，整个包在一个坛子里面，埋在地下三年，然后拿起来之后，还要过筛，这时已经自然澄清了，下面是粪渣，上面是清水，那时已经不臭了，这个东西才能用。在过去，一些人用不起贵重的药，如像犀角之类的，就用这个代替，效果很好，包括有湿邪的，它可以辟秽、解毒、清热。

神犀丹是一个很好的药，过去在南方常用它，因为南方湿重，夏秋之间因湿温证而出现高热、神昏、窍闭的时候，就常用它。现在用犀角和金汁都没有了，可省去，加大服用量，按原量的一到三倍。前几天介绍的犀角地黄汤，或用水牛角或大青叶和升麻代替犀角，升麻是小量，十分之一的升麻，大青叶不妨用鲜汁同各药和捣为丸。

方中用元参的问题，虽其本身并没有多少滋阴的作用。但除了元参有清热解毒作用，还能将肾中之阴引到上面，启肾水上行，然而必须肾中有水才能启，肾中无水就不行，因此在阴虚，真正肾阴不足的时候，用元参就必须与滋阴的药同用，所以本方中用了大量生地黄绞汁，这样有一个好处，一方面补了肾阴，一方面肾阴很快地到上面来滋润。如果不用元参，也可以把虚火平了，但是一用元参就很快地把肾水启上来，特别对咽痛、心烦等症，肾水上济于心，肾水上济于咽喉，用了之后效果就来得快。反过来说，如果你不用滋阴的药也不行，元参提一下以后，下面就这么点阴，提过以后就没有阴可提了，反而使肾阴更快地枯竭，所以必须配合起来用。

此证不主张用硝、黄之类的药，因为用了泻下的药以后容易使中气外泄，气泄以后毒容易内溃，不容易外透。因为这种情况，都得要出斑疹，一泻气以后，斑疹透不出来。斑疹不能用散发的药，不能用升散的药。刚才说到，犀角可以用大青叶和小量的升麻代替，但如果见斑疹的时候，升麻的量一定要非常小，适当的时候也可以不用，如果斑疹已经很明显就不能用，再用之后会促使里面热毒外透，为善后的治疗增加很大麻烦。

清脏腑热

清脏腑热根据热所在的脏腑不同而治疗的方剂也有差别，要考虑所在的热是由内生还是外来。有些方剂既可以治疗外来之热，又可以治疗内生之热。所以这一类方剂的具体情况比较复杂，下面讲的泻白散就要谈到这个问题。前面几个方剂主要是导赤散、龙胆泻肝汤、左金丸，治自身之热，主要是由于五志之火太过而成，但个别方剂也兼治其他病邪。使用本类方剂应注意病去即停药，防止药过伤正，特别是用于小儿，以免造成发育受影响。

导　赤　散

（《小儿药证直诀》）

【组成】生地黄　木通　生甘草梢各等分

【用法】上药为末，每服三钱（10g），水一盏，入竹叶同煎至五分，食后温服（现代用法：作汤剂，水煎服，用量按原方比例酌情增减）。

【功用】清心养阴，利水通淋。

【主治】心经热盛。心胸烦热，口渴面赤，渴欲饮冷，以及口舌生疮。或心热移于小肠，而见小溲赤涩刺痛。

【附方】清心莲子饮（《太平惠民和剂局方》）：黄芩　麦门冬去心　地骨皮　车前子　甘草炙，各半两（各15g）　石莲肉去心　白茯苓　黄芪蜜炙　人参各七钱半（各22g）。用法：剉散，每三钱，麦门冬十粒，水一盏半，煎取八分，去滓，水中沉冷。空心食前服。发热加柴胡、薄荷煎。功用：益气阴，清心火，止淋浊。原书主治：心中蓄积，时常烦躁，因而思虑劳力，忧愁抑郁，是致小便白浊，或有沙膜，夜梦走泄，遗沥涩痛，便赤如血；或因酒色过度，上盛下虚，心火炎上，肺金受克，口舌干燥，渐成消渴，睡卧不安，四肢倦怠，男子五淋，妇人带下赤白，及病后不收敛，阳浮于外，五心烦热。药性温平，不冷不热。常服清心养神，秘精补虚，滋润肠胃，调顺气血。

【方解】 心与小肠相表里，从五行来说都属火，其色赤，而本方又是导热下行而出的，所以说叫导赤散。它的主证是心胸烦热，口渴饮冷，小便色深而热，或者不通利，甚至口舌生疮，这是因为心或小肠有火。所谓小肠有火，是因为中医认为小肠泌别清浊，浊者入大肠，清者入小肠，水液入膀胱。过去因为不了解膀胱，不了解膀胱上面的输尿管，认为膀胱无上口，有下口，都是从肾而来，所以小肠泌别清浊和肾相关。其清、浊二字，是两种东西，水谷之清者，首先为营卫，清中之清为营，清中之浊为卫。浊下降为大小便，小便是浊中之清者，从小肠而出，大便是浊中之浊者，从大肠而出，这是过去的解释。从这个清浊的角度来理解，它和现在小肠的作用还是有相通之处的。整个人体的消化吸收过程中，小肠的功能是非常重要的，所以小肠为“受盛之官”，它不是“传道之官”，大肠是“传道之官”。从这个问题来看，古人对脏腑还是有一定认识的。这里顺便通过导赤散，将小便与小肠的关系，附带着说了这些，也因为这些问题和导赤散有关。重点在于导赤散证是由于心经之热下移于小肠。心经之热可以由多种原因产生，大人主要是由于情志，五志之火，由于劳心肾，心阴伤，心火盛，而心火下移于小肠，所以上面心烦，甚至于口舌生疮，口渴面赤，但不是辨证要点。重点要看小便，心中烦热，小儿可以见烦躁，身热并不高，就要用导赤散使热从小便而出。但须注意，心为火脏，服药后病证一除，立即停服，免用药太过损伤心阳而致它病。

这里倒是清心莲子饮应值得注意，这个方剂是治内伤之热的。由于内伤之热（这里指的心经），而产生的心火盛，心肾不交，水火不得既济，就是说心火不得下交于肾，肾水不得上济于心。更由于这样的情况而精关不固，所产生的小便异常，甚至可以出现遗精，这并不是湿热下注。本方中并没有祛湿热的药物，病属内伤，是劳心过甚而产生的。这个方剂是很好的清心清肾药，气阴两补，心肾两补。这个方剂虽然是附方，初看到似乎用药有点乱，方中有麦冬，煎药时还加麦冬，正说明麦冬的特点和本方主治的重点在心肾而兼及于肝及小肠，在临床上用起来疗效是比较好的。但要注意与湿热下注的区别清楚。

龙胆泻肝汤

（《医方集解》）

【组成】 龙胆草酒炒（6g） 黄芩炒（9g） 栀子酒炒（9g） 泽泻（12g） 木通（9g） 车前子（9g） 当归酒洗（3g） 生地黄酒炒（9g） 柴胡（6g） 生甘草（6g）

【用法】 原书无用法与用量。临床一般作水煎服，根据病情轻重决定用药剂量。也有制成丸剂，每服6～9g，日二次，温开水送下。

【功用】 泻肝胆实火，清下焦湿热。

【主治】 肝胆实火上扰。症见头痛目赤，胁痛口苦，耳聋、耳肿；或湿热下注，证见阴肿阴痒，筋痿阴汗，小便淋浊，妇女湿热带下等。

【附方】

（1）泻青丸（《小儿药证直诀》） 当归去芦头，切，焙 龙脑（即龙胆草）焙 川芎 山栀子仁 川大黄湿纸裹煨 羌活 防风去芦头，切，焙，各等分。上药为末，炼蜜和丸，鸡头（即芡实）大，每服半丸至一丸，竹叶煎汤，同砂糖，温开水化下（现代用法：上药研成药粉，用冷开水制小丸，每服6g，日服两次，温开水送服，或竹叶汤送下，小儿酌减；亦可改为汤剂，用量按一般用量酌情增减）。功用：清肝泻火。主治：肝经郁火。目赤肿痛，烦躁易怒，不能安卧，尿赤便秘，脉洪实，以及小儿急惊，热盛抽搐等。

（2）当归龙荟丸（《丹溪心法》）　当归一两（30g）　龙胆草五钱（15g）　栀子　黄连　黄柏　黄芩各一两（各30g）　芦荟　大黄各五钱（15g）　木香一钱五分（5g）　麝香五分（1.5g）（一方加青黛五钱），上为末，炼蜜为丸，如小豆大，小儿如麻子大，生姜汤下，每服20丸（现代用法：为末，用水泛为丸，每次口服6g，一日二次，温开水送下）。功用：清泻肝胆实火。主治：肝胆实火。头晕目眩，神志不宁，谵语发狂，或大便秘结，小便赤涩。

【方解】　龙胆泻肝汤的同名方特别多，特别乱，过去我们曾经找到7个方剂，组成都不完全相同。现在介绍的是通用的龙胆泻肝汤，目前生产的龙胆泻肝丸也是根据这个方剂。它是泻肝的，可是方中含有导赤散，可以看出中医所讲的“实则泻其子”。刚才讲的导赤散是治疗心与小肠热的，泻肝为什么用这些呢？因为肝和心是母子的关系，“母能令子实”，所以“实则泻其子”。还有一种是“子虚盗母气”，所以治疗虚证时也采取“虚则补其母”的方法。但是也不要片面理解实只能泻子，有时候也泻母。虚不但补其母，有时还补它的子，所以中医对脏腑之间相互关系的治疗运用非常灵活。这里介绍“泻子”的方法，是最多见的。由于母能令子实，所以在实的时候，不仅“泻母”，还同时“泻子”；而在虚的时候，就把补母放在首位，这就是理论的运用。

本方主治属肝经实火。应注意所谓的实火，是相火旺，不是阴虚。当然，由于火旺，不仅相对的是阴虚，实际上也是因火盛灼阴，但是病因不是阴虚，这许多症状更不是由于阴虚而造成的，而是火旺。火旺的原因可以由情志产生，也可以由饮食产生。它除了实火之外，还有个湿热问题。所谓湿热的问题，是由于饮食所生，如喝酒。酒是辛热之品，酒是水火之精，也有水湿，容易产生湿热。还有因为肝火特别亢盛，所以在有湿的时候，可以因为肝火使得湿化为热，成为湿热而下注。由于肝经下行，和阴器有关，“肝脉络阴器”，用来治疗肝经病，即所指的下焦的病变。根据这个情况，龙胆泻肝汤能治疗两部分疾病，上部分所见是肝经，下部分所见也是肝经，而且是肝经的实热，所以就用泻火的办法来治疗。上面可以见到头痛、目赤、胸痛、口苦、耳聋、耳肿；下面可见阴肿、阴痒、筋痿、阴汗、小便淋浊不利、湿热带下。大家要注意，筋痿就是宗筋痿，就是阳痿，在这里并不是肾虚，而是相火旺而有湿热。这种情况一定要辨证清楚，它是一种实证，在用本方治疗时只可以暂服，不可以常服。而真正辨证准确的时候见效也快，换句话说，如果辨证不清，心中不是太明白，或辨错了证的时候，不见效就需要赶快回头。这里筋痿和阴汗是两个病，筋痿就是阳痿，阴汗就是阴囊潮湿、出汗，但是也分虚、实。实证用了龙胆泻肝汤会很快见效，如果不见效就应赶快改变办法，这一点一定要注意。再者，本方苦寒太甚，不宜长服，以免发生化燥，反使肾阴、肾气受损。

另外，治疗湿热带下，因为有湿热，所以带一定是黄、臭、稠，必须有这个特点。方中主要用龙胆草，因为龙胆草苦寒入肝，兼入胆，为泻肝胆实火、湿热的峻品，这是龙胆草的主要作用。它的苦味超过黄连，它的寒性也超过黄连，所以用它作为本方的主药。举例子来说，一种热性的火眼，就是红眼，可以用一味龙胆草，用水送下很快即可见效。因为龙胆草很细，切成的饮片很薄、很小，吃一点对于消眼睛红效果很好，比黄连好得多，这是过去的偏方，治疗包括沙眼发炎等，有肿，又痒、又红、又痛。以上讲的是龙胆草，特别强调了它的苦寒。本方既用龙胆草为主，加上黄芩、栀子，包括木通，这些都是用来泻肝，使肝热从下而行。有湿热用它，没有湿热也可以用它。这是因为肝居于下，肝肾属下焦，肝的热更应该从下而出，所以用了这些药配合它。主要指的是栀子、木通、泽泻、车前子。木通（关木通不入药）主要是清泻湿热，它能泻小肠之火而利小便，所以特别是小便热赤、热痛的时候用木通。木通、泽泻、车前子、栀子这些药在八正散中都有，还有其他药。八正散主要针对下焦膀胱湿热，这里主要是通利小便，有助于使湿热下行。它的不同之处是用了当归、生地，还有柴胡，为什么？湿热怎么还用生地、当归呢，特别是生地不好理解。刚才讲到本方所治主要是肝，而且是由于肝火的亢盛，湿也已经化热，这是一个问题。第二个问题，就是考虑肝的特点。虽然肝火盛，肝本身要藏血，体阴用阳，正因为阴血足，肝气才能条达，才能顺畅，而不至于亢旺。所以治疗的尽管是实火，但是在用了苦寒之品泻火的同时，还用了一些补阴血的药物，使得泻火而不损肝之体了；也因为苦寒久服，也能化燥伤阴，这是根据肝的特性来的。柴胡的特性也是如此。肝实既然要疏泄，又要条达，如果硬给压下来了，相反的，越压越反弹得厉害，所以有时候用平肝的药物，或者泻肝的药物，越平越亢，相反加重了。这是和肝主升，肝体阴而用阳、喜调达而主疏泄这些特点来决定的。因此，在此适当配伍柴胡，能够在龙胆草泻的同时，有柴胡之升，不至于损伤肝气，这个道理和镇肝熄风汤中的药物还要用疏肝的药物的道理是一致的。但是两个用法不同，一个病表现在上面，目赤、头痛、耳肿、耳聋、口苦、胸痛，要使得药效能够上行，更好的循肝经而上。柴胡也起到了引经的作用。具体应用的时候应灵活配伍，如果病在上，柴胡不要多用；如果在下，可以稍微多用一些。

上边讲了一些病证。下边要谈的是阴肿、阴痒、筋痿、阴汗、小便频数、赤白带下。赤白带下就是湿热带下。本方着重讲泻肝经火热，例如偏头痛、头顶痛、三叉神经痛，特别是左侧痛，可以适当用一点。凡是脉弦数有力都可以用，而且见效很快，但是一定记住，见效以后就撤。另外，刚才介绍的下焦病，作为男同志比较好用，作为女同志来用，一定要注意避开月经期，此外还要考虑有没有其他的病症。例如，有时候会有泌尿系感染。热证可以用到本药，但要注意有无下焦肝肾阴虚，特别是冲任虚寒的情况，切勿误用。通过龙胆泻肝汤中几味药的配伍介绍，特别是配伍了当归、生地、柴胡等，完全是根据肝的特点而来的，这样配伍用药的方法在临床遣药组方中都可采用。

泻青丸中龙脑就是龙胆草如果是冰片，决不能“焙”，本方作为那个时候的用药是一个风格。那个时候治疗“风”喜欢用风药，例如大秦艽汤、小续命汤等，包括内科病的中风或者内风、外风。而在宋代的时候，还是侧重于用风药治疗风病，而这种风往往与内热有关。羌活这味药用得多没有好处，所以现在钱乙的泻青丸用得比较少了，就是因为它的配伍没有龙胆泻肝汤合适。钱乙有好多好的方剂，但也有一些方剂不太合适。

当归龙荟丸由黄连解毒汤加龙胆草、木香、芦荟、大黄、麝香制成，若加青黛更好，能够泻肝火、通大便，所治的谵语的情况倒不多见，但凡肝火旺，见眩晕、睡眠不安、头疼、头胀的都可用；还用它来治疗特殊性痛经。痛经一般忌用凉药，就是丹栀逍遥散也不能说它是寒凉之品。但是有一种特殊的肝热、肝火过盛的痛经，这种痛经有特点，就是在来月经的时候不仅烦躁、烦渴，这种烦渴还不假，喝冷水才舒服。一般来月经时候不能食生冷，怕喝凉水，而这种痛经她喝了凉水或吃了冷饮感到舒服，同时大便不通畅。这种情况用当归龙荟丸有好处。这个附方除讲义上所写的以外，还有这么个用途。它是以大便秘结，舌红脉数有力为主。

左金丸

（《丹溪心法》）

【组成】 黄连六两（180g） 吴茱萸一两或半两（15～30g）

【用法】 上药为末，水丸或蒸饼为丸，白汤下五十丸（现代用法：为末，水泛为丸，每服2～3g，开水吞服。亦作汤剂，用量按原方比例酌定）。

【功用】 清肝泻火，降逆止呕。

【主治】 肝火犯胃。症见胁肋胀痛，嘈杂吞酸，呕吐口苦，脘痞嗳气，舌红苔黄，脉弦数。

【附方】

（1）戊己丸（《太平惠民和剂局方》） 川黄连 吴茱萸 白芍。上药三味，各五两（各150g）为末，面糊为丸。功用：疏肝和脾。主治：肝脾不和。胃痛吞酸，腹痛泄泻，运化不力，以及热泻、热痢等。

（2）香连丸（原名大香连丸）（《太平惠民和剂局方》） 黄连二十两（60g） 吴茱萸十两（300g），同炒令赤，去吴茱萸不用 木香四两八钱二分（130g）。醋糊为丸，梧桐子大，每服二十丸，饭饮吞下。功用：清热化湿，行气止痢。主治：湿热痢疾，胸膈痞闷。赤白痢下，腹痛里急。

【方解】 左金丸这个方剂实际上大家都很熟悉，药味也很少，大家对这个道理一般也知道。左金丸是治疗肝火犯胃引起的热性胃痛、呕吐，特点是黄连和吴萸的用量为六一之比，吴萸是反佐，这一般人都知道。那么为什么用它来治疗，在理论上怎么讲？首先，用黄连的实质就是泻心，黄连主要是泻心火的，这就是“实则泻其子”那么肝火犯胃，黄连泻心火就可以清肺金。肺金不燥热，就能行使肃降之权。过去讲“肝升于左，肺降于右”。所以实际上从泻心来说抓住了三个环节，既泻其子，又清其母；由于肺气清就能制肝（木）火。这里的一味黄连有这么几个作用。但是黄连是苦寒之品，火气盛须防止格拒，所以用吴萸反佐。因为吴萸是阳明经的主药，当然也入肝经，它能下气降逆止呕，温胃暖肝。所以用它既佐制了黄连的苦寒之性，更能很好地舒肝、降逆，同时还有防止格药不纳的作用，所以它是反佐之品。

另外，有时候有不同的理解。在病邪盛的时候，什么叫“盛”呢？都理解成了像四逆汤那样才叫盛。在此是肝火旺极，所以犯胃，它也就是“盛”。同时从它的脉来看，从舌苔来看，都说明了肝热盛。在临床上可以根据情况的轻重调整，黄连为六、吴萸为一的六一之比可以根据热的程度调整。另外还可以以黄芩代黄连和吴萸相配。这种情况多用于什么情形呢？往往是胃本身有病。所谓胃有病，都是讲的胃虚、胃寒，所以在这种情况下，用黄芩比黄连好一些，吴萸比例适当提高一点也没关系。那么由于这和肝有关系。我们讲的是肝病系统，实际上是肝强脾弱、胃弱，胃本身就是虚寒的，所以有时候也可用川楝子和吴萸相配，这些都是在黄连的基础上变化来的，就是考虑按左金丸的用法在临床上遇同一证候时如何来用，但都中病即止，进一步治本。下面还有戊已丸、香连丸中黄连与吴萸的配伍比例都不同，首先讲香连丸的问题。

香连丸就是黄连和吴萸炒了之后用黄连，不用吴萸，和木香合起来。分量要注意，木香二两八钱八分，不是四两八钱二分，朱丹溪的用量是二两四钱。这就是说，在临床上用，除了配丸药，在开汤药时可以灵活，根据辨证可以灵活掌握。因为它这里考虑到配料指定的分量是很严格的，几两几钱几分都写得很清楚。另外一个问题，它治疗痢疾，苦寒伤胃怎么办呢？有一篇报道说，用黄连治疗痢疾、热痢、赤白痢，用了之后效果是好，但是容易产生呕吐、呃逆的副作用。用它们会产生一个后遗症，或者说一个副作用。这正好说明了中医所讲的苦寒伤胃，更有意思的是通过这一点，发现配伍木香很有道理，因为配伍木香以后就没有这个现象了。通过临床统计，说明了在具体配伍中证实了原来中医这样的配伍的科学性。还有一点，就是在这样的情况下用黄连，有时候要用姜汁炒，就是生姜汁拌上黄连稍微一烫。要注意黄连炒得时间稍长了一点就焦了，因为过去的黄连片切得很薄。

还有戊己丸，有黄连、吴萸、白芍，也是用来治肝的，往往用来治疗现在的神经性结肠炎、溃疡性结肠炎、过敏性结肠炎，常用它和痛泻要方，与益气健脾方合在一起，戊己丸单独用的机会不多，但是经常用于治疗这些过敏性结肠炎，效果不错。

泻 白 散

（《小儿药证直诀》）

【组成】 地骨皮 桑白皮炒，各一两（各 30g） 甘草炙，一钱（3g）（周学海复刻本曰：“聚珍本甘草作半两”）

【用法】 上药锉散，入粳米一撮，水二小盏，煎七分，食前服。

【功用】 泻肺清热，止咳平喘。

【主治】 肺热咳嗽。甚则气急欲喘，皮肤蒸热，日晡尤甚，舌红苔黄，脉细数。

【方解】 泻白散一个是有争议、一个常被乱用的处方，值得注意。泻白散的药物组成很简单，极容易记。两个皮：桑白皮、地骨皮，其他是甘草、粳米。它和白虎汤就差两个主要的药，但是它的主治完全不同，是用于治疗肺热咳嗽气喘，可以见到气虚而面浮的症状，所以讲的皮肤蒸热，特别是应极其注意与肺痨的虚热区别，这一点要注意。另外，方剂的分量要注意，炙甘草五钱，粳米 100 粒，不是食前服。食后服，必然在膈上。原来服药的方法有个规定，食前、食后，有个在上、在下的问题。甘草改成五钱，因为一钱太少了，所以说周学海的本子实际上是错的，因为李时珍当时写的就是五钱。《小儿药证直诀》的版本不同，错误极多。这个方剂就是这么几味药，治疗的病有虚有实。它是由于外邪引起的，外邪久留不去，而且肺气已伤，肺热未清，这几点要记住。

因为肺属金，金性凉，它有特点，主要是既主宣发又行肃降之令。那么就有热和寒的问题。寒过了、热了，就不能升降，其气上逆，就容易产生咳、喘，再加上时间一长，肺气一伤，所以就由咳而变喘。这个喘不是痰喘，而是咳嗽气逆、气喘，厉害了还可见到面红、面肿，这主要指的是小儿，大人也有，身体虚的可以见到这种情况。这个方剂的用药很有特点，首先桑白皮是甘寒之品，主要泻肺中之热，还泻水、利水。因为泻肺热下行从水道出就可以使肺热下行从水道而解，这就可以回顾到肺既宣又降、通调水道的问题。由于肺有病，肺气伤，不能肃降，所以小便也不通利。由于肺有热，肺气逆，而水道不通，津液不得正常布散，所以有痰。从这一点说，桑白皮也是除痰的，而且还有“正本清源”之意。它除痰，是除痰之根源，和化痰、使痰容易咳出不同，在华盖散讲过这个问题。另外就是地骨皮，地骨皮也有这个意思，有人把它形容得非常厉害，这里要注意用法。地骨皮本身是甘寒之品，它能治疗骨蒸潮热，“有汗用地骨，无汗用丹皮”，它能够入肺泻火，入肾凉血。由于它能泻肺火，能入阴分凉血，所以它有生津养阴的作用，但是不要作为补阴的药物。因为它能清热，上清肺，下清肾，所以它能养阴，可以生津，不能补阴，但它能养阴。李东垣对地骨皮有个解释，说得很有意思，从它的名字解释，从天地来讲，地是阴，从皮毛筋骨来说，骨为里，可是它又是骨的皮，皮又是在表，人身之表，所以地骨皮这味药，他说“既能够治疗上热，又能治疗下热，特别是表里浮游之邪。”

用它来清热是很好的。可是有一点要记住，脾胃虚寒、大便溏薄者禁用。不仅仅在泻白散要讲这点，地骨皮对脾胃虚寒的人本身是禁用的。因此，地骨皮在用的时候，一个是用蜜炙的办法（就是用蜜水浸以后，在锅中加热，炙一下），就可以使它的性质缓和一些；另外在治疗骨蒸潮热时，如果见到脾胃虚寒的人，就要适当加入健脾止泻的药物。因为到了那个时候，都是滋阴、养阴、清热、降火来治疗骨蒸潮热，可是对于脾胃虚寒怎么办？特别是用了地骨皮的时候，需另加药。另外还有一点，桑白皮在我们今天的用法也是用蜜炙一下，可以润肺，缓和它的寒性。这两个药合起来主要是清肺中之热。肺中之热实际上是一种虚热，所谓虚是气虚，所谓热可以是外感而生的热，也可以是内伤所致的热。外感的后期可以见到泻白散证。有一种内伤也可以见到，即素来身体不好，但是又有肝火，也可以见到这种热；肝旺肺燥也可以见到。那么本方就是用这两味药来清肺中之热，泻肺中之火，止咳平喘。可是它本身是虚寒的，所以用甘寒之品时需要顾及脾胃，因为它所治疗的证本身就是虚证。那么卫气来源于何处？来源于肺，肺气来源于脾胃。所以这里用了甘草、粳米。甘草、粳米既补益脾胃，又清肺，这里用的生甘草，也可以用炙甘草。热盛用生的，热不盛用炙的。炙草甘温，益气的作用大；生草甘平，泻心火作用大。当然这只是就甘草本身的生、炙而言，另外还可甘缓和中，所以这个方剂在小儿科的用法，是用在感冒的后期。因为现在小儿发热往往用清肺的药物，但用清肺的药以后，由于外感之邪不容易清除，使得邪留在肺中不容易好。现在看来和过去的治疗有一些不同，过去强调“伤风咳嗽不能用麦冬”，就是说外感风寒之邪不能用寒凉滋腻之品，用了就容易留邪。可是现在到了北方以后发现情况有所不同，气候本身干燥，而且到了冬天，过去特别是要生火，很干燥，现在用的是暖气也燥，再加上麦冬和过去的比个头差得很多，有时候还没有过去的一半大，它的滋腻之性大减。所以现在发现临床上这种治疗不当的情况倒少了，而主要见于用凉药、用苦寒之品，同时没有透邪，没有宣肺，没有解表，这样用药之后小孩儿往往比较难治。临床上泻白散是一个好方剂，有人说它非常厉害，不能轻易用，用了之后损伤小孩的生机（生长发育的机能），是因为他们所理解的是这几味药都是苦寒的，而且又是清虚热的。

关于地骨皮，这个方剂有争议，有两种不同的看法。实际上这个方剂是非常好的，就看临床上用得对不对，是不是按照原来的用法。另外，一些人习惯临床上不用粳米，而用山药。因为用粳米后汤药容易混，容易粘。此外还有个问题，就是肺热盛。若有外感的时候，肺热又盛往往用泻白散加上一些透散的药物，宣肺散邪的药物也可以用，并不是说这些药物不能用。如果是外感风热，咳嗽得很厉害，舌尖边都是红的，苔是白的，脉是数的，怎么办？就可以在清散风热的同时，用桑皮、地骨皮、甘草，这样用就没有坏处了。

另外葶苈大枣泻肺汤实际上就是泻肺中的水饮，泻肺中之热，作用比较厉害。所以在用葶苈子的时候，甜葶苈子比苦葶苈子好，苦葶苈子伤人，特别是小孩子，用甜葶苈子比较好一些，用量比例大，可以用甘草，或者索性同大枣合在一起用。因为大枣有一个特点，就是除了补气，另外它可以滋脾阴，所以有的地区把它作为补血的药物。二药合方可泻肺中之热邪，泻肺中之水而不伤正。

泻　黄　散

（《小儿药证直诀》）

【组成】　藿香叶七钱（21g）　山栀仁一钱（6g）　石膏五钱（15g）　甘草三两（5g）　防风四两，去芦，切，焙（120g）

【用法】　上药锉，同蜜酒微炒香，为细末，每服一至二钱，水一盏，煎至五分，温服清汁无时（现代用法：水煎服，用量参考原方比例酌情增减）。

【功用】 泻脾胃伏火。

【主治】 脾胃伏火。口疮口臭，烦渴易饥，口燥唇干，舌红脉数，以及因脾热弄舌等。

【方解】 泻黄散又叫泻脾散，因脾属土色黄。这里的黄原来指的脾经。主治之后有个脾热弄舌，是由于脾经有热，津液也伤，常见于小孩。这里的弄舌要和其他的弄舌区别开来，就是说没有太多的症状，特别是并非在大病之后，也不发高热。如果是小儿高热弄舌，那是心经热甚，是一种重证。所谓弄舌，就是舌头总是伸出来、收进去，自己在动，无意识地玩弄舌头。其实这个方的本意是治疗脾经有热，因为有热，津液也伤了，所以时常弄舌。因此本方的组成，按照原来的意思，应该以防风为君药，从方药的组成也可以看出来，防风的用量特别大，因为防风在痛泻要方中讲到，可以散风热，散而又润，不同于其他的辛温发散药，所以我们一贯称它为“风中润药”，而它又入脾经，所以这里用防风。这里还有一个“火郁发之”的原则，但在用它时，必须与其他药物相配伍。本方以防风为主药，首配藿香，助防风散脾胃伏火，并加上了石膏、山栀。脾胃相邻，脾为胃行其津液，所以凡是脾津液受伤，如果有胃热的话，就要加清胃热的药。因为由于“饮入于胃，游溢精气，上输于脾。脾气散精，上归于肺”。所以在前面有一些方剂里面（配伍的道理也和它相似），如麻子仁丸，胃肠有燥热，由于胃有燥热，脾的津液就少了，津液的来源少了。

这里因津液少，所以弄舌。因此在用防风散脾中之热的同时，用石膏、栀子，一个清气分，一个清血分，同时使热下行。进一步有一个问题，为什么要引热下行？栀子也不是入胃经的特殊药，因为脾恶湿，脾虚一定有湿，脾虚而有热，湿就化热。栀子在此既清热，又能利小便，这就是苦寒药栀子的特点，这样就能祛热祛湿。正因为如此，而又有脾虚，所以加上藿香叶，而不是藿香梗或者全部藿香，为什么？取其芳香醒脾化湿，因为它毕竟不是真正的实热，唯恐用药伤了脾胃，所以用了藿香，用量也比较大，所以在此还对防风的“火郁发之”也起了帮助作用。总的来说，藿香帮助舒展脾气、化湿浊、升清阳。而化湿浊、升清阳当然就能够振奋脾气以输精归于肺，口舌就可以有津液了；同时，里面的热再一清，所以弄舌就会好了。再加一点甘草，古人认为生甘草是可以清心火的，在这里主要是取其甘缓，使得这些清热的药物和升散的药物，得到甘草甘缓的调和而得以协调。尤其要注意，这里不仅用了甘草，而且在剉成散剂后，还用蜜酒炒，是取其芳香之气，更好地来健脾。但是蜜究竟是甘缓之品，如此看似矛盾，却又相制相成，达到预期的效果，虽无法量化，而结果证明是对的，看来是经过不知其数而总结出来的东西，我们应在尊重前人的创造的同时，进一步研究，使之大白。泻黄散证多见于小儿消化不良，或者是在病后、后天失调，特别是小儿容易腹泻的，或虽然腹泻好了但脾气没有恢复，都可以使用，这是原来的意思。现在用来治疗脾胃有火，不仅方剂的组成改变了，在用量上也要注意。这里的脾胃有火，是因为脾胃有湿热，在这样的情况下应用，根据湿、热孰轻孰重要注意调整用量。这种情况下，防风不能用这么大量，同时也退居次要地位，而以藿香为主。藿香可以化湿，而且也可以升散、散伏火。此外，在主治证上要注意一个问题，主治证上写着舌红脉数，要注意舌苔，按照刚才所说的后一种用法，一定有黄腻苔。学习这个方剂要抓住特点，既清热化湿，更主要的要散火健脾。

在这里我可以介绍一下用泻黄散的体会，现在经常有一种口腔顽固性溃疡，而这些溃疡都是脾胃虚寒而有伏火，舌质白，舌体胖，还有齿痕，脉不数，经常口腔黏膜溃烂，这样的情况可以根据兼证的寒热，适当地调整药物的分量，加健脾之品，就刚才所说的情况，我经常加苍术。其结果很少令我失望，特提出来供大家参考。

清　胃　散

（《兰室秘藏》）

【组成】 生地黄（12g）　当归身（6g）各三分　牡丹皮半钱（9g）　黄连六分，夏月倍之，大抵黄连临时增减无定（3～5g）　升麻一钱（6g）

【用法】 上药为末，都作一服，水一盏半，煎至七分，去滓，放冷服之（现代用法：作汤剂，水煎服，用量按原方比例酌情增减）。

【功用】 清胃凉血。

【主治】 胃有积热。牙痛牵引头脑，面颊发热，牙齿恶热喜冷，或牙龈溃烂，或牙宣出血，或唇舌颊腮肿痛，或口气热臭，口舌干燥，舌红苔黄，脉滑大而数。

【方解】 清胃散从名字来看，从它所治疗的情况来看，还是胃中有热，浊热上攻牙痛，牙痛还牵扯到头部，同时还有整个脸发热，甚至牙龈肿烂，甚至于牙根出血（即牙宣出血），或者唇舌颊腮肿痛，都属于脾胃。本方应该考虑究竟为什么用黄连而不用石膏？前面已经介绍了，胃热上攻，牙齿、唇、舌、颊、腮都已经肿了，已经向外发了，就要用泻火的药物，用黄连泻心胃之火。还要注意一点，虽然黄连是六分，用量仅仅大于牡丹皮一点，但最后几句话中特别强调夏月加倍，或临时增减，没有定量，这就是示人以法。如果热盛，黄连可以加量，还可以加药。另外还有一个理论争议，因为认为“诸痛痒疮，皆属于心”，正如上次讲的左金丸“诸呕吐酸，皆属于火”一样，所以黄连和当归作为主要的药。治疗“诸痛痒疮，皆属于心”，需要泻心火、消疮疡，它用的是黄连、当归，这也是配伍中固定的。可是这里当归不作为臣药，因为除此以外，还有热盛，单用黄连还不行，血分之热还未除，所以在用苦泄的同时用了丹皮。丹皮能够凉血散瘀，所以用这两味药。上两药互相配伍，然后加上生地黄、当归来作为主药，凉血清心，同时当归还能养血。这两者合起来，着重是因为治疗的不仅是痛，还有肿，还有溃烂，还有出血。在这基础上，还用了“火郁发之”的升麻。可以看出来，“火郁发之”都是在清的前提下进行的，而不是单纯的火郁于里就要用发的办法，如果那样的话，就把火挑起来了，却没有清泄的药物，就一发不可抑制。如何来配伍应用，需要注意。就像引火归原容易上当一样。知道虚火了，我们就用桂、附引火归原。可是结果没有归原，反倒先上火，所以必须用配伍的药制它才行。这里顺便说两个问题，一个是关于这个药苦寒能厚肠胃的问题，因为另一种说法是苦寒伤胃，《伤寒论》讲到泻药伤中阳，但小量的苦味可以健胃，包括大黄在内，黄连、黄芩、大黄等很小量时，对于肠胃有湿热、消化不好、大便不正常、饮食不好，用苦寒的药清热燥湿，能够解决肠胃的湿热，肠胃的功能就会正常。从这个角度讲，苦寒能厚肠胃。所以这个苦寒厚肠胃容易引起误解，如果脾虚泄泻，胃寒疼痛，也吃苦寒药就能厚住了吗？恰恰相反。

另外，过去有人经常问交泰丸从哪里来，就是黄连配肉桂这个方剂。交泰丸作为交通心肾的药物，没有发现丸药的名字，但是看到古人原来有这么个用法，在心火盛而不能下交于肾的时候，用黄连归经，加小量官桂，不仅煎开了，煎的时间还要比较长一点，加一点蜜，能够交通心肾，这是《韩氏医通》的方剂。

至于这个方剂后面讲了好多。加石膏，清胃散加石膏当然可以，就是根据热的情况，一个舌苔，一个脉。加栀子（焦山栀）可以不可以呢？也可以。只是要掌握一个总的组方原则，即清热、凉血加小量的辛散之品。另外，这里主治证的第一句话，牙痛牵引头脑，这个情况在临床上也经常见到，所有的三叉神经痛，由下支引起，在这种情况下，加石膏，或加珍珠母；如果头痛厉害，还可以加地骨皮。牙痛，或肿或不肿，有时候又怕冷又怕热，本方都可以治疗。

玉　女　煎

（《景岳全书》）

【组成】　石膏三至五钱（15～30g）　熟地三至五钱或一两（9～30g）麦冬二钱（6g）　知母　牛膝各一钱半（各4.5g）

【用法】　上药用水一盅半，煎七分，温服或冷服。

【功用】　清胃滋阴。

【主治】　胃热阴虚。烦热干渴，头痛，牙痛，牙龈出血，舌红苔黄且干。亦治消渴，消谷善饥。

【方解】　所谓的玉女煎，从名字上可以知道，玉女代表阴，代表水，本方就是滋肾水，清阳明。所谓的“少阴不足，阳明有余”，就是说素体肾阴不足，再加上看脉也可以知道，看舌象也可以知道。有时候症状很明确的时候，看脉可以有目的去看。这里的牙痛，表面一派热象，当然可以想到脉是数的，如果脉不数是什么原因，脉细是什么原因？左右寸关尺三部中哪里脉数的厉害，哪里脉弱？这就可以看出，在进行三部诊脉时很容易搞清楚。这种情况必然是舌红、脉数而尺细，特别是左尺少力，另外舌苔可能不到舌根，根部有一块儿没有苔，这种情况都说明肾阴不足。经常可以见到肾阴不足的兼症，而这次加上了胃热。这里的胃热可以是风热留在那里，也可以是喝酒又乱吃东西引起的，如辛辣食品。但是这里的热没有腻苔，说明里面没有宿食；如果有腻苔，用玉女煎的原方应该另外加药。本方的主要症状表现是口渴，烦热，牙齿疼痛，牵连头部。这里还可以区别一下，疼痛的部位在牙齿是阳明，整个牙床是阳明，牙齿和齿槽、牙床里面的骨头是肾，所以前面讲的都是牙龈、牙齿。清胃散证也是阳明经，都可以有头痛，但是这里要注意一下，当然还可以见到一些其他的症状，如不但根部没有舌苔，还可以见消谷善饥，苔黄且干，当然有热，而且阴虚，所以苔干。阴虚而有火，因此苔黄而干，就是这么个见证。还可以见到鼻子出血，这是经常见到的。肾阴不足，胃火有余，引起鼻子出血。

本方由白虎汤演变而来，变的特点是加上补肾阴的药物，其实药物组成很简单，只有五味药，石膏、知母，取法于白虎汤。上次已经讲到，知母主要是清肺胃之热，也能滋阴，和石膏相配，清阳明之热，清热滋阴。但是它泻胃火有余，治疗肾阴不足的力量不够，所以又加上麦冬、熟地。麦冬入肺、胃、肾，清热养阴、滋阴，所以用麦冬和熟地补肺阴、肾阴、胃阴。牛膝可以导热下行，导血下行，如果有鼻衄或吐血的时候用它，可以引血下行；如果没有出血，可以引热下行。所以应当记住，牛膝不但引血下行，而且行血分之水，从小便而出，这一点特别是在金匮肾气丸变成济生肾气丸时要明白为什么加车前子、牛膝？一个去气分之水，一个去血分之水，两者相合，利小便的作用加强，牛膝的作用即在于此。牛膝另外一个作用是补肝肾之阴，这个药是补而兼行的药物，补而兼下行。刚才提到，牙齿疼痛，既怕热，又怕冷，这就不是牙龈的问题，而是骨头的问题，刚才讲属于肾。齿为骨之余，肾主骨，这种情况说明肾阴虚而有火，所以可以加龟甲、黄柏以滋阴降火，同时龟甲还可以补肾，加强补肾的作用。如果是吐血或者衄血，而不仅是牙龈出血，还可以加女贞子、地骨皮。如果兼有脾虚，这种情况不能用本方，因为有的时候既有肾阴虚，虚火上炎，又有脾阳虚、脾气虚，大便溏稀，至少石膏和知母在用量上要注意。上次提到白虎汤，提到月份、季节的问题，用时要减量，并加健脾止泻而不燥的药物，如白术、山药、扁豆等。本方加天花粉还能治疗消渴。消渴以中消为主，消渴善饥，多饮多尿，但小便没有变色；如果是下消，则小便颜色变深，甚至小便如有油脂。

另外在《温病条辨》中也有玉女煎，是治疗气血两燔的。上次我们讲了清瘟败毒饮，讲了化斑汤，前方是大剂量的气血两清，后方气血两清的小方。另外还有一个也是由于气血皆有热，但是热不像前两个方剂所讲的那么盛。如化斑汤之气血两燔出现斑疹了，比这个方剂证更轻，舌绛、口渴、脉数，那么这种情况，要防治其咽痛、出血，出血，一个是吐血，一个是紫斑，这就是现在的玉女煎，去牛膝，加元参。

在整个病情的变化中，热病的变化快而且最大。这种气血两燔往往是血分之热，它自己还可出气分，所以中医叫“还出”。因为是由气入阴入血，由这进去，它回过头来，还从这里出来，所以有这样的变化。通过扶正滋阴，使得里邪还表，从表而出，这里面有好多变化。这几个方剂就是根据不同的情况来治疗的。

芍药汤

（《素问病机气宜保命集》）

【组成】 芍药一两（15～20g） 当归（9g） 黄连（5～9g）各半两 槟榔 木香 甘草炒，各二钱（各5g） 大黄三钱（9g） 黄芩半两（9g） 官桂二钱半（2～5g）

【用法】 上药㕮咀，每服半两，水二盏，煎至一盏，食后温服。清（通圊）如血痢，则渐加大黄。

【功用】 调和气血，清热解毒。

【主治】 湿热痢。腹痛便脓血，赤白相兼，里急后重，肛门灼热，小便短赤，舌苔黄腻。

【方解】　芍药汤治疗湿热蕴蒸于肠胃，气血两伤而大便脓血，教材方解中引了一句原话“经曰：泻而便脓血，气行而血止，行血则便脓自愈，调气则后重自除”。大便泻下，之所以夹有脓血，是因为湿热郁蒸在肠胃里，而致便脓血，可以知道湿热邪气程度之甚，所以说“气行而血止”。如何“行血则便脓自愈”呢？怎么行血呢？当然要清热、凉血、行血，就是要清除血分中的湿热。那么“调气则后重自除”呢？肛门之所以下坠、后重，总是好像要大便，实际上大部分便不下来，都是因为气被湿热所阻，和气虚不同。具体在这个方剂里来说，就是由《伤寒论》黄芩汤（治太阳与少阳合病，自下利者）变化而来，但是方药变化特别大，就是根据它的精神从气血论治。因为黄芩汤是清热，治疗肠热下利的，在清热的时候加入行气活血药，同时不仅仅用黄芩，而且加上黄连、大黄，更好地清热、凉血、除湿。此外，本方中槟榔和木香两种药合在一起使用，可下气导滞，通利大肠。本方中还有两味药，肉桂和当归。刚才提到的黄芩汤中本就有芍药，归、芍相配，就可以和血；加上肉桂，既可行气，又能和血，特别是在大量苦寒药中，加入一点温药，有一个好处，即不至于伤胃。痢疾，若一味用泻药，如果大便很通利的时候还行，如果里边不太通利，用了以后往往有降无升，使胃气受伤，就可能成为噤口痢。所以用一点芳香温热药既能加强化湿的作用，同时又能使凉血和行血合用，不至于折伤中阳。所以这个方剂治疗痢疾初期的里急后重比较特殊，肛门灼热不是它的特征，里急后重才是它的特征。这种泻痢很不爽，很不痛快，总是觉得肚子一疼，肛门一坠，好像大便马上要出来，可是到厕所后，只大便一点就完了，但下坠感还在，这就叫里急后重。就是这个方剂的特征。如果血多或者是陈血，要加重大黄。那是芍药汤治疗痢疾的用法，还要考虑如果发热怎么办，肛门灼热怎么办，内有宿食怎么办。本方证的舌黄腻而不厚，如果黄腻而厚怎么办？就要加消导的药。特别是便中有血，血多，又腹痛得厉害，而且还有食滞的时候，有一种药物——山楂，既能消宿食，又能活血化瘀。痢疾的治疗有两句话，一句话是“通因通用”，一句话是“痢疾不怕当头下。”痢疾在没有表证的时候不怕当头用泻药，就是一开始“通因通用”。本方也是通因通用，但是还有一些方剂，通的力量更强一些，例如泻下剂中的承气汤之类也能用到。但有一点要注意，痢疾不能利小便，不能用分利的办法，因为痢疾已经有了赤白并行，阴血已经受伤，在这种情况下再利小便，不但不利于治好病，反而津液更伤。另外一个问题，再回过来讨论一下，败毒散的逆流挽舟，如果是热痢决不能用。在解表剂中已讲清楚，这里再提一下，以免混淆。

白头翁汤

（《伤寒论》）

【组成】 白头翁二两（15g） 黄柏三两（12g） 黄连三两（4～6g） 秦皮三两（12g）

【用法】 上药四味，以水七升，煮取二升，去滓，温服一升。不愈再服一升。

【功用】 清热解毒，凉血止痢。

【主治】 热痢。腹痛，里急后重，肛门灼热，泻下脓血，赤多白少，渴欲饮水，舌红苔黄，脉弦数。

【方解】 白头翁汤的特点是肛门灼热。而芍药汤的特点是肛门下坠重，实际上是说它的湿热不是太重。而白头翁汤的下痢特点是血多脓少、里急后重、肛门灼热、渴欲饮水。之所以渴欲饮水，就是因为内里有热，所以治疗要清热祛湿，而不仅仅是燥湿的问题。白头翁是苦寒的，入阳明经，即足阳明胃经和手阳明大肠经。而且入血分，能够清热、凉血。它还有一个特点，本身还有升散的作用，这里的主次要记清楚，就是说它在清热、凉血的同时兼有清散的作用、散热的作用。因为白头翁是一种嫩芽，为什么叫白头呢？就是因为它的嫩叶上有白色的绒毛，像白头发，所以叫白头翁。因为它是草初生的东西，所以它有生生之性，有升发之性，所以它能散火。这一点和黄连、黄柏不同。黄连、黄柏清热燥湿泻火，黄连泻脾胃经湿热，包括大肠在内，这是很好的药。黄柏专清下焦之热，所以对于肛门灼热、里急后重、下痢脓血等都特别合适。秦皮和白头翁正好是一对，一个能升散，一个能收涩。秦皮苦寒兼涩，单纯的苦寒就能清热燥湿凉血，为什么凉血呢？因为它入肝经。顺便插一句，肝热迎风流泪治疗的时候，常加用秦皮。秦皮既能够入肝除热，入肝就能入血分，同时又能收涩肾气。肝和肾属于下焦，它能收涩以除后重，因为肾开窍于二阴，司二便。但是它是在用前面那些药的前提之下用的，与“痢无止法”并不矛盾。因为首先要有苦寒之性，因苦寒之性可以清热、凉血、燥湿，加上白头翁、黄连、黄柏，有这些药治疗湿热、除邪，所以它兼有收涩的作用，与除下重没关系。如果没有前面那些药就用了秦皮，那不行，而用其他收涩药物更不行。误用了能产生什么情况呢？用了以后湿热不得出，郁久成毒，肠子会烂，烂了以后就难以治疗。现在还有一种情况，就是中毒性痢疾，毒很重，并不泻，泻不出来。当用药物收涩了以后也会出现这样的情况，不泻，最后也是肠子坏死。所以痢疾脓血未清决不能用止的办法，除了久痢以外。从这点也可以回顾一下温脾汤治疗久痢，为什么它既用温脾，又要用泻下药呢。白头翁汤虽然只有四味药，但用来治疗痢疾效果很好，它是舌红、苔黄而干，脉数有力。如果见本证血多，要加甘草、阿胶。白头翁汤本来是治疗产后利的，产后血虚，加上热痢血多，血虚得更厉害，因此加阿胶、甘草，既止血，又补血。但是治疗热痢的出血，不是产后，就是刚才所讲的实证，脉有力，舌红，苔黄而干，这时可加银花炭、生地炭、丹皮、赤芍这些药，也可以用地榆。因为热毒太盛，所以加清热、凉血之品。如果还夹表证，可加葛根、荆芥、银花、连翘，而以银、翘为主，荆芥、葛根为辅。

清虚热

接下来讲清虚热的几个方剂。虚热都是虚人受外邪或阴阳气血不调致热，清虚热与滋阴清热、血瘀化热是两回事，和甘温除热、气郁化火也不同，当然这里边加入了当归六黄汤，应当首先明确以上几个概念的不同。

青蒿鳖甲汤

（《温病条辨》）

【组成】　青蒿二钱（6g）　鳖甲五钱（15g）　细生地四钱（12g）　知母二钱（6g）　丹皮三钱（9g）

【用法】　上药以水五杯，煮取二杯，日再服。

【功用】　养阴透热。

【主治】　温病后期，阴液耗伤，邪伏阴分。夜热早凉，热退无汗，舌红苔少，脉来细数。

【方解】　青蒿鳖甲汤的特点就是夜热早凉，热退无汗，至夜复热，一派虚象。主要是到夜间就发热，这种发热在发作时舌质很红，因为是夜热，而白天看的舌质和夜间不同，夜间有热，发热的时候舌质更红，苔是薄的，所以这一点要记住。它是到夜间就热，到早晨就退，热退时无汗。有汗而热退，就不能用本方。热退无汗是因为前期治疗不当，邪陷阴分，欲出而不得出，所有的病邪没有完全祛除，就是在治疗当中犯了一个错误所致。治疗热病中讲到“入营犹可透热转气”，到血就要“凉血、散血”。中医治病强调给邪以出路，从小便而出，从大便而出，或从肌表而出，都是如此，不采取压制的办法。如黄连解毒汤中用了栀子，这是中医治疗里热的特点。但是有的时候掌握不好，把邪热留在阴分，因为邪在阴分，人体已虚，夜间阴气盛极，阳气初动的时候，邪正相争，因此发热。由于正气没有战胜邪气，病邪没有去，因此没有汗出。到早晨热退只是因为平旦之后，阳气渐甚阴气又虚，所以无力再与病邪相争，因此邪热自然退伏于里。到了晚上，必然又有发热。

这个方剂中的几味药很简单。青蒿是清热透邪之品（在和解剂中的蒿芩清胆汤就已经提到这个问题），是从里出表的。鳖甲在此的作用只是清热，因为鳖甲入肝经，清血分，因此清阴分之热，其特点是清除伏在阴分的邪热，鳖甲能够搜逐而清之。通过鳖甲的搜逐，通过青蒿的透法，所以能把阴分之邪透出。同时鳖甲多少也有滋阴的作用，鳖甲的滋阴作用还有一个特点：滋而不腻，所以能够滋阴而不留邪。另外，本方用生地，而且用了细生地，用了知母，用了丹皮，就很容易理解。生地有鲜生地、细生地、大生地之分。它们的区别是：大生地凉血滋阴清热；鲜生地清热生津，也能凉血，但是不滋阴；而细生地是介于两者之间，两种力量都有，但是都弱一些。本方中细生地的作用就是滋阴清热，加上丹皮泄血中之火，配合起来，就能够补阴分之虚，更主要的是能把伏在阴分的邪热透发出来。因此在使用的时候要注意，其舌红，舌上没有什么苔，是比较干的，脉是细数的。虽然大热伤气了，但不能单从舌看，要综合脉、舌和症状特征来辨证。因为病人变化的可能性太多了，可以出现这种变化，也可以出现那种变化；可以出现这种证，也可以出现那种证，不能说必然出现某一症状。因为造成的因素很多，有药物的因素，也有人体质的因素，还有时间、所受的病因的因素。原书上说，阴虚热尽的，如黄连阿胶汤、阿胶鸡子黄汤等证，不能用本方。不能用本方的关键是因为本方有青蒿，是透邪的，邪伏阴分应用本方。而阴虚无邪而有热纯粹是阴虚生内热，也不会出现“夜热早凉”，应用滋阴清热药物。此外，舌苔白的要注意加减应用。刚才特别强调过本方证的特点是舌红无苔，如果舌红苔白的，应当加清化热痰的药物。吴鞠通讲的这句话特别值得体会，青蒿和鳖甲相配，就能够入阴分，就能更好地入阴分清热；鳖甲配青蒿，就能出阳分，邪就能够出来，能把阴分之邪搜出来。有机会可以看一看《温病条辨》，实际上关键就是这两句话。另外还有一个青蒿鳖甲汤治疗疟疾，实用机会不多，就不详细讲述了。

秦艽鳖甲散

（《卫生宝鉴》）

【组成】　地骨皮　柴胡　鳖甲去裙，酥炙，用九肋者，各一两（30g）　秦艽　知母　当归各半两（15g）

【用法】　上药为粗末，每服五钱（15g），水一盏，青蒿五叶，乌梅一个，煎至七分，去滓温服，空心临卧各一服（现代用法：水煎服，用量按原方比例酌情增减）。

【功用】　滋阴养血，清热除蒸。

【主治】　风劳病。骨蒸盗汗，肌肉消瘦，唇红颊赤，午后潮热，咳嗽困倦，脉象细数。

【方解】　秦艽鳖甲散主治的“风劳病”仅仅是介绍了病的晚期所出现的证的治疗。本证有骨蒸盗汗、肌肉消瘦、唇红颊赤、午后潮热、咳嗽困倦，脉象是细弱而微数，也就是细弱而稍稍有些数。因为这时既有骨蒸，又有盗汗，午后还有潮热，已经出现了唇红颊赤，这里的热可想而知。尽管有热，但是在体温表上不一定能够完全表示出来，因此这样的脉必然是数的，既然是“劳”，所以细数而没有力。在这个方剂里，为什么以“秦艽”和“鳖甲”命名？实际上是以秦艽为主，这个说法和讲义上的解释不完全相同。因为秦艽可以除肝胆经之风热，是透邪除热之品，与柴胡相配，可以透邪。而鳖甲在此，与青蒿鳖甲汤中的鳖甲一样，那里是青蒿配鳖甲，这里是秦艽配鳖甲，虽都有虚热，但病都有了一定深度，而且虚热的情况不同。另外这里需要说明一下，这里的柴胡，以银柴胡最合。此方原是《卫生宝鉴》的方剂。在讲逍遥散的时候柴胡和银柴胡是不分的，只是银柴胡退热更好。这里的地骨皮上次在泻白散中已经提到，上能泻肺，下能泻肾，既能祛火，又能凉血，还有生津功效，为甘寒之品；应用知母也是这个意思，不同于黄柏。黄柏降火，知母滋阴，黄柏是苦寒而燥的药物，本身没有滋阴的作用，所以知母黄柏相配而用才能滋阴。而这里用地骨皮配知母以滋阴。这里还有有汗和无汗、用地骨皮和丹皮的问题。本方还有一个特点，用青蒿和乌梅两药作引子，青蒿用得很少，加上乌梅，一散一收，既透邪，又收敛。因为秦艽和柴胡，尤其是秦艽发汗的力量不强，为祛风邪的药，但是对于肝胆下焦的风热可用。这里的风热，可以是外感所致，也可以是由于自己的血虚生风，这两种都可以用。

这里附带讲一讲《证治准绳·类方·卷一》的“清骨散”。原书主治只是“骨蒸劳热”四个字。从方药组成来看，比“秦艽鳖甲散”少当归、乌梅，多甘草、胡黄连，另外所用的是银柴胡而非柴胡。胡黄连是玄参科多年生低矮植物胡黄连的根茎，味苦性寒，入肝、胃、大肠经，主要功用是“清热燥湿，除蒸消疳”，与黄连基本相同，但不入心经。银柴胡是石竹科多年生草本植物的根，味甘微寒，专于“退骨蒸、清疳热”。所以清骨散“清虚热，除骨蒸”的作用突出，秦艽鳖甲散兼有“滋阴补血”的功效。主治基本相同，临床时根据所治证的缓急而分别使用，也可在清骨散的基础上加滋阴敛汗之品，收敛会更好更快。同时，随蒸热的减轻，适当增加滋阴益气的药，助病人早日康复，但不可急于求功而用峻补，尤其是滋腻之品要注意剂量。

第五章 祛暑剂

凡以祛暑药为主组成，具有祛除暑邪的作用，用以治疗暑病的一类方剂，统称祛暑剂。

暑邪为六淫之一。李用粹说："暑之为气，在天为热，在地为火……故暑者，相火行令也。"吴鞠通亦说："暑亦温之类，暑自温而来"。所以，暑为夏季的主气，属温热或火热的范畴，凡夏天感受暑邪而发生的多种疾病，统称为暑病。正如《素问·热论》所说的"先夏至日者为病温，后夏至日者为病暑"。因此，前人亦有"暑本夏月之热病"的说法。

暑邪致病除有明显的季节性外，还因暑气通于心，暑热易伤气，故暑病一般发热较高，并见口渴、心烦、汗多等津气两伤之证。夏月气候比较潮湿，故暑病每多夹湿；至于夏暑炎热，人多喜纳凉饮冷，不避风露，故又多兼表寒为病。因此，根据上述暑病的不同特点，祛暑剂相应分为祛暑解表、祛暑清热、祛暑利湿和清暑益气四类。

由于暑病夹湿最为常见，故使用祛暑剂时，每多配伍祛湿之品，是为常法。但亦应注意其主次轻重，如暑重湿轻，则湿易从热化，祛湿之品不宜过于温燥，以免燥灼伤津；如湿重暑轻，则暑为湿遏，祛暑又不宜过用甘寒，以免阴柔碍湿。

祛暑清热

祛暑清热剂，适用于夏月感受暑热之病，见有身热心烦、汗多口渴等证。常用祛暑清热药以西瓜翠衣、银花、扁豆花、荷叶等为主组成方剂，代表方如清络饮。

清　络　饮

(《温病条辨》)

【组成】 鲜荷叶边二钱（6g） 鲜银花二钱（9g） 丝瓜皮二钱（6g） 西瓜翠衣二钱（6g） 鲜扁豆花一枝（6g） 鲜竹叶心二钱（6g）

【用法】 以水二杯，煮取一杯，日二服。

【功用】 祛暑清热。

【主治】 暑热伤肺，邪在气分。身热口渴不甚，但头目不清，昏眩微胀，舌淡红、苔薄白等。

【方解】 预防伤暑和中暑，特别是对在高温环境下的工作者，作为清凉饮料，方中所有的药都有清热生津而又芳香辟秽的功用，这是一个好方子。但有的地区没有这些药，可以选择代用品替换。鲜银花和鲜竹叶心北方不一定有。要注意鲜藿香与药用的广藿香是两回事。鲜藿香芳香清凉，这味药夏天比较好找。这两样东西的形状也有所不同，鲜藿香是方梗，中空，像苏梗似的；藿香是圆梗，中间虽然也空，但比较小。从方中各药材的芳香之气来看，鲜藿香的芳香味就比较浓，所以说它是一个芳香清透的药物。夏天应用时，还可以再加点青蒿之类的药物。

祛暑解表

新加香薷饮

(《温病条辨》)

【组成】 香薷二钱（6g） 银花三钱（9g） 鲜扁豆花三钱（9g） 厚朴二钱（6g） 连翘二钱（9g）

【用法】 水五杯，煮取二杯，先服一杯，得汗，止后服，不汗再服，服尽不汗，再作服。

【功用】 祛暑解表，清热化湿。

【主治】 暑温初起，复感于寒。发热头痛，恶寒无汗，口渴面赤，胸闷不舒，舌苔白腻，脉浮而数者。

【附方】 香薷散（《太平惠民和剂局方》） 香薷去土，一斤(15g) 白扁豆微炒，半斤（12g） 厚朴去粗皮，姜汁炙熟，半斤（12g）。上为粗末，每三钱，水一盏，入酒一分，煎七分，去滓，水中沉冷，连吃二服，立有神效。（现代用法：水煎服，或加酒少量同煎温服或凉饮）。功用：解表祛暑，化湿和中。主治：夏月乘凉饮冷，外感于寒，内伤于湿，致恶寒发热，无汗头痛，头重身倦，胸闷泛恶，或腹痛吐泻，舌苔白腻，脉浮者。

【方解】 新加香薷饮与附方香薷散有点区别。新加香薷饮除了香薷散的原方以外，还加上了银花，方中白扁豆改用扁豆花，再加上连翘。适用于治疗夏天感受外寒之证，必须要有恶寒、发热、无汗的症状，这是使用新加香薷饮的前提。一般形容香薷为夏月的麻黄，它是辛温之品，发汗的作用比较强。香薷不但发汗，还可以祛水，所以必须要见到恶寒、无汗，才可以用它。外边受凉，里边有暑热，又夹有湿，在这三种因素并存的时候，才用新加香薷饮。新加香薷饮之所以用扁豆花，之所以用银花、连翘，是为了着重清暑邪，就是刚才提到治暑就是清气之邪。加扁豆花芳香化浊，与厚朴合用可以化湿。如果舌苔不白腻、舌苔不厚，而是白滑，舌质是红的，就可以不用厚朴。

由香薷散加味的方剂特别多，理解了从香薷散变成新加香薷饮的精神以后，就可以理解香薷散的其他加味方。比如还有加黄连的，有十味香薷饮等。关键的一点是，没有恶寒、发热无汗的症状，绝不能用香薷。原书上介绍香薷散，形容恶寒为凛凛恶寒，有时书上用憎寒壮热来描述，都是指恶寒得很厉害。凛凛恶寒时，必然有高热，因为毛窍闭塞了，阳气与外邪郁结不能发散而化热，所以在憎寒的同时必然壮热。憎寒壮热、无汗，就比一般所讲的恶寒、发热程度重多了，这一点要理解。

香薷的用量要注意掌握。一般来说，麻黄不配桂枝，发汗的力量要弱一些。香薷如果配了辛散的药，哪怕是辛凉发散药，发汗的力量会比麻黄还强，所以应用于小孩要特别注意。

祛暑利湿

六一散（原名益元散）

（《宣明论方》）

【组成】 滑石六两（180g） 甘草一两（30g）

【用法】 为细末，每服三钱，蜜少许，温水调下，无蜜亦得，日三服；欲冷饮者，新汲水调下亦得；解利伤寒发汗，煎葱白、豆豉汤调下四钱，每服水一盏，葱白五寸、豆豉五十粒，煮取汁（现代用法：为细末，每服 9～18g，包煎，或温开水调下，日 2～3 服；亦常加入其他方药中煎服）。一盏调下，并三服，效为度。

【功用】 祛暑利湿。

【主治】 感受暑湿。身热烦渴、小便不利，或泄泻。

【附方】

（1）益元散（《伤寒直格》）即六一散加辰砂，灯心汤调服。功用：清心祛暑，兼能安神。主治：暑湿证，兼见惊烦不安者。

（2）碧玉散（《伤寒直格》）即六一散加青黛令如轻碧色。功用：祛暑清热。主治：暑湿证兼见肝热目赤咽痛，或口舌生疮者。

(3) 鸡苏散(《伤寒直格》) 即六一散加薄荷叶一分(7.5g)。功用：祛暑解表。主治：暑湿证，兼见风热表证者。

【方解】 六一散是个小方子，经常可以在其他的方剂中作为一味药用。书上又叫益元散(注意：不是附方所列益元散)、天水散。天水散取了天一生水、地六成之的意思。六一散的组成为甘草和滑石，用量也是六比一的比例，滑石为六，甘草为一，刚好和左金丸相对，黄连为六，吴萸为一。我们现在所用的成药六一散就是这个比例。

滑石是清热、滑窍利尿的药物。一般介绍滑石时，不太注意它的寒。我在临床上体会，对于胃寒的人使用滑石和车前子，还是要注意。用量过大，或配伍不当，常常会引起胃寒痛，或胃酸增多。从这些反应可以知道，这些药物的寒性还是比较大的。

滑石清热、滑窍利尿，与甘草相配就有一个好处，既能清热，又能滑窍，使停的水、留的湿排出体外，由于加了小量甘草，在利水祛湿的同时又可以生津。这两个作用看起来是相反的，但是确实有互相并存的特殊用处，既利了尿，又减少了利尿所导致的伤津。这就是六一散这个方剂的配伍特点。

六一散是夏天的常用药，原因在于它能清热、利小便。六一散加味后，化裁出不少的方子。这里有益元散、碧玉散以及鸡苏散。益元散是六一散加了朱砂。朱砂是清心热、安心神的药，它之所以能够安神，缘于它有清心作用。在暑热盛的时候，用益元散效果很好，这是益元散的一个使用要点。第二个使用要点是暑病常见恶心，这个时候，用益元散也特别好。

碧玉散在介绍蒿芩清胆汤时曾经提到过，即六一散加青黛。在利尿的基础上，加强了清肝热和清湿热的力量。鸡苏散为六一散加薄荷，因为薄荷又叫鸡苏，所以起名为鸡苏散。六一散加辛凉的薄荷以后，就兼有了解表清热的作用。凡属于藿香正气散证，湿重，需要利尿的，就要配上鸡苏散，而不是藿香配苏叶。加入鸡苏散就加强了清热、利湿和解表的作用。

还有一个方子叫温六散，就是六一散加干姜。适用于不属于热证，或内有寒水，而需要利水者。因为六一散中滑石的量大，是寒性的方剂，加上干姜后，可以不伤胃，更好的温里行水。这也是一个常用的方子。

另外，现在有的地方所讲的天水散，是用寒水石，而不是滑石。天水散即玉泉散，是不同地区的不同方名。上述的几个方子，都是夏季的常用处方。在南方用这个方，在包煎的时候，最好用荷叶包。因为这些药都具有清暑利湿的作用，用荷叶包可以加强药物的清暑作用。

桂苓甘露饮

（《宣明论方》）

【组成】　茯苓去皮，一两（30g）　甘草炙，二两（6g）　白术半两（12g）　泽泻一两（15g）　官桂去皮，半两（3g）　石膏二两（30g）　寒水石二两（30g）　滑石四两（30g）　猪苓半两（15g）

【用法】　为末，每服三钱，温汤调下，新汲水亦得，生姜汤尤良。小儿每服一钱，用如上法（现代用法：按原方用量比例酌减，改汤剂服）。

【功用】　祛暑清热，化气利湿。

【主治】　中暑受湿。发热头痛，烦渴引饮，小便不利，以及霍乱吐下。

【方解】　桂苓甘露饮是五苓散、六一散两个方子合起来再加石膏、寒水石组成。此方的要点为用于伤暑引起的发热头痛，烦渴引饮，还可以见到小便不利，以及霍乱吐泻，这些症状的出现是因于暑热相干，清浊失常。《内经》上有这么一句话，“清气在阴，浊气在阳，营气顺脉，卫气逆行”。清气本来应该在上，可清气在阴，却在下了；浊气本来应该在下，浊气在阳，却在上了。营气顺了脉，即营行脉中。但卫气逆乱，乱在肠胃，则为霍乱。上述的症状就是这样产生的，既有暑热，又有湿邪，寒热相加，但以热为主。因此，桂苓甘露饮用于发热，头痛，烦渴引饮，但主要还是治小便不利，也用以治霍乱吐泻。暑热所伤，水停于里，类似于《伤寒论》中的五苓散证，所以桂苓甘露散中采用了五苓散，再加上了寒水石和石膏来清热。但是要注意配伍的关系。先谈寒水石。寒水石用得比较少，主要用来治疗热病。它的清热、利尿、生津作用类似于滑石，但比滑石更强。寒水石能够入下焦、入血分，所以它清热的力量大大地超过了滑石。寒水石的寒性与石膏相似，但是石膏有透的作用，寒水石没有透的作用。所谓透，是指辛能透邪，能在清热的同时透热出肌表，可以引吴鞠通的一段话来加以说明。吴鞠通在治疗暑温夹湿的病里，以三焦立论进行了论述。从病邪蔓延三焦，可以知道邪不在一经，也不在一脏，实际上就是我们经常讲的邪在气分。邪在气分散而不聚，没有归到一经，归到一脏，那么要清三焦，应当以谁为主呢？“然虽云三焦，以手太阴一经为要”，指出清利三焦，当以手太阴肺经，即肺为主。为什么呢？“盖肺主一身之气，气化则暑湿俱化”。入肺经的药往往也入胃经，胃经的药也多走肺经。从药来看，肺胃两经的药比较多。所以这句话是说，为什么以肺为要领呢，因为只要清了肺，就清了胃；而且在清肺胃之邪时，抓住了肺，可以清而兼透。另外，肺有通调水道的作用，下达膀胱，肺气闭，则膀胱亦闭。这个“闭”是闭而不通的闭。因为肺主一身之气，通调水道，下输膀胱，所以肺气一通，膀胱之气也通。因此，清三焦以肺为要领，则胃、膀胱皆在所治之中，“则三焦俱备”。吴鞠通有几个方子，都涉及到这个理论。特别是三仁汤，在介绍三仁汤时还要讲。

这里还涉及到一个问题，就是三焦辨证、卫气营血辨证怎么来看气分。气分究竟在哪里？气分着重指的是肺胃。这里讲一讲是为了说明桂苓甘露饮为什么这么用。桂苓甘露饮这样用它，这里边改了两个药物，一个把桂枝改成官桂，原来的五苓散是用桂枝，那时候好像没有肉桂，就是用桂枝。桂枝着重透邪解表，而肉桂就着重于温命门，助气化。过去的官桂同现在的官桂是两个东西，时代不同了，要注意。过去的官桂是为官家所用的，换句话说叫贡品，现在的官桂是次肉桂。肉桂与官桂的区别为，官桂薄而燥，肉桂是越厚越好，油越重越好，味道以甘味为主，越薄就越没有油，并且以辣味为主。所以肉桂是辛甘大热而润，官桂是辛热而燥。两者一般的用法无多大区别，但如果用来补，用来引火归原，用来温肾，那就要注意，最好使用肉桂。因为过去的官桂是进贡官家的好肉桂，现在的官桂是最次的肉桂，有此区别。

桂苓甘露饮用官桂，是缘于病在气分时，若大寒之品用多了，就伤及气化的功能，小便还是不得利，所以此方中用肉桂，是为了温阳化气以利水。另外从用药比例上来看，如猪苓、泽泻、茯苓等，整个五苓散的用量相对来说比较小，而三石的用量比较大，特别是滑石的用量大，说明清热利尿的作用比较强。在滑石用量大的同时，也加重了甘草的量。所谓加重，是指本方中，滑石与甘草的比例为二比一，这与方中用了石膏和寒水石有关。因此，提到本方的甘寒生津作用，生津是第一位的，但有时配合甘味的药物，重点还是为了补气，从配合使用甘草和肉桂，就可以了解本方遣药配伍的用心了。

桂苓甘露饮中石膏、滑石、寒水石这三个药都是大寒，整个用量也占了其他药物的一倍以上，所以用来治疗夏天既受了暑热，里边又有寒水的病症。这里说的寒水指饮冷，是进食生冷造成的。另外，还有一个同名的方子出自《儒门事亲》，与此桂苓甘露饮有一点不同。前者讲脉虚水逆，后者是烦渴欲饮，水入即吐。这里顺便讲一下，烦渴欲饮、水入即吐的渴，不是真渴，而是由于水潴留了，不能气化。水不得气化，津液不得上潮，导致了口渴。所以渴还有这样一种因素，不要见了渴，就诊断为热。因此，《儒门事亲》的桂苓甘露散中，把三个石类药的用量都减少了，还加上了人参、葛根等。

清暑益气

清暑益气汤

（《温热经纬》）

【组成】 西洋参（5g） 石斛（15g） 麦冬（9g） 黄连（3g） 竹叶（6g） 荷梗（15g） 知母（6g） 甘草（3g） 粳米（15g） 西瓜翠衣（30g）（原书不著分量）

【用法】 水煎服（原方无用法）。

【功用】 清暑益气，养阴生津。

【主治】 中暑受热，气津两伤。身热汗多，心烦口渴，小便短赤，体倦少气，精神不振，脉虚数者。

【方解】 在临床上常用的是这个清暑益气汤。由于暑热所伤，气虚得更厉害了。实际上气虚与人的年龄、体质都有关系，当然与暑热的程度也有关系。从症状上来看，有身热、汗多、口渴、心烦、体倦少气而懒言。懒言是中气虚的特征，是肺脾气虚。还可以见到小便短赤，这是因为内热津伤。暑热通于心，心与小肠相表里，所以心热盛了，就移热于小肠，这与导赤散的病机是一样的。但尽管是一个病机，治法有所不同。暑热在里时，除了小便短赤以外，还可以见到气虚证，用药的区别就在这里。

清暑益气汤用了西洋参、麦冬、石斛、知母，这些都是清热养阴的药物。先谈一谈西洋参。西洋参的生津、养阴的作用较强，补气的作用不大。它补气的作用不如生晒参，但生津、养阴的作用比生晒参强。在应用西洋参的同时使用甘草、粳米，都是为了加重补气的作用，补养中气。从这个角度看，有些像白虎汤，可是没用石膏。因此可以认识到，暑热伤人的特点是气津两伤。

清暑益气汤里用了黄连和竹叶。黄连是泻心的，竹叶也是清心除烦的。这是治疗暑病的一个特点，清心除烦。方中利小便的药物用的是竹叶和西瓜翠衣。俗话讲，西瓜是天生的白虎汤，但是用以清热时，着重使用外边的青皮。瓜皮比瓜心清暑的力量要强，具有清热利尿的作用，可以祛暑利小便。

荷梗在这里的作用是清利中焦之气。因为整个荷叶的特征是轻清而升，可以升发人体的阳气。但是它的用法有几个区别。鲜荷叶可以清热祛暑，气味芳香，具有透的作用。荷梗着重于治中焦，理气升清，没有透邪的作用。

清暑益气汤中虽然没有利小便的药，但与刚才讲的导赤散道理相同。热在心时，用黄连去泻心。何况本方还配伍了一些生津、养阴和益气的药，热去以后，小肠的气化就通利了。小肠通利后，小便短赤也就自然解除了。

清暑益气汤在临床应用时，可以加减变化。例如出汗太多，不仅见懒言，而且气短，可以加五味子，方中有西洋参、麦冬，再加上五味子，就近似生脉饮。小便如果太困难，可以加滑石。滑石和甘草合起来就是六一散了，既可清暑，又可利小便。但要注意，清暑益气汤证不夹湿，这个方子治伤暑，不是治暑湿。如果见到舌苔白腻是有湿或痰滞，见到舌苔白滑是有寒，就不宜用本方。清暑益气汤证的身热汗多是不恶寒的，没有恶寒的现象就用不着解表。如果有恶寒的现象，那就得加一点辛凉透表的药，像刚才介绍的鸡苏散，或者是薄荷，或者是青蒿都行，以祛暑解表。

李东垣也有一个清暑益气汤。这个清暑益气汤证，既有暑，又有湿，属于气虚湿热所伤，这里指的热，就是暑，所以方中有补气的药，有化湿的药，有清热的药，主要用于治疗气虚伤暑证，夹湿不甚，表现为舌苔薄腻，用这个方子还挺好。而且可以根据症状进行适当地加减。如果气虚不重，可以不用五味子。因为五味子是收敛的，在使用麦冬、人参的时候，五味子的酸敛可能把湿邪留在体内。清暑时着重要注意的是在祛暑、祛热时，用凉药而不留湿。

刚才的王氏清暑益气汤用了石斛，在舌红，苔薄时可以用鲜石斛。如果舌苔薄白，就用川石斛，而且是干的。

化湿的时候，辛燥的药还要少用，因为暑证时已经大热伤气，已经津伤，气津两虚了，再用过多的辛燥药，容易更加伤气、伤津，配伍不好还能助长暑热。

以上讲了基本的原则，临床时还需根据实际情况进行变化。

第六章　温里剂

温里剂是以温热药为主组成，具有温里助阳、散寒通脉的作用，用来治疗里寒证的方剂，是一种温法。里寒与表寒有区别，表寒用辛温解表法，温里则首先点出一个“里”字。但是要与泻下剂里的温下相区别，这里指的是寒邪，不是指治寒积、寒实，使之从下而出。

现在讲一下人为什么容易得寒病，得寒病以后会怎么样。首先从大的方面来看，《内经》上讲，“阳虚则外寒，阴虚则内热”，还有“阳盛则外热，阴盛则内寒”，所以里寒证的产生，与人体的阳气盛衰是有关系的。里寒发生，就说明了阳气不足，寒证越重，阳气越不足，所以治疗的时候，提出了一个原则，“寒者热之，清者温之，衰者补之”；“寒淫于内，治以甘热”，所以治寒以温、以热为主，当阳气衰的时候才补，与“虚则补之”不完全同。

从这个问题可以知道，人体的阳气是非常重要的。《内经》说：“阳气者，若天与日，失其所，则折寿而不彰”。所以阳气不能伤。阳气在人体内是阳生阴长，它不仅代表着阳气不能伤，而且位置要在上，要在它的正常位置。所以清浊相干，阳在阴位，都能使人的寿命夭折。从这一点可以看出来，温里剂在治疗里寒证的时候，意义相当大，特别是在回阳救急的时候。因为在那个时候，阴盛阳微，亡阳之变在俄顷之间，更加危险。

温中祛寒时，由于阳气还没有大虚，里寒还没有到极点，所以有时证候显得不严重，这也和所涉及的脏腑有关。我们讲的温中祛寒，是以中焦脾胃之阳为主，而作为回阳救逆所适应的证候，是指心肾之阳大伤，又被阴寒所逼，亡阳在即。可以看出，心与肾，一个是君主之官，一个为真阳之根本，所以到这个程度的时候，证候就更加危急了。

这里提出一个“辛以润之”的问题。“热淫于内，治以甘热，佐以苦辛，辛以润之，苦以坚之”，在中药教材中，对有些药也讲了这个问题。中药中体现“辛以润之”的治法时，可以看到很多辛热的药物都兼能补精，如补骨脂、仙灵脾、蛇床子、巴戟天。现在仅仅是提一提，将来在补益剂中再详细讲。在这里着重解释温里祛寒治法中的辛以润之。因为这句话用在温里祛寒治法中容易产生疑问。原因在于辛味本来不是用来润的，辛是用来散的，但当下焦虚寒的时候，水不化气，阴不得阳，就成为寒水、死水、邪水，这种水不但没有润的作用，相反是一种病源，应该祛除。祛的办法有两种，一个是利小便，一个就是通过温化的办法，温暖命门之火，助长下焦的气化，使阳气蒸水化气，水只有蒸化为气以后，才能够起到润的作用。所以中医有好多话是非常拗口的。气是怎么来的呢，是蒸水化气而来，阳蒸阴化而为气，气中就有水，两者是密不可分的，就像刚才讲到的津不上潮的口渴、咽干，这比较好鉴别。但是阴虚的咽干，或者阳虚的咽干，是由于气不上潮、水不化气造成的，要联系其他的症状进行辨别。这涉及到下面要介绍的“回阳救逆”为什么要反佐这个问题，只有把道理弄清楚了，才能知道如何来反佐和为什么选择这些药物的道理。

总结温里剂的分类与临床的意义。分类的原因是由于病变的部位不同、程度不同，所出现的症状也就不同，所以温里剂有温中祛寒和回阳救逆之分。寒邪伤人后，根据所伤的程度，分为温阳和补阳两个级别，但并不是说只要阳伤了就得补阳，阳伤程度轻的温阳即可使阳气恢复。从部位来看，温阳的病位在中焦，是温脾胃之阳，而到了回阳的时候，是回心肾之阳。

在用药时需注意三点。第一点，区别寒热的真假，就是真热假寒和真寒假热。不要见到热深厥深也用热药，这就大错。在真寒假热的时候，比如阳虚而见烦躁，就是出现了假热的现象；再如身上发热，躁动不安，反不恶寒，这也是虚阳外越出现假热的现象，这些问题都要注意。第二是病与药要相当。要知道有多少寒，寒在哪个地方，即部位要相当，用药量要相当，最后一个问题，用药要缓和。越是阳气虚的时候，越是在用温阳的药回阳救逆的时候，越要注意，既要大量，又要缓和，即所谓甘以缓之，将来讲几个方子，拿出来一比较就知道了。过分的使用辛热回阳之品，有时反而促使了阳气的散失，出现戴阳、格阳、浮阳外越。所以说辛热过头了，反而起不到回阳的作用。再一个就是要注意因时、因人、因地而制宜。比如年轻人，本来相火就旺，虽然确有里寒证，用辛热药也要慎重。大热天用辛热药也要注意，夏天用热药与冬天用热药的量不同，过头了不行。“因地”就是说有的地方干燥，有的地方潮湿，潮湿的地方，辛热的用量大一点还好，干燥的地方就要注意，用量不可过头。还有生活习惯的问题，在西南，不仅地湿，人都善于吃辣的，有的还爱吃附子，这些地方辛热药的用量都比一般人的用量大。

温中祛寒

下面谈一谈温中祛寒。由于中焦虚寒，阳气不足，所以四肢不温，脉缓、迟、紧，若有气虚，脉就濡弱或是大而无力，舌苔当然是白的。

理 中 丸

（《伤寒论》）

【组成】 人参（6g） 干姜（5g） 甘草炙（6g） 白术（9g）各三两

【用法】 上四味，捣筛为末，蜜和为丸，如鸡子黄许大，以沸汤数合，和一丸，研碎，温服之。日三服，夜二服。腹中未热，益至三四丸，然不及汤。汤法，以四物依两数切，用水八升，煮取三升，去滓，温服一升，日三服。若脐上筑者，肾气动也，去术，加桂四两；吐多者，去术加生姜三两，下多者，还用术；悸者，加茯苓二两；渴若得水者，加术，足前成四两半；腹满者，去术，加附子一枚。服汤后，如食顷，饮热粥一升许，微自温，勿发揭衣被（现代用法：蜜丸，一日 2～3 次，每次 9g，开水送下；或按原方酌定各药用量作汤剂，水煎服）。

【功用】 温中祛寒，补气健脾。

【主治】 ①中焦虚寒，自利不渴，呕吐腹痛，不欲饮食，以及霍乱等。②阳虚失血。③小儿慢惊，病后喜唾涎沫，以及胸痹等由中焦虚寒所致者。

【附方】

(1) 附子理中丸（《阎氏小儿方论》） 人参去芦　白术剉　干姜炮　甘草炙，剉　黑附子炮，去皮脐，各一两。为细末，炼蜜和匀，一两作十丸。每服一丸，水一盏，化开，煎及七分，稍热服，食前。小儿分作三二服，大小以意加减。功用：温阳祛寒，益气健脾。主治：脾胃虚寒，风冷相乘。心痛，霍乱吐利转筋。（《太平惠民和剂局方·卷之五》也载有此丸，方药同，各四两，蜜丸，每两作十丸，服法及功用亦同，但主治为“脾胃冷弱，心腹绞痛，呕吐泄利，霍乱转筋，体冷微汗，手足厥寒，心下逆满，腹中雷鸣，呕哕不止，饮食不进，及一切沉寒痼冷，并皆治之”。可作参考）。

(2) 理中化痰丸（《明医杂著》） 人参　白术炒　干姜　甘草炙　茯苓　半夏姜制（原书无药量），为末，（水泛）丸桐子大，每服四五十丸，白滚汤下。功用：益气健脾，温化痰涎。主治：脾胃虚寒，痰涎内停。呕吐少食，或大便不实，饮食难化，咳唾痰涎。此属中气虚弱，不能统涎归原也。

（3）桂枝人参汤（《伤寒论》）　桂枝四两，去皮（6g）　甘草四两，炙（9g）　白术三两（9g）　人参三两（6g）　干姜三两（5g）。上五味，以水九升，先煮四味，取五升，内桂，更煮，取三升，去滓，温服一升，日再夜一服。功用：温里解表，益气消痞。主治：太阳病，外证未除而数下之，遂协热下利，利下不止，心下痞鞕，表里不解者。

【方解】　理中丸这个方子大家比较熟悉，但是这里何者作为君药呢？理中丸是丸剂，可是也是汤剂，这里叫理中丸，在《金匮要略》里叫人参汤，药都没动，一个是作丸药吃，一个是熬汤喝，但两者的君药有区别。我们认为，作为理中丸证，治疗的是中焦虚寒所产生的各种症状，因此首先以温中为主，应该以干姜为君药。在温中散寒的基础上，加上人参、甘草、白术来益气健脾，主治中焦虚寒，自利不渴，呕吐腹痛，霍乱，不得饮食。这里所讲的霍乱，是指吐泻交作，实际上是虚寒性的急性胃肠炎。阳虚失血和小儿慢惊，都可以用理中丸，但阳虚失血时，干姜可以改为炮姜，整个方剂就没有那么辛燥，可以更好地入血，更好地止血。阳虚失血是阳气虚、血不归经导致的出血，与热迫血妄行是两个机制，所以应该温阳益气来加强摄血的作用。小儿慢惊以及病后喜吐是因为中焦有寒所致，慢惊指长期生病了以后，小孩脾胃虚寒，不喜饮食，致营养不够，久病也可导致脾胃亏虚，饮食不调，没有足够的营养来补充身体，同时大便泄泻，泻就伤津，在这个时候，只能用丸药来治疗，缓和地健脾止泻。

胸痹，一般都知道用瓜蒌薤白白酒汤。胸痹时不仅可见心痛彻背，背痛彻心，气短，还有胁下逆抢心，即胁下有气往上顶，这是由于心阳不足，不能制约下焦水寒之气上犯所致。当然这种症状也有虚有实，治疗这个证的时候有两个方子，实证是枳实薤白桂枝汤，虚证用人参汤，即理中丸方，不作丸，将人参、甘草、干姜、白术各三两，以水八升，煮取三升，温服一升，日三服（见《金匮要略·胸痹心痛短气病脉证治第九》）。

人参汤药虽不变，每次的药量大多了，而且是人参为君，因为首先要大补元气，再用干姜温中散寒，这样心脾之阳、气都得到足够的补充，才能够通痹止痛，才能够平逆。这个方子使用在不同的病症，就有两个不同的组合。丸药是配好的剂量，但在临床上作为汤药使用时，用在温中的理中丸证，人参就可以改用党参。因为这个证用不着人参大补元气。如果是胸痹见到这个证，还见到胁下有逆气上冲，那就要考虑用人参而不用党参。在用人参、干姜的同时，还可以配伍别的药物。现在这样的病比较多见，经验的积累也比较多了。我们还可以配一些温中的药、养心的药，加上一些祛寒水之气的药、降逆的药。除了使用干姜，我还喜欢用大量的生姜，生姜可以用到一两以上。大量用生姜，也是根据《伤寒论》炙甘草汤体会出来的。除逆气时，轻的用枳壳，重的配降香，主要看逆气胸闷的程度，选用枳壳或者枳实，或者用降香，更甚可用香橼、降香、路路通。一般香橼、路路通都是6g，降香也是5～6g。还可配合其他的活血药，如当归、丹参、郁金、红花。另外要注意血压，胸痹疼痛时一般血压不会高的，但对于素来血压高的人要注意，因为必要的时候要用小量川芎，而用川芎时候一定要和牛膝同用，因为川芎是上行的，是走窜的，特别是对于脑供血不足、有高血压病史的人，有时还需加少量的磁石12～15g。

以上着重想说明两个问题。一个问题是方剂的组成不同，是由于见证不同。所以古人在解释理中丸的时候，对君药也有不同看法，特别是一变成人参汤这个方名的时候，易误解成理中丸是以人参为主药。应注意现在的人参和过去的人参已经不同了，在《伤寒论》里的人参着重是补气、生津液，阴虚津液伤用人参，气虚时用甘草，例如《伤寒论》治“发汗后，身疼痛，脉沉迟者”的桂枝加芍药生姜人参新加汤，就因为已经发汗，汗多伤阴，而病不解，所以用人参。

还有一个问题，治疗胸痹的时候，要用汤剂而不能用丸剂。胸痹主要是因为下面有逆气上抢心，说明心阳不足，不急补不足以镇压下面的逆气上冲，所以这里要补。邪气更盛时，要用枳实薤白桂枝汤。当胸阳虚，胸阳不足以镇压逆气的时候，则当以人参为君药。所以方子的组成是因证而异。

明白了以上的道理，以下的加减法就好理解了。理中丸后面原有很多的加减方法，如腹满加附子，后来做成了附子理中丸，驱寒止痛的作用更强，用于治吐利，凡是理中丸证的重证，就用附子理中丸。桂附理中丸的加减法也是这个道理。掌握了理中丸，知道附子的作用以后，在临床上就可以区别运用。

理中化痰丸，这个方子很简单，就是理中丸加了茯苓、半夏，实际上也是四君子汤加干姜、半夏，是治寒痰的。脾胃虚寒又多痰，可以把它作为一个基本方，制成丸药长期吃，以逐渐健脾胃、化寒痰。哮喘病人中有的确实是因中焦脾胃虚而产生了寒痰，在不发作的时候，可以服这个药。这是哮喘病治疗的原则，发作的时候治标，以平喘为主；不发作的时候治本，就是除痰。

桂枝人参汤是《伤寒论》的方子。在中焦虚寒而有表证的时候，应当怎么办？这里把桂枝、甘草的用量加大。同时也提示我们，误下以后损伤了什么？我们过去老是说，误下以后伤阳，比如和解剂中调和肠胃法中的心下痞，就是这样形成的。桂枝人参汤是里虚寒而表未解，条文讲得很清楚，“太阳病，外证未除而数下之，遂协热而利，利下不止，心下痞硬，表里不解者，桂枝人参汤主之”。从这里可以看出，中焦虚寒而兼有表证，需要表里同治的时候，可以用理中丸、人参汤加上桂枝，既有干姜，又有甘草，特别是加重甘草的用量。桂枝和甘草的配合还可以在很多方剂中见到，这是助心脾之阳，如“病人叉手自冒心，心下悸，欲得按者，桂枝甘草汤主之”，所以桂枝在这里与甘草合用，还有助心脾之阳的含义。

所谓协热下利，这个热怎么理解？它绝不是真热，而是指表邪入里。所以这些问题，单纯从条文的内容来看还不够全面，在临床上一定要补充脉象、舌象。比如心下痞，黄连汤可以治，泻心汤也可以治，还有单纯用寒药的大黄黄连泻心汤、寒药加附子的附子泻心汤，以及现在讲的桂枝人参汤都治疗心下痞。怎样区别寒与热，单纯从《伤寒论》的条文上很难看清楚，一定要注意其他的症状，特别运用脉象和舌苔进行辨别。这些有时讲也非常难讲明白，如上寒下热，寒热夹杂，但大黄黄连泻心汤就难以用此解释，这些问题都要从文字以外，即所谓“意在言外”，要结合中医的基础理论和诊断学乃至《伤寒论》、《金匮要略》的有关内容进行一番综合思考，然后辨证论治。

吴茱萸汤

（《伤寒论》）

【组成】　吴茱萸一升，洗（3g）　人参三两（6g）　大枣十二枚，擘（4枚）　生姜切，六两（18g）

【用法】　以水七升，煮取二升，去滓，温服七合，日三服（现代用法：水煎服）。

【功用】　温中补虚，降逆止呕。

【主治】　①胃中虚寒，食谷欲呕，胸膈满闷，或胃脘痛，吞酸嘈杂。②厥阴头痛，干呕吐涎沫。③少阴吐利，手足逆冷，烦躁欲死。

【方解】 吴茱萸汤比较简单，组成是吴萸、生姜、大枣、人参。主要的药是吴茱萸。吴茱萸这个药，在左金丸里提到过，它的特点是可以暖胃、暖肝，既能辛散以祛寒，又能降逆下气，因此它能够止呕吐，所以不管吴茱萸汤治疗什么病证，它的要点都很清楚，就是止呕。第一个是食谷即呕，第二个是干呕吐涎沫，第三个是吐利，都有呕吐。在治疗吐利时，是治疗以吐为主的病症。脾胃有寒时，脾寒则利，胃寒则吐。讲义上有句话，寒气客于肠胃，厥逆上冲，故痛而呕也。为什么会脘痛而呕，因为胃气以降为顺，若有寒气在内，阳气不足，胃气就不得下降，继而上逆呕吐。在临床上经常发现一个问题，就是上次讲左金丸时提到的，“诸呕吐酸，暴注下迫，皆属于热”，但“诸病水液，澄澈清冷，皆属于寒”这个问题总被忘记。不能见吐酸就是热，寒与热要区别清楚。这两句话同出于《内经》的病机十九条，不能只用一句话来辨证。吴茱萸汤证的本质就一句话，胃虚寒，所以用人参、大枣以补虚，以吴茱萸、生姜来散寒止吐。吴茱萸汤证的头痛也是因寒气上冲所致。另外，痰浊阴寒之头痛比较难辨，在临床上有，辨证时一定要注意看舌苔、脉象。痰浊阴寒头痛的舌象一定是白滑苔、白腻苔。此外还要注意吴萸的炮制，吴茱萸不经热水泡洗的话，刺激性很强，往往服药时，药效还没有出现，反倒被吴茱萸刺激而致痛呕。

小建中汤

（《伤寒论》）

【组成】 芍药六两（18g） 桂枝三两，去皮（9g） 炙甘草二两（6g） 生姜切，三两（10g） 大枣十二枚，擘（4枚） 饴糖一升（30g）

【用法】 上六味，以水七升，先煮五味，取三升，去滓，内饴，更上微火消解，温服一升，日三服，呕家不可用建中汤，以甜故也。（现代用法：五味水煎二次，取汁，兑入饴糖，分二次温服）。

【功用】 温中补虚，和里缓急。

【主治】 虚劳里急。腹中时痛，温按则痛减，舌淡苦白，脉细弦而缓；或心中悸动，虚烦不宁，面色无华；或四肢痠楚，手足烦热，咽干口燥。

【附方】

（1）黄芪建中汤（《金匮要略》） 即小建中汤加黄芪一两半(9g)，用法同小建中汤。功用：温中补气，和里缓急。主治：虚劳里急，诸不足。

（2）当归建中汤（《千金翼方》） 即小建中汤加当归四两(12g)，用法同小建中汤。功用：温补气血，缓急止痛。主治：产后虚羸不足。腹中疞痛不止，吸吸少气，或者小腹拘急，痛引腹背，不能饮食。

【方解】 小建中汤由桂枝汤中芍药的量加倍，再加饴糖组成。也就是比桂枝汤多了三两芍药、一升饴糖。在学习桂枝汤的时候，知道桂枝汤可以调和营卫以解肌表之邪。桂枝汤根据用途不同，也有不同的服法。若要解肌、要解表，按照原书上的要求，需按规定的时间服用，而且喝了以后，还要喝热粥，要温覆，这样才有利于解除表证。实际使用时也可以不喝粥，不温覆，还有的服一次就行，没有提到必须服第二服，但必须避风寒。所以桂枝汤的不同用法，代表使用桂枝汤的目的不同。所以过去有人讲，桂枝汤外证得之解肌和营卫，就是有外感，其中它也可以解肌，可以和营卫。那么在内证，即内伤的证，可以化气和阴阳。桂枝汤本身还有很多变化。《伤寒论》上讲的桂枝十八变，就是在桂枝汤化气和阴阳的基础上加味而来。其中它可以变成一个温建中阳的方，就是用甘温的方法来建中阳，甘辛合化。加大芍药的剂量后，又有和里缓急的作用。这里的主治证主要是举的《金匮要略》虚劳的内容——虚劳里急。所谓虚劳，就是气血阴阳俱虚，就是《内经》上所讲的“邪气盛则实，精气夺则虚”中的虚。而且是虚到一定的程度，才叫虚劳。里急，主要是指腹中挛急而痛。此外还有其他许多证，有悸、衄、遗精、四肢酸痛、咽干口燥，代表着不同的脏腑虚。心悸很明显属于心虚。衄是由于肝阴不足、肝火上冲所致。腹中痛是脾虚肝强，木来克土。梦多、遗精是肾阴虚，阳失所制，心肾不交。四肢酸痛、手掌烦热有两个解释：一个解释与腹中痛一样，属于脾虚，脾主肌肉、四肢，脾气不足则不能主肌肉，不能主四肢，所以出现酸痛；一个解释认为手掌心热是一种阴虚发热、血虚发热。咽干口燥就是肺阴虚。所以从整体来看，涉及了五脏虚和气血阴阳虚。在这种情况下怎样进行治疗？这点上面没提到。

在《内经》里有这么几句话，“少气者，脉口人迎俱少”，这是指脉象。三部的脉不足，实际上就是小，脉不是有长短大小吗，这是阴阳俱不足。在阴阳俱不足的情况下，补阳则阴竭。这句话很重要。阴阳俱病，阴阳俱不足，如果单纯补阳，则阴要伤。因为补阳的药，都是温热之药，就要耗阴。阴阳是相互为根、互相联系的，阴阳俱不足时，补阳则阴竭，泻阴则阳脱。阴不足再泻阴的话，阳就无所守。阳气没有东西守着它，配着它，制着它，阳气就要外脱，所以泻阴则阳脱。“如是者，可将以甘药，不可饮以至剂”。这条本来是说针灸的。就是这样的情况下，不能针、不能灸，只有用药物治疗。在用药物治疗的时候，也还不能用峻烈的药，要用甘味的药，要阴阳并补。类似这样的话，《内经》上还有。这里强调了一个“甘”字，很重要。所以后人对于小建中汤的治疗原则提出了一句话，“五脏气血皆虚，从中治”。这就是一个治疗原则。中是什么呢，中就是脾胃，是中焦。因为中焦脾胃为后天之本，为水谷之海，为气血生化之源，那么只有把中焦脾胃调好了，它才能生化气血，才能补五脏。五脏的精气都来源于脾胃。

用药与疾病程度的关系要把握好。病重不等于必须用峻剂，虚到一定程度时，只能饮以甘药，不能用峻补。为什么？这里要考虑到人的问题，考虑到阴阳的问题。所谓虚不受补，补了以后反出别的问题，都是因为这个关键没有把握好，所以在这里应该提一提，由此及彼，以说明这个治疗虚证时值得十分注意的问题，同时对理解小建中汤也有好处，切不可贪功冒进。

小建中汤在桂枝汤的基础上加了饴糖，辛甘合化为阳。饴糖本身有一个特点，它既是甘温的，又是质润胶粘的，所以它不但补脾气，而且滋脾阴。为什么加饴糖的同时，要加大芍药的剂量？因为全方主要是甘温、辛温的药物，要想做到建中阳而不伤阴，又能适合于虚劳的情况，阴阳兼顾，所以加上酸苦微寒的芍药。这样芍药与那些甘药相配，就加强了酸甘化阴的作用。

下面再讲一讲阳。刚才说到的虚劳证，不仅有虚寒，还有虚热。有寒有热，为什么要重点提阳？可以通过气血的关系来解释这个道理。在气血的问题上有辩证法。为什么以补气来生血？因为气无形，血有形，补气容易，补血难。所谓难，是说补气快，补血慢。治法有“血脱者益气”之说，即出血过多的赶快补气，通过补气以摄血，补气以生血，都是把补气放在首位。那么阴阳也是同一个道理。阴阳两虚时首先要温阳，阳气一生，温阳以后阴才能化，所以这里把重点放在补阳上。这样一来，就容易理解小建中汤的组方了。

《伤寒论》里的久咳病不可与桂枝汤，为什么呢，因为久咳不喜甘，而小建中汤比桂枝汤更甜，所以不可服。呕吐的病人也不要用。如果具备小建中汤证而呕吐的病人，可以加芳香与苦寒的药，因为“呕家不喜甘”，但是苦寒药只能用小量。这时就不能再用生姜来止呕了，要用陈皮、砂仁，使小建中汤的甘味被芳香和苦味抵制。

小建中汤在《伤寒论》里的适应证为阳脉涩，阴脉弦，腹中痛，都是一个原因，就是里边的阴气不足，木邪乘土，所以也用小建中汤，在温中养血的同时解表，气血一足，就能驱邪外出。这个方子的主证见之于《金匮要略》，所以我们讲的时候用《金匮要略》的主证来进行解释。后世有一些加减法，如黄芪建中汤、当归建中汤。黄芪建中汤没有详细的症状叙述，实际上还是治疗虚劳里急、腹中痛。在《外台秘要》里记载得比较清楚一些。《外台秘要》中叫黄芪汤，治疗少腹痛，并且写明是绞痛，男子还可以见到阴囊肿、抽搐痛，这是虚了以后出现肝经的问题，在以后介绍理气剂中的暖肝煎中会进一步讲到。黄芪汤的所治与暖肝煎有一个不同，它的前提是虚劳里急，并不是见到阴囊肿痛就用，首先是虚劳病人见到腹中痛，有少腹挛痛、绞痛，痛引睾丸，用黄芪汤实际上加强了补气的作用。

当归建中汤可以治疗妇人产后血虚，其实不仅是血虚，而且是气血俱虚。腹中疞痛，即抽搐痛，痛虽不剧烈，但是痛得极其难受，而且不是阵发的，是肚子老是里抽着的痛。这种痛，用手按它就舒服。同时还有吸吸少气，就是觉得气短，老要吸气。这是因为气少不够用，所以老要深吸气。建中汤加当归，或加黄芪，说明了方剂侧重于补血，或侧重于补气的两个方面，由此而引申，补气的可以加黄芪、党参，补血的加地黄、当归。加减法取决于小建中汤证所见的虚证究竟是气虚严重，还是血虚严重。掌握了道理，这个方子在临床上就好用。所以我们在用黄芪建中汤治疗十二指肠溃疡的时候要认真观察，如果确实血虚，或者大便潜血，可以加当归。这都是我们在前人的方子上的灵活运用。当归建中汤原来用以治疗妇人产后血虚，还可以引申为调补性的方子来用。另外，成无己对小建中汤的方论也可以参考。

大建中汤

（《金匮要略》）

【组成】　蜀椒二合，炒去汗（3g）　干姜四两（4.5g）　人参二两（6g）

【用法】　以水四升，煮取二升，去滓，内胶饴一升（30g），微火煎取一升半，分温再服；如一炊顷，可饮粥二升，后更服，当一日食糜粥，温覆之（现代用法：三味水煎二次，取汁，兑入饴糖，分二次温服）。

【功用】　温中补虚，降逆止痛。

【主治】　中阳衰弱，阴寒内盛。心胸中大寒痛，呕不能食，腹中寒，上冲皮起，见有头足，上下痛而不可触近，舌苔白滑，脉细紧，甚则肢厥脉伏；或腹中辘辘有声。

【方解】　大建中汤证比较特殊，它是以痛为主，这个痛既是心胸痛，又是腹中痛，而以腹中痛为主。痛得非常特殊，虽然是虚寒痛，但是手不可触摸，更不可按。而且疼痛时，虚寒之气上冲皮起，可以见到有隆起，状如头足。大建中汤证还有呕的现象。所以现在说用它治疗胆病挺好，如胆道蛔虫症。这个方的作用比较厉害，因为它的用药特别重，有蜀椒，有干姜，然后才是人参、饴糖。蜀椒的特点是既能温肾补命门，又能温肺，可以引热向下，与桂、附有同样的特点，能够引火归原，能够温补命门，虽然是辛热之品，但不向上走。前面曾经提到吴萸，吴萸温中下气，还能暖肝，但吃了以后，上边的眼睛、嘴极容易坏。所以说“萸性上，椒性下”。虽然两个不仅是极辣的，而且是麻辣的东西，但药性有向上、向下之分，是吴萸与蜀椒的区别。

蜀椒是肺脾肾的药，它能温而不上逆，所以能够温中散寒，而不致引起虚热上冲和相火妄动。在大建中汤里，用蜀椒是因为该证有呕，让蜀椒引气向下，是用该药的关键。疼痛剧烈为阴寒盛，用蜀椒来温脾肾。虽然痛不在小腹，不在下，但因为寒盛，所以要脾肾两经并治，补命门之火和温脾。这样通过温脾，散寒的作用就更强了。不仅如此，还加上了干姜，增强温中的力量。里虚寒证在服温中药时，往往会导致疼痛暂时加重，所以用人参和饴糖补气补阴，特别是利用饴糖的甘缓来止痛，达到缓急止痛的目的。

要注意，治疗胆道蛔虫时，因为见到上冲皮起，如有头足，认为这是蛔虫在腹内上冲。但是要注意，在虫病时，服用大建中汤很容易呕吐，因为药物太甜。所以大建中汤主要用于虚寒引起的呕吐。因为人体虚寒严重时，气容易上冲，心胸中痛实际上多数是胃痛，所以容易见到呕吐症状。这个病主要从脉象和舌苔来进行鉴别，舌质淡，舌苔肯定是白，脉细、迟、沉紧。痛得厉害的时候，还可以见到脉伏。脉伏是痛极时见不到脉，痛稍微缓解一些，脉就出来了。辨这个证时要注意结合人的整体情况来辨，不然一看脉没有了，就可能吓一大跳乱了手脚，甚至发生意外。

大建中汤的服法交代得特别清楚。煎后，分温再服，两次服药之间隔的时间等于熬一顿稀粥的时间，这样温中散寒止痛的药力才接续上。特别还讲了痛止以后，饮食要注意，而且服药以后，还要温覆，这都是强调虚寒太盛时的服药特点和注意事项。不在短时间内连续服药，散寒止痛的效力就不够，病就不容易好。

回阳救逆

现在讲回阳救逆的内容，它是阳气衰微、阴寒极盛时的治疗方法。此时可见到四肢厥逆，脉微细欲绝是一个危象。需要注意一个问题，即阴盛阳微。这里的阴盛是指阴寒盛，是邪盛。那么人体里的真阴如何？到了这个时候，真正之阴一样是虚的。虚的原因有两个，主要的原因是呕吐下利，其次是由于阳虚而不能化阴，因此体内虽然有阴，但阴不能与阳相配而化生物质，所以真阴还是虚。

在学习这个方证时，需要注意阴阳关系。阴阳本来是互相维系的，阳来蒸化阴，阴来维护阳。“阳在外，阴之使也；阴在内，阳之守也。”所以“阴平阳秘，精神乃治”，这就是身体好。可是阳有个特点，阳强则不能密。《内经》上有这么句话，“阴阳之要，阳密乃固”。不密就不能固，不能固，阴就不能化，气就外泄。在这里插一句，桂枝汤讲了表虚，又讲到卫强营弱。实际所谓的“强”，无论是自身造成的强，还是因为外邪鼓动的强，都是病态。所谓强，都是太过。作为桂枝汤的太过，是由外邪的鼓动而太过，所以它跟表虚是一致的，只是字面表述不同。

现在知道，阳气虚了以后，阳就不能固阴。阴阳两者都虚了以后，就不能“阴平阳秘”，就要“阴阳离决，精气乃绝”。所以说，凡是阴寒极盛，说明阳气也极虚，随之而来的就是发生阴阳离决，所以要救这个逆象。

一般讲厥逆，都是说四肢厥逆。四肢厥逆有个特点，手冷过肘，足冷过膝，而且这种肢冷，你用手捂着它不能捂热，中医术语叫“按之不温”。这就是阳气虚的特点。《内经》上说了，“下虚则厥”。下虚指下焦的肾气虚，也就是阴不得阳的温化而成气，肾气虚就厥。阴盛则寒厥。

回阳救逆法中针对的厥为寒厥，是由于下焦虚，肾阳虚所致。阴寒盛的寒厥还有一个特点，是恶寒踡卧，这也是阳气不足所致，因为阳受气于上焦，以温皮肤分肉。阴气盛、阳气虚则为振寒，表明不但有寒，而且寒得很厉害。再一个就是神衰欲寐的问题，也就是少阴病所讲的脉微细，但欲寐。即精神萎靡，精神衰竭。神标志着什么？神首先与阳气有关。《内经》上讲，“阳气者，精则养神，柔则养筋”。阳气虚弱，不能养神了，就会出现神衰。另外，中医所讲的神，它在哪里呢？怎么来的呢？《内经》上有这么几句话讲得比较好，“五味入口，藏于肠胃”。五味指酸甜苦辣咸。中医把饮食物归纳为五味，因为食物的性和味都是受天地之气而成的，所以不同的东西可以养不同的脏。“五味入胃，各归所喜”。“甘先入脾，辛先入肺”。肠胃的含义包括脾、胃，大、小肠，统称“仓禀之官”。“胃有所藏，以养五气”（就是用水谷来养五脏）。于是“气和而生，津液相承，神乃自生”。所以中医学所称人体的神，是有物质基础的。

我们看一个人有没有神，实际是在看他内在的气血阴阳反映于外的征象。一般我们讲心藏神，人卧则神藏于心，寤则神寓于目，就是说，人醒着的时候，神在眼睛当中。在我们看病的时候，通过观察病人的眼睛，就可以了解内在的虚实。这是由神衰一词顺便提到的内容。关于神的问题，《内经》上论述的很多，主要强调中医学所讲神是有物质基础的。所以当气血阴阳虚弱时，神也就虚了。

通过上述的分析，需要理解，回阳救逆证既有阳虚，又有阴虚，还有外邪寒盛。外来之寒可有几条来路，一个是传经而来，一个是直中。所谓传经而来，就是病到后期，变成了虚寒证，伤寒可以如此，温病也可以如此。病的时间长了，或者治疗不得当，到了后期，就变成虚寒证。所以传经而来，是逐渐而来的虚寒证。还有一种是素体阳虚，再突然受邪，邪一下子就中于里，这就是直中，这是外邪致病。也有寒从中生的，指这个人素来阴气盛，阳气虚，阳虚则生内寒。

理解上述病机后，才能理解下面的一系列方剂。还有四个字要记住：阳动阴静。这是强调他们的特性。“阳在外，阴之使也”，阳是动的；“阴在内，阳之守也”，阴是静的。“阳密乃固”，阳在外，不能太动，阳强就是动过头了，所以阳强则不能密。

回阳救逆的方剂为什么有几个变化？这一方面是根据阳气的虚、阴寒的盛，另一方面是考虑到真阴的问题，也就是既要治病，又要考虑到人。下面先讲“四逆汤”。

四逆汤

（《伤寒论》）

【组成】 附子一枚，生用，去皮，破八片（5～10g）　干姜一两半（6～9g）　甘草炙，二两（6g）

【用法】 以水三升，煮取一升二合，去滓，分温再服。强人可大附子一枚，干姜三两（现代用法：附子先煎一小时，再加余药同煎，取汁温服）。

【功用】 回阳救逆。

【主治】 ①少阴病。症见四肢厥逆，恶寒踡卧，呕吐不渴，腹痛下利，神衰欲寐，舌苔白滑，脉象微细。②太阳病误汗亡阳。

【附方】

（1）干姜附子汤（《伤寒论》）干姜一两　附子一枚，生用，去皮、破八片，二味，以水三升，煮取一升，去滓，顿服。功用：回阳除躁。主治：下之后，复发汗，昼日烦躁不得眠，夜而安静，不呕不渴，无表证，脉沉微，身无大热者。

（2）四逆加人参汤（《伤寒论》）即四逆汤加人参一两（3g），另煎兑入。用法同四逆汤。功用：回阳益气，救逆固脱。主治：四肢厥逆，恶寒踡卧，脉微而复自下利，利虽止而余证仍在（症状中当有“神衰欲寐”）。

（3）白通汤（《伤寒论》）葱白四茎　干姜一两（3～5g）　附子一枚，生，去皮，破八片（5～10g）。上三味，以水三升，煮取一升，去滓，分温再服。功用：通阳破阴。主治：少阴病，下利，脉微者。若利不止，厥逆无脉，干呕烦者，加猪胆汁一合（10ml）、人尿五合（50ml），名白通加猪胆汁汤。

（4）通脉四逆汤（《伤寒论》）甘草二两，炙（6g）　附子大者一枚，生用，去皮，破八片（5～10g）　干姜三两，强人可四两（9g）。上三味，以水三升，煮取一升三合，去滓，分温再服。其脉即出者愈。功用：回阳通脉。主治：少阴病，下利清谷，里寒外热，手足厥逆，脉微欲绝，身反不恶寒，其人面色赤，或利止，脉不出等。若吐已下断，汗出而厥，四肢拘急不解，脉微欲绝者，加猪胆汁半合（10ml），名通脉四逆加猪胆汁汤。分温再服，其脉即来。无猪胆，以羊胆代之。

（5）参附汤（《正体类要》）　人参四钱（9g）　附子炮，去皮，三钱（6g）。水煎服，阳气脱陷者倍用。功用：回阳固脱。主治：阳气暴脱。手足逆冷，头晕气短，汗出脉微。

【方解】　关于四逆汤的君药，历代注家有的认为以甘草为君，有的认为以附子为君，我看还是应该以附子为君。因为本方主治的证候属阴寒里盛，而且到了阳气衰微的程度。“下虚则厥，阴盛则寒厥”。现在出现了四肢逆冷，明显是下焦阳虚而阴盛，应该以治疗主病的药物为君。附子温补命门，温壮肾阳，能够祛里寒，应该为君药。在这个基础上，以干姜相配，脾肾并治，温补脾肾之阳。以甘草为佐药，有两个作用。一是通过甘缓，使姜、附相配不至于过分峻烈，制约温热药物的峻烈之性；另一方面也是用甘草的甘温益气作用，与干姜相配更好地温中益气健脾。从药物的用量来看，也可以证明本方甘草不是四逆汤君药。《伤寒论》中的有许多方子都用甘草，凡是作为君药、作为主要药的，甘草的用量都大，都是用四两，而这个地方只用了二两。这样分析就可以将两派的意见分析清楚了，特别是在临床上，见到四逆汤证，是先考虑附子还是先考虑甘草呢？分析透了四逆汤证，这个问题就搞清楚了。

下面通过几个方剂的比较说明用药的剂量与病机的关系。

首先比较四逆汤和干姜附子汤。干姜附子汤中的干姜是一两，附子是一枚，附子选择的是大的；四逆汤中用附子一枚，干姜一两半，强壮的人可以用大附子一枚，干姜三两，大附子的重量大约为一般附子的2倍。从服法来看，干姜附子汤是一次服完，而四逆汤是水三升，煮取一升二合，分温再服，实际上吃的附子量大约才半个，比干姜附子汤量小。

从症状上也可以明显地看出来，干姜附子汤所治疗的证表现为昼日烦躁，夜里安静，不呕不渴，并没讲到四逆，也没讲到腹泻，是表证下之后，复发汗误治以后，见到昼日烦躁，重伤了阳气。那么为什么"轻证"用了重药，而重证用的药却比较轻，而且还加上了甘草呢？这就涉及到一开始就提出的注意保护真阴的问题。所谓"附子走而不守，干姜守而不走"，是说这两个药都是大热、辛散之品，但是附子与干姜相比较，一个走，一个守。生姜与干姜相比较时，是生姜走，干姜守，干姜就不如生姜散。当阳虚阴也虚的时候，阳极容易强而不密，极容易外越。现在出现了"阳虚烦躁"，急于回阳除躁，所以不用甘草，而且"顿服"。再者寒的症状越多，说明阳微得越厉害。在阴盛得厉害而真阴也不多的情况下，决不能一味地用辛热之品来回阳，要加上甘缓的药物，防止阳强而外越。这是很清楚的。从这种配伍中可以知道，所谓佐制，所谓制其峻烈之性，就是使温阳药物的作用缓和而更持续，不是一发而已。如果温阳药物的作用一发而已，在四逆汤证时就会出问题。如此也可以理解，为什么在服四逆汤时可以用冷服的办法，这也是一种反佐的办法。反佐是在邪气太盛时，为了防止用药治疗过程中可能发生的格拒不入的现象时，所采取的"甚者从之"的方法。在治疗寒证时，为了避免药物与病气相格拒，即热服药物时引起的吐泻，也常采取冷服的方法，这也是反佐的一种。

接下来讲一讲加人参的问题。四逆加人参汤，从原文上可以看出，用于利止而出现了其他的症状。四逆汤证本来有呕吐下利，下利止后，脉不出，说明呕吐、下利，使阴血大伤。在讲桂枝汤加人参时已经讲过，当时用人参着重在于补气阴。利止而亡血，所以加人参。四逆汤加人参，依然是为了补气阴。这个加减法也证明了刚才讲的问题，就是在阴盛阳微的时候，真阴也不足，因此进一步可以见到利止而脉不出的现象。在这种情况下，用四逆汤加人参固然是可以的，即使没有到利止脉不出的程度，人参也是可以用的。但是要注意，现在的人参与过去所用的人参有所不同，要注意用量，用量不要过大，要考虑虚不受补的可能性。

下面还有两个方子，一个是白通汤，一个是通脉四逆汤。首先讲白通汤。

刚才讲了甘草在回阳救逆法中的作用是甘缓，可是在白通汤中却不用甘草，而用了葱白，是不是与刚才的说法有了矛盾？应该注意，白通汤这个病证，是在下利厉害的同时出现了脉微，它的病情就更加的危急。阴寒盛，阳气虚，因此在使用姜附的同时，用葱白来通阳，因为葱白是升的，用葱白可达到升阳的目的。这是个救急的不得已的办法。

四逆汤也有呕吐、腹痛、下利，怎么能知道白通汤证的下利更厉害呢？从紧跟在下面的文字就可以证明。如果用了白通汤后，利还不止，脉从微发展到四肢厥逆而无脉，干呕而烦，紧跟着就要用白通汤加猪胆汁，人尿。这说明了什么？这说明白通汤加猪胆汁、人尿时的证是阳气与阴液都大伤了，而且产生了虚热的证。说明阴液大伤而致孤阳不得内守而外越欲脱，因此，需要采用加猪胆汁作反佐的办法。为什么要反佐呢？因为在阳虚的基础上有阴气大伤。阳微虚寒，非用热药不可，可是在阴大伤的基础上补阳，要防备格拒的问题，同时还要考虑借这个机会来养阴。

为什么要选择猪胆汁呢？有两个依据。一是中医认为，胆与其他的腑不同，其他的腑都是传化物而不藏，而胆是奇恒之腑，又叫中精之腑，胆里所藏的是运化水谷之精的精质。二是因为胆汁是苦寒的，它能泻火，又能滋阴。用它的苦寒来反佐，用它的滋阴来补救真阴所伤，因此在众多的寒药中选取了胆汁。人尿可以引火下行，也可以补血，以前曾提到过这个问题，即所谓的“还原酒”，是水谷之浊气当中的至清者，性味咸寒。用这两个药，既能滋补阴血，弥补真阴之不足，又能引火下行，在这里是引虚阳下行。所以白通汤加猪胆汁、人尿这个治法，可以同时解决阴伤而阳无所守的多种矛盾。方药后边的这句话也很有道理，即“脉暴出者死，微续者生”。这话都说得很肯定。为什么有这样的结论呢？因为证候的发展是从脉微而来，由于下利不能止，并更加厉害，所以后来脉干脆没有了。这个脉与刚才讲的大建中汤证因为痛极而脉伏是两回事，是脉真正的没有了，脉很细很微。在这种情况下，如果服用回阳的方剂，脉马上明显地就出来了，但不标志着真正的阳回阴生，而恰恰说明了是回光返照，是残余的一点阳气骤然地被振作了一下，就像过去所说的残灯复明。阳的本性是动的，一定要知道阳气的这个特性。在阴没有补上的时候，虚阳被你用姜、附一激惹，相反躁动起来，就促进了它的亡脱。你只有让它缓缓而起，慢慢地恢复，标志是脉先恢复到细微，然后逐渐增强，这才是一种好的现象，即前面所说的“微者生”。所以我强调用葱白并不是太聪明的办法，是不得已而为之，还是用人参要更好一些。但葱白的问题在这里如果不讲清楚，到下面讲通脉四逆汤的问题时就有障碍。

最后一句话，这个方剂没有猪胆汁亦可用，单用人尿也行，但不能都缺。

再来看通脉四逆汤。从通脉四逆汤的原方进行分析，实际上就是四逆汤加量。为什么这么说？因为按照四逆汤原来的说法，强健的人可以用大附子一枚、干姜三两。但到了通脉四逆汤时，这就成了正常的量。并且还说，身体强壮者还可以再加一两干姜，所以它的主治应该是很清楚的。所不同的是，证见身反不恶寒，其人面色赤，里寒外热，脉微若绝。这说明虚阳要向外跑了，其他地方都是一派虚寒，而脸是红的，这个是虚阳被里寒逼于上，是出现了真寒假热的现象，见到了戴阳的现象。

戴阳的红色，与实证的红色是有区别的。它的红色是浮游在表面，很娇嫩，与实热证的大红脸截然相反，比阴虚骨蒸劳热的颧红还要娇嫩。阴虚骨蒸的红色就在两颧，戴阳的红色可以表现为整个脸红，但红色很娇嫩，你一看，就是浮在表面上的。这个区别讲了以后，今后有机会就得注意观察。

在治疗戴阳证的时候，首先是加大回阳药的用量，所以用药的剂量要加大，这也是没有办法的办法。而且非常强调加猪胆汁，没有猪胆汁的时候要用羊胆。为什么首选猪胆呢？因为猪是水畜，所以认为用它的胆更好一些。单用人尿也可。但现在即便是童子尿也未必干净，反不如胆汁。

通脉四逆汤的原方后面还有不少加减的方法，其他都可以参考，但是有一条，我有不同的看法。即“面色赤者，加葱九茎”，就是加九根葱。关于这个问题，我认为这里是掉了一个字。如果这个人脸不赤，加九根葱还可以。因为根据白通汤、通脉四逆汤证的病机，以及文字来看，义理不通。

在治疗通脉四逆汤证的面赤时，也是“其脉即出者愈”。这个“即出”还要与脉的“暴出”、“微出”联系起来看。其脉即出不是说脉马上就复原了。证见厥逆无脉，当服药以后，阳气来复、阴阳又互相结合起来，寒邪也在服药后逐渐消散了一些。所以随着阳气的来复，津液阴液的恢复，脉就缓缓地出来了。这里强调，脉即出者，不是暴出，也不是脉一出就恢复正常，需要注意一下。

再重复一下反佐的问题。反佐是取其相反相成，而不是单纯地用一个不同性味的药就能达到反佐的目的。

回阳救急汤

（《伤寒六书》）

【组成】 熟附子（9g） 干姜（5g） 肉桂（3g） 人参（6g） 白术炒（9g） 茯苓（9g） 陈皮（6g） 甘草炙（5g） 五味子（3g） 半夏制（9g）（原书无药量）

【用法】 水二盅，姜三片，煎之，临服入麝三厘（0.1g）调服。中病以手足温和即止，不得多服。

【功用】 回阳救急，益气生脉。

【主治】 寒邪直中三阴，真阳衰微。证见恶寒踡卧，四肢厥冷，吐泻腹痛，口不渴，神衰欲寐，或身寒战栗，或指甲口唇青紫，或吐涎沫，舌淡苔白，脉沉微，甚或无脉等。

【附方】 回阳救急汤（《重订通俗伤寒论》） 黑附块三钱（9g） 紫瑶桂五分（1.5g） 别直参二钱（6g） 原麦冬三钱，辰砂染（9g） 川姜二钱（6g） 姜半夏一钱（3g） 湖广术钱半（5g） 北五味三分（1g） 炒广皮八分（3g） 清炙草八分（3g） 真麝香三厘（0.1g），冲。功用：回阳生脉。主治：少阴病下利脉微，甚则利不止，肢厥无脉，干呕心烦。

【方解】 回阳救急汤实际上就是四逆汤的发展。从这个方子配伍来看，是用了四逆汤和六君子汤，还加了几味别的药。首先在四逆汤的基础上，加上了肉桂。加肉桂的好处，是加强了温阳、补命门之火的作用，加强了补阳的作用，事实上也就加强了祛寒的作用。再一个就是用六君子汤的问题，六君子汤本来是通过益气健脾而除寒的方剂。阳虚有“寒用六君”的说法，就是说阳气虚，水湿不化而生湿痰，此时可以用六君子汤治疗。回阳救急汤证有阳气虚，阴寒盛，阳不化阴，水泛为痰的表现。所以这个证比四逆汤证还严重。证见恶寒蜷卧，四肢厥冷，吐泻腹痛，口不渴，神衰若寐，或者身寒战栗，或者是指甲与口唇青紫，或者是吐涎沫，脉微细或者无脉。这都说明了一个问题，阴寒特盛。到了真阳衰微至极的程度，口唇、指甲都是青紫色的，用现在的话说，就是缺氧，微循环也不行了。所以这时急需回阳通脉。但是此时又有阴盛，因此在回阳通脉的基础上，加用益气化痰的六君，以解决阳气虚弱，阴寒特甚，水泛为痰的证候。

回阳救急汤用五味子和麝香，是基于通脉的考虑。可是又考虑到若通脉的力量一下子太强，就可能把残余的阳气鼓动出去，所以用上了五味子，用五味子来监制桂、附和麝香。

说到五味子，要展开讲一下。五味子本身是温性的，在小青龙汤里有另外一种讲法。《备急千金要方》里说，“五月，常食五味子，以养心气”。一般认为，五味子是敛肺肾之气的药物，实际上，五味子是个敛心气的药，所以生脉散里用它，而且它是温性的药。《备急千金要方》里还提到，夏月服八味，或者是八味常服，可以加五味子，或者用五味子代替附子。在回阳救急汤的配伍里就更能体现出用五味子的用意，这都是古人用药的一些奥妙之处，不仅起到制约的作用，同时还具有敛心气、养阴精以通脉的作用。

必要的时候，回阳救急汤还有其他的加减法，例如无脉的时候，还要加胆汁作为反佐。如果呕吐涎沫或者少腹痛，则说明中焦虚寒盛，用吴萸。吴茱萸要用盐炒，因为吴茱萸是辛热之品，前面提到吴萸吃多了，或者常吃时，容易使人眼睛红、嘴烂，是因为萸性向上，它虽然可温中下气降逆，但常吃能把相火挑起来，所以为了避免它的辛热之性，采用盐炒的办法。如果下利、泄泻不止的话，加升麻、黄芪，益气升阳以止泻。因为泄泻不止是清阳下降所致。如果呕吐不止，加生姜汁，这确实是个好办法，可是要注意，生姜汁只能用几滴，它就是用来止呕的，特别在这里，不算反佐，与新加黄龙汤的几匙姜汁是两回事。新加黄龙汤用生姜汁，是作为反佐药，要注意。这说明随着用药的目的不同，药物的用量也各异。所以回阳救急汤是在四逆汤的基础上进了一步的救急方剂。

下面还有一个方子，也叫这个方名，是《通俗伤寒论》的。与刚才讲的略有一点不同，加了一个麦冬，去了一个茯苓。加麦冬的意思，实际上是取生脉饮之意。因为方中有五味子、人参了，现在又加上了麦冬，去掉茯苓。这里反映了个人看法的不同。认为泄泻太多了，已经伤阴了，不能再用淡渗之品来渗利。上述的这些方子，都可以灵活地在临床上用来抢救，实在不行，临时用参附汤也可以。但是用量以及服法都需要注意，例如参附汤即使大量地煎了，也要一点一点慢慢地吃，不要一下子就吃完，同样也起了个缓的作用，四逆加甘草就是这个意思。这里有一点体会介绍给大家，作为临床的参考。如果参附汤缓缓而服，就像给服调胃承气汤一样，“少少与服与之”，同时注意摸病人的鼻尖，鼻尖凉了，预后就不好，很难抢救过来。这时的鼻尖凉也很奇怪，正常情况下你手放上去，它再凉的地方也总要好点，可是预后不好时，你的手放多长时间鼻尖都不会热，而且放得时间越长，越感觉冷气大。

黑锡丹

（《太平惠民和剂局方》）

【组成】 金铃子蒸，去皮核　胡芦巴酒浸，炒　木香不见火　附子炮，去皮脐　肉豆蔻煨　破故纸酒浸，炒　沉香不见火　茴香舶上者，炒　阳起石酒煮一日，焙干，研，各一两（30g）　肉桂不见火者，半两（15g）　黑锡去滓净称　硫黄透明者，结砂子，各二两（60g）

【用法】 用黑盏或新铁铫内，如常法结黑锡、硫黄砂子，地上出火毒，研令极细。余药并杵，罗为细末，都一处和匀入研，自朝至暮，以黑光色为度。酒糊丸如梧桐子大，阴干入布袋内，擦令光莹。每服三四十粒，空心姜盐汤或枣汤下，妇人艾醋汤下（现代用法：每服 3～9g，温开水送下）。

【功用】 温壮下元，镇纳浮阳。

【主治】 ①真阳不足，肾不纳气，浊阴上泛，上盛下虚，痰塞胸中，上气喘促，四肢厥逆，冷汗不止，舌淡苔白，脉沉微。②奔豚，气从小腹上冲心，胸胁脘腹胀痛，或寒病腹痛，肠鸣滑泄，或男子阳痿精冷，女子血海虚寒，月经不调，带下清稀，不孕等症。

【方解】 黑锡丹中黑锡就是铅，主治下焦虚寒。所谓下焦虚寒，也是阳微阴盛，虚寒在里，逼阳上浮，同时肾不纳气，产生一种暴喘的症状。黑锡丹主要用来治疗下焦虚寒的暴喘。后边还有治疗奔豚气、男子阳痿精冷、女子冲任虚寒、不孕等等，这些病症是不是一定要用黑锡丹这个药，因为它的主要作用是温肾降逆，但药性猛烈需要考虑。

肾的生理特点是水火同居，有阴有阳，而且人身根本的真阴真阳就在肾中。真阴真阳都正常时，火在水中，就能起到温水化气，以养五脏的作用。另外，由于火得到水来相配，就能在水中而不至于上越。所以我们有时讲阴虚、虚火上炎，就是因为水不能配火了。阳只有很好地安住下焦，才能温养，才能蒸化。所以五脏之精，皆下藏于肾，藏于肾中再反过来养五脏。肾精还上注于目，怎么注呢？它下行以后，必须由阳气再往上输送，要靠肾中之阳。所以说有的时候，邪水也好，死阴也好，就是因为下焦阳气衰微了。也正因为这下面虚寒，没有阳了，所以肾不纳气了，气不得下行，前面所说的症状都说明了这一个问题。包括水泛为痰，这里边也涉及到了。由于阳气弱了，不能化阴，阴盛到一定程度就上泛，上泛就变成为痰而不能养人了。本来是五脏之精下藏于肾，反过来再养五脏，现在下行之后没有阳来温化，所以就不能上行，不能作为精气来养人，相反上泛为痰。此时痰的特点，一是咸，一是凉，一是像蛋清似的，这就是水泛为痰时痰的特征。我们习惯讲的只是肾阳虚，只有把这个道理先讲清楚，然后才能理解怎么用黑锡丹。

黑锡是寒的，是水中之精，硫黄是热的，还是大热，是火中之精。但是黑锡同时又是重镇的药，所以它能镇纳浮阳。上面往下镇，下面再一温，这样就互相接起来了。否则你没有温肾祛寒的药，把浮阳镇下来了，它还是守不住，因为下焦是虚寒的。所以一方面镇，一方面温，来接纳下行的气。因此，这两个药是“相须”为用，不然为什么说这几味药只有川楝子是反佐的。明明黑锡是寒的，为什么不叫反佐呢？因为在这里，首先是采用黑锡的重镇降逆，和硫黄温肾祛寒以接纳回归的浮阳，两药相须为用，主病之谓君。

还有一个问题，铅是有毒的，铅的质坚沉降也可以积在体内下坠，所以它必须和硫黄同时炼制，这样硫黄能够解铅毒，铅可以解硫黄毒，互相为制、互相为用。古人如何能发现、理解这些知识的呢？很有意思。中国的化学很早就是炼丹嘛，就是已认识这些问题。

在黑锡、硫黄这两味药的基础上，加了大量的温肾助阳的药物，除附子、肉桂外，还有豆蔻、破故纸、阳起石、胡芦巴、大茴香。注意这里的茴香是大茴香，因为书中茴香没写大小。下面有一行小字“舶上者”，就是外来的意思。八角茴香就是大茴香。八角茴香的特点，辛甘热，暖下焦，同时能散膀胱和胃的寒冷之气。首先是下焦，同时也作用于中焦。下焦是肾，是膀胱，中焦是胃。它和小茴香有所不同，它的香气没有小茴香强，但是甘味比小茴香强，所以温性大，温肾、暖肾的作用大，行气的作用小。治疗肾病时要了解大、小茴香的区别。两者的作用基本相同，但也有不同，疝气则应该用小茴香，不用大茴香。

黑锡丹在大量用温药的同时，用了沉香和木香。用沉香和木香，一是因为这两个药也是温的，二是因为体内气机的升降已经乱了，所以要加理气药。木香通调三焦之气，以中焦为主，就是以脾为主。和沉香能相配，能理气而降气。沉香能引气归肾。两味理气药物帮助纳气归肾，更有助于黑锡丹治疗少阴欲脱的证候。归根结底，沉香和木香是帮助了黑锡的下行。

方中为什么配伍川楝子呢？相反在哪里？相成在哪里？相反，就是利用苦寒来制辛热之性，因为这里面好多药都是热的，不仅是温的问题，肉豆蔻、胡芦巴还可以勉强说是温的，附子、肉桂、大茴香、破故纸、阳起石都是热的，是辛热之品，特别是硫黄。另外要考虑的是如何使阳受补以后又不至于伤阴。当然黑锡已经有重镇的作用，又用了温补肾阳的药，在重镇的基础上有了接纳的药。但是相火总是易动的，肝肾之火、命门之火，又叫相火，其性主动，用一味泻肝的川楝子，就可以使下行的更好地下行，而不上逆，这就是相成的含义。换句话说，也是帮助黑锡来起作用。在学习黑锡丹时，要把反佐的问题弄清楚，因为现在这药很少有。现在有一个“医门黑锡丹”，组成就是硫黄和黑锡。这两种成药的用途截然不同。根据我使用的经验，可以说医门黑锡丹没有用，而这个黑锡丹有效。过去用得不是太多，临床上应用主要还是用来急救，证情一旦好转，就另行处方给药。

还有一个问题要注意，硫黄要按法泡制，要纯净，不能用工业用硫黄，硫黄的质量不好，炮制不好是不行的。

温经散寒

当归四逆汤

（《伤寒论》）

【组成】　当归三两（12g）　桂枝三两，去皮（9g）　芍药三两（9g）

细辛三两（1.5g） 甘草二两，炙（5g） 通草二两（3g） 大枣二十五枚，擘（8枚）

【用法】 上七味，以水八升，煮取三升，去滓，温服一升，日三服（现代用法：水煎服）。

【功用】 温经散寒，养血通脉。

【主治】 ①阳气不足而又血虚，外受寒邪。手足厥寒，舌淡苔白，脉细欲绝或沉细。②寒入经络，腰、股、腿、足疼痛。

【附方】

（1）当归四逆加吴茱萸生姜汤（《伤寒论》）即当归四逆汤加吴茱萸二升（5g），生姜半斤（15g），改用水、酒各六升和，煮取五升，去滓，温分五服。功用：温经散寒。主治：手足厥寒，脉细欲绝，其人内有久寒者。

（2）黄芪桂枝五物汤（《金匮要略》）黄芪三两（12g） 芍药三两（9g） 桂枝三两（9g） 生姜六两（12g） 大枣十二枚（4枚）。水煎，分三次温服。功用：益气温经，和经通痹。主治：血痹证。肌肤麻木不仁，脉微涩而紧。

【方解】 当归四逆汤即桂枝汤去生姜，加当归、细辛、通草而成，功效温经散寒。主治很明确：阳气不足而又血虚，外受寒邪。虽脉细欲绝或沉细，但是手足厥寒而不是厥逆，所以不用附子。方中通草可以淡渗利小便，也可以通经络，有人认为是木通，虽然两者都可以用，但是使用木通时，就要考虑它是苦寒的，要考虑和桂枝、细辛的比例，不要用得太多，苦寒太多，本方散寒的作用就轻了。

通草在这个方剂中的作用除了通经络之外，还有一个好处。细辛能够发越肾中之阳，也就是鼓动肾中阳气上行，通草在这里有相制的作用。如果细辛用量少，也可用木通，两者都能用。不过现在要注意了，原来所说的那种真正的细辛现在比较少了，有的用大叶细辛，没有过去的细辛那么有效，所以有的时候用了没有效果，包括原来介绍的治疗牙痛的方子，有的人吃了没用，这时就要仔细查一下细辛，有时需要加量。现在的药用细辛有这么个问题。附方加吴萸和生姜，是因患者平素内有久寒，如长期手足不温，或腹痛，或便溏等见证。

下面还有个附方也顺便提一下，黄芪桂枝五物汤就是桂枝汤去甘草加黄芪，主治血痹。所谓血痹，就是血脉不通畅，就是虚人受风，这样就引起了血痹。主要的见证有周身冷，感觉迟钝，肌肉顽痹，不是完全麻木不仁，是指感觉迟钝，摸上去以后就感觉隔着一层布。出现上述症状，可用这个方治疗。

黄芪桂枝五物汤用黄芪代替甘草，就是为了加强益气发汗解肌的作用。在这里还可以看出一点来，在补气时，《伤寒论》中对甘草和黄芪的用法还是有点区别的。甘草和人参讲的多一些，因为《伤寒论》中用黄芪的地方不是太多的，在《金匮要略》中就比较多。黄芪和甘草的区别在于：需要补气而行于肌腠之间，用生黄芪；需要补气而侧重于心，用甘草。当然，这都是在补中益气的前提之下，不是说甘草只补心而不补脾胃。通过对这些方子反复学习，可以体会一下这些不同点。

温里剂就讲到这里。

第七章 补益剂

补益剂主要是治疗虚证，就是用滋补、强壮药为主组成，能够补益人体的气、血、阴、阳，从而达到消除或改善一切虚证的方剂。这个概念包括了方剂的组成、方剂的作用、通过这样的手段来达到治疗虚证的目的，可以是部分消除或完全治愈，也可以是不同程度地改善。

根据补益剂的理论指导，“虚者补之”，“损者益之”，“形不足者温之以气，精不足者补之以味”。根据气血阴阳津液精分别辨证，因其有所不足而造成了各种病证，就通过补益剂来进行治疗。这里顺便解释一下“劳者温之”。因为劳要伤气、消耗气，“劳则气耗”，所以要用甘温药来补气。

补益剂的分类比较多，可以根据各自治疗的配伍原则界分为四类。此处不讲它的分类和配伍原则。在讲到各部分时再分别介绍。

刚才提到过，补益剂的目的是治疗虚证，它的组成是以滋补强壮药为主。在前面的方剂中也多次提到用补药，从解表剂开始，许多方剂中也都用了补益之品。例如扶正解表方剂中有益气的、助阳的、滋阴的、补血的。以前在讲到这些问题时也一再强调，在这样的方剂中用补益药不是为了补虚，而是因为正气虚又有外邪，考虑不通过补益药扶助正气以祛邪，或者是考虑到用祛邪的方剂虽然祛病，但会使正气更虚。配伍补益药都是从这样的目的来考虑的。因此在以前各章里所用的补益药，都是从属于祛邪的。从理论上这样讲，不仅明确了它的配伍位置，更主要的是在配伍位置上决定了它的用量。例如，在攻补兼施中多次提到人参和大黄如何配伍，其用量的比例都提出一个中心的数字来作为参考，这些中心数字，它的根据、它的出发点是为了解决当时的实邪，虽然存在正虚的一面，但并不是通过这样的方剂，应用所谓的攻补兼施方法，既祛实，又把虚补起来，而仅仅是通过扶正的配合达到祛邪的目的。所以这个问题与补益剂是完全不同的。补益剂的目的很明确，就是为了治虚。否则，目的不明确，组成方剂的选药、定量都会有问题，或贻误治疗，反而促使病证进一步加重。

补益剂在临床治疗上是一个大的方法，是治疗的一个大的方面。因为人体虚的时候，如果不懂得用补的方法，不懂得用补益剂来治疗，虚就得不到恢复；虚得不到恢复，不单是健康问题，还可能危及生命。过去有一句话："不能治其虚，安问其余？"当然，这样的话，是将补益剂的重要性扩大了一些。治病的几种方法各有各的特点，各有各的价值，但是从这里可以理解，补益剂治疗虚证在临床上是经常用的，在治疗当中，是用药物治病的主要方法之一。另外一点还要考虑到，过去也反复提到，我们在治疗一个病证的时候，要考虑到事情的两个方面。虚证固然用补，这是很明显的，但是不是虚证即所谓"大实有羸状"和哪些部位虚也是要考虑的问题。过去提到一个治则问题："有者求之，无者求之，盛者责之，虚者责之"，看一个病都要考虑到病人有无正虚，虚在何处？只有考虑并明确了这些以后，用药时心里才能有数。以前在各类方剂中经常提到，有一些方剂不能为了求得速效、求得病人迅速恢复而加重用量，那是片面的，反而会造成不好的效果。例如，发汗过多，会造成亡阳、伤气、伤津。泻下也是这样，特别是热结当下的时候，正虚的一面没有考虑到，只考虑到腹中有热结，而大量用大黄，本来应该用三钱，加倍使用后泻得倒是痛快，但一泻以后正气也随之而脱了。所以在治疗病的时候，要通过这些方面反复体会。另外，具体到药，也反复提到，药有一分为二的问题，药在治疗中有它特殊的方面，有的时候作用不止一个，因此还要考虑它的另一种作用与当前的治疗是否都合适。再有就是，如果将药本身的特点用过了就是缺点。所以这些问题都是一些原则性的问题。在学习方剂当中，如何来领会、如何掌握前人用药的经验，也就是说配伍规律，这些方面都是要考虑的。所以今天提这个话题，一是说明补益剂治虚的重要意义，一是说明在治疗时应如何来对待虚。

下面简单谈一谈补有几种方法，就是讲义上所提到的，有平补、有峻补、有正补、有相生之补。

首先谈一谈《难经》的“损其肺者益其气”这句话。根据五脏进行补是一种正补的方法，就是说哪里虚补哪里。因为肺主一身之气，人气虚后首先肺气不足，因为肺本身可以受真气于天，却不能够使饮食中的精微化为气，它的气是来源于脾、胃，来源于肾。所以当气一虚，它的来源一不足，首先表现是肺气不足，所以在这个角度上提出“损其肺者益其气”，同时要注意“虚则补其母”。这是根据它的脏腑功能的特点提出来的。另外，这些问题不能片面地理解，对中医的话要多方面地联系起来进行理解。例如，百合固金汤、麦门冬汤，肺有没有问题？肺除了气以外有没有肺阴的问题？有没有阴虚肺燥的问题？所以在这里强调的是它的特点，“损其肺者益其气”就是提出了特点，是主要需要考虑的方面，但并不是惟一的方面。这几句话都是如此。这里要谈所谓“相生之补”是不是正补。从刚才所举的例子也可以理解，百合固金汤是补什么的呢？除其祛痰止咳血以外，它是肺肾阴虚，它是补肺肾的。除补肺以外，首先是用生地黄、熟地黄补肾，这就是根据五脏的母子关系而从辨证中确认到“母亏累其子”了，这是根据脏腑相关的问题来的。例如，刚才提到“损其肺者益其气”，有的时候不补肺而补脾，因为土能生金，所以采用补土（脾）生金（肺）的方法。还有长期脾虚寒的泄泻，不用健脾的办法，而用温肾阳的办法，补命门之火，即补火生土的办法。这些概括的术语里面，有它的具体内容。具体内容就是根据脏腑之间相生相制的关系，这种关系是最密切的。这也就是中医学的“整体统一观”和“治病当以人为本”在临床中的具体运用。

还有一种就不是直接补有病的、虚弱的部位，而是补其他的部位，使这个部位得到充实、恢复。这是根据脏腑相关的理论，也就是所谓的相生学说而来的。这是在补益剂中经常用到的方法。另外，还有个平补的问题。平补就是缓补，是病情虽然严重但不危急，可以而且必须采取平和、照顾全面的手段，使得虚弱之体逐渐地得到充实、得到康复。例如，过去所讲的回阳救逆中的四逆汤，说它是补剂也可以，它也是补阳的，它是在阴盛阳微、阳气要脱的情况下用的。在这样的情况下要救急，不能采取缓和的手段，要补虚救脱，因为病证的情况很危急，需要赶快抢救。反过来，在一般的情况下，就要考虑到它的相互关系。补阴与阳有什么关系，补气与血有什么关系？刚才反复提到，药总是有利就有害，它的益处用得太过了也是坏处。用补阳的热药必然会伤阴，在没有必要的时候，过用了大量，就会导致阴虚。以前也讲过这些问题。有的时候，阴虚而阳恢复了还好，如果阴虚而阳还没有恢复，就会变成一个大问题。

第二个问题，有些东西是可以一下子补的，有些东西不是一下子能够生出来的。补阴也好，补血也好，有形之物不是一下子就能得到充实、得到恢复的，它是缓缓而生的，所谓“有形之血不能速生，无形之气所当急固”。在这样的情况下，也只有采取平补的办法，使得它慢慢得到恢复。另外，刚才提到了四逆汤，为什么把它作为祛寒剂而不当作补阳剂来解释呢？从刚才讲的治疗虚证的几点来看，它的治疗目的有所不同。四逆汤的作用是回阳救脱，并不是使得它的虚阳一下子就得到复原、得到充实。所以在用补的时候，中医用中药强调王道，太过不及都是病，不能偏，不到危急的时候，用补药宁使不足，不使有余。其实在各种治疗方剂中都是这样的情况。过去提过大毒治病，常毒治病，小毒治病，无毒治病。无毒治病也只是十去其九，就是使病人在药力的帮助下，逐渐恢复自身的功能，从而完全康复。这就是为什么要用平补，不用峻补，就是说在不同情况之下，采取不同的手段。一般都采用平补的办法，危急的时候急需救治，这样才用峻补。

另外还补充一点个人的看法。中药所谓的补，“形不足者温之以气”也好，“精不足者补之以味”也好，中药里的一些“血肉有情之品”可以补人的精血也好，主要的目的是，中医治病是维持、恢复、加强它的生长能力。气虚也好，血虚也好，阴虚也好，阳虚也好，它利用你自身的能力把你扶持起来、恢复起来，把你提高充实起来，而不是说你缺血我就给你血，也不是说这个补血的药跟人的血液成分有某种直接关系，讲到补血的方剂更是如此。因此，它要把人的生机、正气，也就是人体正常的生理功能慢慢地恢复过来。也正因为如此，所以治疗虚证的效果才比较巩固。最简单的例子，缺铁性贫血通过中医来治疗，哪味药中有铁不知道，但是根据辨证论治，遣药组方后，血红蛋白就能够提高，而且不断地提高，直到恢复正常，而且稳定得住，不容易复发。中医用药不是缺什么给什么，而是考虑缺什么的原因，从原因上加以调整，使其得到了恢复，得到了提高。这也是为什么将峻补和平补连到一起和大家谈的原因。所以有时候着急不行，只是着急还容易产生坏处。

还有一个情况，就是中医用补的方法有一种争论，究竟是先天为主，还是后天为主呢？究竟是补脾好，还是补肾好？因为中医的学派上有两种，一种强调补脾不如补肾，因为后天要靠先天，就是刚才提到火生土的问题；可是也有人说，先天得靠后天，因为后天饮食化为精气。所以，对于这个问题，讲义上所引的程钟龄《医学心悟》中的话比较可靠，就是我们不在理论上搞概念的虚论，而是在治疗时以证为出发点、为客观依据。如果肾不虚只是脾虚，就补脾；虽然脾肾有关系，但是不是说脾虚就必然肾虚，或者反过来说肾虚必然脾虚，这都不是必然的。因此还要以证为主，不虚就不补，什么虚就补什么，两个都虚就两个同时补。

下面谈一谈运用补益剂应该注意的问题。第一点，要注意确实是虚证再用补益剂。在中医基础里也讲过假寒、假热的问题。“大实有羸状”，即大实的病证可以产生假虚的症状，所以强调要把虚证辨清楚的原因就在于此。特别虚的也可以产生假实的症状，拿过去所讲的情况来说，如戴阳尽管是假热，但是很像实证；热厥又很像虚证。所以这些问题必须弄清楚。因为这里涉及了第二个应该注意的问题。在虚证辨确实了以后，要看一看有没有外邪。一般来说，应该先祛邪后补虚；在某种情况时，也可以虚实并治。这些例子在以前都讲过。以前所提到的扶正解表也好，攻补兼施也好，以后一些其他的方剂都有这些情况，既治虚也治实。但是有一点，没有忘记治实，就是说没有忘记祛邪，不是用纯粹的补虚。只有纯粹的虚证才能用补益剂，有邪的一般先祛邪，必须要用的时候，要跟祛邪的药同时用。在极特殊的情况之下才可以补虚以固脱，就是说病到了危重的时候，为了救急可以先补虚。还有一个特殊情况，就是病人的虚比较严重，可是受邪不甚，有外邪但是并不严重，通过补虚，正气恢复可以自己祛邪外出，或者补虚当中有个别的药本身就兼有祛邪作用，那么这样就可以用补益剂。所谓的特殊情况就是这样，一是在救急的情况之下，一是在外邪不甚，通过补虚就可以祛邪。如补中益气汤就可以治气虚外感。

还有个要提的问题是，补虚一开始就要提到气、血、阴、阳的问题。在名词上可以划分，为了便于学习也可以把它划分得很清楚，实际在临床上病是绝不会按分类出现的，这是一个问题。第二个问题，我们通过反复理解，已经知道气血阴阳是互相为根的东西。气血本来是异名同类的，阴阳可以互相转化，因此气血阴阳的病必然是互相影响的。当它出现了明显症状的时候，就需要兼治；在没有出现明显症状的时候，就需要注意补气不伤血，补阴不伤阳。反过来也是如此，补血不伤气，补阳不伤阴。要注意的是，在气血都虚，或者是阴阳都虚的时候，治疗当中需要分清主次。实际上以上几点归结为一点，就是需要分清主次，辨证必须精确，才能使补益剂针对性更强，打得更准。

再有一点，“补”有补脾补肾的争论。其意思有些相通之处，就是说用补必须保护胃气。我们经常讲到补气防壅、滋阴防腻。滋补的药是腻的，补气的药多味甘，甘缓易致气壅，气壅后本身的升降就受到影响，滋腻后受纳和运化就受到影响。它本身的升降、受纳受了影响，首先就影响药的作用正常的发挥，其次会影响水谷精微的吸收。刚才提到补益是为了维持它、恢复它、提高它的功能，使它自生，这是主要的。如果将“自生”的主要功能这个环节影响了之后，就达不到补的目的，甚至产生其他坏处，所以要注意保护胃气。

过去提到过，用补益剂有个客观指标，除自觉有所恢复外，最要紧的是观察病人吃饭，看吃饭是增加了还是减少了。增加了说明效果好，说明药用对了；如果吃了补药后不想吃饭，如果不是其他的原因，就得考虑是处方的原因。所谓其他的原因，是指病人本来胃不好又着凉了，或者因高兴吃多了，还有就是胃不好又过度疲劳了等等，造成不想吃东西。排除这些原因，如果没有其他的原因，就得考虑是否药用得太过了，或是用药不对了。因为中医是非常强调饮食的，过去有一句话：“浆粥入胃则虚者活”。病人再虚，只要能够喝粥汤就能活，说明他胃气还在。还有一句话叫“安谷则昌”。还有“无毒治病，十去其九，谷肉果菜，食养尽之。无使过之，伤其正也。”这一点是要注意的。再一个就是在治疗虚证时，要告诉病人注意生活起居，慎饮食，惜精神，戒恚怒。用现在的话说就是劳逸适度，心情舒畅，不讲究绝对的休息，但劳与逸根据他体能的情况要相符，这个适度因人而异。所以病人有时间自己锻炼锻炼行不行，这时要根据病人的身体情况来进行锻炼。不能因为一听说长跑好，就让病人每天跑十公里，而要根据病人的具体情况而定。这就是所谓惜精神。惜精神，过去还有一句话叫"清心寡欲"，就是不妄想，一个是不作非分之想，一个是办不到的不想，而不是宣扬叫人修身学道，脱离红尘。慎饮食就是定时、定量、寒热适中，不偏食。

最后一个用补药要注意的就是用药时间。过去所讲的方剂也有服药时间、药的服法等问题，在哪一类方剂中都需要注意。例如，中医解表、泻下的药都是祛邪的，如果说解表的药早晨吃一遍，等到晚上临睡再吃一遍，中间一隔就是十几个小时，就无法达到发汗的目的。因为二煎药与头煎药的效力接不上。泻下的药也是如此。病人有热积，我这里用的倒是大承气汤，但大承气汤的头煎仅仅是药效的一部分，药吃下去一次，效力没达到，那么紧跟着没多长时间就得把二煎吃下去，这样两煎药的作用能合并发生，达到泻下的目的。积一去，热就清。如果间隔时间太长就不行。有个可以理解的比喻，比如说有个人能喝酒，但喝半斤酒他就醉，可是如果把半斤酒分两次吃，早晨吃一次，晚上吃一次，他就一点都不在乎。道理就是这样。所以有时用了解表药，汗不出表不解，复诊时没有问明服药经过就再给他加分量，加分量后正好两煎药一块吃了，就会发生出汗过多而气阴两伤。但是服用补药为什么要注意用药时间呢？因为前面讲过，补药容易产生壅腻的现象，尽管你的配伍是好的，但是病人服药很随便，要么连着服，要么一隔就是很长时间，这不好。

还有一点要提一提，就是一种很坏的服药习惯，即夜里临睡吃一次，早晨起来吃一次，空腹服药，然后赶快吃饭，赶快出门上班、上学，结果病没治好，反而出现了胃病。而且这样的药有时相隔一夜时间太长。另外，还有个情况要告诉大家，是从经验得来的，并没有更多的理论，这就是人体所吸收的药其发挥作用的主要时间是在半夜，在半夜十一点到第二天早上一点的时候，即子时。按中医过去的说法，此时天地阴阳之气交换的时候，人体本身的气也在进行一种交换，只不过这个学说没有在人身上得到实验证实。虽然有一些试验验证了某些药物在什么时间服用效果比较好，但那是个别药物的试验，而我刚才讲的这些多是从实践当中发现的，特别是外感病，它真正的转折点往往是在那个时候，因此这样的药一般赶在子时以前吃下去比较好。这是由补益剂顺便提到的问题。所以一定要告诉病人，要按照医嘱来吃药。而医生本身也要懂得这个道理。

补　气

中医关于气的名字特别多，营气、胃气、谷气、真气、元气、肾气、清气、浊气等。还有五脏之气且不说，补气剂补什么气呢？实际上这些名词归根结底就是三个气。所谓三个气就是宗气、中气、元气。宗气是在胸中，在气海里，膻中为气海；中气就是脾胃之气；还有就是元气，即肾气。但实质上就是两个气，为什么呢？因为上面所讲的宗气是人体的谷气跟大气相合，即所谓“真气者，所受自天，与谷气并而充身者也”。实际上就是吸入之气。但是中医在考虑人体吸入之气的时候，放在谷气的后面考虑，因为人没有谷气就没法吸收大气进去，人本身没气了，外面的氧气能吸得进去么？不行。这听起来像笑话，但它是事实。从这里也说明中医特别强调内因，强调内在条件。所以从这方面考虑，宗气和中气可以说是一回事，是内在条件的问题，所以那么多气的名字，实际上还就是中气和肾气的问题。而在补气剂中着重讲的是中气的问题，也就是补脾胃之气，也包括了肺气。人受气于谷，五脏皆禀气于谷，人靠水谷而生，所以谷气就是靠水谷的精微化生的，是通过中焦而来的，所以“饮入于胃，游溢精气，上输于脾，脾气散精，上归于肺，通调水道，下输膀胱，水精四布，五经并行。”它是通过脾胃，然后把气输送到肺部去。由于肺主周身之气，通调百脉，而肺气的来源在脾胃，所以补气主要讲的是补脾、胃之气。因此这里讲的气虚证主要与脾、肺虚证相同。

实际上气虚的见证就是讲脾、肺两虚的见证。比如说，气虚，倦怠无力是因脾虚。脾主肌肉，所以脾虚则身重无力，倦怠，是因为脾主四肢，脾气不足，不能养四肢。为什么说“形不足者，温之以气”呢？因为脾主肌肉，为生气之源，通过肺而输布于全身，所以“脾气足则肌肉丰满”。形不足是由于气虚，所以温之以气。还有，由于气虚，气就短，一动就喘，所以说动辄喘促。同时由于气虚，面色㿠白，即色白无光而暗，也属于气虚。气虚主要属脾，所以食欲不振。由于中气不足导致了肺气不足，所以不愿说话、懒言，而且声音低。因为声音是由阳气所发，所以说多言耗气，说话过多就伤气。同时由于气不足，声音就低、就微。这个问题在临床上应注意，声音的低微，不要听病人的嗓门，因为有的病人本来声音就高，而应该听他的尾音，要注意语音是否清晰，尤其是尾音是否前后一致，尾音不足就是气虚。还有在正常情况下越说越快，就怕话一句说不完，为什么？因为他气不够，赶快把这几个字吐出来就完了，不是互相争论激动的那种表现，而是在正常情况下出现。所以要善于听，仔细听，一听就能听出来。

还有造成肠鸣、大便稀泄等，这都是气虚的问题。“中气不足，溲便为之变”，大小便都有变化。中气不足，脾、胃、肺升清降浊功能、通调水道的功能会失常。还有另外一些，如讲义上谈的脱肛、子宫下垂等。实际上脏器下垂是由于气虚而致，因为中医不懂得是韧带还是脏器松弛了，但通过补气就能解决下垂的问题。胃下垂、肝下垂，甚至肾下垂，以及脱肛、子宫下垂等都是通过补气来治疗，在讲解补中益气汤时再着重谈这个问题。

其他还有些兼证，不是气虚必见的症状，不是主要的，所以这里没有谈。如心慌心悸，可以有血虚，也可以有气虚，心气不足则见心悸。还有一些就是甘温除热、气虚发热的问题，不一定气虚都发热，但是气虚可以发热，这些问题到具体方剂中再讲。

关于舌苔、脉象，比较容易辨认，一般最容易记熟的是舌有齿痕为气虚。但是作为气虚的舌象，还要记住一个，就是舌嫩、有齿痕。如果舌瘦、舌红，就不是气虚的问题。到了舌胖，就是气虚进一步到阳虚了。这个就是气虚，主要补气。所治的主要都是由于脾虚胃虚、中气不足所产生的。

下面谈谈配伍原则。补气的配伍原则，主要用甘温益气，这就是开始提到的内容。味甘归脾经，好理解。为什么要“劳者温之”呢？因为劳则气耗。为什么药用温药呢？如果说气属阳，为什么不用热药？因为少火才能生气，“少火生气，壮火食气”，“少火之气壮，壮火之气衰”。所以补气时，总的要抓住这一点，就是少火温。补气时往往要配伍一些行气、理气的药，是因为气虚时本身运行、升降的功能不足，单用补气药容易产生气壅。气虚，其本身的动力就不够，再用甘缓的药，一缓就壅在那里，一壅后气机不通，就更受了影响，使脾胃更弱，方药的功效也不易发挥。因此在补气当中，经常配伍一定的理气和行气药，即补气需要更好地强健脾胃，有的时候还配伍一点补血药。因为气是温的，温药过多了，或者温药用得时间过长了，会影响血。因此在补气的同时，要适当地配伍补血药。有的时候，不见明显的贫血，但会见到血虚。例如刚才讲的，气虚的面是㿠白，血虚的脸是萎黄，但也见白而偏暗，从这个角度也需要补一点血。从理论上讲，血是依气生的，气虚既然是中焦脾胃之虚，那么中焦脾胃虚了就只是不能生气么？气血都出于脾胃，只是见证中只是见到气虚，没有见到血虚，所以我们补气不补血。但有些时候从这些方面考虑，我们也适当加一点补血药。这是配伍的几个主要的方面。

归纳为一点，过去在补气中还讲过这样一句话，“脾是生气之源”，这里所讲的气是中气，是由脾胃所生，所以脾是生气之源。“肺为主气之枢”，所以在补气中注意这两个字，也就是说为什么在用补气时要用小量的理气、行气的药。

补气补什么？人体的气主要有先天和后天的关系，先天的元气藏于肾，后天的水谷之气化生于脾胃，由脾胃之气输送至肺，再吸入大气聚于胸中，实际上还就是两个。所以上次说“脾为生气之源，肺为主气之枢”，这里还有一句话就可以知道了，“肾为元气之根”。所以开始讲的三个气实际上是两个，因此在补气中主要是治脾、治肺。所以补气剂这一类的方剂主要指的是脾肺气虚。关于补气的配伍原则的问题谈了一些，主要是甘温的理论依据，因为甘能补中补脾，温能生气，即少火生气。

四君子汤

（《太平惠民和剂局方》）

【组成】 人参去芦（10g） 白术 茯苓去皮（各9g） 甘草炙（6g），各等分

【用法】 为细末，每服二钱，水一盏，煎至七分。通口服，不拘时，入盐少许，白汤点亦得（现代用法：水煎服）。

【功用】 益气健脾。

【主治】 脾胃气虚。面色㿠白，语声低微，四肢无力，食少或便溏，舌质淡，脉细缓。

【方解】 四君子汤的药很简单，大家也很熟悉，因为在其

他方剂里也经常提到这四个药，有人参、白术、茯苓、甘草。它是补气的基本方剂，它能益气健脾。通过益气健脾就能够使人体的运化功能、生化功能得到加强，得到恢复，就能把饮食的精微化生为气，还可转化为血。因此它的主治证，实际上就是一些脾虚证，就是说脾的功能不足了。那么根据脾的生理功能就能知道这些证。发生异常时，脾气虚弱，它的功能也就低下，所以见饮食减少，或者食而不易消化，大便就不正常。同时由于气虚，面部的颜色㿠白；气虚脾虚，四肢困倦无力；由于中气不足，肺气也就虚，所以语音低。这些表现主要就是由于脾的功能减弱了。见到这样的情况，就要用补气的办法来治。

所谓补气的办法，就是用补脾的办法来治，通过脾的功能充实和恢复自然就能生气。但这个方剂的特点在哪里呢？这个方剂为什么取名为四君子汤呢？就是说它的性质通过整个药的配伍而比较平和，虽然是甘温益气，但是温而不燥，温而不热，譬如宽厚而平易近人的君子。从原方的分量来看，也是补而不壅，分量小。补气为什么以四君子汤为主方呢？既然气虚用力量大的补药不行吗？量大点儿，力量强点儿可以吗？《内经》有这样一句话，“少气者……补阳则阴竭，泻阴则阳脱，如是者，可将以甘药，不可饮以至剂”。因为气既然少了，从气血的关系可知血也不会充足，因此在补气时，如果用了大量的甘温是可以补益体内气，但也可能影响食欲，甚则胸闷。只有这样，才能不偏不倚，补气而不伤血。

方中的人参、白术、甘草都是补的，但茯苓是干什么的呢？习惯上讲茯苓淡渗下行，可以利水湿，也可以补心脾之气。因为气虚是因为脾胃功能的虚弱，运化的功能不足。运化不仅仅是将水谷的精微化生气血，还要运化水湿，吸收一些精微的部分，还要排泄多余的部分。既然是脾虚，首先就要考虑到脾运化水湿的功能也减弱了，所以在健脾益气的同时，少用一些淡渗下行的药物。过去在祛湿剂中讲到，如果湿重，脾就受伤，脾虚就能停湿，在提到内湿的原因时也提到这个问题。所以将这些问题联系起来考虑就可以知道，在健脾益气的方剂中为什么用这样的药，因为这样配合起来就能更有力地健脾。另外，还有一点，经常提到一句话："补气防壅"。因为气本身虚，它的运行力量也就弱，用了补气的药，尤易产生壅，因此要配理气行气的药。在这个方剂中没有用到行散的药，但是用了淡渗下行的药，下行为降，而且白茯苓是先升后降。通过这样的升降来帮助气的运行，所以其中配茯苓还有这样一个含义在内。

当然这个含义、这样的功能，还要注意理解和异功散进行比较。四君子汤下面有个附方叫做异功散，就是加上一味芳香的陈皮，仍是补气，与"四君"有异曲同工之妙。所以加一味陈皮，就是因为脾胃的气更虚了，比四君子汤所治的证更虚了。这样的情况，加一味行气、健胃的药，能够使它补气的作用、帮助脾胃功能恢复的作用更强。方剂是有发展阶段的，也就是刚开始有个四君子汤，在四君子汤后，在实践当中发现，在脾胃更虚弱的时候，加进一味陈皮，可以使得它补气不壅，脾胃的功能得到更好的恢复。也正是在这样的基础上，治疗四君子汤证而有痰，再加半夏叫六君子汤。那么，这样的药在祛痰剂二陈汤中讲过半夏与陈皮的问题，与这里的用意是一样的。另外，在此也可以理解，过去为什么讲二陈汤是治痰的一个主方，而且通过其他治痰的方剂可以看出来，都是在二陈的基础上加减变化。所以说二陈汤是治痰的主方。为什么治痰要用二陈呢？那要从痰的生成、产生痰的物质来看，还有痰与水湿的关系、与脾的关系。但这里需要注意的是，在二陈汤证的时候由于痰多需要化痰，需要祛痰，把痰清除出来。当然，从理论上讲脾为生痰之源，但是在痰多的时候，要以祛除痰为主要目的，但在气更虚而痰不是太多的时候，那就要用六君子汤，既祛痰又能够益气健脾。只有益气健脾，才是从根本上治痰，这与“脾旺湿自消”是一样的道理。脾的功能强了，运化水湿的功能强了，自然就不会产生内湿。那么气强了，它的运行上下通畅，脾的功能就强了，运化水湿、吸收精微的力量强了，自然也就不会生痰了。所以它虽然与二陈汤比仅仅是拿掉了参、术两个药，即六君子汤拿掉两个药，但那个就叫二陈汤，这个就叫六君子汤。从这里就可以看出来辨证与立法的关系、立法与遣药组方的关系，它主要的目的不同。之所以目的不同，是因为证有不同，治疗的需要不同。在气虚而痰不盛的时候，就应该益气化痰，同时也只有益气才有利于排痰。气虚痰就排不出来，所以益气还有助于把体内的痰排除出来。

这一点在具体运用时还要掌握一个情况，刚才提到的，痰不是太多的证，不如二陈汤证的多；另外，从这里就可以知道它所治的纯粹是二陈汤的寒痰湿痰，如果是热痰就不可以用，这一派甘温辛燥的药就不适合了。接下来还可以比较一下二陈汤的用量与六君子汤的用量和配伍比例是否相同，这样就可以进一步看出，根据什么目的来组成一个方剂，如何来变更它的用量。我们经常使用的还有香砂六君子汤，就是六君子汤加木香、砂仁，主要是更好地来健脾胃之气。木香可以通调三焦之气，可升可降，更主要的是可以醒脾，所谓的醒就是振奋、复苏的意思，醒脾就是振奋脾气。砂仁可以健胃，可以温胃，可以行气，所以它健胃。而总的这些药加起来还是一个“温”字，可以治疗脾虚而有湿痰，对于脘腹胀满、食欲不振的更好，所以这个方剂在调理脾胃的方剂中也是经常用到的。香砂六君子在运用时的变化是很多的，所以要抓住根本的东西，是治疗脾胃的功能虚，是气虚，气虚则寒。由于脾胃虚，所以消化吸收的功能就不行，就容易生痰，所以来消湿除痰，用香砂六君调整脾胃。另外讲义上还有个六神散，是由四君子汤加扁豆、黄芪而成，宜于小儿脾气虚而见大便溏泄的。

参苓白术散

（《太平惠民和剂局方》）

【组成】 莲子肉去皮，一斤（500g） 薏苡仁一斤（500g） 缩砂仁一斤（500g） 桔梗炒令深黄色，一斤（500g） 白扁豆姜汁浸，去皮，微炒，一斤半（750g） 白茯苓二斤（1kg） 人参去芦，二斤（1kg） 甘草炒，二斤（1kg） 白术二斤（1kg） 山药二斤（1kg）

【用法】 为细末，每服二钱（6g），枣汤调下，小儿量岁数加减（现代用法：作汤剂煎服，用量按原方比例酌情增减）。

【功用】 益气健脾，渗湿止泻。

【主治】 脾胃虚弱。食少，便溏，或泻，或吐，四肢乏力，形体消瘦，胸脘闷胀，或心悸，面色萎黄，舌苔白，质淡红，脉细缓或虚缓。

【方解】 参苓白术散就是在四君子汤的基础上，加山药、扁豆、莲子、薏苡仁、砂仁、桔梗而成，也是一个调补脾胃的方剂。由于脾胃气虚，与四君子汤证基本相同。但是它还治疗一些由于脾气虚而致的宗气虚，不但气短，而且胸脘闷胀。因为宗气在胸中主要负责两个方面，一是行呼吸，一是贯心脉以主血的运行。《灵枢·邪客》说："宗气者，积于胸中，出于喉咙，以贯心脉而行呼吸"。正与西医学所说的"小循环"相合，关系到"血氧"的多少。《素问·平人气象论》则说："胃之大络，名曰虚里，贯膈络肺，出于左乳下，其动应衣，脉宗气也。"所以血在脉中运行，与宗气有关。除此之外，还治疗气虚的咳嗽痰多，或者是由于气虚、脾运化水谷的功能不强而有痰，又稍受了外感，咳嗽加重等也可用。所以只要抓住主要的，就可以本方加减进行治疗。

这个方剂加山药、加扁豆都比较好理解。山药除补脾气以外，还可以固涩脾津，还可以滋养脾阴，但它首先是补脾气的。它与白术的区别是，白术能益气健脾，山药能滋养脾阴。所以方中不仅用到扁豆，还有山药，而且还有薏苡仁，主要是在补脾气的基础上，通调水道、祛湿，从这个角度加强健脾，因为水湿内停是由脾虚所致，转而又困脾气。同时通过这样的配伍，可以温而不燥，祛湿而不伤阴。与以前几个方剂相比，本方中利湿的药较多，方中的薏苡仁、扁豆都能祛湿。另外方中还有莲子，莲子主要是补脾的，补脾养心，既可以止泻，又可以治疗由于脾气虚而致心气不足造成的心慌。另外莲子还可以涩精，通过补心还可以交通心肾。余下还有砂仁，砂仁和豆蔻仁简单地说，都是温脾胃，都是行气，但具体来说也有不同，作为中焦用药来说，砂仁与蔻仁根据其药性温热的程度加以区别，就是要根据中焦虚寒的程度来判断。中焦寒湿重的用豆蔻仁，轻的用砂仁；单纯健胃用砂仁，湿浊困中焦的用豆蔻仁。如果用于下焦，就需用入肾经的砂仁。所以说砂仁可以安胎，但没有说豆蔻仁可以安胎。不知过去在学中药时对此有无印象？熟地配砂仁，为什么？不单是由于它能够行气温胃，能够防止地黄的腻，更主要是由于砂仁能够入肾经，因此熟地经过和砂仁一起蒸制后，能够加强熟地的补肾作用。应该了解砂仁的特点。在这个地方用砂仁是取其温而不取其燥。有机会可以尝一尝，蔻仁是辣的，砂仁不辣，因此从辛、从温和热、燥和不燥都有区别，在这里主要是由于脾虚气弱，由于中气虚，宗气也虚，所以采取温的办法，不采取燥热、大辛。辛味大，散的力量也强。

另外本方还有个特点就是配伍桔梗。从表面症状看，有心悸、有咳嗽、有痰，从单个的症状来理解时好理解，因为桔梗载药上行，能够开肺气、祛痰止咳。从进一步开壅的问题，也有用桔梗的道理，还得理解脾肺之气相生的关系和通调水道的问题。正因为配伍桔梗，才可以使得水谷之精气上归于肺，使脾气更好地上归于肺。肺气来源于脾，通过脾上归于肺以后，肺气能升就能降，意味这是肺气原也不足，但当肺气得到充实，它的功能提高后，就可以升，也可以降。降就能通调水道，下输膀胱，就有利于祛湿，通过祛湿又有利于健脾。要从这个角度来理解桔梗，这是拐了几个弯的，但是配伍桔梗的意义就在于此。之所以如此，通过现代的治疗就可以知道。例如，慢性肾炎，症状好了，可小便的蛋白去不了，有一个“+”或有微量，但所谓症状却没有，实际上症状还是有的，只是脾虚的症状轻了，而气虚疲倦的现象还是有的。这就可以用参苓白术散来巩固肾炎治疗的效果，进一步根除尿中的蛋白。这是参苓白术散的一个新用处。这也是中西结合，从理论到临床效果，而不是对号入座。

还有一个用处用得虽然比较少，但还是在用，就是糖尿病。主要由于脾虚所致，脾气虚就不能生清气，就不能把饮食的精微上送至肺，所以饮食的精微下流，从小便而出，因此用参苓白术散。从这里就进一步体会到为什么要用山药，为什么要用莲子，因为它有涩精的作用。这个用法比较少，因为糖尿大多与肾气有关，只是有一些情况单纯的糖尿病是因脾气虚，但比较少。刚才讲的肾炎，到后来不容易恢复，蛋白不容易根除的情况比较多见，因此用的机会也比较多。但是在介绍这些情况的时候希望大家不要造成一个孤立的印象，说肾炎后期就用参苓白术散，因为作为一个病来说，后期的变化比较多，用的药要根据证不同，所用的方剂不同。要记清它的道理，知道为什么。

另外，参苓白术散经常作为一个补土生金的方法，作为健脾益肺的方法来用。脾气也虚，而以肺气虚为主，用这个方剂进行治疗。按现代情况来说，一个是结核治疗后期，结核病治疗得差不多了，但要进一步巩固，进一步把肺补起来，特别是年轻人或小孩子在治疗后常用这个方剂来补肺。还有一个，支气管扩张也经常用到这个方剂。支气管扩张的咳嗽、痰多、出血也用到这个方剂加减。方剂组成配伍的道理通过这些病的治疗得到了进一步证实。

关于刚才所提到的六神汤（散），它是两个方剂。一个方剂用的是四君子汤加山药和扁豆，还有一个方剂用的是四君子汤加黄芪和扁豆，都是治疗小儿脾胃虚弱、消化不好，可见小儿体形瘦，主要见大便溏泄和发热汗出，特别是发热自汗，用含黄芪的六神散更好。所以联系起来更好理解。这个方剂也是在四君子汤的基础上加的。四君子汤变六神汤，六神汤变参苓白术散。

在这里顺便提两个东西，两个现成的丸药，即健脾丸和归脾丸。方剂基本相近，但健脾丸是消补并行的方剂，归脾丸是补气生血、健脾养心的方剂。现在经常发现有人望文生义，误认为它叫健脾丸，往往把它代替为归脾丸。健脾丸是健脾消食的，与枳术丸有相同的意义，不是归脾丸。还有《医方集解》所载的参苓白术散多一味陈皮，不知出处。陈皮行气健胃，与本方所治无碍。

补中益气汤

（《脾胃论》）

【组成】　黄芪病甚，劳倦热甚者一钱（15～20g）　甘草炙（5g），各五分　人参去芦三分（10g）　当归酒焙干或晒干，二分（10g）　橘皮不去白，三分（6g）　升麻三分（3g）　柴胡三分（3g）　白术三分（10g）

【用法】　上药㕮咀，都作一服。水二盏，煎至一盏，量气弱气盛，临病斟酌水盏大小，去滓，食远，稍热服（现代用法：水煎服。或作丸剂，每服 10～15g，每日 2～3 次，温开水或姜汤下）。

【功用】　补中益气，升阳举陷。

【主治】　①脾胃气虚。发热，自汗，渴喜温饮，少气懒言，体倦肢软，面色皖白，大便溏而不畅，脉洪而虚，舌质淡，苔薄白。②脱肛，子宫下垂，久泻，久痢及久疟等，气虚下陷，清阳不升诸证。

【方解】 这个方剂比较难讲，因为其中有些问题到目前还一直在争论，例如阴火的问题，但对理解和运用本方并无特殊意义，所以在此处不讲。这里主要讲补中益气，特别要介绍它补中气、升清阳的作用。

补中益气汤，顾名思义，可知此方是补中气，是补脾胃之气的。由于脾胃主受纳和运化，使水谷精微化生气血，既能够升清，又能降浊，这就是这个方剂的特点。从它所治的证来讲，跟一般的气虚证也不完全相同，而有发热自汗，还有寒热、头疼、口渴心烦等等，这些症状与外感风寒相似，是最容易叫人糊涂的，所以在辨证时应该要注意分析。

首先说它的发热。发热与自汗是一回事，因为气虚，使得阳浮于外。为什么呢？气虚就不能固表，表气不固，所以浮于外，因此它发热。这样的发热与外感病的发热不同。它的热不是整天的，而是一阵儿一阵儿的，而且是躁热，多见于疲劳之后。因为它本身气虚，活动后气就更虚，“劳则气耗”，“烦劳则阳气张”，“张”就是浮于外的意思，所以就发热、汗出。它虽然是汗出发热，但实际上是气虚表不固，所以这样的病人挪个地方就恶寒。例如现在这样的季节，这样的气温，他在阳面时就躁热，换到阴面时汗就自己收了，还有些恶寒。而这些东西只要抓住它的本质是气虚就好理解了。阳气虚不能御外，不能固表，这是它的一个特点。那为什么躁热，为什么心烦口渴呢？这是由于脾胃之气一虚，生化之源不足。生化之源不足就不仅仅是气虚，血也就虚，而且有自汗。汗血同源，所以阴血也虚，只不过主要是气虚。所以虽然心烦、躁热、口渴，但还是喜欢喝热饮，“渴而喜热饮”而不是“渴而饮冷”。由于心血不足，由于中气不能达表而卫外（中气不足，上焦之气不通），所以闷在里面就发热。发热是这两个原因，因此见到烦、渴，但是这是一种假象，不是真正的内热，所以还是喜喝热饮。

另外还有个头疼的问题。气虚的头疼是由于气虚导致清阳不升。头为诸阳之会，清阳不升，所以头疼。这种头疼是阵发性的，特点是早晨起来头疼。早晨刚起床时，阳气刚动，本来清阳之气不能上升于清窍，不能到头，经过一夜的休息后刚起床，阳气的上升力量更弱，等活动一阵后就感觉头清楚了。所以气虚的头晕、头疼起床就晕、就疼，特别是起身快、起身猛的人。经过下床活动后阳气动起来了，这样上升之气强一些，头的症状自然消除。可是回过来，由于活动多，气被消耗，头疼出现又有加重。所以这些症状应该抓住一个关键来理解："劳则气耗"。气耗而后症状明显，症状加重，就是因为所有的症状都是由于气虚而来，所以解释这个证的道理就在于此。这是它所治的又一个证。

这些证还可以从脉来看，不管发多高的热，实际上用力按脉的沉部是虚软无力的。表面上由于气虚而浮于外，所以见到浮取的脉是洪大的、有力的，重按则无力。所以这个与其他的就不同。联系这个问题，还可以看一看气虚的舌、气虚的面色，不要与外感混淆。东垣还有一句话："脾气一虚，肺气先绝"。这个"绝"字应该这样理解，是脾气虚了，肺气的来源"绝"了，所以首先表现在肺气虚，例如刚才所讲的发热、恶寒、自汗、头疼与肺气都有关系。也正因为这个原因，所以补中益气汤首先用黄芪。一方面，黄芪能益气固表；另一方面，黄芪是补气而升的，所以表虚不固、气浮于外、外科的疮疡久溃都要用它。补中益气汤既用黄芪，又用人参，而且以黄芪为主药，就是根据它的这个特点，所以用量也大。黄芪与方中的"三君"（人参、甘草、白术）健脾补气。方中之所以用当归，就是因为不仅是气虚，而且血也虚，而在血虚的时候，不用其他补血的药，特别是考虑到不用寒凉和滋补药来补血，就是因为补气要用甘温，所以选择当归补血，这样使得全方的配伍还是甘温的。另外，还用了陈皮，用陈皮的道理就是因为气虚则胸中气乱。所谓胸中气乱就是说气虚之后胸中之气本身的力量弱，升降不行，所以在这里加入陈皮行气，在补气的基础上调整气乱。也就是说，在补气的基础上，加陈皮使得气本身的升降恢复，清浊之气能够当升则升，当降则降。虽然用了这些补气的药，在此基础上再配小量的升麻和柴胡，使得清阳之气上升。一个升少阳之气，一个升阳明胃气，使得脾胃的功能强健，脾胃强健自然可以生气，而且通过升阳的药，清阳之气能更好地上行，浊阴也就自然下降。也正因为这样，所以气虚性的血压低、气虚性的脑供血不足，都可以用这个方剂。如果本身属血虚的或脑动脉硬化的，就不能单纯用这个方剂。

所谓“甘温除大热”，就是说气虚的发热非通过补气不能解决，而补气必用甘温，既不能用辛温又不能用辛凉。既然是气虚就不能散，越散越虚，而且病人看起来是大热，实际上是表面大热，不能设想这个“大热”比白虎汤还热。从它的脉象上、从身热自汗上也容易混淆。实际上具体临床中观察，它的热也不是那么嚣张的，汗也不是那么多。白虎汤是整天发热，“蒸蒸而热”，汗出，其口渴是喜冷饮的。这些都是通过仔细辨认能够分辨的。

另外，凡是脏器下垂，中医认为都是因为气虚下陷，胃、肝、肾、子宫等都可以下垂，这些在中医里统归为中气不足、气虚下陷。由于补中益气汤有补气升阳的作用，所以能固摄，就能治疗这些下垂的病。特别是对于胃下垂、脱肛、子宫脱出，用补中益气效果还是不错的。另外根据经验，补中益气汤加两个药，一个是枳实或枳壳，这是降气的；还有一个药，是专门治疗子宫脱垂的，加车前子。这个方剂加三钱车前子后，治疗子宫脱垂的效果更好。但这些药没有做药理实验。根据现代实验，有个问题很值得注意，就是补中益气汤与升麻、柴胡的配伍关系。补中益气汤中其他药所谓的升提作用，是能够促进平滑肌的收缩，能够促进肠胃的蠕动，配合升麻、柴胡后作用更强，但是单独用升麻、柴胡没有效。这就提醒大家注意，在用本方的时候，决不能把升麻、柴胡的量用得过大，它是在补气的基础上使用的。从中医来讲，也是这样的情况，因为气虚而下陷，如仅用升提的药，没有气也提不起来，提不住，所以必须在补气的基础上来升提。本方的配伍就注意这些。

凡是属于中气不足、气虚下陷、肠胃功能减弱，甚至是气虚的出血，都可用本方。特别是女性更多见的妇科病大量出血，用补中益气补气而固血，有时再加上一些收涩止血的药。不仅如此，有时候还有一些上部出血也是属于气虚的，例如刚才提到的参苓白术散治疗支气管扩张出血，在用补中益气治疗时，升麻、柴胡的用量更要注意。例如，有一些鼻出血属于气虚，还是年轻人，经常大量出血，但是脉是虚的，不是血热，不见细数，也不是数而有力，而是脉虚大无力，面色晄白，且是劳累后容易出血，用这个方剂后血就止了，头晕头疼也好了。还有一种相反的情况，我们只知道脾虚后大便溏稀，有一次我治疗一个患者病后气虚、大便不行，用了补中益气汤。这个病人所得的是中医所讲的湿温，即西医所讲的伤寒，在病愈之后，身体没有得到恢复，大病之后虚了，大便粗糙、难出。粗糙是由于脾胃消化不完全，难出就是由于积存的太多，气不足不能降浊。结果吃补中益气汤效果很好。另外还有一个老太太，小便淋漓不断，小腹胀甚，但小便不通畅，这也是属于气虚的，用补中益气汤治疗效果好。这说明“中气不足，溲便为之变”。所以有时说“塞因塞用”，从表面看是反的，从辨证论治、审证求因来看还是正的。这些不同还是因为气虚，所以用本方还是有效。

补中益气汤中还有一些名词，例如“阴火”的问题，暂时不要追究，否则在现阶段容易造成混乱。这里就抓住一个问题，就是气虚。气由于劳就要消耗，消耗后症状就明显、就特殊。

在补气的方剂中，四君子汤好理解，也好记，但要了解到为什么说四君子汤是补气的主方、基础方，几个补气的方都是在此基础上加减变化出来的。只有了解了这个基本方，才便于再了解其他方。由此到六神汤、六君子汤、香砂六君子丸、参苓白术散，从药味组成来说它们有哪些差别？为什么有这些差别？这样就联系了它的证，联系了它的药物功用。例如，这些方中有的用茯苓，有的不用。在四君子中讲过为什么用茯苓，在参苓白术散里也讲过它，那么参苓白术散是治什么的？在补中益气中汤有没有？它是补益心脾之气的，可是它还有什么作用呢？它还有的作用与补中益气的补气升阳有什么关系？到了补中益气汤中去掉了茯苓，为什么又用黄芪，而且黄芪还作为主要药。由此就可以联系到气虚下陷、清阳下陷，因此要补气升阳。就因为它补气升阳，所以能使中气下陷的病证得到解决。例如脏器的下垂，下部的出血，它能通过益气来摄血，通过益气升清来举陷，就使下陷的阳气能够升举起来。这里有时还联系到过去的问题，即气虚为什么发热？要把气的作用理解清楚，以及气与表的关系，气的本质特点等等。气是温的，是动的。往往一提气虚发热、甘温除热就不好理解了。由于气虚导致了阳浮于外，因此发热。这个浮，是由于气虚而浮，所以虽然发热，而表气还是虚的，表气虚所以汗出，汗出所以血也伤了。在这个基础上进一步考虑在甘温之中应如何补血，这里用了当归，就给我们做了示范。当归性温，与补气不相矛盾，而当归本身又补血，汗又为心液，当归补心血，所以问题要从这个方面来理解。

有时气和阳是混起来说的，因为气为阳，这些问题都需要注意。前面讲的这么多方剂，就是要抓住这些问题。

生脉散（又名生脉饮）

（《内外伤辨惑论》）

【组成】　人参五分（10g）　麦冬五分（15g）　五味子七粒（6g）

【用法】　长流水煎，不拘时服（现代用法：一剂煎三次，一天服完）。

【功用】　益气生津，敛阴止汗。

【主治】　①暑热汗多，耗气伤液。体倦气短，咽干口渴，脉虚细。②久咳肺虚，气阴两伤。呛咳少痰，气短自汗，口干舌燥，苔薄少津，脉虚数或虚细。

【方解】　生脉散从方药上看很简单：人参、麦冬、五味子。它治疗大热伤气、汗出阴伤。由于热伤气，既气伤而致气虚。又由于热使得汗出，这样造成气阴两虚。而这个气阴两虚着重是讲胸中的宗气虚、心肺气虚，所以脉是虚数的，舌是嫩红的，苔很薄，苔上比较干。

正因为是大热所伤，所以既要考虑到气，又要考虑到阴。所以首先用人参大补元气，在补元气的基础上用麦冬。从这里也可以理解到麦冬的作用是什么，与这里所治的证是不是符合。麦冬能补哪里的阴呢？肺胃之阴。与心阴有无关系呢？这里重点治的是心肺。刚才提到过，气伤主要是胸中的宗气伤，就是指心肺之气。因为宗气是行呼吸、贯心脉的。所谓宗气，就是负责肺的呼吸和心脏贯通血脉的功能。把这两个药合起来作为君臣相配，补气养阴。因为各种症状之所以产生，就是由于大热所伤，气阴两虚。那么由于大热，由于气虚，所以要用五味子来收敛耗散之气。五味子在小青龙汤中就提到它是收敛肺气的，并且除了收敛肺气之外，还可以温肾，可以敛心气。它的温肾作用也是温肾气，收敛肾气，固摄肾气。说它收敛心气的讲得不多，在过去的中药本草中讲得不多，都是强调它是肺肾药，但是在很早时，如在唐代《备急千金要方》中就特别提到，五月要吃五味子养心气。因为五月是心气当令的时候，心气容易耗散。那时正是木旺生火，而火热的时候容易耗散心气。所以今天这样的说法，应回忆一下祛暑剂中所讲的暑热、暑热伤气、暑热伤心。所以治暑要清心利小便，这些都是一贯的东西。在这里特别要强调五味子收敛心气的作用，正由于这三味药的互相配合，既能够补气，又能够补阴，这样宗气足了，阴也得到了恢复，因此脉就能恢复。这里的生脉并不是指脉已全无，而是脉虚数、脉微。因此这个方剂看起来很简单、很小，但是在临床上有它的意义。凡是属于心肺气虚而无外邪、属热的（本来气虚不是热的，气虚又有阴虚才会热），就可以用它来治疗，以益气养阴补心肺。它的特点就在这里。

有时它也可以单独或同其他补肺止咳的方剂用来治疗肺虚的咳嗽。这里就需要注意，就是病人要无痰或痰很少，决不能用于有湿痰的人。这是由于肺气虚、肺阴虚，肺有热，肺中之热灼耗津液，由此而生的一些痰，所谓“灼液成痰”。这样的痰是很少的，是白的，是粘的，往往由于肺热肺燥，咳而无痰，呛咳、干咳。如果是痰嗽病，就是咳嗽有痰，痰很多，湿痰很重时决不能用这个方剂。

现代对于生脉散更提到它能够升血压、救休克。就这个问题，四逆汤也有同样的作用，但中医用起来还得考虑。四逆汤和生脉饮是两回事，一个是回阳救逆，是阳气大虚、阴盛阳微、阳气要脱的时候救阳的；一个是气阴两虚，由于心气虚不能主血脉，再加上阴也虚，所以脉就微了，甚至脉就没有了。所以尽管现代讲两个处方同时可以升高血压，在使用时还要注意辨证。

另外，顺便介绍一下，生脉散还确实可以生脉。一个偶然的机会，我遇到一个肺心病人心脏停搏，医院的西医就用心脏起搏器来急救。在这样的情况下，心跳次数可以根据需要调整，脉是假的。遇到这样的病人，要认真诊脉，体会脉什么叫有根，什么叫有神。这里非常明显，脉是浮的，没根，但是跳得很好，从表面看很均匀、徐和，可是重按是无根的。根据这个情况，结合中医一考虑，就给病人生脉散，加了当归和红花两味药。因为当时没有五味子，倒有山萸肉，因为山萸肉也是温涩的药，没办法就换了山萸肉。结果就开了两付药，吃下去后不久，她的脉就开始自己恢复；四付药后，病人就能下床自己活动，心脏恢复了搏动，脉就是自己的了，起搏器就去掉了。当时西医也认为确是中药的功效，用西药、起搏器维持、恢复，需要较长的时间。这个女病人，是第二次因心脏停搏入院，过去依靠起搏器恢复很慢。所以提供这样一个病例，一是证实一下生脉散的作用，一是提供这样一个很少见的例子，必要的时候可以应用一下。

保　元　汤

（《博爱心鉴》）

【组成】　人参一钱（3g）　黄芪三钱（9g）　甘草一钱（3g）　肉桂五至七分（1.5～2g）

【用法】　水煎服。

【功用】　益气温阳。

【主治】　虚损劳怯，元气不足。倦怠乏力，少气畏寒，以及小儿痘疮，阳虚顶陷，不能发起灌浆者。

【方解】　本方药味也比较简单，就是人参、黄芪、甘草、肉桂，治疗元气大亏。从本方中主要学习什么呢？过去我们提到过气有许多名字，但实际上就是三个，再归结起来就是两个。又讲过三句话："脾为生气之源，肺为主气之枢，肾为元气之根"。气之根在肾，气之源在脾，气之主在肺。本方这些方面均兼顾到，有黄芪、人参，下用肉桂，上中下都兼顾到了。这里面还有甘草，主要是加强补脾胃之气。它的作用虽然不如人参强，但它补气非常纯。因为人参除补气外还补精血，如果要讲补气的中和之意的话，甘草是最恰当的。甘草甘平，生用为凉，炙用为温，性很平和，作用较缓慢而持续，所以其中代表着中和之意。在这里用甘草还是加强补脾胃。从这里我们可以掌握一个补气的方法，就是主要抓脾胃，抓后天之气。通过补益脾胃，能够运化水谷精微，气就容易生。先天之气在肾，气既要由先天之精所生，又要由后天之精所生。先天之精与生俱来，无法再补充，而后天之精还是来源于脾胃。所以在这里，在用黄芪、人参、甘草的同时，再用小量的肉桂，以温肾补命门而纳气。补命门，除温养下焦以纳气外，它还可以加强脾土的功能。正因为补了肾，由于命门的阳气一足，脾胃的功能就加强。所以从这个配合上来说，它又能够加强后天运化的功能。从这个方剂来说，主要抓它这样的精神，它所治的证就是元气亏损。因为此方原来书上所讲治疗的病证——天花，现在已经很少见到了。原是由于小儿出天花，元气不足，先天不足，后天失调，痘发不起来。现在我们没有天花了，但种牛痘时的过程较为熟悉，先有点发热，有点痒，后来起个泡，然后泡中出来些脓状的物质，叫做浆。浆是愈稠愈好，出痘的过程愈快愈好。过去都有这样的说法，三天发热，三天见点，三天灌浆，三天回热，然后吸收、脱疤，这是治天花的全过程。现在天花是看不到了，所以这个证不去多讲。但是这个方剂确实有它的意义，所以还要提一提。这个方剂和生脉散一样，在很多方剂中都会用到，例如下面的十全大补、人参养荣都含有保元汤。所以这里就把这个基本方的精神讲一讲。

补 血

讲补血剂，首先对血要有个概念，“血主濡之”，濡就是濡养、濡润。血是有形之物，可以润养五脏六腑。人体每个地方都需要血，没有血人就活不了。“人卧血归于肝，肝受血而能视，足受血而能步，掌受血而能握，指受血而能摄”，这就是指人的一切活动没有血就不行。所谓“以奉生身，莫贵于此”。气血是人体必须要有的东西，来养身、维持生命。因为“诸血皆属于心”。心是主血的，血是藏于肝的，而对于血的生成来说，“中焦受气取汁，变化而赤，是谓血”；“营气者，泌其津液，注之于脉，化以为血，以营四末，内注五脏六腑”；“食气入胃，浊气归心，淫精于脉”。这些话关键是为了说明血是通过饮食物（水谷）供给原料，通过体内的气化来变化而成的。一般来说都是由于阳气的作用，都是和心与肾、命门的功能相关的。

关于血虚的见证，脸上的颜色不好看，“面色无华”，也可以是萎黄，也可以是萎白，但是白比黄更进一步。因为心主血脉，其华在面。由于血虚，所以脸色不好。同时嘴唇和指甲的颜色淡，严重时是苍白的，这跟瘀血的嘴唇颜色恰恰相反，瘀血时嘴唇颜色发紫发黑。当然，由于血虚不能上至于脑，所以就产生头晕。由于血虚肝血不足，眼睛视物不清、目眩。肝藏血不足，容易生风，风阳一动也可以产生眩晕。另外，还可以产生心悸失眠。因为心血不足，就会产生虚热，虚热以后就可以引起心神不安，因此产生心悸。由于心肝血虚，心肝俱热，神魂不能安舍，阳不得入于阴，所以失眠。这一系列的问题，由于其他的原因也可以引起，所以在这里只能说血虚产生这些症状是什么原因，不能认为这些是血虚独有的症状，而别的原因是不可能产生的。只是解释这些症状的原因是因为血虚。

同时这些症状是连贯出现的，互相是有连续性的，不能孤立地、单独地看。另外，女性血虚月经常发生变化，或者周期不准，颜色淡了，甚至停经，总的来说是量少了，这是指单纯的血虚。如果血虚中而有滞，就是另外的情况。血虚而又气虚，有时气虚后月经量不但不少，相反会很多，所以这个问题在临床上应该注意。一看病人血虚，按道理来说，血虚病人的月经应该量少、颜色淡，可是为什么反而量很多，颜色也鲜红呢？这就是病人不仅有血虚，而且还有气虚。还有一点，一般情况来说，血虚的月经通常是后期，但是由于血虚月经向后拖，逐渐累及致气虚，那就会导致月经反而提前，而且量多，颜色鲜红，这些并不是说明血多，而是说明病进一步复杂了，不仅是血虚而且有气虚。这里主要讲的是单纯血虚的见证。当然，血虚病人的舌质也是淡的，脉是细的。再进一步说，指甲也是脆的，头发是发干的。因为肝藏血，爪为筋之余，发为血之余，所以这些都可以反映出血虚的症状，通过望诊就可以看到。

在治疗的时候，一般直接补血都是用味厚的药。举例来说，地黄、白芍都味厚，多用酸、甘味的药（但不能把它看成绝对的），还有少量的苦味药。比如，当归有苦味，芍药酸苦微寒也有苦味，在这里主要抓的是心肝脾。在配伍药中，一般多配辛温药，使得味厚的药补而不腻。因为味厚药都属阴，纯阴无阳不化，所以在方中要配一些辛（主要是芳香）温药，通过行气来加强运化药的作用。另外还要注意的是补气和补血的关系。补气和补血的关系很密切，但是不能绝对化。有的书上讲，补血必先补气，这样就太绝对化了。如果依照这种原则，处方就会失之于过偏而贻害病人。补气必先补血，补血也必先补气，那么补中益气汤中也含有当归，那它究竟属于补气还是补血的方剂呢？补血根据病人血虚的情况，并且根据气虚的情况适当地补气。当然由于气血的关系，血虚时气也常常虚。因为气为血帅，血为气母，气是依附于血的。当血虚到一定程度时气也会虚，所以常常用得到补气的药。但是毕竟是见到气虚后使用补气的药，不能说是补血必须要补气，否则容易造成概念不清。特别是利用这个说法，把当归补血汤作为论据是错误的。讲义上有当归补血汤，一两黄芪，二钱当归。可以仔细看一下，当归补血汤是血虚而气更虚，之所以发热，有血虚，但更主要的是气虚。因此它与补中益气汤的发热一样，所以用大量的黄芪，根据就在这里。当归补血汤的问题，可以仔细看一看讲义上所写的证，它的证究竟是什么？单纯的血虚能出现这样的证吗？它的发热情况与补中益气汤是否一样呢？脉见洪大而虚，这是血虚的见证吗？这些问题还需要仔细分析。

四　物　汤

（《太平惠民和剂局方》）

【组成】 当归去芦，酒浸，炒（10g）　川芎（5g）　白芍（12g）　熟干地黄酒洒，蒸（熟地黄已有成品；干地黄，即生地黄晒干，用12g），各等分

【用法】 上为粗末，每服三钱，水一盏半，煎至八分，去渣热服，空心食前。若妊娠胎动不安，下血不止者，加艾十叶，阿胶一片，同煎如前法。或血脏虚冷，崩中，去血过多，亦加胶、艾煎（现代用法：作汤剂，水煎服。一剂煎三次，早、午、晚空腹时服）。

【功用】 补血调血。

【主治】 冲任虚损。月水不调，脐腹疼痛，崩中漏下。血瘕块硬，时发疼痛。妊娠胎动不安，血下不止，及产后恶露不下，积生瘕聚，少腹坚痛，时作寒热。

【方解】 四物汤是补血的基本方剂，也是一个补血的主方。它的作用是补血和营，治疗的是血虚营滞，实际上就是虚中有滞，所以它也是妇科调经的基本方剂。而且不仅是调经，在妇科中常用到四物汤，加减变化很多，如胎前用、产后用，月经也用。妇科主要的四大门就是胎、产、经、带，前三项都常用四物汤，在带病中有时也会用到它。

这个方应该着重理解原方中四味药的配伍。方用熟地、白

芍、当归、川芎，每一味药都有特点，可以把它这样来分，有阴、有阳、有补、有行。熟地、白芍是补的，可以补血；当归、川芎是行的；熟地、白芍是阴药，当归、川芎是阳药。在这里面还要细分，熟地的味最厚，更是补而不行的药；芍药是补而兼调的药。这都是对比而言的，不能离开补血的大前提。首先这是个补血方，在补血当中兼有调和营血的作用。在这组成方剂的四个药中分阴阳，在阴阳之中再分，是相对比而言的。如果抓住一句话来理解，认为“芍药是补而兼行的”就理解错了。当归主要属于和血的药，就是可以补血、可以行血；川芎只是行血，而没有补血的作用。因为血虚是在脉中，血的运行不流畅，因此就形成血虚而滞。在这个问题上血与气是相应的。气行则血行，气为血之帅，血为气之母，气依附于血。现在血虚了，血中之气如何呢？当然也虚。所以中医有好多问题要这样理解，因为人体的脏腑经络、气血阴阳，都是互相关联的。本方为补血剂，方中当归这味药在逍遥散中讲得比较详细，在此处它还是这样的作用。当归是苦辛甘温，它既可以行血中之气，它的甘味还可以补脾气，所以它与川芎“上至巅顶，下行血海”的辛散又不同。前面两味药，熟地和白芍，只有白芍是微寒，总的是偏温的。这里面既有当归又有川芎，所以补气血的关系从这里就能体现出来。以辛温行气理气为主，这样使得补血的药补而不腻，使得阴药能够得到阳来化，这样才能阳生阴长，才能达到补血的目的。所以在这里营虚血滞，补血和营，不能理解为行血的概念，这个滞不能和瘀相比。所以四物汤主要抓住这几点，就能掌握它的精神。至于在具体应用当中，究竟以补血为主，还是以和血为主，这四个药就可以互相调整。如果以补血为主，就加重熟地、白芍的用量；如果血虚而滞还有出血的症状，就不仅要用熟地多一些，特别是白芍也要多一些。这里又提到了白芍止血的问题、敛营的问题。如果是虚滞，滞比较多一些，或者是血虚而寒一些，那么这里的川芎、当归就必须要用，而且要根据这些情况来调整加重它们的用量。至于说当归分段来用，中药里已讲过，这里就不再赘述，这里用的是全当归。如果血虚还有热，要重用芍药；在还有出血情况的时候，川芎不仅要少用，还可以考虑不用，因为它是辛温而燥，是上下走窜的，是血中气药。所以抓住这四个药的特点，抓住这四个药配伍的主要意义，这个方剂就掌握了。抓住这个方剂补、行、温、凉四个方面，总的前提是补血和营的方剂。例如血虚而寒，再加一点儿温药，血虚而热加凉血的药，出血多加止血的药，月经不行可以加活血的药，如果有瘀滞还可以加破瘀药，加减变化非常多。至于原书的主治中有些也要考虑，尤其是“妊娠胎动不安，下血不止者，加艾十叶、阿胶一片……血脏虚冷，崩中，去血过多，亦加艾、胶煎”，还当慎重辨证而后用。

归脾汤

（《济生方》）

【组成】 白术一两（30g） 茯神去木，一两（30g） 黄芪去芦，一两（30g） 龙眼肉一两（30g） 酸枣仁炒，去壳一两（30g） 人参半两（15g） 木香不见火，半两（15g） 甘草炙，二钱半（5g） 当归一钱（3g） 远志蜜炙，一钱（3g）（当归、远志两味，是从《校注妇人良方》补入）

【用法】 上㕮咀，每服四钱，水一盏半，生姜五片，枣一枚煎至七分，去滓温服，不拘时候（现代用法：加生姜6g、红枣3～5枚，水煎服。或按上述剂量比例放大，作蜜丸，每丸约重15g，空腹时，每次服一丸，开水送下，日服三次）。

【功用】 益气补血，健脾养心。

【主治】 ①心脾两虚。思虑过度，劳伤心脾，气血不足。

心悸怔忡，健忘不眠，盗汗虚热，食少体倦，面色萎黄，舌质淡，苔薄白，脉细缓。②脾不统血。证见便血，以及妇女崩漏，月经超前，量多色淡，或淋漓不止，或带下。

【方解】 归脾汤是补气生血的方剂，是补脾养心的方剂。因为它所治的证不仅是血虚，而且有气虚。健忘少寐，心悸怔忡，甚至还可盗汗，发热，身体疲倦，食少不香，这些情况说明，本方证不仅是血虚，而且气也虚。这里所指的气虚是脾气虚、中气虚。根据血的生成来说，在这里补气还是非常重要的。因此用补气生血的方法治疗归脾汤证。

上次在参苓白术散中曾讲过，心动、心悸、怔忡是一回事，但是有程度的不同。心动，就是心中自觉慌乱、动荡不稳，所以有时尽管出现心悸、怔忡这些症状，而脉不一定见心律不齐。由于心气不足，可以导致心动，心血不足也可以导致。一句话，这些症状的发生是由于心虚，由于心虚产生了悸、产生了怔忡，所以就要结合其他的症状来进行辨证。但是作为心血虚、心阴虚，在悸的同时还有烦。

第二个问题，症状中还提到惊悸的问题。所谓惊悸，就是由于外物的触动而悸。关于这个问题有两种解释，这两种解释间也存在矛盾。一种说，先有惊悸后有心悸，人惊悸必须通过外物的影响才能发生，因此比较轻。例如，有人毫无思想准备，正在走路，突然有巨大声响，一吓之后心跳不已。当然这是指的正常人。也有一些病人，按照他心虚的程度，并没有到心悸的程度，可是受外物影响时，他就会惊，而这样的响声在正常人是不会发生心悸的。心虚的人禁不住外界突然的刺激。但是这个解释不是绝对的。另外还有一个解释，也不是绝对的，就是认为惊悸比心悸重，先有心悸，继而又有惊悸，必须心虚到一定程度，才禁不住外物的影响。因此，在书上的解释有两种，这两种都有道理，但都不是绝对的。具体的辨证，要看其他共见的症状，要看他所受的触动究竟多大。例如，有一些人很轻的声音也会心里一动，而且很长时间心静不下来，想要不慌，但自己不能自主，那么这种惊悸就比较重，这种惊悸往往是在怔忡、心悸后进一步发生。

另外，为什么失眠呢？过去常简单地解释为，阳不得入于阴。因为“阳入于阴则寐，阳出于阴则寤”。心藏神，肝藏魂，凡是心肝气虚血虚，特别是血虚，容易引起失眠。因为血虚后心和肝都生热，心有心火，肝有相火。当血不足时，火就盛；由于火盛，心就热；心热、肝热神魂不安于舍，也就是说阳不得入于阴，所以就不能入睡。这里所指的神，就是水谷的精气。“五味入胃，以养五气”。由于水谷吃下去后，化生五脏之气，“气和而生，津液相成，神乃自生。”并不是指神秘和迷信的神，而是指正常人的气血阴阳协调、充足，自然神就足。刚才讲的一个方面，是由于心虚而神不得安；另一个方面，由于气血虚，神本身就虚，它也不得安，所以出现不寐、失眠，或者睡眠不好、梦多。因此症状中有时写着少寐多梦，就是指的这一点。那么从这一点更可以知道如何来治疗了，神虚就是补气血，而从神为水谷之精气来说，健脾是相当重要的。

这里补充一个问题，就是“心肾相交”。简单地说，心火下交于肾，肾水上济于心，这样水火既济，心肾相交，这是一种正常的生理状态。但是作为心肾相交来说，还有一个环节，就是脾。所以过去书中有个说法：“心肾相交，脾为之媒”。为什么“脾为之媒”呢？因为脾能主升降。尽管过去说过“肝升肺降”，但是主要的升降是由中焦脾胃所主。正是由于脾在中焦起升降作用，才有助于心火下交于肾，肾水上济于心。这是一个问题。另一个问题，心用什么下交于肾，而肾又怎么上济于心呢？肾所藏先天之精，还是需要后天的滋养，如果由于后天不行，由于血不足，心血不足致心热，心火亢、心火上炎，就不能下交于肾；肾得不到心火的下交，肾阴也就不得上济于心，因为肾阴要靠阳气的蒸腾。如果脾胃功能不行，它的生化功能不足，水谷之精微不能化为精气，五脏之精不足，就没有精下藏于肾，肾藏精不足，就无物以交于心，由此还可以产生一些其他情况。由于肾之藏精不足，阴不足而阳亢，阳亢而相火动，还可以产生其他许多病变。例如，遗精就是相火亢而扰动精室，相火亢后必然影响心火。这里还要注意一个问题，凡是提到亢、提到过，就不能说这个火越盛对脾土的帮助越大。脾的运化功能要靠心肾，血的变化更要靠心肾的阳气。现在火亢了，相当充足了，不是好事吗？其实不然，这都是指它的病理状态，它破坏了"阴平阳秘"，就不能正常发挥应有的作用。相反，生热耗阴，这样的情况都造成心肾不交。所以简单地说，心肾相交靠脾。三个脏一脏有病都能导致心肾不交，所以具体的心肾不交证应具体分析，要看主要是在脾、在心、还是在肾，它们各有不同。由于心肾不交，必然影响到肾精，必然影响了上下之间的虚实不平衡，这就是阴阳失调，这样就导致了健忘。当然健忘还有其他原因，例如说，脑为髓海，由于肾精亏虚不能生髓，髓海不足，也会引起健忘。

在这个方剂中，应该注意上面谈到的这几个问题，而这几个问题与后面的安神剂是相关的。实际上，中医本没有专门的安神剂，就是根据疾病发生的原因进行治疗，发展到后来，为了在临床上便于应用，才将安神剂划分出来。

归脾汤，是由于思虑过度，劳伤心脾，就是思考问题太多、太过，所以心脾之气受伤，造成血的生成不足，自然心血也就不足。过去有句话："思则气结"。还有个忧的问题，"愁忧而不解则伤意"。心藏神，肝藏魂，肺藏魄，脾藏意，肾藏志，伤意就是伤脾。由于这个原因造成伤脾之后，气血的生成受了影响，所以在这里必须补脾益气、生血养心。

在归脾汤的组成中，有时很难理解的是补气药相当多，其中有四君子汤，还加上黄芪。如果按照现代中药的分类，在这个补血的方剂中，补血药只有当归和龙眼肉两味，而当归还是后加的。这个方剂原是宋以前的方剂，而加当归、远志是明代的事。当归和远志是根据《校补妇人良方》加入的。但是这个方剂是作为补血用的方剂，其中的理论比较深，而且确实有其疗效，有其特点。通过四君子汤和黄芪，首先起到益气健脾的作用。当把脾补了之后，相应地就会产生一些变化。“中焦受气取汁，变化而赤，是谓血。”无论受气还是取汁，首先在脾，变化主要还是脾，当然还有其他。因此在气血俱虚的情况下，首先用这几味药补脾。

另外，可以考虑一下，补血、补阴的药那么多，为什么单用龙眼肉和当归？简单地说，为什么没有用芍药和生地？气主煦之，气虚就不能温煦。气有余便是火，气不足就是寒。因此在这样的情况下要选择温药相配。龙眼肉本身是温的，有的书上写的是性平，也有的说是热的。龙眼肉在南方常每天早晨食小量用来作为补血之品，但服用时有个习惯，就是冬至之后吃，立春以后就停。因为通过实践发现，立春之后吃会上火。龙眼味甘而性温，但它也有个特点，就是味厚多滋，所以它还兼有润。所以这味药不但是补血的药，也是补气的药，主要是补心脾的药。

枣仁本身可以补肝胆之气，清肝胆之热，同时可以醒脾气。由于它能够补肝，就能够补心，“虚则补其母”、“母能令子实”嘛，这样有利于养神。同时它能够清肝胆的虚热，也就能除心中之烦。枣仁能安神就在于此。

对远志的解释也有争论。关于祛痰止咳没有争论，主要争论在于远志究竟是心经药还是肾经药。书上有两种说法，一种说是心，一种说是肾。但是从药的名字就可以知道它的功用，用它以后可以使得志远，志就是肾。过去还有一句话：“肾苦燥，急食辛以润之”。就是肾阴不足、肾燥，要用辛药来润它，这往往很难理解。过去更多的是讲细辛，因为细辛辛散的作用极强，能够入肾经而上行，能散寒，去少阴伏寒。由于肾有寒之后，肾中之阴不能化气上升，不能起到滋润的作用，所以就形成了“苦燥”。这就是过去润燥剂中讲的燥邪为次寒。为什么次寒能燥？有一个道理，是因为没有气，水被闭住了，因此用细辛。辛热的药能够温润肾燥。远志在这里也是如此，但与细辛的具体说法不同。远志是交通心肾之药，它可以使心气通于肾，使肾气通于心。正因为它能交通心肾，所以能强志，故叫远志。这就是远志的作用。当然，不要忘记远志也是辛热的，在心血虚、心阴虚的情况下，就得注意配伍而用。在这个归脾汤中，恰恰没关系。因为是气血俱虚，没有热象。相反，由于气虚而寒，所以用温药，这是相统一的。可是将来讲到补心丹时是心热之象，也用远志，就要考虑配伍的问题。交通心肾可以直接地针对心悸、怔忡、不眠、少寐、健忘。但从另一个角度来说，“营气者，泌其津液，注之于脉，化以为血”。所以，它是不是起到作用呢？由于它的辛温能够通心肾之气，这也加强了心肾对脾的作用，加强了心肾参与“变化而赤”的作用。所以在过去的书上，虽然很少直接讲到肾阳与血的关系，而事实上，比较绕弯地都提到过，更主要的是反映在用药里。后面还要讲到的人参养荣汤和本方中都可以看出来这个道理。

气虚则寒，气虚则脾的运化功能减弱，需再加上一些补血的药。但是对于脾气来说，对于忧思伤脾、思则气结不行来说，就要加上一定的、少量的木香以振奋脾气，这样使得气结得解，补而不壅，滋而不腻，能够更好地发挥补气补血的作用，这就是因为它能够醒脾气，或者说鼓舞脾气。

上面主要是根据归脾汤证分析了它的病机和方剂的组成规律。

归脾汤还经常用于其他证。妇科就经常用归脾汤治疗月经不调，治疗崩漏。治什么样的月经不调、崩漏？为什么能治？

简单一句话，“气为血帅”，“脾统血”。因此它所治疗的是脾虚气弱不能统血的月经不调。具体来说，它的月经周期不准，往往提前，就说明不仅是血虚，还有气虚。它的提前量不准，可多可少。多见的情况是这样：开始量多，后来量少，但是不容易干净，行经的时间比较长，到后来血的颜色也不红，比较淡，比较稀。还有一个就是有经常性的、小量的出血，就是漏。但作为治血崩来说，有时用归脾汤还是不够的。因为从整个方剂的组成来说，它补气摄血的功能还不够强。因为所谓的崩就是月经突然大量地暴行，出血量非常大，来势非常猛。在这样的情况下，要用大量的补气药，有时还要加收涩的药来治疗。

掌握了归脾汤这样一个治月经的特点，就可以根据不同的情况来加减。加减的方法很多，不一一介绍。着重把归脾汤弄懂，然后就能加减化裁。例如说漏，月经经常不好，很自然可以加一点阿胶；原方中所说的加艾叶，应是艾叶炭。由于心脾气虚，还可以加点煅龙牡。这是举例而言。所以首先在于把归脾汤的组成意义了解了，把归脾汤所治证的病机弄清楚了，然后用归脾汤就可以灵活。还有一个，在没有龙眼肉的时候，可以用大枣代替。如果食少、消化不好，可以加姜、加砂仁，或者加陈皮。这些都是作为举例，因为加减很多，是说不完的。认定了这个东西是属于同一个类型，那么这些加减加到最后都是一样的，所以掌握好大的原则就可以了。

这个方剂现在常用于治疗一些功能性子宫出血、神经衰弱以及一些贫血，效果都比较好。当然，神经衰弱的类型很多，还要注意它的证与本方证相合。功能性子宫出血也有的是下焦冲任虚寒，所以单用本方还不够。贫血的问题更清楚，后面还有人参养荣丸的问题。所以这些情况都可以结合起来理解，这里只是由于它治这些病有特殊的地方，所以提一提。

炙甘草汤（又名复脉汤）

（《伤寒论》）

【组成】　甘草四两（12g），炙　生姜三两（9g），切　人参二两（6g）　生地黄一斤（30g）　桂枝三两（9g），去皮　阿胶二两（6g）　麦门冬半升（10g），去心　麻仁半升（10g）大枣三十枚（5～10枚），擘

【用法】 上九味，以清酒七升，水八升，先煮八味，取三升，去滓，内胶烊消尽，温服一升，日三服（现代用法：留下阿胶，其余各药，混合煎煮，取汁倒出，加入清酒10ml。另将阿胶略加开水炖化，分三次入药对搅匀服。一剂煎服三次，一天服完）。

【功用】 益气滋阴，补血复脉。

【主治】 ①气虚血弱。脉现结或代，心动悸，体羸气短，舌光色淡，少津。②虚劳肺痿。干咳无痰，或咯痰不多，痰中带有血丝，形瘦气短，虚烦眠差，自汗或盗汗，咽干舌燥，大便难，或虚热时发，脉虚数。

【方解】 又叫复脉汤。它的第一个证很好记，《伤寒论》的原文讲得很清楚，“心动悸，脉结代”。不但是心悸，而是心动悸，心慌得很厉害。说明由于心虚得很厉害，心主血脉，所以脉就出现了结代。而炙甘草汤主要是治疗这个证的，另外还可以治疗虚劳肺痿，但不是主要的。这些证发展到这样的程度，说明了气血阴阳俱虚，心虚到一定的程度了。那么什么叫结脉，什么叫代脉？还有促脉？这些脉都有间隙脉，都有停跳。脉数而间歇多的是促脉，脉缓间歇的、时间比较短的为结脉。结脉是由于血中之气不利所致。血中之气不利，可以由多种原因产生，包括血中之气虚及营气虚，所以有瘀血的证也有结脉。结脉和促脉都不是严重的脉，只有代脉要注意，它的特点是脉缓而细涩，间歇较长，间歇无规律，是心脏病较严重时

候才出现的。所以过去讲的脉有至数，数至而一止，就是指一定的跳动数，跳后就停，停的时间还比较长。这个间歇的长度标志着气的虚实。过去有句话说："代脉间歇不能自还"，就是间歇时间长。结脉的间歇可以自还，所以说它间歇的时间比较短；代脉说明了脏气衰微，五脏之气很衰弱，所以这种脉是严重的脉。到了这样的情况，就必须用气血阴阳俱补的方法来恢复脉的正常跳动，所以叫复脉汤。脉恢复了正常，也就可以将心动悸止住了，这都是相应的。

心动悸，脉也不可能正常，因为脉是由心所主，是由气血充足而来的。而本方是以炙甘草为主药，所以方名叫炙甘草汤。而在这里炙甘草的用量是比较大的。除了麻黄汤、桂枝汤的比较外，在甘草泻心汤中还提到过甘草的用量，这里再次提一提。甘草在方中占主要位置时，它的用量就要加大。在前面讲四逆汤，分析其组成的时候，曾讲过甘草，它与本方中甘草的主药地位有无矛盾呢？四逆汤阴盛而阳气衰微，有人认为非用甘草不可。按传统的说法，甘草性缓，可以为将；附子虽然是辛热助阳、回阳，但是性子非常暴烈，没有甘草来驾驭它，容易出乱子。后来也找到个论据，甘草还能提高血压。当时我说，这样的情况不对，在四逆汤证的时候，首先考虑到用附子，只有附子才能担任回阳救逆的任务。所以与今天讲用甘草为主有无矛盾？大家对甘草为主怎样认识？从用量上来说，甘草用四两，用量也不是太大的，甘草泻心汤也用四两甘草，这里回过来说前一次提过的一句话，阴阳气血俱虚，应该先补什么，用什么方法来治疗？在这样的情况，只能以"甘药调之，不可饮以至剂"。要注意当心脏到这样的程度，用强力的药物是会出问题的。所以必须有这样的概念，在这样的基础上用药，在选定了这些主药的基础上，再配其他的药，就可以不偏。所以药有补阴的、有补阳的、有补气的、有补血的。方中既有人参、大枣、甘草、地黄、麦冬、阿胶、麻子仁，还有桂枝、生姜。其中用了甘草的同时，还用人参、大枣来补气，补气而兼能补阴。但补心来说，还是甘草，因此，人参不能作为主药。另外，地黄和麦冬是补血的药，滋阴补血，在《本草纲目》中有专门用地黄和麦冬熬成膏后治疗血虚的记载，这两味药相配加强了补血的作用。同时用阿胶、麻仁，主要是滋阴生血，和补气的药配合起来。这里虽然是气血并补，但是还有心阳虚，所以，就出现代脉了，这时还要用助阳的药、通脉的药来促使脉更快地恢复，这就是用桂枝和生姜而且姜枣量大的缘故。

复脉汤的组方规律就在于此，它温阳而不燥，补气而不壅，滋阴补血而不腻，阴阳互相配合，气血互相配合，能够补心复脉，所以它是个气血阴阳俱补的方剂。

在临床上，治疗风心病比较好，如二尖瓣狭窄、闭锁不全；还有窦房结综合征。舌苔是很薄的，甚至无苔，舌质很嫩，可以是淡嫩不鲜，而且有瘀斑，这样用它来治比较好。复脉汤在临床上主要是这样用，当然肺心病也可以用。但是千万记住，所介绍的现代病名不能绝对化，主要还是辨证。

本方在原书中讲可以治疗虚劳肺痿。所谓虚劳，就包含一个概念，由虚到损，由损到劳，一般是按照这个顺序积虚成损，积损成劳。到了虚劳，按《金匮要略》给这个病的界定是气血阴阳俱虚，不到这个程度不叫虚劳。所以虚劳的肺痿可以知道是气血阴阳俱虚，与以前所讲的肺热叶焦的肺痿不同。以前在方剂中介绍过，肺痿也有虚寒证。还要抓住主要的、具体的证来用，而在临床上用它来治疗肺痿的机会不多。如果要用的时候，一定要把证辨清楚。刚才所讲的脉，所讲的舌苔，如果是虚劳的肺痿，它可以出现细弱而数的脉，但不能太数，特别是细弱而不可能有力。

炙甘草汤主要就讲这些。不过，还有一个地方需要提一下，就是对于麻仁、枣仁的问题是有争论的。在临床上用，根据实践是枣仁用得更多些，且效果也好。枣仁没有的时候用柏子仁，这里面就是个寒温的不同。枣仁清虚热，但是本身并不凉，这是因为可以补肝胆，所以可以清虚热。柏子仁是凉的，可以清心热。这里用枣仁的意思就是说它可以补、可以润，还可以补脾养心。实际上，到了后来温病中用这个方剂治疗热病后期阴虚引起的心悸，用的是加减复脉汤，是将方中助阳、温阳的药去掉了。因为那时主要是阴虚、气虚，是因为温病后期长期的高热消耗了真阴。

气血双补

气血双补法，适用于气血两虚的病证。其实在此前已多次谈到补气剂中常配伍一些补血药，补血剂中更多配伍补气药，因为“气血同源”，皆由水谷精微所化生，两者相依共生是人身不可缺少的物质。这些前面多次讲过，这里只是再次突出在治疗虚弱病证时气血并补的配伍方法和具体方剂作为示范。

八 珍 汤

（《正体类要》）

【组成】 当归酒拌，一钱（10g） 川芎一钱（5g） 白芍药一钱（8g） 熟地黄酒拌，一钱（15g） 人参一钱（3g） 白术炒，一钱（10g） 茯苓一钱（8g） 甘草炙，五分（5g）

【用法】 清水二盅，加生姜三片，大枣二枚，煎至八分，食前服。

【功用】 补益气血

【主治】 气血两虚。面色苍白或萎黄，头晕眼花，四肢倦怠，气短懒言，心悸怔忡，食欲减退，舌质胖淡，苔薄白，脉细而虚。

【方解】 临床上如果不仅是血虚而且气虚，就得气血双补，就得用由四君子汤和四物汤合并而成的复方——八珍汤。这些都是教人一个方法、一个原则，在临床上还要根据具体病证的需要，在配伍上调整补气与补血的重心。所以四君子汤、四物汤各自都举了一些例子，介绍它的变化规律，合起来还要考虑气虚、血虚，何为主的问题，如果两个方面都同样虚，就要气血并重。

八珍汤还有两个附方，一个是十全大补丸，一个是人参养荣丸。十全大补丸就是八珍汤加上黄芪和肉桂，这就是在气血俱虚的情况之下，加强补气温阳，促使阳生阴长，促使补血的功能加强，所以说是治疗气血俱虚而偏于寒的。作为人参养荣丸来说，是通过补气着重来补血。这个方剂有所变化，就是十全大补丸去掉一味川芎，另外加上三味药，即远志、五味子、陈皮，与归脾汤很相近。通过这个问题，我想说明以下两点。第一，在血虚而不需要和血的时候如何处理，特别是营血虚而滞，是由于血虚而气也虚，现在既有补血又有补气，所以去掉了一味香燥而行血、不利于补血的川芎。由于血虚、气也虚，这里也有补气的药，除此之外还有陈皮，这样就跟五味异功散的意义一样，使得补气而不壅，通过补气而行气。这些药与川芎相比虽然都是辛温，但是不燥，而且不直接入血。那这里的肉桂为什么用呢？这涉及到一个问题，就是中医所讲的，血是如何生成的。中医在实践中摸索出一个经验，就是如何“变化而赤是谓血”，是通过中焦，即脾胃的吸收、脾的运化，又加上心肾之阳的关系，所以这里才用到肉桂，才加了远志、五味子。从中医理论讲，中焦受气取汁，这是讲的通过脾胃吸取水谷的精华，即受水谷之精气和精汁，这是造血的原料。水谷的气和汁都不是红的，但是通过气化后，变化而赤。如何来变化呢？就是通过心、肾、命门的气化作用。因此现代这样的方剂用来治疗各种贫血，效果比较好。

补血的问题主要有两个重点，一个是原料，一个是功能，因此在治疗血虚病人的时候，要考虑好是什么原因。如果病人本身进饮食就不好，没有造血原料吸收进去，在这样的情况下，虽然是贫血，但首先要健脾胃。如果能吃，食欲不减，进食也不差，还贫血，就说明是有原料但不能变化，这样治疗时就要考虑，是脾的运化功能不行，还是脾阳虚或心肾之阳不足所致。

十全大补丸和人参养荣丸就简单提一提。关于八珍汤，气血俱虚的，就气血并补。但是在具体用的时候，要看何者为主，就以何药为主。十全大补丸和人参养荣丸，特别是人参养荣丸在治疗一些功能性贫血时，也就是“变化”的能力不够时，效果比较好。

泰山磐石散

（《景岳全书》）

【组成】 人参一钱（3～5g） 黄芪一钱（15g） 当归一钱（8g） 川续断一钱（5g） 黄芩一钱（5g） 白术二钱（10g） 川芎八分（4g） 芍药八分（6g） 熟地黄八分（10g） 砂仁五分（4g） 炙甘草五分（4g） 糯米一撮（5g）

【用法】 水一盅半，煎七分，食远服。但觉有孕，三五日常用一服；四月之后，方无虑也（现代用法：一剂煎三次，早、午、晚空腹时服）。

【功用】 益气健脾，养血安胎。

【主治】 妇女妊娠，气血两虚。胎动不安或屡有堕胎宿患，面色淡白，倦怠乏力，不思饮食，舌质淡，苔薄白，脉滑无力，或沉弱。

【方解】 本方是保胎的方剂，是以八珍汤为基础去掉茯苓，加川续断、黄芩、砂仁、糯米而成。从这一点再理解一下在“补气”的补中益气汤中为什么去茯苓，在这里为什么去茯苓？因为要安胎。因为气血虚，胎本身就不足，所以尽可能地避免淡渗之品。所以在用茯苓的时候，都必须考虑到茯苓两个方面的作用——既补益心脾之气，又淡渗下行。保胎时要气足，要使胎元稳固，就不能用下行的药。另外，在八珍汤的基础上加上黄芪、砂仁、续断、黄芩、糯米。这里提一下黄芩和白术是“安胎之圣药”的问题。因为一般来说，治疗妇科病“产前宜凉，产后宜温”，因为过热的药不利于胎的安静发育，胎容易动。要想使胎能够固，能很好地发育，就要靠母体的气血。母体的气血主要靠后天而来，所以用白术来健脾，加强脾的作用。同时配合上黄芩清热，这样既能健脾，又能清内热，这样就能使胎平安成长，所以说它是安胎的圣药。不能误解成为，要流产、胎就要出来时，用这两个药是圣药，就保证可以保住胎，这是不对的。同时通过这个问题也说明安胎如何安，安胎也不仅仅是要用凉药，当气血大虚而虚寒时，适当的温药还是要用，例如这个方剂就是这样。

这里还要提一下糯米的问题。糯米不仅养脾胃之气，还补肺气。所以过去补肺的方剂里用糯米，补胃的方剂中用粳米。

续断可以补肝肾。它之所以叫续断，就是因为补肝肾就能够接续筋骨。因为肝主筋，肾主骨，补了肝肾后就可以促使筋骨的生长、加强。另外，续断还有一个作用，就是通利血脉，因此在配伍用来安胎的话，要注意与补气的药相配。因为它虽然是补肝肾的，但它又是通利血脉的。这里是想安胎，如果过分使用，就与安胎的主要目的相矛盾了。因此在治疗妇科月经病而有腰疼的时候，在月经期对于续断的用量也要注意。因为续断补而通，实际上在临床中我们更喜欢用杜仲、桑寄生，作为安胎来用比续断要好。特别是在胎动不安，有少量出血时，把川芎也去掉，加入杜仲炭。不过作为习惯性流产，没有流产的预兆，泰山磐石散基本上是可用的，因为她尚未发现流产的预兆，只是由于几次怀孕都发生了流产，可以用本方在怀孕后还没有流产现象的时候服用，加强安胎的作用。

补阴、补阳

阴和阳，包括了以前所讲的好多东西。就补益本身来说，气属阳，血属阴。过去所讲的生津、润燥属阴，祛寒属阳。这里把补阴、补阳单独提出来，着重讲的是肾阴和肾阳。由于肝肾同源，所以这里讲的是肝肾之阴虚。阴虚的症状除讲义上所写的之外还有一些，并不一定要完全记住。这里有一个概念要记住，阴虚当然就阳亢，这是理论上的东西，可是阳亢不是阴虚有热，也即是不是阳亢了就需要治阳，这一点要注意。我们习惯上讲滋阴降火，但是不是就必须降火，那只有阴虚而火亢的时候才需要滋阴和降火并用。“寒之不寒是无水也”，“壮水之主以制阳光”，就是用寒药来清热，并不能达到清热的目的，因为是阴虚。因此在这样的情况下要补阴，补阴才可以使得虚火平。因为这个热不是由于真正的阳盛，而是由于阴虚不能制阳，所以称为虚火上炎。只有在阴虚而火亢的时候，才必须要降火。具体要区别这些，特别要区别脉和症状。只有脉能够反映出脏腑功能和气血阴阳真正的情况。脉细与脉细数就是有区别的，一个是阴虚，一个是阴虚火旺。特别要注意，这里所讲的既然是肝肾的阴虚，是指的肾阴虚，就要考虑尺脉数、有力、无力及细的程度，就要从这些方面来区别。同样的脉，是细、是数，也是一个相对的问题。这样讲似乎玄妙，其实只要分析清症状，用心体验脉象，很快就可掌握的。

过去所讲的补阴药都是偏凉的，并不一定是大寒，可兼甘味、酸味、咸味。但是阴与阳是互相联系、互相转化的，因此在这里要特别注意到补阴而不伤阳。这与刚才的滋阴降火又联系起来了。刚才提到的滋阴使用甘、酸、咸、凉药，降火用的是苦寒。如果滋阴用到大寒就伤了阳，所以滋阴用寒的程度，是根据虚火的程度而定。这个道理与刚才讲的火旺、火亢的时候才用到降火是一致的。这是一个原则，是一个概念，将来在具体治疗中如何掌握滋阴的方剂、滋阴药物的配伍，只要明确了这个概念就会心中有数。

另外还要提到，为什么补阴的时候要特别注意这个问题？因为这个阴是肾阴。肾有其自身的特点，它是人体真阴和真阳之所在，“五脏皆一，肾独有二，真阴、真阳皆藏于中”，也就是水火同居。阳在阴中，就是指的这个东西。所以谈到肾的时候，它的阴阳互根，关系特别密切，而且肾阴只有得到肾阳的温化，才能变为有用的阴。因此，从这个角度讲，真阴中实际上包含了阳，即所谓“肾为坎象（☵），一阳寄于二阴之间”。过去曾经提过几个名词，死阴、邪水，就是因为阴没有阳来化它，所以不能为人所用。阴不能真正地滋养人体，是为邪水。

还要提一提肝肾同源的问题。肝肾同源，它有母子的关系，所谓母子的关系就是说，肝是靠肾阴来濡养的，肝阴是由肾阴而来的，即“水生木”嘛。另外，肝也有自身的特点，肝体阴而用阳，肝藏血，内寄相火。肝气条达，阴阳平衡，肝气得到正常的舒展，这样就能正常地发挥它的疏泄功能，所以讲肝喜条达而主疏泄。无论是相火的旺，还是肝阴的虚，都能使条达、疏泄失灵。因此，肝阴和相火之间的关系是非常密切的。而肝的阴又来源于肾，又是同在下焦，所以说肝肾同源、乙（木）癸（水）同源，不仅仅是因为它有相生的关系。

在补阴中还常提到一个问题，就是肺为水之上源，即肺与肾的问题，金水相生的问题。不仅仅是由于肾阴虚、虚火上炎就使得肺热、肺燥，还因为从生理功能上来说，肺不仅仅是输精于百脉，而且肺是主降的。肾除了先天之精外，还有后天之精，而后天之精就是水谷之精，它们皆藏于肾，然后再通过肾的阴阳气化作用上养五脏。因此，没有水谷之精，就无法藏于肾；水谷之精源于五脏功能所成，如果肺气不能下降，也不能下藏于肾。因此说肺为水之上源。如此往复互补，才能源源不竭。

补阳，这里也是指的肾阳。补阳的药，首先就会考虑到附子、肉桂，都是用热药来补阳。但是在涉及到补肾阳的时候，就得考虑单靠桂、附之类的药是不是能够补肾阳。从肾的特点来说，从肾阳的特点来说，单用桂、附是不行的，必须配补阴药。归纳起来有两个原因，一是因为肾阳是要受肾阴制约的，即所谓火在水中。只有充足的肾阴制约了肾阳，这个阳才能安静地在下焦起到温化的作用，不致僭越。单用桂、附这样的热药补阳，就会伤阴。补阳伤阴之后，没有阴的制约，就不能安居在下，就要妄动。这样不但达不到补阳的目的，而且还造成了阴阳更虚的后果。一是因为补阳而灼耗了阴液；二是因为补阳必须补阴来保持二者的平衡。阳的特点是动，火性炎上，所以在用热药补阳时，一补首先是动，一动就向上，例如可见嗓子干，眼睛红，甚至鼻子出血。另一个原因是，在阳虚时，阴水得不到肾阳的温化，这个阴不能起到正常的作用，所以在这个时候，邪水多，真阴少。因此在治疗中，在配伍原则当中，都应注意这个问题，有时在补阴、补阳时，也会用一些利小便的药作为佐使药，就是因为有一部分邪水，通过利的方法，使邪水得去，这样温化的功能容易恢复，真阴也就容易恢复。

另外重复提一下桂、附引火归原的问题。具体使用时是否用桂、附这两味药就能把虚火引下来呢？这不尽然。如果但用桂、附，适得其反，更需在补阴的基础上用桂、附，才能使在上的火重归于下。

大补阴丸（原名大补丸）

（《丹溪心法》）

【组成】 黄柏炒褐色，四两（120g） 知母酒浸炒，四两（120g） 熟地黄酒蒸，六两（180g） 龟板酥炙，六两（180g）

【用法】 上为末，猪脊髓蜜丸，服七十丸，空心盐白汤下（现代用法：上四味，碾为细末，猪脊髓适量蒸熟，捣如泥状；炼蜜，混合拌匀和药粉为丸，每丸约重15g。每日早晚各服一丸，淡盐开水送服，或水煎服）。

【功用】 滋阴降火。

【主治】 肝肾阴虚，虚火上炎。骨蒸潮热，盗汗遗精，咳嗽咯血，心烦易怒，足膝疼热或疲软，舌红少苔，尺脉数而有力。

【方解】 大补阴丸是滋阴降火并用的方剂。因为滋阴而不降火，就要继续消耗阴，所以在滋阴治阴虚的同时，必须要把旺盛的火平抑下去。

这个方剂的组成是黄柏、知母、龟板和熟地。知母和黄柏有它们的特点，两个药有所不同。黄柏就是泻相火，这个相火就是指命门之火。由于它能泻火，所以能坚阴，就是将火平后，阴就不再受到损耗了，不能误解为苦寒的黄柏能够补阴。它之所以能够补阴就是因为它能泻火。而知母这味药也是苦寒的，但是它还兼润，所以这味药与一般的苦寒药不同。知母着重是清肺热、润肺燥，能够泻相火，实际上它是个在上的药。这两个药的区别就在于此。特点是一在上，泻而兼补，一在下，泻而不补，所以将这两味药合用的时候，作为降火滋阴药，则降火和滋阴的功能都得到加强。所以知母和黄柏在滋阴降火的时候经常相配并用，这其中还包含了肺肾的关系，就是前面提到的“肺为水之上源”。为什么要这样用呢？因为大补阴丸所治的证不仅是肺肾阴虚，而且火旺了，肺热了，出现了咳血的症状，而且还有骨蒸潮热，很明白地表明是阴虚，从骨头里发热，定时发热。正因为这样，还可以发生盗汗。就因为阴虚有热、阴虚有火，才发生盗汗。不仅上部有这些情况，而且还有足膝疼热，热就说明了下部的阴虚、下部的火旺，因为肝肾主下焦、主筋骨。正因为这样，才要配龟板和熟地，一方面降火，一方面滋阴。

这个方剂，由于证不但阴虚，更主要的是火旺，火旺到这样的程度，所以在治疗的时候，习惯讲是滋阴降火，而更确切地讲应是降火滋阴，从它的立法和用药上来说，也是降火滋阴，尽管熟地和龟板的分量还比较大。

我们再列举一个简单的方剂来证明这个问题。这个方剂也是朱丹溪的，朱丹溪的特点是善于治火，特别强调治相火。他还有个大补阴丸，就一味药：黄柏。他的理论就是泻火即为滋阴。就是讲在阴虚火旺的时候，泻火就提到第一位来了。

在这个基础上加药后治疗痿证，就是虎潜丸的治疗证。

虎潜丸

（《丹溪心法》）

【组成】 黄柏半斤，酒炒（150g） 龟板四两，酒炙（120g） 知母二两，酒炒（60g） 熟地黄二两（60g） 陈皮二两（60g） 白芍二两（60g） 锁阳一两半（45g） 虎骨一两，炙（30g） 干姜半两（15g）

【用法】 上为末，酒糊丸，一方加金箔一片，一方用生地黄，懒言语者加山药（现代用法：碾为细末，和蜜为丸，每丸约重 10g，早、晚各服一丸，淡盐汤或开水送下）。

【功用】 滋阴降火，强壮筋骨。

【主治】 肝肾不足，阴虚内热。腰膝疲软，筋骨瘦弱，腿足消瘦，步履乏力，舌红少苔，脉细弱。

【方解】 虎潜丸的证有特点。《素问·痿论》："肝气热，则胆泄，口苦，筋膜干，筋膜干则筋急而挛，发为筋痿……肾气热，则腰脊不举，骨枯而髓减，发为骨痿。"由于肝肾阴虚而有热，正如刚才提到的，肝肾主筋骨，肝中相火旺，肝阴就不足；肝阴不足，就不能养筋；肾中火旺，肾阴不足，就不能养骨，所以筋与骨都痿弱，表现为腿和膝酸软无力，同时腰也无力而致步履乏力。因为腰是肾之外府，腰所在的部位属肾。刚才还提到肝主筋的问题，膝为筋之府，属肝所主。所以由于肝肾阴虚而有热，阴大伤，所以筋骨都无力，同时腿脚瘦削，就是肌肉萎缩。可以看出，不仅是肝肾阴虚而有热，精也亏了。因此，治疗这样的病证，就需要大补肝肾，还要降火。由于肌肉萎缩是精亏了，所以还要用厚味来填精补髓。

本方是在大补阴丸的基础上加入一些药，主要都是用来补肝肾的。加了白芍、虎骨、锁阳，这都是用来补肝肾的。锁阳，补阴益精而兴阳起痿，润燥养筋。它之所以能够锁阳，就因为它能补阴，只有阴足了，阳才能静。它所以能够兴阳起痿，也是因为它能够补阴益精，与那些温补命门、甘辛大热的药来治的阳虚阳痿是两回事。所以，说锁阳为壮阳药，倒不如说是起痿更合适。因为这里与中药学中所讲的有些矛盾，所以还是讲一个证据。锁阳在什么情况下不能用呢？大便溏的不能用。想一想，如果它是补阳的，为什么大便溏的不用呢？这个药的主要作用是补阴益精，是温而不燥。它虽然是补阴的，但又是温药，不是凉药。原来讲过，一般补阴、滋阴的药是凉、偏寒的，可是更多的补肾阴药是温的，最明显的例子是生地和熟地，熟地即是补肾阴的。

其他几个补的药都容易理解，熟地、龟板、白芍，都是用来补肝肾之阴，而且都是在降火的同时用。之所以不能走路，就是因为筋骨痿弱。筋骨所以痿弱，就是因为阴虚有热，肝肾之阴伤了。虎骨又是做什么的呢？虎骨本身是强筋壮骨的药，还是一个追风的药，就是治筋骨肝肾之中的风，所以痹证、痿证当中都用，既可以治外风，又可以治内风。此处痿证所来的风是怎么生的呢？是由于肝肾之阴虚而有热。但在这里主要还是用其强筋骨、补肝肾的作用作为辅助药，和其他药配合起来使用。

在这样的基础上用陈皮和干姜。联系到苦寒药伤阳、滋阴药性腻的问题，就可以理解陈皮和干姜的作用。用陈皮来理脾胃之气，就和异功散中四君子汤加陈皮是一样的作用。干姜本身是对脾阳起作用的，与陈皮合起来就能够鼓舞脾胃的阳气，同时对知柏的大寒有反佐的含义。这是阴虚有热造成的痿证，还用辛热的干姜，这就是反佐。但它不仅仅是反佐，还能够振奋脾阳、加强运化，这样就能更好地收到补阴的作用，所以说它是反佐之药。

还有一个需要注意的地方，就是痿证与痹证的区别，它们有痛与不痛之分。痿证强调的是酸、软，不是关节僵直、不能屈伸，也不是疼。这个方剂在不同的记载中有点不同，有的方中加当归、牛膝，加强补肝肾的作用。当归补血，牛膝能活血、能补阴，也是肝肾之药。另外还有的再加入羊肉做丸药，即共加入三味药，有当归、牛膝和羊肉，因为“精不足者补之以味”。羊肉是大补的药，所以用在这里，用血肉有情之品来补益，使效力更强。但是就像这个方剂中有干姜一样，冬天才用，平时不用，这是考虑到天寒阳气潜藏，故加强用温热之药。所以在用羊肉为丸时也要考虑这个问题。过分用了热药，虽然它是补精的，但本身的病是阴虚有热，所以应当注意这个问题。

下面有个附方通关丸，一名“滋肾丸”，由黄柏、知母各一两，肉桂五分研末为丸。治热在下焦，不渴而小便闭者（见《兰室秘藏》中），简单提一提。这是由于下焦有热而小便不通，不是小便淋漓，不像过去讲的八正散、小蓟饮子等的小便不通畅、涩、痛，它就是由于火热太盛，郁于下焦，气化不行，水道不通。除此之外，并没有渴的现象，说明热是在下焦，所以用知母和黄柏来降火。在这个基础上，略用一点肉桂，温补命门之火，助下焦气化。因为下焦的小便之所以能够出来，是由于肾开窍于二阴，司开合，主二便。大、小便与肾气有关。这个方剂中需要注意药物的配伍，它是治热证的，其中稍用一些肉桂，仅有知、柏的四十分之一。本方了解这些情况就可以了。

一 贯 煎

（《柳州医话》）

【组成】 北沙参三钱（10g） 麦冬三钱（10g） 当归身三钱（10g） 生地黄六钱至一两五钱（30g） 甘杞子三钱至六钱（12g） 川楝子一钱半（5g）

【用法】 水煎，去滓，温服。口苦燥者，加酒炒川连三至五分。

【功用】 滋阴疏肝。

【主治】 肝肾阴虚，血燥气郁。胸脘胁痛，吞酸吐苦，咽干口燥，舌红少津，脉细弱或虚弦，及疝气瘕聚。

【方解】 因为肝肾阴虚，导致肝燥、肝热，肝气就不能条达、舒畅，于是气郁不舒，上犯胃脘，横逆于胸胁，下聚于小腹，就产生了主治中的一些症状。但这些症状不一定同时出现，可见胁痛、胸痛、胃脘痛、小腹痛，这些痛都是胀痛，主要是由于肝气不得条达，郁在哪里，哪里就胀痛。除此以外，还可以发现吞酸的现象，甚至呕吐、吐苦水，就是吞酸吐苦。这些都是由于肝气郁而不舒，于是上逆犯胃，即所谓“肝木上乘于胃也。”这些情况与过去讲的左金丸主治的症状相似，但是不如左金丸证的肝火盛、肝热得那么厉害，而肝阴却比左金丸证虚。

这样的情况还可以通过有些表现来证明，证明它是阴虚。除以上的症状外，还可见到咽喉干燥、舌红少津，证明它是由于阴虚、气不得舒畅。这个舌红与左金丸的红还是有区别的，没有左金丸红得那么厉害。应着重注意它的少津、无津，舌上比较干。脉弦、无力，就是虚弦的脉，甚至还见不到弦脉，而是细弱的脉。这就说明了纯粹是一个虚证，不是肝有余，而是肝不足，是肝阴不足而气郁。根据这样的证，如果用行气疏肝之药治疗就会越治越坏，因为行气疏肝的药多香燥，它本来就是阴虚，而用药时只注意到气郁的问题，没考虑阴虚的问题，就用了香燥理气的药，越燥阴越伤，阴越伤气就更加郁，气有余便是火，所以这样的证不应该用香燥药，而应该用滋阴药，通过滋阴来柔肝，使得肝气恢复调达，它的气郁自然解除。所以，这个方剂不像理气剂中的方那样直接，而是更深了一层。

根据以上的辨证分析，所以用生地作为主药，麦冬、枸杞子作为辅药，又用了当归和北沙参，还有佐药川楝子。为什么这样用呢？首先，用了生地、麦冬和枸杞子这三味药，就因为它是肝肾阴虚，更主要的是肝阴虚，肝阴虚而有气郁，同时，从舌象来看，舌是红的，津液是少的，因此用补阴而偏凉的药。在补阴中，更侧重于阴、血、肝，所以用生地不用熟地，用麦冬不用天冬。再配上枸杞子，补肝补肾，以补肝为主，兼补肾阴。原方用的是当归身，而不是当归，还是来补肝血的。这些药通过补肝阴之虚来润肝、养肝。那么方中用北沙参是为什么呢？这就涉及到了脏腑之间的相互关系。脾胃在中焦，是为升降的中枢；肝主升，肺主降，肝与肺之气也是调整人体气的升降功能的。肝、肺的功能正常，则人身中气的升降就正常，现在肝气不得条达，也影响了肺气。同时由于肝气、肝阴的问题，也影响到肺燥，所以用北沙参一方面补肺阴，一方面补肺气。北沙参不是单纯的补阴药，它兼能补肺气。方中既用北沙参使得肺气恢复下降之功，又用川楝子来直接泻肝热、舒肝气，这样解除肝郁。但是川楝子苦寒，不宜重用，以防伤及已受肝木所乘之胃，所以通过大量的补阴就能更好地达到疏肝的目的。如果见到口苦、口干，就说明阴虚肝郁、肝火盛，在这种情况下可以加小量的黄连。总的来说，由于本方是通过养阴、清肝，就能够疏肝，所以可以解除刚才所讲的这些证。此外还要指出，本方所治的小腹痛和疝气瘕聚，是肝脉下行络阴器，即肝经所过之处的病证。

这个方剂实际上不仅仅用来治疗这个证，临床上常加入一点药，还用来治疗肝阴虚而虚热气郁的梅核气和咽炎。有时加桔梗、甘草来利咽喉，有时加陈皮、竹茹来祛痰，都有很好的效果。还有的时候，肝气郁、热得太盛了，这时就不用黄连，因为黄连究竟是苦寒而燥的，容易化火，而用夏枯草。如果嗓子干得厉害，还可以加入元参。这里的元参是和生地、麦冬、枸杞子、当归配在一起用的。特别是现在临床上还常用来治疗一个类型的病，即慢性肝炎的后期。它的表现就是肝区痛得不剧烈，而是胀痛。从中医辨证，其症状是一派阴虚肝郁的现象。从化验指标来看，肝功不正常，但转氨酶正常，或略为偏高。这种情况下，用一贯煎作为基础方来治疗，效果相当好。通过中医这样来补肝，就能促进肝的恢复。到最后不但症状消除，而且化验能够正常。当然，在临床上还需要根据症状来加减，但总的来说，是以一贯煎作为基础来用。在用的时候，没有什么别的特殊之处，就是要把苦寒和养阴统一起来。所谓苦寒就是指的川楝子，这些药不要用得太过。如果有时不仅是肝虚，而且脾也虚了，还要适当地加点补气健脾的药，补气的药不要太温，如健脾就用山药，或白术与白芍。

六味地黄丸（原名地黄丸）

（《小儿药证直诀》）

【组成】　熟地黄八钱（24g）　山茱萸四钱（12g）　干山药四钱（12g）　泽泻三钱（9g）　茯苓去皮，三钱（9g）　丹皮三钱（9g）

【用法】　上为末，炼蜜为丸，如梧桐子大，空心温水化下三圆（现代用法：炼蜜和丸，每丸约重15g，成年人每服一丸，日三次，空腹时服，开水送下，或水煎服）。

【功用】 滋补肝肾。

【主治】 肝肾阴虚。腰膝疲软，头目眩晕，耳鸣耳聋，盗汗遗精，以及小儿囟开不合之症。或虚火上炎而致骨蒸潮热，手足心热，或消渴，或虚火牙痛，口燥咽干，舌红少苔，脉细数。

【方解】 六味地黄丸是补肾阴的基本方，是非常有名的方剂。六味地黄是从肾气丸方中减去附子、肉桂而成，但是我们先讲六味，这样好理解一些。这个方剂的特点就是三补三泻。三补有熟地、山药、山茱萸，处方常用山萸肉、萸肉，是一物三名。而这三泻跟三补是相对应的，泽泻对熟地，丹皮对萸肉，茯苓对山药。为什么既要补又要泻呢？就是因为肾的阴阳之间的平衡，特别重要，也特别微妙。六味地黄丸主治的证主要是由于肾阴不足、虚火上炎，所以在这个时候，这种火是不能泻的，这种火是人身的根本，只能保护而不能损害它。也就是以前提到的滋阴与降火的关系。这里主要是阴虚，而不是阳有余，所以不但不能泻，反而要保护它。因为阳没有阴来制约，所以阳就跑到上面来了，虚火就是这样产生的，所以产生了上面似乎有热，下面火也不安，如咽干、潮热、遗精等都是由此引起的。因为阴虚不能制阳，火在下妄动，火动后，阳不得入于阴，就引起失眠。另外，由于阳的妄动，扰动了精室，就产生遗精。这个遗精有个特点，是有梦而遗。当然由于肾阴虚，腰腿也可以见到酸软无力的症状。由于是阴虚，还可以见到脚跟痛的症状，对脚跟痛要与“骨刺”作区别，并在辨证的时候，一定要与其他的症结合在一起辨证分析，因为现在还经常有这样的情况，他不是肾阴虚，而是脚跟长了个骨刺，阴虚的脚跟痛是很特殊的，脚跟痛后就会觉得踩在地上时是跟骨着地，疼痛难受，而且痛只在脚跟，而一般骨刺的痛多偏上一点，所以这在临床上也应该注意。

以上那么多的症状，归根结底是由于肾阴虚。治疗肾阴虚而用补的原则，在这个方剂中都体现出来了。肾藏精，精的来源是两个，一个是先天的，一个是后天的。先天之精与生俱来，无法补充；补充的方法是通过后天之精来补充。后天之精是五脏之精有所余则下藏于肾。这个所谓有余就是靠饮食所化，通过脾、肺分布到五脏，五脏有余下藏于肾，这样使得先天之精不断被消耗，又不断补充，从而保持始终充足。正因为肾精充足，才能够上养五脏。所以实际上肾不仅是一个储存人身精华的地方，也是一个调节的地方，所以在肾阴虚的时候要考虑到五脏。

本方中既用了熟地，又用了萸肉，还用了山药。熟地专补肾阴；山药不仅能够补气，还能够养阴、涩精，是脾肺两经的药；萸肉还可以补肝、补心。从这几味药作用的归经来看，五脏俱全，既补了肾，又同时照顾到补充脾、肺、心、肝之精，当然重点是在补肾。不但补肾，还用了涩精的药，那就是刚才讲的，由于阴虚而火动，扰动精室，产生梦遗，所以还要涩精。涩精还有一个作用，就是在补阴的同时，可以把火收摄在里面，使得虚火不妄动。山药温补而作用平和，是平补的药，但是要想更好地补肾阴，更好地使得火安然不动，还需要采取其他措施。

所以用补阴益精而又收摄的作为配伍，补而兼涩。但鉴于本方证的病机是阴虚不能制火，虚火已动，首先就会使得下焦不温了。当然，这是相对地讲，不能将它与肾阳虚的下元虚冷同等看待。也就是说，由于阴虚而相火动了，那么下焦温化的作用就减弱了。因此，虽然肾阴虚了，并不是绝对没有了，但由于温化的作用减弱了，阴得不到阳的温化，不能更好地发挥它濡养五脏六腑的作用，这是一个问题。第二个问题，由于下焦不得温化，气化不行，肾司二便的功能就失常，首先是小便就不正常。这里并不能单纯讲小便能不能出的问题，而是说小便是失常的，就因为开阖失常了。一个是阴得不到阳的温化，一个是开阖失常了，因此要用泽泻利下焦之水。这个水不是指肾水、真阴，而是邪水。邪水去后，相反的有助于下焦的气化，有助于真阴的恢复。

这里还用到山萸肉，有温有涩，涩精、补精、温肝肾。而在阴虚的大前提下，阴虚已导致火动，这时还用温肝肾的药，首先就要考虑促使相火动，所以要配丹皮，通过配伍丹皮使得相火不妄动。这里还有一个问题，就是补阴和降火的问题。因为阴虚的阳亢，是由于肾阴虚，肾中阳亢，也就是命门火旺，所以在补阴的同时，必须要考虑到适当配一点清虚热药，所以丹皮用在此处还能起到制下焦虚火的作用。另外，方中还有泽泻和茯苓，以前很少强调其清泄相火的作用，实际上就是由于它们下行，所以能够使气分的虚热下行，故这两味药也兼有清虚火的作用。这样，使得六味地黄丸这个方剂，虽然用的是温药、涩药（熟地、萸肉），但没有使得因阴虚而产生的虚火更盛，就是因为有这些配伍的关系。另外，这里要提到一个问题，就是相火。安居在下的火是人身的根本，是人体的生机所在，在一般情况下，可以养而不可以泻，只是在这个火特别盛的时候，才用苦寒泻火的办法，这就是在处理补阴和降火这两者的关系时要注意的问题。

此外，对于茯苓与泽泻的关系问题，茯苓除了帮助泽泻利邪水外，更主要的是它与山药配合起来还有清水之上源的作用，使得五脏之精能够下行藏于肾。

究竟这几味药中谁为主，谁为次，从分量的配伍就可以看出来是三补三泻，其中熟地量最大，为君；山药、萸肉次之，为臣；余三药为佐使。由此可知，尽管刚才讲到相互之间的关系，最后还要突出一点，它是以补阴为主。所以这六味药不仅三补三泻，几乎每一味之间都有交叉的关系，而这交叉的关系结合了脏腑的生理特点，所以是比较复杂的。另外，有个参考资料说，六味地黄丸是可以变化来用的，根据六味地黄丸证所出现的某一个症状突出了，那么在治疗的时候，可用某一个药作为主药。通过这个变化也能反映了各个药的功能特点。所以在讲解中反复分析说明，不嫌啰唆，也就是供大家在临床上能变化运用。

从六味地黄丸的本质来考虑，是采用“壮水之主以制阳光”的方法，是通过补阴来平虚火。所以在这个方剂的基础上，变化出不少复方，现在举例如下：

知柏地黄丸是在六味的基础上加入了知母和黄柏，这是个滋阴降火的方剂。为什么要用知母和黄柏呢？因为它的症状除了阴虚外，火旺的情况已很明显，它有骨蒸和潮热，且特别突出。在这种情况下，就需要适当地用一些苦寒泻火的药，把虚火、相火清了，然后才能保存真阴，才能使得不足之阴通过药物得到补充，因为火在就要消耗阴、要伤阴。尽管这里面的有些症状在六味地黄丸中也写到了，可是到了其他加味里面特别强调这个症状，就是说这个症状在临床上比较明显、比较突出。另外，在临床上掌握这些问题有时容易混乱，这些特殊强调的症状就是临床判断的标准。另一个客观的标准就是舌质，舌尖和舌根都要考虑。既然是阴虚火旺，舌质就得红。另外还得看尺脉细数到什么程度，有力无力的程度怎么样。这些通过临床注意来体会就可以掌握。

除此之外，还有一些阴虚火旺的证，要看它到什么程度。同样是咽干，但其程度也有所不同。如果见到脉特别数、特别有力，舌质特别红，舌根无苔，这样的情况苦寒药就要多用一些，因为它阴虚而火旺得厉害，要根据火旺的程度来用苦寒药。这里反复讲的道理就是阴虚和火旺，从理论上讲是必然的，从临床上来讲，程度是有所不同的。在程度不严重的时候，这个火不要用大量的苦寒来泻。在加味的地黄丸中，主要需要注意的就是这一个方剂。其他的加味方，如杞菊地黄丸、麦味地黄以及耳聋左慈丸等都好理解，因为它们都是在肾阴虚的基础上特别显示出来某一脏的阴不足。

杞菊地黄丸很清楚地是由于肾阴虚而连累到肝阴也虚。肝开窍于目，肾精上注于目。主要症状是眼睛干涩，看东西不清楚，特别是看东西时间不能长，时间长了眼睛发胀、很累。这就联系到过去所讲的“肝受血而能视”，说明了肝肾的阴血不足。这样的情况之下，要加补肝阴、清肝热的药，所以加入了枸杞子和菊花。麦味地黄丸（即生脉饮去人参合地黄丸）主要是考虑到肺阴、肺气的问题，虚喘而有潮热盗汗的问题。

耳聋左慈丸这个方剂，应注意这样一个问题。因为耳朵涉及的方面很多，从《内经》来讲，就有心开窍于耳和肾开窍于耳两种说法；从经络来说，肝胆都影响到耳朵。说明心虚和肾虚都能影响听觉，产生耳鸣、耳聋；肝胆的相火也能产生耳鸣、耳聋；除此以外，还有气虚也能产生耳鸣、耳聋。所以单纯看到耳鸣、耳聋这个症状不能就用这个丸药。该丸药只能治肾虚、肾气不足所产生的耳鸣、耳聋。因此这个方剂就有两个，一个有柴胡和磁石，一个是柴胡和五味子，它是根据清阳的升、肾气的散这两个不同的需要而来的。肾气不纳用五味子，清气不升用柴胡。这些都是在用六味地黄丸的基础上使用的，而且前面还有个磁石。

再说一说都气丸。了解了麦味地黄就知道都气丸了，就是在麦味地黄丸中去掉了麦冬。它是治疗肾阴虚而有虚火，同时气上逆产生的虚喘。主要是加五味子以后加强肾的纳气作用。阴虚，虚火上冲，于是气上逆。

左 归 丸

（《景岳全书》）

【组成】 大怀熟（地）八两（240g） 山药炒，四两（120g） 枸杞四两（120g） 山茱萸四两（120g） 川牛膝酒洗蒸熟，三两（90g） 菟

丝子制，四两（120g）　鹿胶敲碎，炒珠，四两（120g）　龟胶切碎，炒珠，四两（120g），无火者，不必用

【用法】 上先将熟地蒸烂杵膏，加炼蜜丸，桐子大，每食前，用滚汤或淡盐汤送下百余丸（现代用法：制为蜜丸，每丸约重15g，早、晚空腹时各服一丸，淡盐汤送下）。

【功用】 滋阴补肾。

【主治】 真阴不足。头目眩晕，腰痠腿软，遗精滑泄，自汗盗汗，口燥咽干，渴欲饮水，舌光少苔，脉细或数。

【附方】 左归饮（《景岳全书》） 熟地二三钱，或加至一二两（9g）　山药二钱（6g）　枸杞二钱（6g）　炙甘草二钱（3g）　茯苓一钱半（4g）　山茱萸一二钱（5g），畏酸者，少用之。水二盅，煎七分，食远服（现代用法：水煎服）。功用：补益肾阴。主治：真阴不足。腰痠遗泄，盗汗，口燥咽干，口渴欲饮，舌光红，脉细数。

【方解】 把左归丸和左归饮两方的药味与六味地黄丸进行对比就可以知道，它和六味之所以不同，是有补无泻，这主要是根据阴虚的程度而来的，根据虚火的轻重而来的。另外这些方剂，它本身还有很多加减的方法，所以左归丸也好，右归丸也好，仅仅是个基础方剂。它本身针对了不同的情况，还有些加减方法。了解了这些情况，如果看参考书，有些问题就得到解决了。因为有人说六味地黄是补肾阴的主方，有人认为六味地黄丸不能补肾阴，这些解释从表面上看有两种不同的争论，而实质上是一回事。

下面谈一谈补肾阳的问题。首先在六味的基础上谈一谈肾气丸。

肾　气　丸

（《金匮要略》）

【组成】 干地黄八两（240g）　薯蓣（即山药）四两（120g）　山茱萸四两（120g）　泽泻三两（90g）　茯苓三两（90g）　牡丹皮三两

(120g)　桂枝一两（30g）　附子一两，炮（30g）

【用法】 上八味，末之，炼蜜和丸梧子大，酒下十五丸，加至二十五丸，日再服（现代用法：混合碾细，炼蜜和丸，每丸重 15g，早、晚各服一丸，开水送下。或根据原方用量比例酌情增减，水煎服）。

【功用】 温补肾阳。

【主治】 肾阳不足。腰痛脚软，下半身常有冷感，少腹拘急，小便不利，或小便反多。尺脉沉细，舌质淡而胖，苔薄白不燥。以及脚气、痰饮、消渴、转胞等证。

【方解】 肾气丸所治的证是由于肾阳虚。它的肾阳虚除了书上所讲的这些症状以外，还有几点要注意。一是有腰以下冷，就是由于肾阳不足，下元不温，所以从腰部以下感觉比平常人特别怕冷。另一点是少腹拘急不仁，这也是由于肾阳虚，就是自觉从腹部两侧至中间抽在一起，放不松，不是疼，就是很难受，很拘急。由此还向后连带着腰酸得特别厉害，感觉腰无力。它所主的其他症状，从下焦气化这一点来看，这些病症就都可以理解了。关于小便的变化，膀胱藏津液，之所以小便能出，是由于气化的作用。气化就要靠阳，这是其一。二是肾开窍于二阴，司开阖，主二便。肾阳虚的人由于气化失常，关门的开阖失常了。所谓关门的开阖就是前后二阴、大小便。因此，可以见到小便有余沥，即小便便不完，它不像淋病的小便涩而痛，而是不论用多大力，也不能一下子把小便排干净，年纪大的老人也常有这种情况。还有一个特征就是夜里的小便次数多，即夜尿频数。在区别这些情况时，就需要注意小便的颜色。这样的小便都是清的，不像因热所致的小便量少色赤，频数不畅。所以阴虚有热和阳虚肾气不足、气化不行，小便都能产生变化，但具体症状有所不同。

肾气丸也治消渴病的下消，也就是现在讲的 1 型糖尿病。这个消渴在中医属于下焦，就是喝得少、尿得多，但这还不是主要的。更主要的是小便还可能如膏滋，颜色发深，放置时间稍微一长，就像陈茶的颜色似的发黑，而且上浮一层油面，就像豆浆、牛奶上面浮一层皮似的，叫做膏脂。这都属于肾大亏。这种消渴是由于肾阳虚、肾气不足而来的。

另外，肾气丸还治疗痰饮。过去谈到苓桂术甘汤时提过，“病痰饮者，当以温药和之”，“夫短气有微饮，当从小便去之，苓桂术甘汤主之，肾气丸亦主之”。就是说这样的证可以用两种方法来治疗，一种是属于中阳虚、属脾，一种是属于肾阳虚、属肾。另外，我们习惯上常讲的一句话是“肾水泛为痰”。水泛为痰，如何泛呢？为什么生痰呢？特征是什么？这个问题要联系一系列的生理功能来理解。人的水、人的阴要保持正常，靠的是阳。由于人体的阳气足，脏腑的功能就强，就能正常地把有用的水留住，这是真阴；把没有用的水排掉，这就是邪水，就是小便。最简单地来说，这里面有肾（肾就是指的命门、肾阳）、有脾、有肺，还有三焦为水道的问题，通过这几个方面的功能正常才能保持。由于肾阳不足，下元不温，所以不能把饮食的精微化成精气，这样就变生痰饮。本来营养人体的东西，是应该变成精、津、气、血的，由于人体的阳（这里指肾阳）不足，所以不能使脾运化、输布的功能正常，首先是不能化了，它就变成了痰，变成了饮。这个痰的特点是咸、凉、粘。这种痰到口中有股咸味，这种咸味不是特别明显。为什么提到这里的时候要说呢？有一些感冒后期，咳出来的像一种脓痰似的，也有咸味，那是另外一种。痰饮不仅是咸，从口中出来的时候，在舌头上可以感觉这个痰是凉的，所以第二个字是凉。第三个字是粘，但不稠，这样就和刚才所讲的感冒后期出现的咸痰是完全可以区别的。感冒后期出现的是脓痰，黄色的、绿色的，有时出来嘴里觉得发咸，而且那咸味还特别大。水泛为痰，咸味没那么明显，有凉的感觉，同时是粘而不稠的，就像鸡蛋清一样，这是由于肾阳虚，水不化气，水泛为痰。

以上是肾气丸所治的痰饮病。只有把这些问题说清楚了，才能肯定是阳虚。因为这个方剂最容易引起怀疑，刚强调了六味地黄丸补阴，而且是补阴的主方，这个地方加一点儿药就变成补阳了，名字又叫肾气丸，容易产生糊涂。我们知道，阳蒸阴化是为气，所以能补阳，才能使阴化气，所以首先要把这些证讲清楚，都说明它是阳虚、虚寒。这里只是结合了肾的特点，在补阴的基础上来补阳。

阴和阳的关系，肾的特点，阳的特点，过去曾多次提过这个问题。肾的特点是水火同居，一阳藏于二阴之间，是真阴真阳都在里面。阴阳的特点，肾阴肾阳是互相制约，互相为用的，阴没有阳不能化，是死阴；阳没有阴不能长，也不能够安居在下焦起到蒸化、温养的作用，不能起到气化的作用，这也就是阳的特点。阳是好动的，当阴虚的时候，阳就不安于下而向上僭；阳自身虚了，虚阳不能与阴相合也向上僭。为什么呢？因为阳虚后，真阴不化了，为死阴、为邪水，不能起到与阳互相维系、互相为用的正常作用。所以，阳失掉了维护后，本身加上了阴静阳动的特点就会上行。所以根据这些道理，在补阳的时候，必须要考虑到补阴，必须在补阴的基础上来补阳，这样就可以使得阳气缓缓而生，使得阳气在受补的同时不至于伤阴。同时，通过这样的方法，使得阳缓缓地生，同时还补了阴，就可以“少火生气”。缓缓地补，慢慢地升，阳就不暴生，就与阴合而不是热，而是温。所以从这个方面考虑，就将它的名字称做肾气丸，而没有叫做肾阳丸。所以，如果不把它所治的各种证解释清楚，就不能说明这是一个补肾阳的方。

这里主要说明了补阳应如何补，补阳与补阴的关系如何从两方面加以注意。过去曾有一句话“善补阴者，当于阳中求阴；善补阳者，当于阴中求阳”。这话讲得原则一些、具体一些，就是在六味地黄丸和八味肾气丸里面看药的互相配伍，所以在六味地黄丸的基础上加一点儿桂附就可以补阳。当然，正如六味地黄丸一样，它是一个主方，是一个基本方，是一个平补的方，是在虚、但是并不急的情况之下用的。举例来说，要治疗痰饮病，肾不纳气，由于肾虚有痰的喘病，紧急的时候就得用黑锡丹，就不能说这个方剂是补肾阳的、温肾气的，必须得用它，因为它是一个平补方。正因为它是一个平补方，所以它是一个基础方，掌握了这个方剂之后，在病不急的情况之下用它；在病有变化的时候，就得随着变化加减用药。所以说，六味地黄丸和八味肾气丸在补阴、补阳方面没有偏，所以它们能作为一个基本方来介绍，在处理补阴、补阳时，给大家一个基本准则。

肾气丸就是六味地黄丸加上附子和肉桂。这里还要提一提引火归原的问题。引火归原用桂附，也离不开补阴药，单纯用桂附也不行。

在附方中有个济生肾气丸。济生肾气丸是十味，是在肾气丸的基础上加上车前子和怀牛膝，治疗因肾阳虚，气化不行，不能运化水湿之证。所以在肾阳虚出现各种症状的同时，特别见到脚肿、小便不利。这说明由于气化功能不行，膀胱中的小便出不来，邪水潴留，所以脚就肿，在补阳的同时用车前子和怀牛膝利小便。这里还要提一点，车前子和怀牛膝，一个行血分，一个行气分；怀牛膝是行血分之水，车前子行气分之水，有气分又有血分，就更能使水肿的水从小便而出。它们都是利小便的，但是一个是入血分的，一个是入气分的，也可以说一个是在里的、是聚的；一个是在浅层的、散的，这就是气。这对于一些肾炎后期，属于肾阳虚的小便不利、脚肿，用本方较好。联系起来看，如果是属于这种类型的慢性肾炎，脚肿得不厉害或者不肿的，也可以用肾气丸来治疗。例如，过去提过参苓白术散治疗肾炎后期尿蛋白长期不退，与本方相比，一个是抓脾，一个是抓肾，使用时注意看他的兼证，究竟是属于脾虚还是属于肾虚。脾气不足，脾阳不足，用参苓白术散；肾气不足，肾阳不足，用肾气丸，严重一些用济生肾气丸加利小便药。只有把水去了之后，阳才能更好地恢复，因为邪水死阴是寒性的。

十补丸

（《严氏济生方》）

【组成】 附子炮，去皮，二两（60g） 五味子二两（60g） 山茱萸取肉，一两（30g） 山药炒，一两（30g） 牡丹皮一两（30g） 鹿茸去毛，酒蒸，一两（30g） 熟地黄酒蒸，一两（30g） 肉桂一两（30g） 泽泻一两（30g） 茯苓一两（30g）

【用法】 为细末，炼蜜为丸，如梧桐子大，每服七十丸，空心盐酒汤下。

【功用】 温补肾阳。

【主治】 肾阳虚弱。面色黧黑，足冷、足肿，耳鸣耳聋，肢体羸瘦，足膝软弱，小便不利，腰脊疼痛。

【方解】 十补丸就是肾气丸加鹿茸、五味子。肾气丸的各种症状在本方证中都可见到，与济生肾气丸中所讲的脚肿、小便不利是相同的。除此之外还有脚冷。但是它还有个特点，就是肾阳虚的病人腰部怕冷也很明显，因为腰本身是肾之所在，是肾之外府。另外，还可以见到耳鸣、耳聋、腰膝酸软等。总之是肾不足。严重时腰痛还连带脊背痛，但要注意这里的痛是酸痛，以区别于风湿骨痛。风湿性的疼痛和骨质增生长的骨刺是以痛为主，不是以酸为主。而肾虚的痛是酸痛，酸软无力，久坐、久立、久行均不行。还有一点要注意的就是面色黧黑，这是由于肾阳不足，下面的水寒之气上泛，所以脸的颜色黯黑了。根据这样的情况，说明它阳虚的情况进了一步。根据它阳虚的程度，要加强补阳。所以方中加大热的鹿茸加强补阳，而且补阳的同时还能补精，而精就是阴，也就是说，鹿茸为血肉有情之品，不仅壮元阳，还能生精髓、强筋骨。

另外，加上了五味子。五味子在这里相当于附子的作用。只能说是相当，不能说是等于。因为它本身也是一个温涩的药，它能温肾，能涩精，能敛气，主要是肺、心、肾三经的药，它可以使得肾中的虚阳不动，使肾气归纳于肾。所以过去有人讲到，八味丸常服，用五味子代附子，可以使得温而不燥。因为附子是辛、大热，而且是辛而散的，它通行十二经，走而不守，辛燥得很，是峻烈的药，所以要更好的来平补、缓补，常服可以用五味子代附子。从这一点说五味子相当于附子，但是不能说等于附子。关于五味子的用处，过去有一句话说，“五月当服五味子，以养心气”，就是因为五月（农历）是心气当令的时候，此时火盛，最容易为暑热所伤，耗心气，所以用五味子来补心气。在过去很多的本草书中，讲五味子只讲肺肾的问题，不讲心的问题，但是在方剂中已经有了，在《备急千金要方》的时候就提到这个用法，记载其对收敛心气、补益心气有一定作用，我在临床中对于心悸怔忡这样的症状，只要是虚证，方中配伍五味子后都有好处，但虚实夹杂的就不可只用五味子，而要考虑配伍了。

再回到十补丸来看，从这个问题可以看出来，根据阳虚的程度可以加强补阳的药，但是它还是没有离开补阴，始终在方剂中包含六味地黄丸。这些问题反复说明的就是一个东西，即补阴和补阳的关系，如六味地黄丸也还是用熟地黄为主，此中道理需仔细体会。

再看原来所讲的左归丸外，还有个右归丸。左肾右命门，左归是补肾阴的，右归是补命门的，即一个是补阴的，一个是补阳的。这两个方剂，不论是左归丸还是右归丸，都没有离开三个药，即熟地、萸肉、山药，还更多地用了枸杞子。枸杞子看起来是补阴的，但又是温的，所以从这里可了解到补阴如何补，只是在阴虚而有热的时候，才用凉药来补。真正的补阴还是要用平性的、偏温的药来补。

补益剂就讲这么多方剂，有气、有血、有阴、有阳，其中着重要知道，这里指的补气就是指中气、脾气，包括了肺气，因为肺气来源于脾。补气要用温药，不要用燥药，不要用太热的药，因为这样补气要伤血；补气要用行气的药，气虚，其本身气的运行不利，而补气的多是甘味药，容易产生气壅，所以在补气时要适当地加一些行气的药，异功散就是一个例子。对补血来说，就根据见不见气虚的症状以及气虚的程度来加补气药，不虚就不加补气药。但是在临床上常见兼有气虚，所以在补血方中用补气的机会多一些，比补气方中用补血的机会多。补血的药物中味厚多滋的药比较多，容易腻膈，它与补阴药一样，应“滋阴防腻”，补血也要注意这个问题。所以再联系到四物汤的具体的情况，方中用到川芎，更主要的里面还有当归，这些东西都能行气。从开始讲逍遥散时就一直强调当归的特点，与四物汤中所讲的当归是一致的。药的特点多没有变，只是在具体的用法上、在配伍上有所变化。四君子汤和四物汤分别是补气和补血的基本方剂，很多方都是在这基础上进行变化。然后再理解气血的相互关系、气血双补的问题。在补血中更进一步要注意到人参养荣汤的问题，尽管在理论上没有太明确地说明血的生成是怎么回事，实际上是通过心肾之阳、心肾之火，从用药上就可以进一步理解，里面有了温肾的药，来促进血的生化，这样就使补血的功能更强。

第八章 理气剂

理气剂是以芳香与辛散的药为主组成，专门用来调理气机的一类方剂。但是特别要注意，好多病都用了理气药，因为人体受病之后，气机总有一些不正常之处，所以在许多方剂里都用了理气药，但是那个理气药是在以其他作用的药为主的前提下作为配伍应用的，而在理气剂里它却是主药。其他方剂在治疗证的时候，明言所指是治其他的病证，比如清热剂主要是治由于外邪或者内伤所引起的热，以清热为主，因为热而影响了气机的紊乱，所以是在清热的前提下配以行气药，虽然也是针对气机运行失常，但仍然是为治热而用，不能作为理气剂的内容。另外，气机紊乱可以是一开始就产生，也可能是因为其他的慢性病当中陆续出现了以气的运行失常为主的证候，这时就要用理气剂来治疗。气机失常无非是两个方面，一个是滞而不行，气滞，气郁，气壅；一个是气不顺，气逆，归纳起来是升降失常。所以在理气里主要是行气和降气。有滞、有壅、有郁，就要行气散郁；如果是气逆不顺，就要用下气、降气的药来降逆，使气机重归正常运行，这是从气的病证所表现的两个方面归纳治疗的方剂，然而是病就有虚有实，这一点要特别注意区别清楚，为选择配伍药提供根据。

因为气是人体之宝，不可伤，只可养，无论是在降逆气的时候，还是在行气开郁的时候，不能图一时之快而用大量，用了之后就容易伤气，伤气后就会变生别的病。还有一个，虽然气在这个地方表现出滞、郁，好像是有余，但是从整个病人来看，他的气是否有余呢？这个一定要弄清楚。有时候气虚证也可以导致气郁，中焦脾胃气虚经常脘腹胀闷，你说它是有余还是不足啊？所以在这种情况下，要以补为主，以行为辅。在理气剂中类似这样的情况是有的，也就是说它是以行为辅，以补为主。如果是这样的情况，单纯用理气药时，它必然伤气。伤气产生的后果是，虽然见效，但过不多时又恢复或者还加重了，这时常出现胸腹部的胀满，临床上常常可以见到这种情况。例如胸腹痞满就用成药开胸顺气丸，甚至更猛烈的药，结果吃了以后更厉害了。但是容易让你上当的是，开始时见效特别快。比如说病人来了，你只开了二三剂药，他很快就感到舒畅，但过不了几天病又发作，你觉得原方有效，再继续用这个方法时，却出现老病又犯，效不如前，甚至非但无效，还比以前严重，这就是虚实不辨，只图逞一时之快所致。所以在辨证的时候一定要注意。还有气逆时要往下压也不行，这是虚实问题，在治疗的时候要注意。

另外，气滞的不行和气逆不下总有原因，你要根据原因来用药。寒要用温，有湿、有实、有血、有痰，你就要分别配伍一些相应的药。这与其他证不同，需要辨清楚它是以行气为主，还是降气为主。还有药的用量应随着证的进退而适当加减，不能固定。譬如气虚而致的脚肿、手肿、眼睛胀，你用补气的方法或理气行水的办法虽然见效缓，但是没有反复。所谓缓，就是从客观上来看不是一剂药下去水就哗啦啦下去了。过去在临床上曾见到有人就犯过这种错误，第一次一位老中医用益气、行水、理气的药效果很好；第二次一位中医一看四肢肿胀虽在药后有减，但不够快，就改用了五皮散，结果只吃了一剂药后比原来还厉害。病人第二天赶快找到原来的医生治疗，逐渐消退，二周后就康复了。所以这里用行气剂要注意，借这个例子说明用行气剂时要注意虚实。

行气剂里还有一个需要注意的问题，有一种水与气互阻，还有一种是气虚而胀满，这种情况千万不能只是破气除满。如果没有实，没有瘀血，没有水，用了破气破血的药它能很快见效，但是也会很快又恢复原状，这就等于我们现在所说的反跳，一些药吃下去马上见效，再吃不行，相反还加重，越反复应用反复得越厉害。刚才所讲的情况是在讲义所讲的使用注意以外，我在临床上实际体会得出来的。调理的意义就是刚才所说的。

下面是行气。

行 气

行气剂是根据《素问·至真要大论》的“结者散之，逸者行之，抑者散之”为指导原则，治疗气结、气逸（奔逸乱窜之气）、气抑而为病的方剂，通过疏导来散之、行之，使气行复常，一般以中焦脾胃和肝为中心。由于气行紊乱，必然导致某个局部的不通，“不通则痛”，不通必然会导致有形之邪如饮食、津液、血、水、痰阻结于内，但其程度有轻重多少之别，所以应配相应的药；如果以有形之积为主而致气乱的，例如虫积，又当以驱虫、杀虫去积为主，不是行气剂所适合的，这也应予辨清。

越 鞠 丸

（《丹溪心法》）

【组成】 苍术 香附 川芎 神曲 栀子各等分

【用法】 为末，水丸如绿豆大（原书未著用法用量。现代用法：水丸，每服6～9g，温开水送服。亦可按原方用量比例酌定，作汤剂煎服）。

【功用】 行气解郁。

【主治】 气郁所致胸膈痞闷，脘腹胀痛，嗳腐吞酸，恶心呕吐，饮食不消等症。

【方解】 行气的第一个方剂是越鞠丸，又叫芎附丸或芎术丸（川芎又名“芎藭”）。习惯上都知道它是五味药治六种郁，但它毕竟是治气郁的。这样讲就是防止在看到其他解释的时候，对于方中的君药有不同的理解。例如有以川芎为主的，有以苍术为主的等各种说法，注意不要被这些说法弄糊涂了。这里有两种情况，刚才我们谈的是理气的概念、定义，离开了这些就不叫理气剂，而越鞠丸是理气剂，但是它是个通用方。理气当中的通用方是各方兼顾的，所以它统管六般郁；而且每一味药的量也是相同的。首先是理气，因为它所治的证是气不舒、胸膈痞闷、脘腹胀痛、嗳腐吞酸、恶心呕吐、消化不好，这些症状不一定全有，但必定有气郁不顺的症状。从这里看出越鞠丸作为一般的理气药，实际上多用于胸膈脘腹胀闷，力量也不大。如果见到下边的证，那就要加消导药，在北方有越鞠保和丸，即越鞠丸和保和丸合起来，因为越鞠丸所治是中焦气郁，关键在脾胃升清降浊的功能失常，可知所以合方为丸，是助其行气。从越鞠丸配伍用药的主要精神，说明了理气药兼有各种原因所导致的气郁不行，因此在理气的同时加一些其他药，如祛湿的、助消化的、治血的等等，都是有针对性的。

金铃子散

（《素问病机气宜保命集》）

【组成】 金铃子 玄胡各一两（各30g）

【用法】 为细末，每服三钱，酒调下（现代用法：为末，每服9g，酒或开水送下。亦常按原方用量比例酌定，单独或同其他方药煎服）。

【功用】 行气疏肝，活血止痛。

【主治】 肝郁有热。心腹胁肋诸痛，时发时止，口苦，舌红苔黄，脉弦数。

【方解】 金铃子散是个小方剂，只有两味药，金铃子和玄胡。金铃子就是川楝子，这两个药是疏肝的、泄热的。所谓疏肝就是泄肝，因为它能行气，也能清热、能止痛；而玄胡是行气、和血、止痛的药。这两个药合起来能治气郁而导致的疼痛，是热性的。顺便提一下，现在有元胡索素是从元胡中提取的，现在的中药里有止痛药、有麻醉药、有安神镇静药，但切忌本末倒置。因为中医讲"不通则痛"，换句话说，痛就是不通。什么不通？气不通。气可以由于各种原因而不通，但是由于气不通而痛，这在《内经》里讲过。因此在治疗时都是行气的药，而兼有其他作用，中医学临床上讲究"审证求因"，而现在用化学来分析中药还有很多问题需要等待，所以还不能用现在的什么作用于中枢神经还是脑啡肽这样的东西来解释它。

还有一点，在搞一些研究中，比如说，一些中药的成分分析需要不需要？作为研究，我认为需要，在研究中就得出一些新的、有用的东西出来。那么具体来说，从麻黄里提出麻黄碱，但是发现麻黄素跟麻黄不是一回事，那么又知道了伪麻黄碱，而且就这样按它的化学结构所合成的东西与天然麻黄提取出来的东西是两回事，不完全相同。再一点，附子的强心作用是乌头碱，可是乌头碱有毒，后来又发现了并不是乌头碱，至少经过了 20 年以后才发现了这么个成分，这个成分强心作用很好，用时髦的词来说，能够使衰竭的心脏复苏，这是大实话。有人希望在具有活血化瘀作用的丹参中提取成分多一点，但最后丹参的提取物还不够满意。这些问题要从两个方面来看，有的是目前提取错的成分了，但不等于它永远提不出来。不仅是要靠你本学科的手段，还要依靠其他学科的发展才能解决。你所得到的只是一个成分，并不是全体，所以分析一个中药要经过相当长的时间你才能了解。我们见到这些中药的研究成分，就是研究作用的报告，但未必能以此代替中药的药效，这点在临床上往往容易上当。还有，从这方面的发展来看，存在浪费。过去知道人参有人参总皂甙，于是从人参里提取人参总皂甙来用，其实还有用的成分给丢了。一个生产人参蜂王浆的小厂子，就用人参皂甙，每年的药渣子就有十吨、二十吨，你说当时还不知道有人参多糖，浪费多大啊！经济上也浪费。现在由于药店大量的需求，相对来说，如何来安排，很好地继续利用，都是一个问题。因为有些东西能接触到，有些东西可能接触不到，而我们这些人今天是在这儿听课，明天要到临床，将来还搞科研，要多方面了解，不断深入，必有所得，进一步提高发展中医中药。这是由止痛问题我顺便插上的内容。

另外还有一些人，药物分类以后他始终不理解，如离开了安神药，离开了心经、肝经的药，离开重镇药，离开养血药，它能安神吗？但安神不仅如此，还有其他的情况，如是神昏谵语、高热，就首先要清热，有痰就加化痰药，在这种情况下再用安神镇静的药效果就好，否则就很难说了。现在临床上还碰到这样的情况，单用安神药，越吃药越不安静，因其病在中医辨证是有痰，将来讲到祛痰剂时还要提到。这就是强调不要忘记我们的中医理论，中医真正的优势所在，在此基础上然后再吸收其他学科、首先是西医学的优势。如果为表象所迷惑，优势就不优了。这话可能插得多了一点。

延胡索和川楝子合起来行气和血、疏肝清热止痛，或者是说清火止痛，这一点是应掌握的作用，而且在用的时候它是等量的，经常在大方剂里配上这个小方，有时候可能是一个药不同，我常用一个不同。有的时候用量不一定相同，这是由于所治的病证有它寒热的特点、有气血的侧重点，延胡主要是血分药，这样就可以灵活地配在大方剂里应用。下面的延胡索散，在临床上可以用于妇科，主要是活血行气，通过活血祛瘀来行气止痛，有的方剂里说它是通血气，但此方本身是偏温、偏燥的药，适用于寒性，如果是热性，那就不宜用它。要注意，我们过去谈到丹栀逍遥散与这就两回事了。

【附方】 延胡索散《济生方》：当归去芦，浸酒，锉、炒 延胡索炒，去皮 蒲黄炒 赤芍药 肉桂不见火，各半两 片子姜黄洗 乳香 没药 木香不见火，各三钱 甘草炙，二钱。上药㕮咀，每服四钱，水一盏半，生姜七片，煎至七分去渣，食前温服。功用：行气活血，调经止痛。主治：妇人室女，七情伤感，逐使气与血并，心腹作痛，或连腰胁，或连背膂，上下攻刺，经候不调，一切血气疼痛，并可服之。

半夏厚朴汤

（《金匮要略》）

【组成】 半夏一升（12g） 厚朴三两（9g） 茯苓四两（12g） 生姜五两（9g） 苏叶二两（6g）

【用法】 以水七升，煮取四升，分温四服，日三、夜一服。

【功用】 行气散结，降逆化痰。

【主治】 梅核气。咽中如有物阻，咯吐不出，吞咽不下，胸胁满闷，或咳或呕等。

【方解】 半夏厚朴汤此方大家都熟悉，在《金匮要略》中对这个方剂的证形容得很简练，很容易记住。妇人咽中如有炙脔，就是有个东西贴在咽喉之间，吞之不下，吐之不出，所以讲梅核气也好，甚至包括了现在的一些所谓咽喉炎在内。你说有个东西，但一检查没有东西；你说没有东西，病人老感觉有个东西在那里。中医过去称之为梅核气，就只是一个气，但就像咽中有个梅核那么大的东西堵在那个地方，吞不下去、吐不出来。它又不影响吞咽饮食，就是一个小块。这主要是情志不遂，气出入不舒，气郁而生痰涎。因为气郁，津液就不能正常布散，聚而为痰涎，这又加重了气的运行受阻。由于局部有所聚，就使气道不利而产生了这种证。这里的病机不仅是梅核气，与痰的生成很有关系。凡是气滞不利，津液的布散不正常就生痰。过去讲“气有余就是火，液有余就是痰”。气和液有余并不是说所有的气都有余，而是在局部，郁而不行就是有所余，它就会变生痰涎，就偏热。所以这个方剂是从这一点认识来理气、来祛痰的。方中用了半夏，用了厚朴，用了茯苓，用了苏叶，以半夏、厚朴作为方剂的名字，可知半夏、厚朴是本方主要的药。习惯上说半夏是祛痰药，能散结，能降气，从开始谈半夏泻心汤时候的半夏，它的作用就一直是这样。它既能燥湿化痰，又能行气散结，所以在这个地方，对于由于痰饮滞留影响了气道而形成的吞咽不利，形成吞不下、吐不出的梅核气，当然是最合适的。这里半夏与厚朴合起来应用。厚朴本来就是用于利胸膈间气的，特别是从《伤寒论》、《金匮要略》来看，凡是胸部的气郁都用它。茯苓一般只强调其渗湿健脾的功用，却很少指出茯苓是先升后降，既能使被阻的津液上潮于咽喉，又可助夏、朴降气除痰涎。苏叶既入气分又入血分，是肝、肺两经的药，在这里能行气疏肝，能和血，小量苏叶安胎，大量止痛。这个方剂就是根据这样的理由组成的。但是现在临床上我们所见的梅核气、咽喉炎，有的是热性的，有的是虚性的。首先从这个方剂可以看出，全部药物都是温性的，半夏温，厚朴温，生姜温，苏叶温，茯苓是平性，因此这个方剂只适用于舌苔薄白、脉弦而不数的病，可以是弦滑，但它不能数。现在我们经常看到的这个证，它一方面是情志方面的问题，往往时间长了有阴虚、有热，在这种情况下，我们还用温燥的药物来治疗就不对证。还有咽炎和咽喉炎，大部分已有肺气虚，用了这个药仅仅是破气，因为它是行气的，不可能有效，必须要补肺气、化痰。因为声由气发，声音洪亮说明底气足，声由气发，没有气就没声，气足声就实、声就高，气不足声就低，就是所讲的语音低微，所以这也是我们要注意的。在这里主要是跟肝与肺有关，另外还有其他方面的问题，用半夏厚朴汤。但要注意，现在临床上多见虚与热证，这样的证比较少。从上面的内容我们学到了关于梅核气的本质和如何灵活综合运用理气、行气、除痰，这样就可以随着它的寒热虚实，调整我们的方药。

枳实薤白桂枝汤

（《金匮要略》）

【组成】 枳实四枚（12g） 厚朴四两（12g） 薤白半斤（9g） 桂枝一两（6g） 瓜蒌一枚，捣（12g）

【用法】 以水五升，先煮枳实、厚朴，取二升，去滓，内诸药，煮数沸，分温三服。

【功用】 通阳散结，祛痰下气。

【主治】 胸痹。胸满而痛，甚或胸痛彻背，喘息咳唾，短气，气从胁下上抢心，舌苔白腻，脉沉弦或紧。

【附方】

（1）瓜蒌薤白白酒汤（《金匮要略》） 瓜蒌实一枚（12g） 薤白半斤（12g） 白酒七升（适量）。三味同煮，取二升，分温再服（现代用法：用适量黄酒加水煎服）。功用：通阳散结，行气祛痰。主治：胸痹。胸部满痛，甚至胸痛彻背，喘息咳唾，短气，舌苔白腻，脉沉弦或紧。

（2）瓜蒌薤白半夏汤（《金匮要略》） 瓜蒌实一枚（12g） 薤白三两（9g） 半夏半升（12g） 白酒一斗（适量）。四味同煮，取四升，温服一升，日三服（现代用法：用黄酒适量，加水煎服）。功用：通阳散结，祛痰宽胸。主治：胸痹而痰浊较甚，胸中满痛彻背，不能安卧者。

【方解】 这个方剂比较大一些。这个方剂一度曾非常时髦。所以讲这个并不是批评时髦，是因为过去的认识上有点问题，因为说胸痹就是现在的冠心病，一时间见到冠心病都用瓜蒌薤白，可是原书中治胸痹就有九首方剂，方中有瓜蒌、薤白的也有三个，特别是本方所治的病证便二方并列，即“枳实薤白桂枝汤主之，人参汤亦主之”。人参汤就是将理中丸方改作汤剂。但它的特点除了胸痹以外，还有胁下逆抢心，即有逆气上行。胸痹的特征大家都理解，特别是一提冠心病大家都知道，但是冠心病怎么痛呢，可能没有痛的人体会总是不深，它可以在左侧胸前区或膻中穴处痛，也可以影响到后背或后肩背，或影响到左胳膊内侧，从经络来说是手少阴心经。怎么体会痛呢？就是痛时左手上拿几本书都不行。这是一组症状，容易理解，一看就知道这是心绞痛，是冠心病。可是有时候病人并不知道是心绞痛，因为症状并不特别明显。要注意，他告诉你是胃痛、心口窝痛，但是你在这个时候发现症状可疑时，要特别注意他的痛是在鸠尾底下，你自己指出了以后告诉他，他感觉是在里面再上一点，在心区下面痛；也有少数的人左边不痛，他只告诉你右边痛。由于放射痛（过去叫错指痛），他所指的部位是错的，还有个别人内脏是异位的，在临床上也碰到过，整个就长反了，阑尾人家在右边，他在左边；心在左边，他在右边，整个翻个了，这是由胸痹顺便提到的。

那么这是治疗什么病证的呢？枳实薤白桂枝汤是治疗胸痹，与人参汤相比是一虚一实，但就其本身来说也是一虚一实。虚是阳气虚，实是痰浊实。正是由于胸中阳气虚，而又是痰浊堵塞了，所以气不通。痹本来就是闭，“痹者，闭也”。有阳气不足，有痰浊的存在，所以它除了胸痛掣背，还可以咯吐痰涎。由于气的问题还可以见到喘促、气短，因为这样才要除痰，所以在理气的同时必须除痰。痰是由于阳气不足液聚而成，但是反过来它又阻塞阳气，用温阳行气的办法就是除痰，除生痰之源，同时你还要除已成之痰，从这两个方面来治疗。我这一讲不仅是针对这一个方剂，而且还包括对瓜蒌薤白白酒、瓜蒌薤白半夏汤共三个方剂，三方都是这么一个主旨，我们立法的精神就是从这方面来的。在这里看得比较清楚，既有实又有虚，但对于枳实薤白桂枝汤，主要是实、逆、痰，而归根到底是阳气虚。痰是因为阳气不足，不能正常运化，于是液聚成痰；逆气也因为是寒气，胸中阳气不足，寒气就乘虚上冲。所以这个问题要注意，主要是桂枝平冲逆的问题。桂枝辛温芳香，平虚寒之冲逆而助枳、朴散结气，使上逆之气归位。所以离开中药的理论来讲药，就不能正确理解它的作用。过去一些同学开始学药，他一上临床，一听人说睡不好觉，也不问为什么，就上安眠药，一提到气往上那就用桂枝，一听到胸胁痛就用柴胡。很简单，是他的辨证不清，又没有真正理解这个药。这里就讲这么多问题。

阳气不足，虚寒之气上逆，所以用桂枝来温通阳气。一方面用枳实下气，一方面用桂枝温阳，还可以散寒。桂枝是辛温的，除寒气，通血脉，温通阳气。而更主要的是瓜蒌配薤白，这个要谈一谈，因为三个方剂都有。瓜蒌本身是甘寒的，它的特点在于祛痰、散结，有润燥的作用，本来是用于热痰的一个好方药，可是这里并不是热痰，而用它来开胸中之痰积。另外薤白辛苦温而滑窍，《名医别录》称它“温中散结气，”它用在这里有助于开窍除痰，主要是宣通阳气。薤白合瓜蒌就可以豁痰，散结豁痰以开胸中结气，也就是行气。因为胸部气不舒、胸闷，而有气逆，有痰滞，还比较厉害，所以我们温中行气，散结豁痰。什么叫豁痰，就是通过这两个药使祛痰力量更强，使痰顿然通利而出咯吐出来。所以我们在用这个方的时候一定要注意舌苔，这种证一定有腻苔，首先是腻苔、厚腻苔，可以是白的，或是灰的，也可以是黑的，但是有一点，它是润的，也可以见到黄的，但它总是润的，这正是有痰存在的根据。甘寒的瓜蒌和辛温的薤白相配，寒温相配其性平。它所治的是阳气虚产生的寒，还是上焦寒，胸中寒，在这个方剂里，或者是用白酒，或者是用半夏，或者是用桂枝，就说明它本身所治是寒痰苔白，这和我们在临床上经常见到的舌苔是相吻合的。这种情况，我还经常喜欢用大量的生姜，有时候用一两，最多我用到 50g，洗干净，切成片，下到锅里，就是用来祛痰，用来治冠心病。它在这个方里，对于这种类型的，就是来除痰的，但它对于冠心病只能取效于一时，因为冠心病把标治了以后，还要治它的本，这里的取效于一时不是反过来有害的那种，只是说它只能达到这么一个效果，进一步要治本，后来理血剂的一些方剂也是这样。这里千万要注意，没有上面这种舌苔不加药。还有一点，将来你们上临床看病时，我建议要注意一点，现在城里几乎没有鲜薤白，新鲜的薤白。根据我的经验，鲜薤白效果好得很，可是现在用干的，始终没有这种体会。干的多数是小蒜，那当然是错的。但是也有一种干薤白，它还真是薤白，干的。那么干的、鲜的有什么不同呢？我记得过去这个药最多吃两剂，经常配山楂用，或者是再配点祛痰的橘红，当然瓜蒌薤白半夏汤中，已经有了半夏了，他吃了以后胃里面有空的感觉，不但胸部舒服，还颇有“豁然开朗”的感觉，而且胃里有空的感觉，好像一个人多少天没吃肉似的。在过去我们用的薤白并不多，也就是三钱。用的时候，也就是熬药的时候要拍一下，一拍就出来黏汁，熬药的时候黏汁就溶出来了，过去都有这么个好处，后来又没有了。有一次我们到矿区去了，他们采药的时候发现了这个东西，当时当地的人都不认识，也不敢动，有个熟人，拿过来让我看，我非常高兴，用了以后效果很好。这里我通过自己的体会谈到了，有些药就得用鲜的，一干其黏汁就没有了，将来谈到痈疡剂里的芦根也得是鲜的，所以有机会还是用鲜的，现在是没有了，但是过去有些大城市还是用鲜的，每天有人按时送来。我用荷叶，鲜的就有清香之气，用荷叶就是用它的清香之气，干了它哪有清香啊？怎么能升清阳啊？所以药有不同的用法。关于枳实薤白桂枝汤这个方剂，我认为主要从这方面来理解，因为胸痹的理论以及其他都写着这一点。当然从《金匮要略》来说，胸痹的方剂不止这些，我们在这里不是讲胸痹，而是讲瓜蒌薤白这三个方剂用在胸痹里应该怎么用，主要把这个证据给抓住。在这里没有提到脉，但是能不能想象一下是什么脉？它应该是弦滑的脉，弦滑而不数，这是治此证而言。到了临床上，还要根据病人的情况来考虑，他还有其他兼夹的病，可以出现数脉。如果气短、气促的厉害，他也可以出现数脉。但数脉不标志着热，而是标志着他的气不足、气短、气促。这个方剂是在现在的方剂里面比较常用的。

橘　核　丸

（《济生方》）

【组成】 橘核炒　海藻　昆布洗　海带洗　川楝子去肉，炒　桃仁麸炒，各一两（30g）　厚朴去皮，姜汁炒　木通　枳实麸炒　延胡索炒，去皮　桂心不见火　木香不见火，各半两（各15g）

【用法】 为细末，酒糊为丸，如桐子大，每服七十丸，空心盐酒、盐汤任下（现代用法：为细末，酒糊为小丸，每日服1～2次，每次9g，空腹温酒或淡盐汤送下。亦可按原方比例酌定用量，水煎服）。

【功用】 行气止痛，软坚散结。

【主治】 寒湿疝气。睾丸肿胀偏坠，或坚硬如石，或痛引脐腹。

【方解】 原书说是治“四种㿗病，卵核（即睾丸）肿胀，或成疮毒，轻则时出黄水，甚则成痈溃烂。”所谓㿗，据《正字通》注：“㿗疝，经言丈夫阴器连少腹急痛也。”又有七疝之名，即“寒、水、筋、血、气、狐、㿗是也。”据此以推，本方是治因寒、水、血、气蓄积而成的疝病。因为这个方剂主要是治疗寒湿伤于阴器而成疝的成药，就不准备细讲了。这个疝气还牵扯一个睾丸的问题，就是由于下焦寒湿久久地凝集了，由于气不行，血脉也就不利，所以这里主要用的是温下焦、散寒湿、破积气、通血脉。但是如前所言，疝气有多种，这需要注意。在正常情况下，偶然有的时候它可以产生一种热象。由于年龄的不同、体质的不同，它可以郁而生热，你别看它下焦是寒湿，寒湿郁久了以后它可以因体内相火郁而化为热，这种虽然是少数，但也需要注意，症状见睾丸大，阴囊并不肿、并不红；有时候阴囊里有积液，它也可以大，大了它就发亮，但是它没有红热，这点要记住，在治疗的时候要注意。还有一个问题要提到，就是不管哪个方剂里面，它是治的寒湿之邪，用的温热药，如刚才讲的温散下焦之寒，但是下焦肝肾阴虚，肝肾阴虚总有相火的问题，刚才提到的是郁而化火，这是在正常情况下发生的，这是第一点。第二点，肝脉络阴器，下焦属于肝脉，所以说肝肾走下焦，特别是阴器与肝肾的经脉很有关系，所以这里往往用一些通利相火的药，特别用了川楝子、木通。从整个方剂可以看出来很清楚以什么为主，以什么为辅，这是以温散为主的，而以这些东西为辅的。下面还有巧妙的用法。另外，原书在方后还有“虚寒甚者，加炮川乌（即乌头）一两。坠胀不消者，加硇砂二钱，醋煮，旋入。”二者皆有剧毒，决不可服用，所以略去。

天台乌药散

（《医学发明》）

【组成】 天台乌药（12g）　木香（6g）　小茴香（6g）　青皮（6g）　高良姜（9g），各半两　槟榔二个（9g）　川楝子十个（12g）　巴豆七十粒（12g）

【用法】 上八味，先将巴豆微打破，同川楝子用麸炒黑，去巴豆及麸皮不用，合余药共研为末，和匀，每服一钱，温酒送下。疼痛者炒生姜、热酒下亦得。（现代用法：巴豆与川楝子同炒黑，去巴豆，水煎，冲入适量黄酒服）。

【功用】 行气疏肝，散寒止痛。

【主治】 寒凝气滞。小肠疝气，少腹引控睾丸而痛，或睾丸偏坠肿胀。

【方解】 天台乌药散就是乌药散，因为乌药以天台出的最好，所以有时候写天台乌药，这是地道药材。乌药前面讲了，能温肾行气，散下元之冷气，在这里就说明这个方剂里是以它为主。下焦有寒，气就不通，寒凝气滞，可见疝气、少腹痛引睾丸，或者偏坠胀痛，偏坠就是一侧睾丸，是因为下焦有寒。我们习惯上讲血遇寒则凝，气也同样。所以受了寒以后，气就凝滞了，气在那里那个地方就郁而为肿，血脉自然也不通利，但着重是气，所以首先用辛温的乌药行气散寒，寒散气通则血脉自利。这里纯粹用的是行气的温药，有木香，有小茴香，有青皮，有良姜，有槟榔，这些都是行气和破气散结的。行气作用比较强的就叫破气，如枳壳与枳实。枳实的作用比枳壳强，枳实的量用大就破积，破积还是破气。槟榔也是这样，槟榔跟木香合在一块能行气导滞。小茴香是入肾之药，温胃、暖肾、散寒行气，良姜也是这样。这时为什么涉及胃的问题，因为这是阳明主宗筋的问题，筋脉的关系，就是利用这一特点，叫它们同时入胃、肝、肾。青皮这个药要单独提一提，我们知道它是疏肝的、破气的，实际上这个药是升的，是上品。青皮可以单独升发脾、胃之气，但是煎、煮时间长了以后，通过实验证明煮沸 15 分钟以后药效就没有了。肝郁不疏用青皮，气积得厉害了就用青皮疏肝。从这里可以看出，木香是通调三焦之气，青皮是疏肝而升的，所以这里有向下行气的药，有升气的药，以向下行气为主，兼升。简单来讲就是顺肝之性，实际上所有的行气药以及降逆药都要注意这个问题，升降并用，究竟是升为主还是降为主，根据病证决定，只有很少或极其个别的才单一用，一般都是升降并用，但是治疗逆气以降为主。那么治疗气不行就要看看是滞在哪里。顺气散结，这个在下焦，所以用下气的药，用破结的药。

其实还有一些问题，用得挺有意思、挺巧妙，就是川楝子同巴豆同炒，然后去巴豆用川楝子，既制它苦寒之性，又取巴豆辛热散结之性，但是不用巴豆，避其毒而取其用。通过这样一个特殊的制法用来行气破结，效果更好。因为本方治的病所在的地方，是药力最难达到的地方，所以必需要用比较强烈的药，但进一步阐述它的机制就很难说了，所以暂按照老的说法来解释，新的说法还没找出来。中药有好多配伍是去性取用，其中的奥妙现在还很难说清楚，只是在临床上证实这样用了，就是有效，所以这些方法不要轻易的否定。因为在这种情况下气结得比较厉害，不用强烈的散结药也不行。你用了强烈的散结药，肝既喜条达又要疏气，所谓顺肝之性，肝主升，不等于它没有降，疏气就是下行，所以既有升又有降，我在前面的方剂里面提到过，由于寒湿凝聚之后，必须用强烈的药才能行它的气，才能祛它的湿。从它本身来看，没有祛湿的药，它是从温化寒湿入手，加上芳香行气以后，把寒结散开，所以治疗效果比较好。但是要注意一个问题，往往发病有一个情况，特别是小肠疝气。所谓小肠疝气，现在来讲呢，就是说腹股沟疝，发作无定时，主要由用力不当所致，所以有的时候它下来了，由于腹股沟没有闭合，所以以为自己的小肠下来了，有多种原因会造成，一个是劳累，对于小孩来说，特别是由于跳、蹦、哭、闹后容易产生，所以它本身是有虚的。作为睾丸疝的治疗，它并不是炎症。睾丸有二枚，发病往往是一侧，它不影响生育。虽然睾丸胀大，但附睾没受影响，因为精子的生成主要是在附睾，所以本身没有受病，不影响生育，这在临床上都是常见的。我之所以说它有气虚，是因为疝的大小可以随时变化，这是疝气中的一种，即气疝，并不是所有的疝气都是这样。在用天台乌药散的时候要和补气药同用，经常配合补中益气丸交替服，特别是在稳定以后，要常服丸药，特别是小肠疝气，它过去的名字叫狐疝。关于“三层”茴香丸跟导气汤这两个方与天台乌药散也有不同，三层茴香丸所以叫三层就是分别按一、二、三方做成丸药，根据病的轻重，依次服用，以病愈为准，不一定全部服完。因为你用汤剂来治疗，用破气的药，长服可能会伤正气，少服它又不可能达到治疗效果，因此用丸药来缓治，“丸者缓也”，这样逐渐见效。三药合用可以行气消结，当然它主要是祛寒，因下焦之寒把气给积住了，这是三层茴香丸，专门治疗疝气，或者是睾丸肿大。导气汤（《沈氏尊生书》：川楝子四钱（12g）　木香三钱（9g）　茴香二钱（6g）　吴茱萸一钱，汤泡（3g）。水煎服。功用：行气疏肝，散寒止痛。主治：寒疝疼痛）是温散的方剂，凡是因寒气滞而痛，碰到厉害的时候就用导气汤，吃完以后再用天台乌药散做丸药也行，用三层茴香丸也行，用橘核丸也行，这些都可以根据证的轻重缓急来选择。这是一个治疗实证的方剂，与下面的暖肝煎治的证不同，用药的方法也不同。

暖　肝　煎

（《景岳全书》）

【组成】　当归二三钱（6～9g）　枸杞三钱（9g）　茯苓二钱（6g）　小茴香二钱（6g）　肉桂一二钱（3～6g）　乌药二钱（6g）　沉香一钱（3g）（或木香亦可）

【用法】　水一盅半，加生姜三五片，煎七分，食远服。

【功用】　暖肝温肾，行气止痛。

【主治】　肝肾阴寒。小腹疼痛、疝气等。

【方解】　为什么小腹疼痛、疝气要暖肝呢？我刚才提到肝脉络阴器，它要疏肝，通过治肝来治疝。但是暖肝煎所治的是肝肾虚寒所引起的，肝经有寒，所以要暖肝。所以方中除了温散的药，如茴香、肉桂、乌药、沉香，还有补肝肾的药，所以有当归、枸杞，这是张景岳的方。张景岳特别强调熟地补肝肾，首先是补肾的，因为肝肾同源，以前讲左归丸、右归丸的时候讲过。所以过去有人把张景岳叫张熟地，因为他善用熟地，但熟地归根到底是滋腻的，在古籍当中针对下焦之寒、虚寒。现在它不仅有寒，另外一点认为有水，因为下焦虚寒就不能蒸水为气。有寒、有湿，湿聚为水，所以在治疝的方剂中，熟地不合，而是在行气暖肝止痛除疝的同时往往兼有通利小便的药。补肝肾用的当归，用的枸杞，不仅考虑它补而不腻，而且考虑它能疏肝和血，而这些药没什么特殊的，小茴香也知道了，肉桂也知道了，乌药也谈到了，它是行下焦气、纳气归肾的，它本身也是散寒的，整个处方是温的，所以叫“暖肝”，治疗肝肾虚寒所引起的小肠疝气。

在这里特别要指出，不要看着下面有炎症，认为会阴部肿大就是有热。我治过一个特殊的疑难病，就是附睾肿大，有两种诊断，一个是附睾结核，一个诊断是癌。不管是什么诊断，病人都害怕这个地方动一刀。诊断上没有写出脉的问题，这很有意思，当时脉是沉弦而细的，舌质不红而嫩，舌苔是白的。病人附睾里面确实有一个东西，有麦粒那么大，这个人当时做保卫工作的，经常骑着军用三轮摩托车检查工作。因为一摩擦以后就痛，最后决定中医来治，于是我就以这个方剂为主。一开始用的附子，没用肉桂，当时原方是说寒盛加附子。我当时考虑没有好肉桂，因为它燥性大，温下的作用小，而肉桂必须要好的，必须要甘胜于辛，油多才是好的，即肉桂的甘味比它的辣味要强，如果不是这样它就偏燥，往往还没有达到温暖下焦的功用，病人的上焦就受不了了，所以以前我是宁用附子，不用肉桂。但是现在我不敢用了，怕乌头和附子混用，这话说的是1964年，治得挺好，没有一个月，就全部都消了，“麦粒”就没有了。我以本方为基础外加牡蛎、海藻，有的时候还加红花、桃仁，这样主要消它的肿。还有一些经验要介绍，凡是这些病用温下的药，剂量往往难以掌握得很准确，有时候吃了一剂就可能产生一些咽干的症状，因为现在处方用药，绝对是根据自己的经验。他配药的时候谁知道他给你怎么称，怎么分，特别是分。比如说我用一钱附子，我开五剂药，他称五钱附子，但其中一剂给下来一钱五。看起来不多，就多了五分，实际上只增加了50%。往往出事也就出在这里。所以这样的事情作为一个医生是应该特别注意的，现在这些问题提出来了，但是不好解决。有时病人吃的药与你开的这个方剂不完全一致。有一次病人反映药有问题，我问是怎么回事，他回答说，别的不认识，但方中的红花我认识，那药是红色的，前七剂有，而后七剂没有。我开方是一次配的，但实际上药房一次没有称完，他先称七剂药，十四剂药作两次配的，第二次配方剂的时候就忘了称红花，你们说遇到这种事情该怎么办!

我们在用这种药的时候，很难说我一次用药就用得那么恰当。因为它有一个正常反应，是由于我们一下子抓不住这个病人的具体特点、体质特点，特别是这些引火归元、温肾助阳而散寒的药，只要舌脉不变，就可以继续用，同时尽可能地注意一些其他的因素。

至于说暖肝煎，治疗肝肾虚寒的疝气，这样的病人平常没事，我刚才介绍的患者就是经过检查诊断为这么个病，而现在遇到此病时我们往往首先考虑属于结核该怎么治。其实不管他是如何诊断的，我们中医就把它作为一个寒疝来治。你既然有聚积、硬结，我就给你散积，采用软坚散结、温肾暖肝、散寒行气的方法，在这里也用活血法。这才是中医辨证论治应有的思路。这几个方剂都是治疗疝气的，如橘核丸、天台乌药散、三层茴香丸、导气汤、暖肝煎，相对来说，除了暖肝煎，都是治疗实证的。刚才的天台乌药散，我讲了有时候还要补充一些补气药，补中益气丸可以同时吃、交替服，或者稳定以后继续吃。而暖肝煎治疗的是一种肝肾虚寒证，这是它们的区别。这个区别不容易看出来，还要注意鉴别。

厚朴温中汤

（《内外伤辨惑论》）

【组成】 厚朴姜制　陈皮去白，各一两（各 30g）　甘草炙　茯苓去皮　草豆蔻仁　木香各五钱（各 15g）　干姜七分（2g）

【用法】 合为粗散，每服五钱匕，水二盏，生姜三片，煎至一盏，去滓温服，食前。忌一切冷物（现代用法：按原方比例酌定用量，加姜三片，水煎服）。

【功用】 温中行气，燥湿除满。

【主治】 脾胃虚寒，或伤于寒湿，致脘腹胀满或疼痛，喜温按，大便溏，不欲饮食，泛吐清涎，四肢倦怠，舌苔白滑或白腻，脉细弦而缓或紧。

【附方】 良附丸（《良方集腋》）　高良姜酒洗七次，焙，研　香附子醋洗七次，焙，研，各等分。上二味须要各研各贮，用时以米饮汤加入生姜汁一匙，盐一撮为丸，服之立止（现代用法：上二味为细末，作散剂或水丸，每日 1～2 次，每次 6g，开水送下）。功用：行气疏肝，祛寒止痛。主治：肝气或客寒犯胃。脘痛呕吐，或连胸胁胀痛等症。

【方解】 厚朴温中汤大家自己一看就能知道，它是治疗中焦脾胃虚寒，更主要是治胃，它是温中散寒、行气止痛的一个方剂。

因为脾胃位于中焦，是主气机升降的。由于脾胃气虚又受了寒，所以升降的机能就差了，就产生一种胃脘胀满或疼痛，相应地消化也不行了，当然也就食欲不振，甚至大便溏薄，主要是饮食下去就胀得更厉害。因为中焦虚寒为主，兼有湿，气的升降和运化功能差，所以舌苔白滑，或白腻而润，脉濡缓或弦缓。正因为这种情况，说明它侧重点是在胃，并不在脾。所以原方用了厚朴。另外还用到一些其他的温中行气、祛寒燥湿的药，如草蔻、干姜、陈皮、木香、茯苓、炙甘草。

从现在临床用药来说，厚朴这个药资源上比较紧张，一般胀痛不严重时可以用厚朴花，分量上可以加大一些。因为厚朴树皮剥去后树也就没有了，而厚朴花今年摘了，明年还会开。草豆蔻味道比较浊，燥性比较大，这是寒湿都重时候用的。如果是胀闷厉害，苔没有那么白滑，没有那么白腻，还是用白豆蔻比较好。白豆蔻芳香气浓，温中散寒，化湿健胃，还带有一点辣味，和砂仁不同，砂仁有清凉味，所以白豆蔻行气向上。其次，干姜不如良姜，姜也各有各的特点，过去讲了干姜、生姜不同，而良姜和干姜、生姜又不同，它有芳香之气，所以它不仅温中散寒，还能行气活血，在温中散寒、行气活血中，活血是最后一个作用，换句话也就是说，它并不是作为血分药来用，而是在它温中散寒行气，气行自然能活血。它对于胃，对于下焦的虚寒，都比较好，所以这里特别提一下，因为它是作为中焦治冷时最恰当的一味药，而其用处用得最特殊的就是良附丸。

良附丸有好多名字，现在的成药给它改了个名字，叫胃气止痛丸，实际就是良附丸。良姜、香附这两味药，一个是温胃，一个是行气，而胃病以寒性的居多。如果你在临床上统计，以寒为多，其中就包括一些胃炎，有的虚得更厉害一些，还可与六君子汤合用。胃的炎症，还有胃黏膜脱垂，从西医分析原因很多，但从中医辨证，属寒者多，属虚寒的更多，所以要舒肝和胃。肝胃气痛也好，胃脘痛也好，治疗都是偏重于温散。

良附丸出自《良方集腋》，方后有“气痛为主，香附用三钱，良姜用一钱半；寒痛为主，良姜用三钱，香附用一钱半”。

这个方剂治疗胃寒痛、胃气痛，作为基础方很好。用它加香砂六君子汤为主，可治疗胃虚寒性疼痛。另外这里要提一提减少胃酸分泌的问题。如果说是反胃吐酸水，煅瓦楞子比乌贼骨好，但我们不要理解成瓦楞子是制酸剂，把它原来的作用忽略了。它是温性，温中和血，还能和血，所以不要理解成为制酸的药。因为出现这样的情况，有一些人是萎缩性胃炎或者是胃黏膜增厚，它的胃酸分泌并不多，但它又泛酸，有些病人说烧心，这就是通常所讲的情况。这些情况，有的人说是酸，有的说不是酸灼痛，不能理解为这些全是酸所致。有人说在那个情况之下还得用煅瓦楞子，只是在黏膜增厚时才用生瓦楞子，酸多的时候用煅瓦楞子。在临床上用此方时，不一定要用元胡来止痛，这个止痛不是作为止痛剂来用，而是作为温中散寒、温胃散寒用来止痛。所以良姜和干姜有所不同，还有瓦楞子的问题，我们不要理解它为制酸剂，减少了它的用处。

刚才为什么讲煅瓦楞子用在汤剂里好，因为如果做丸药，要注意煅瓦楞子研末做成丸药后溶解不开，在用汤剂时就以乌贼骨来代替，也叫海螵蛸，就是墨斗鱼的骨头，把它硬的部分去掉。它既能收涩，也能和血，也是温性的药。一些妇科的“经、带”病，也可以用它，特别是赤带，因为它能和血，用来收涩，所以有时往往用它。那么这个方剂作为汤剂、作为散剂是不同的，而这些内容我是在临床上比较后得出来的。刚才讲汤剂里用它效果好，也是来自于临床上的比较。

因为早先在本草书里没有瓦楞子，而我治疗胃病习惯用瓦楞子，1968 年我和一些同学在汉沽农场进行“教育革命”时，当地病胃痛的多，而那里的中药房只有乌贼骨，用后效果不佳，后来发现在路边、场地上到处是，叫他们自己拿起来洗干净，在火上一烤就可以用了。通过这样的对比，同一个病人，同样的方剂，同样的就是两个药，效果就是不同。所以在此介绍一下自己体会到的一些经验。

行气有这么几个方剂，而这些方剂一定要和以前的那些方剂合起来看，因为气不行有多种原因而主要是寒。我们有时候不要理解这句话就是指这一个方面，血遇寒则凝，气呢？气遇寒也凝滞，二者一样。因寒主收凝，任何东西受寒之后就都凝滞了。另外气和血的关系，虽然有为主为次的关系，但两者关系非常密切，往往在治疗的过程中要考虑到。所以在理气剂当中，它和许多行气的方剂有相关性。如果互相对比一下，就可以更明确地掌握一些谁为主的问题。治寒为主，是在温药中。有些温药中尽管兼有行气的功能，但是行气不是目的，因此在这个方剂里，是以散寒药、温中药为主。但是，当需要行气时，我是以行气药为主，因为散寒药、温里药不一定都能行气。在这上面我们一个是掌握了它的目的性，另一个就是掌握了药与药之间的差异，这可以联系起来再看。下面我们谈一谈降气的方剂。

降　气

行气主要是肺、主要是肝，因为肝主升、肺主降，升降的问题在于肺和肝。作为气逆的问题，除肺主一身之气以外，主要是胃。胃以降为用，当它上逆上冲的时候，那就是胃失和降了。胃和肺的治疗，要抓住两方面来进行降气。

降气的第一个方剂，它就是治疗气逆的。

苏子降气汤

（《太平惠民和剂局方》）

【组成】　紫苏子　半夏汤洗七次，各二两半（各 9g）　川当归去芦，两半（6g）　甘草炙，二两（6g）　前胡去芦　厚朴去粗皮，姜汁拌炒，各一两（各 6g）　肉桂去皮，一两半（3g）

【用法】 上为细末，每服二大钱，水一盏半，入生姜二片，枣子一个，苏叶五片，同煎至八分，去滓热服，不拘时候（现代用法：加生姜 2 片，枣子 1 个，苏叶 2g，水煎服）。

【功用】 降气平喘，祛痰止咳。

【主治】 上实下虚。痰涎壅盛，喘咳短气，胸膈满闷；或腰疼脚弱，肢体倦怠；或肢体浮肿，舌苔白滑或白腻等。

【方解】 苏子降气汤这个方名就说得很清楚，是降气方。第一，它是有前提的，就是说苏子降气汤证不是一下子来的，它主治咳喘多日已经成了虚证，而不只是一般的虚，而是造成了肾虚，属于下虚。但作为苏子降气汤所治的证来看，它必然有上实。实是什么？痰饮壅盛于上，这是主要的。所以本方是虚实兼顾、上下并治的方剂，既是上实又是下虚。它是由于痰饮哮喘而又肺肾两虚，是在这种情况之下，由于痰盛于上，即它是上盛下虚，这上面写的上实下虚，是邪气盛则实。之所以见喘咳短气，胸膈满闷，特别是腰痛脚弱，那是肾气不足；四肢无力，肢体倦怠，甚至有些浮肿，这些情况都是由于肺、脾、肾的阳气虚，没有这个原因它也不会生痰饮。

这特别符合《金匮要略》所讲的痰饮，根据“病痰饮者，当以温药和之”，都认为“液有余，便是痰”，所以痰饮病要确认肺、脾、肾中谁为本，谁为标，谁是真正的根。临床上有时候并不见得所有的痰饮病与肾有关都是发展到了肾为根的问题，但有的时候痰饮病出现腰痛脚弱倒都与肾有关，所以在用苏子降气汤时，只要见到腰疼脚弱，就知道病人的肾阳已虚了，再加上从舌苔看白腻或白滑，从脉象上看，虽是滑而浮取有力，重按时特别在右尺部就不行了，这样就说明了病已连及到肾。痰多，那么我就用理气的药、祛痰的药、降气的药，实际上你把痰一去，气一顺，他自然就好起来。再加上降气的药，他当然就更加舒服了。平喘这个问题，是整个方剂的中心，比如你用苏子降气祛痰，用半夏、用前胡、用甘草，这些都好理解，而且这里也好说，着重的是下气祛痰，由于痰多，还有些道理。但为何用厚朴呢？因为病人主要并不是痰积了出不来，而主要是气虚，无力排痰，所以用厚朴除满顺气也就加强了排痰的作用。用肉桂，因为原来就是肺脾肾阳气不足，水化为痰，水聚为饮。因肾的阳气虚以后，整个气化不利，水道不得通调，津液不得布化，所以聚而为痰，在这种情况之下，就需要用肉桂来温肾。

还有一个方剂就不是用肉桂，而是用沉香。沉香既能温肾，又能纳气归肾，所以这两个药的加入都与肾有关了，但实质跟前面的治疗是统一的。这里当归的问题不好解释，过去《神农本草经》上讲当归"主治咳逆上气"，可这里对它的解释是养血补肝，肝肾同源，这句话对吗？因为到了这样的情况，哮喘病都影响到心，病人的大便都不通畅，这有两个理由，一个是肺与大肠相表里，所以肺气壅，大肠不通，当归在其中主要是养心润肺，加上气味芳香，可以行气，对积于胸中的"宗气"有推动的作用，这就是我的解释，因为从表现来看，并不是绝对地没有心的问题。我们中医讲宗气的问题，心肺同属上焦，所以疾病发展到了一定的时候，肺病能够影响心脏。所以不仅是肺心的问题，现在这之间的关系已经越来越清楚了，临床上也可以见看到肺心病并发、继发冠心病。所以这些发现更加支持了我的想法。

当归在这里的用法就是养心。因为这样的病发展以后就影响到宗气和心。治法虽然没有讲出来，但也考虑了这些问题。有些理论方面的东西有待于我们联系起来去发掘，就像上次我们提到补肾与生血的问题，在过去都能为我们找到根据。这也是这么多年以来我在研究方剂当中自己感觉特别有意思、特别有兴趣的东西。有些东西是从经验上升到理论，但没写出来，而用在实践当中的。那么这部分东西，如果我们能把它很好地进行整理、充实，是非常有用的。而且这些东西在临床上用是能解决问题的。我说它解决问题，是因为苏子降气汤在一般情况下，缓解症状是很好用的，主要是指没有到危急的时候，而是指在一般情况下。比如说从现在的诊断来说属肺气肿、肺心病，喘得难受，用这个方剂可以缓解病人的一时之急。但是不是能让他的肺气肿、肺心病，甚至哮喘治除根了，这很难说。病情发展到这么一个情况，有的时间相当长远，想很快纠正，有的时候是办不到的，更不用谈根除了。但是在临床上使用也有一些例子，更多的用沉香，因为用它的目的在于平喘，首先使肾纳气的功能有所恢复，气逆减轻一些，人就痛快，排痰也就有力了。痰除了一些，气就又相应地舒服一些，所以这个有两个好处，一个是降逆气，一个有利于排痰。

这个方剂里还有一点就是有季节特点。往往有一些感冒，感冒得病以后并没有流鼻涕症状，也不见得有恶寒发热，而是咳痰困难，涉及到气，当然就喘得更加厉害。那么在这种情况下，应根据气候的变化，根据病人起居方面的情况，了解后就能断定是感冒。至于这个方剂加生姜你就放心地加，枣子一个还可以，用多了搞不好就腻了。用这个方剂的时候，我还加橘红（一方有陈皮去白），橘红和半夏并用，是为了更好地祛痰。有时候我还加一点桔梗。所谓加一点桔梗，就是说用小量，不使整个方剂变为宣肺祛痰的方剂。

祛痰的问题还要介绍一种情况，就是这种病人往往口干，口干你应注意看是否属于热象，因为有痰堵塞在气道里面，津液不得上潮，并不是真正的内热，这样的情况可以用大量的茯苓，我经常用到 25g。这些病人，即使得小病也有问题，不管怎样都有一个肺气的变化，目前是由于肺气的原因，在这种情况下，你用茯苓它可以通利小便，加强气化作用，这样津液就上潮了。所以讲茯苓能升或降，它可以渗湿下行而出，也可以补脾肺之气，所以在这里用它。

在临床上介绍了这几个方面，其实灵活的地方还很多。在情况危急的时候，就是说苏子降气汤对这种下虚上实的危急时候，必用此方剂。这是治疗原来就有痰喘病，现又出现肺气上逆而喘的。

定喘汤

（《摄生众妙方》）

【组成】 白果去壳，砸碎炒黄，十一枚（9g） 麻黄三钱（9g） 苏子二钱（6g） 甘草一钱（3g） 款冬花三钱（9g） 杏仁一钱五分（9g） 桑白皮三钱（9g） 黄芩一钱五分（6g） 半夏三钱（9g）

【用法】 水三盅，煎二盅，作二服，每服一盅，不用姜，不拘时，徐徐服。

【功用】 宣肺降气，祛痰平喘。

【主治】 风寒外束，痰热内蕴。痰多气急，痰稠色黄，哮喘咳嗽，舌苔黄腻，脉滑数者。

【方解】 定喘汤这个方剂也是三拗汤来的，一开始讲麻黄汤的时候就提到过。麻黄汤尽管在古代用得多，但由于自然条件的改变，现在已经不像古人那样容易产生麻黄汤证了，但它的配伍组合给我们留下了一个很好的范本，以宣肺为主，宣肺、散风寒、止咳嗽。我记得当时讲麻黄汤，由麻黄汤讲到三拗汤，由三拗讲到华盖散。那我们现在再比一比看，这个定喘汤和华盖散有何不同。这里面有白果、黄芩、半夏、冬花。麻黄、杏仁、甘草，这是三拗汤。桑皮，也是华盖散里有的。所不同的是，华盖散治疗的是风寒喘嗽，嗓子里面痰多，呀呷有声，是因为一呼一吸时痰随着上升下降，所以叫呀呷有声。那么这个方剂所治的是病人素来有痰，素有痰喘病，又感受了风寒，现在咳出的痰虽然是黄的，但并不说明它已经变成热证，只是由于痰不能出来，痰郁在气管里化热而致。所以在治疗的时候还是宣肺散风寒，风寒散，肺气宣，原来郁在肺里的痰就有利于排出。正因为痰已经郁而化热了，所以就在祛痰药里用了苦寒的黄芩。泻肺气的桑白皮，它和别的药合起来用，麻黄是散，正好一升一降。再看看苏子，它是降中圣药，款冬花也是如此，仍然是温肺下气，祛痰平喘。这里的原因主要是由于长期以来素有此病，白果可以治此病。第一，它味甘、苦，略有涩味。第二，它益肺气，定喘嗽，缩小便，但生品捣成泥能浣洗油腻，所以必须去壳取仁炒黄用。不然的话，它的涩味不利于祛痰。这里顺便介绍一个单方，就是用三五粒白果仁捣碎后搁在饭锅里蒸透，用米汤冲服，治妇人白带难止。但白带有腥味，或带的色黄、赤都不可用。所以如果你的目的还在祛痰，那它只有排痰后才能定喘；如果用收涩药为主，痰就会出不来。这个问题一定要注意方中白果的用量。

在这儿举一个例子。有些人生活安逸，黑白颠倒，熬夜后早晨睡，又有人伺候，天天熬参汤。本身有痰喘病，喝了参汤之后，憋得难受，后来用多种办法治疗，痰出不来。但这个例子和定喘汤所讲的情况和白果的收涩不同，只不过是用这个例子来说明，我们在治疗时有痰一定先祛痰，咳也好、喘也好，有痰一定要先祛痰。所以治疗痰喘有一个原则，发作时治标，不发时治本。就是在哮喘发作的期间要治痰，一切要有利于祛痰。当不发作的时候要治本，如何使得它不虚，脾虚治脾，肾虚治肾，脾肾皆虚就治脾肾，这就是治本。所以肾气丸也能治疗虚人痰喘。对这个问题要区别对待，不能统一用一个方剂就代表它的治法，这是在治疗哮喘当中最大的事情，包括治疗咳嗽（慢性气管炎）和感冒引起的咳嗽。不能以咳嗽的次数多少为疗效标准，应该看咳嗽有痰没有，咳嗽得畅快与否。有时候病人吃了止咳剂、收涩剂，咳得时间少了，但是非常难受，同时胸闷特别难受，这是一个主要的区别，所以这种情况一定要做到有邪先祛邪。那么所指的祛邪，不仅是指的外感之邪，还包括了痰，这些都是邪。所以这里作为降气也好，在这两方中主要治的是肺，在这种情况下再强调一下治疗咳喘，注意虚实之间如何来区别它，如何来抓住主要的方面来进行治疗。

四　磨　汤

（《济生方》）

【组成】 人参（3g） 槟榔（9g） 沉香（3g） 天台乌药（9g）

【用法】 四味各浓磨水，和作七分盏，煎三五沸，放温服（现代用法：水煎服）。

【功用】 行气降逆，宽胸散结。

【主治】 七情所伤，肝气郁结。胸膈烦闷，上气喘急，心下痞满，不思饮食。

【附方】 五磨饮子（《医便》） 木香（6g） 乌角沉香（6g） 槟榔（9g） 枳实（9g） 台乌药（9g），各等分。以白酒磨服（现代用法：水煎服）。功用：行气降逆。主治：大怒暴厥，或七情郁结等。心腹胀痛，或走注攻痛。

【方解】 四磨汤又叫四磨饮子，主要是用四味药磨冲服，治疗气闷气逆。它是以胀闷为主，甚至喘口气都困难。方中行气的药有槟榔、乌药、沉香，都是破气、下气的。由于破气下气的药合起来用，唯恐伤了气，所以首先指出人参。这个方剂主要的就是配伍上要注意。本方在临床上单独用的情况并不多，要了解这个情况。证见气郁、气闷、胀痛为主，而且气上逆的原因就是气郁、气滞，胸膈满闷不得下，与气从下逆行向上走还不太相同，所以用行气降气的方法。有的时候方剂的分类很难分得绝对，它列在降气剂之内，但是还有行气作用。

下面有一个五磨饮子，方由四磨汤去人参，加上枳实和木香而成，加强了破气的作用，故五磨饮子的方剂比四磨饮子的作用更强，所治的是一个完全的实证。因为在开始讲到治虚证就指出要注意防止破气，现在用开胸顺气之类的药而且是作用非常厉害的，所以不是实证不能用。还有，它就是行气，若有水、有痰、有瘀血，单用这个还不够用。尽管是气行、水行，血也就会行，但它究竟没有血瘀，方中也没有活血行瘀的药。

举一个实际例子，有一个小孩子，他心下痞，而且看着是高起的，看着有形，就说明不单有气，还有水，所以应该用枳术汤。但误用了大量开胸顺气之类，一派破气药，开始还见点效，但是越治疗越重，小孩日渐消瘦，后来由我改用枳术汤再加健脾行气的药，不到一个月就好了。这还是十几岁的小孩子，要是老年人本来就虚，越用破气药，气越虚，气下去后就很难再上来。所以这个方剂在这样用的时候，就是在大量破气药中加一些人参，可以减少损害，保护元气。但它到底还是一个治疗气结、气逆的方剂，所以要掌握分寸，加不加人参，以及加多少人参，都是需要注意的。加人参与这些药配合起来，还是降气平逆为主，如果单纯是实证，少加一点人参，它可以助长、增加破气的作用，壮实的人就不必加，所以这个分寸要注意。把这段内容理解了就行了。这种病证在临床上并不少见，但这个方剂现在临床上很少用，可以仿其法、取其意，自行遣药组方。

旋覆代赭汤

（《伤寒论》）

【组成】 旋覆花三两（9g）　人参二两（6g）　生姜五两（10g）　代赭石一两（9g）　甘草炙，三两（6g）　半夏洗，半升（9g）　大枣十二枚，擘（4枚）

【用法】 以水一斗，煮取六升，去滓，再煎取三升，温服一升，日三服（现代用法：水煎服）。

【功用】 降逆化痰，益气和胃。

【主治】胃气虚弱，痰浊内阻。心下痞硬，噫气不除。

【方解】旋覆代赭汤这个方剂，大家比较熟悉，而且是《伤寒论》中很有名的一个方剂。它主要治疗嗳气不除、心下痞，也可以治疗反胃。反胃就是呕吐，把吃下去的东西吐出来，气逆而不降，还时常吐涎沫。总之归结起来就是一点，胃虚气逆。这个痰就是因为胃气虚、胃气逆而产生的。因为气虚便是寒，这话讲过一次，但我还要再强调一次。气有余便是火，气不足便是寒，如果不理解这个，下面的方剂都不好理解。如果你讲胃虚，究竟是什么虚，阴虚、阳虚、还是气虚呢？这是一个胃气虚，可以由误治而成，也可以素来个人胃气虚而受寒所致。

本方的特点是用了旋覆花和代赭石。这两个药作为主药、君药，用生姜和半夏作臣药。在这个地方要注意了，生姜的用量要加大，在《伤寒论》中一般是三两，这里是五两，有的还需加量到半斤，以温胃降逆。然后再加上补气的药（因为原就有气虚），所以用了甘草、人参、大枣作为佐使药。旋覆花，我们知道它是归肺经的药，温性，可下气、除嗳气。对于一些有痰的咳嗽、有痰的喘，它都可以用，而且性子比较平和。在讲中药时有一句话：诸花皆升，旋覆独降。所有的花叶都是质轻的，都是浮而升的药，唯有旋覆花是下降的。旋覆花的质地很轻，但它的用量很大；反过来说，代赭石很重，但是它的用量很小，是旋覆花的三分之一。但在用量上没有人对旋覆花、代赭石的用量提出过疑问，这个问题就需要注意。代赭石是重镇降逆的药，可以入胃经，可以入肝经，凡是肝气、胃气上冲都可以用它，但它是寒性，在这个地方用它共同来降逆，为何用这一点呢？一个是因为重镇的力量比较强，但这里胃气虚寒而上逆，代赭石不仅重镇的力量比较强，而且性寒，胃气虚寒经不住重镇，所以在这里旋覆花的用量大于代赭石。

药性的问题在临床上经常看到有人用错，因为习惯认为金石药重，药用量都大，但是它要根据辨证来用，过量之后它就能损伤正气。所以有人可以看到，这边嗳气除了，呕吐除了，吐涎沫除了，这是代赭石的用法，可是它是一个虚证，一个寒证，所以到后来，胃脘部觉得胀闷气透不过来，同时感觉吃饭没有食欲，这就是用重镇药过度的一个表现。这里生姜、半夏、人参、大枣、甘草都很熟悉，都是反复提到过的。大家也知道，生姜温胃降逆，是呕家圣药，再一点它还可以行水，所以无论痰饮也好、水气也好，凡是胃气不降，它里面的津液就不得上布，所以用它和半夏既浊且降，在这里比较好。另外还有胃气痞而且硬，故用它来散积消食。所以在此生姜的用量就要大一些，小了就没用。

这里再反复提一遍良姜的问题，上次在良附丸中提了一下。良姜作为里虚寒用药很好，而且它有芳香之气，作为温胃散寒理气止痛很好，但是它比生姜燥，行水的作用也不行，这又是两种药的一个区别。所以这种情况用良姜不适合。在这些药里附带提一点，旋覆花是花，另外还有金沸草，在治疗里有一个金沸草散，和旋覆花散差不多的组成，其祛寒的作用比旋覆花更好，祛寒下气，用于感冒、风寒所伤的咳嗽，嗓子痒而痰不容易出来，与一些散风、祛痰、宣肺的药并用比较好。这个药有的时候在北京是没有的，刚来北京时只知道有旋覆花，不知道有金沸草，所以旋覆花、金沸草有时就混在一块。所以用的时候要了解一下当地的用药习惯，在不同的情况下有不同的用法。

我刚才还讲了两个药的配伍问题。我再举一个例子，有一个老年人，整六十岁，直肠癌手术以后，呃逆、嗳气，不能吃东西，医生给他开的方剂都没错，用的旋覆花代赭石这个方剂，加上丁香、柿蒂，关键就是虚气的问题没有掌握好，代赭石的用量、补气药的用量没有配伍好，这是一。第二，由于他直肠开了刀，做了人工肛门之后，饮食要被禁止，只许喝点牛奶。吃了大概有五付药不行，找到我以后，就把原方加减变化了，以后把牛奶改成了米汤，而且告诉他吃热的，米汤越稠越好。所谓米汤就是熬稀粥，把米熬化了，这样粥就稠，另外在不够的时候，给他吃些藕粉，逐渐地加那些有渣滓的东西，逐渐给他喝粥，因为牛奶和米汤还是两回事。

还有一个问题，在辨证的时候没有讲过这一点，就是病人饿了老想要吃，而不给他吃，越不给他吃，他打呃打得越厉害。打呃要注意，不要把呃逆都当成胃气败。要注意呃是从哪儿打起的，气从脐下往上则为正气败；如果起在胃的，也就是起于中焦的是胃虚寒，这种情况比小腹上来的呃逆要好得多。呃逆而能治和呃逆而不能治，又是两个差别，呕吐哕下利的哕，有人说就是干呕，这个争论挺大，有的说呃逆，实际上这两个都是形式，关键是食糜都是从胃中出来，不是从脐下小腹上来，这是用旋覆代赭汤时一个辨证的要点，先要抓住这一点。另外这种病人的舌头它必然是白的，虽有痰饮，但它不会厚，所以一般地不需要专门化痰。

橘皮竹茹汤

（《金匮要略》）

【组成】　橘皮二斤（12g）　竹茹二升（12g）　大枣三十枚（5枚）　生姜半斤（9g）　甘草五两（6g）　人参一两（3g）

【用法】　上六味，以水一斗，煮取三升，温服一升，日三服。

【功用】　降逆止呃，益气清热。

【主治】　胃虚有热，气逆不降。呕逆或干呕。

【附方】

（1）橘皮竹茹汤（《严氏济生方》）　赤茯苓　橘皮去白　枇杷叶拭去毛　麦门冬去心　青竹茹　半夏汤洗七次，各一两（30g）

人参　甘草炙，各半两（15g）。上㕮咀，每服四钱，水一盏半，姜五片，煎至八分，去滓温服，不拘时候（现代用法：加姜五片，水煎服）。功用：降逆止呕，和胃清热。主治：胃热多渴，呕恶不食。

（2）新制橘皮竹茹汤（《温病条辨》）　橘皮三钱（9g）　竹茹三钱（9g）　柿蒂七枚（9g）　姜汁三茶匙（冲）。水煎服。功用：理气降逆，清热止呃。主治：胃热呃逆，胃气不虚者。

【方解】　橘皮竹茹汤的方药配伍比较复杂，较难理解，因为橘皮竹茹汤一说就是虚热，可是整个方剂与旋覆代赭汤比较一下，生姜比它还多，甘草的用量多，大枣的用量也多，都比旋覆代赭汤分量还大，这些药物还基本相同，大枣、生姜、甘草、人参。一个是旋覆花、代赭石、半夏，一个是橘皮、竹茹，就这两个差别。而它的证就是干呕而哕者，就这个哕的证，和刚才讲的旋覆代赭汤证也差不多，这时候它也可以出痰饮。总的来说，由于胃虚，精气津液不能正常输布，就能够生痰，可是它用了大量竹茹，因为这个方剂整个是治胃气虚而夹有虚热，所以用了性偏凉的竹茹，所以这里可以说“本寒标热”，说它“益气清热”，其实是同旋覆代赭汤相对而言。在这里要特别理解胃气虚是本，气虚就是寒。它这里所讲的虚都是讲胃气虚，所以用甘草、用生姜，用大枣，分量都大。我们反复提到，《伤寒论》上要用人参，与我们现在用的人参不一样，它实际上是用于气阴两虚，所谓过去伤寒家讲甘草补气，人参补阴，过去都这么说。实际上是气阴虚用人参，这里必须提到这个问题。另外，我们还可以用《金匮要略》治“干呕哕，若手足厥者，橘皮汤主之”，方只橘皮四两、生姜半斤，煎分三服。这就更清楚了。

至于竹茹的问题，在以前也提到过，在这里能清胃平逆，因此能止呕、能除烦，它的作用比较灵活。橘皮的作用大家很熟悉，是辛苦温之品，功能理气健胃。方中气逆的时候并没有用降药，就是因为虚。一开始看这个方剂很不容易理解，特别是这个问题，它是热的，为何用半斤生姜？而那治胃寒证的旋覆代赭汤才用了五两生姜，二者几乎差一倍。照老的方法算，半斤是八两，而人参和甘草的用量也多。先应把这个关键问题解释清楚，所以大家要注意。中医的书，特别是中医的古书，一定要注意思考，它有的时候只说了一半。比如刚才说的"气有余便是火"，还有另一半它没说。其实一联系就很好理解，它既然有余是火，补气又要用甘温的，那么，气不够就是寒，所以这句话你不去想，就只懂了一半，我以前也说过。

关于下面的两个附方，一个也名橘皮竹茹汤，但是在不同的证之下用。这里先讲第二个附方的新制橘皮竹茹汤，它是在胃热呃逆时用的，这个证与柿蒂合起来，是温病后期出现的一种情况，所以在理解了丁香柿蒂汤的时候，这个方剂就好理解了。还有第一个附方的橘皮竹茹汤，它纯粹是胃阴虚，胃阴虚而有虚热，所以它用了这个方剂。这个方剂将来与下面的麦门冬汤可以联系起来理解。

还有前边有个竹叶石膏汤也可以理解，一个是胃有邪热用竹叶石膏汤；一个是胃阴虚、肺阴也虚、气逆而燥，所以用麦门冬汤（《金匮要略》方，由麦门冬七升、半夏一升、人参三两、甘草二两、大枣十二枚组成）。《济生方》的橘皮竹茹汤就是以肺胃阴虚为主，然后用了枇杷叶。其他有橘皮、竹茹、人参。《内经》说："饮入于胃，游溢精气，上输于脾，脾气散精，上归于肺"。另外还有"人受气于谷。谷入于胃，以传于肺"。胃气也可以直接通于肺，所以又说；"形寒饮冷，则伤肺"。从这里也可以知道，胃肺相通，胃气正常，它可以这样散，胃气不正常，吃进去的东西就积在胃中，既不输往脾、肺，也不能下行入肠，就要生痰了，所以此时根据逆的程度，根据痰的多少，淡渗的药要用一点。这些一个是凭脉，一个是凭审证的经验，必须要经常注意观察。

这几个方剂在本科生的时候还可以机械地讲，到了稍微有基础，再往高层次时就要从这几方面讲，适当扩展开来，促进思考，作为提高。具体到方剂，自己下课了要很好地比较，比较得越细，心里就越有数。并通过这个基础到临床去体会，不然的话，就停留在这个方剂上。因此现在反复强调，知其法而不明其方，知我者生，学我者死，就是要抓实质和精神，画画是这样，好多艺术都是这样，我就强调这一点。我在这讲方剂课，基础课上也行，等到临床上学得差不多了就应该讲这些，属于两个讲法。

丁香柿蒂汤

（《症因脉治》）

【组成】 丁香（6g） 柿蒂（9g） 人参（3g） 生姜（6g）（原书不著分量）

【用法】 水煎服。

【功用】 温中益气，降逆止呃。

【主治】 胃气虚寒。呃逆不已，胸痞脉迟者。

【方解】 丁香柿蒂汤就是治呃逆，这个呃逆是因胃肾气衰。因为胃肾气衰，所以要用温胃益气的办法来治疗。方中用上了柿蒂，是因为它是由胃气衰败所致，不能用重镇的办法，只能用苦寒、收涩的柿蒂。从这个地方回过来再看一看旋覆代赭汤，就可以理解了它用药的轻重。病人呃逆，气逆用重镇的办法不是挺好的吗？为什么那么多古人没有用重镇的方法治疗呢？原方用了收涩的办法，而且在那么多的温胃药中挑了丁香，这是为什么？丁香温胃行气，它兼能温肾，有时也和温肾下气的乌药配合应用，这就能更进一步来理解它。乌药不是降气的吗？乌药顺气下行，也能温肾，为何不用乌药而用丁香呢？它不但不用下气的药，相反还用上升、调气的药。丁香是温胃调气，它兼温肾，加上了收涩的柿蒂，温胃顺气的柿蒂，就能导气下行归肾。还有人参、生姜，这里无非也就是益气温胃以散寒止呃。由于久病，或老年人胃气虚寒而呃逆不已，需要这样用。有的加人参，有的不加人参，甚至还有的没生姜，这个就是要看证的轻重、气虚的微甚；还有就是看呃逆的程度和刚才讲就是因它是从小腹往上冲。实际上，这个方剂掌握了这一点以后，就能够真正理解全部。

理气剂就举了这么一些方剂。再有些方剂就是临床上常用，如越鞠丸，而四磨汤就很少按原法这么用。还补充一点，四磨汤在什么情况下用，凡突然大怒，气急气逆，用这个倒还可以，总之这个方剂是可以行气降逆的。理气剂中有些方剂应理解它配伍组合的用法，将来对自己理解和运用方剂配伍，特别是在成方的基础加以化裁有很大帮助。

第九章 理血剂

古人有句话："气为血帅。"所以用理气的方剂来治疗血病是可以的，如果用理血的方剂来治疗气病，那就可能伤人。因为理血的方剂是以理血药为主，它具有活血、化瘀或者是止血的作用。这是理血剂的定义。在《内经》中提到，"血实宜决之"，血虚当补，出血当止，血瘀当化，这都是治疗的原则。但是要注意止血留瘀，这在讲清热剂的犀角地黄汤时特别强调了这一点。但是，活血化瘀、活血祛瘀还是有区别的，它们的力量有强弱的不同，表示在药物的功用和药物的用量不同。有些药，用量小了就是活血化瘀，用量大了就是祛瘀，包括破血、逐瘀都在里边。另外一点，理血离不开理气药和补气药，因为气行则血行。还有活血化瘀宜温，以温为主，而止血宜凉，血凉则静，热则妄行，寒则凝塞。当然，有的病是热，也能使蓄血成瘀，所以这里有提出热、凉、寒三个概念，是指常规而言。

瘀血的造成，因寒者多，但是也有因热的。首先一个是外感六淫之邪，入里化热，入血分，因为血受邪热的煎熬可以成瘀。正如叶天士所说，温热之邪"入血就恐耗血动血，直须凉血、散血"。另外瘀血积久了，聚而为热，瘀血本身生热。所以不要把事情看绝对了，认为行血就是温，凉药就不行了，必须根据病情辨证来决定。所以它配伍的关系，一个是理气药，一个是根据病性的不同，配以清热凉血或散寒温经的药，有时还要用润燥的药，因为瘀血聚久而生热，血瘀愈久就愈热愈干，尤其是因热而瘀，或瘀久阴血已虚，内生虚热。所以有时叫干血，这在以后温经汤中还要谈，也要用润燥的药，还要用散结的药。但是遇到特殊情况时又要特殊来看。举例来说，止血的方剂见血证出血，用凉药止血，问题不大。所谓问题不大，是当时不会出问题，而不是对病没坏处，例如凉药过度，有时可以导致血瘀。如果是阳虚、气虚不能摄血，致血离经妄行，用凉药可以暂时取效，但也可以导致离经之血瘀而不行，或由于凉药伤了阳气，回过来出血更盛，即所谓“瘀血不去，出血不止”。但如果用温阳益气之品，反倒会马上见效。所以寒热之间以谁为主的问题，是最重要的。刚才讲的配伍使用，关键是要注意寒热之间的区别，这些内容两类方剂中都有同样的情况。还有应该注意的是：在行瘀、化瘀的药里多用行气药，止血的药里多用补气药。以前提到过，血脱者益气，所以这些都和理血剂有关，清热剂里有，祛寒剂有，补益剂也有，都有化瘀或止血的方剂。这些方剂对孕妇使用时要注意，当然首先是要注意活血化瘀的方剂。就是止血的方剂，如果没有出血也不宜用，不能认为止血收涩能够固胎。

活血祛瘀

下面讲活血祛瘀。关于瘀血证的几个辨证特点。有时见了结脉，见了涩脉，不要一概认为是虚证，要看它有力没力。有时它是由于血中有瘀，血行不畅，所以可以见到涩脉，进一步还可见到结脉，另外如现在所讲的二联律等。过去中医相当注意，脉有定数而止的，不仅是两次一停，三次一停，凡是十以内一停的，都要注意。另一个，从面部的望诊，尤其是口唇可以看出来，舌质的颜色也可以看出来，这要注意区别。因为到现在为止，这些情况用客观的东西来诊断它还是比较困难。看起来舌象这么简单，实际上很不好搞。因为多种因素影响了对它的观察，光线、津液、舌苔的颜色，都影响了对舌质颜色的观察。举例来说，有个人舌质并不是特别青，但上边有白腻苔，有白腻苔衬着，舌质就显得特别青，你一看不知里边有多么厉害的瘀血、寒证，而实际上用温药一吃，舌苔一退，舌质很快就转过来了，所以这些情况都要特别注意。反过来讲，有一些舌象，如心脏病、胃病、肾病包括糖尿病，它们的舌象特别难看，很薄的苔，颜色像不新鲜的猪腰子，上边还有斑斑点点的瘀斑，甚至还有裂纹，或有一块一块小的薄白苔，越到中间越薄。这个舌苔要注意，既有瘀血，还气血两亏，胃气也伤了。

另外还有舌体和舌边尖瘀点的问题，还有舌萎的问题，就是舌头看起来好像变小了，当然这种舌质是嫩的，可以是淡嫩，可以是暗，还要注意舌上有皱褶，这些都属于气虚。舌萎是有瘀血，舌尖边的瘀斑，都是瘀血。另外妇女脸上的蝴蝶斑，都和月经有关，都是瘀血，还有眼睛，到了视力不行了，就是《金匮要略》讲的大黄䗪虫丸证，两目暗黑，有两种解释，一个是眼眶发黑，这个黑是发暗的，没有光泽；还有一个就是看东西不行了，视力下降，都是瘀血的见证。现在注意甲周循环，实际上中医讲唇爪的问题就已经涉及了。看舌底的问题也要注意，因为舌底本来有静脉，而且很明显，本来就是青的，所以初学医没有经验的人看舌底时要特别注意。下面先介绍活血祛瘀法的遣药组方。

血在脉中，因气而行，以养四肢百骸，如有所滞留瘀积便是病。其证既有寒热虚实，那么治疗也就因证而异。或温而散之，或清而化之，或补散兼施，或攻逐而行于外，或渐削其坚积，甚至搜剔于经络之中，总之，除恶务尽而不伤正，血行脉中而无滞碍，为最佳效果。

桃核承气汤

（《伤寒论》）

【组成】 桃仁去皮尖，五十个（12g） 大黄四两（12g） 桂枝去皮

二两（6g） 甘草炙，二两（6g） 芒硝二两（6g）

【用法】 上四味，以水七升，煮取二升半，去滓，内芒硝，更上火微沸，下火，先食温服五合，日三服，当微利（现代用法：水煎服）。

【功用】 破血下瘀。

【主治】 下焦蓄血。少腹急结，小便自利，至夜发热，谵语烦渴，甚则其人如狂。

【方解】 桃核承气汤就是调胃承气汤加桃仁、桂枝。在《伤寒论》中有个蓄血证，实际就是表证不解，热入里在下焦，与血相结，所以少腹拘急而用手按有结块。要注意古人所谓的少腹，不如叫小腹好，因为这里有肝、脾、肾的部分功能。小肚子拘急疼痛，用手按其上，有硬结，小便通利，大便也还正常，但色黑不干，这是瘀血的现象。由于是热与血相结，所以可以见到入夜发热，谵语烦躁如狂的现象，还有凡是血分证发热，夜热为甚。顺便提一下，瘀血的疼痛，也是夜里痛得厉害。夜里阴气盛，就痛得更厉害。那么这个和刚才讲的祛瘀宜温就不同了，因为它本身是由邪热和血相结，是因热而瘀，所以用了调胃承气汤。但是这里加了桃仁和桂枝，这两个药并不寒。因此，尽管用了大黄、芒硝，它还是用两个温药合起来，主要是利用它们活血化瘀的功能，再通过与硝、黄的配合，这样瘀血便从大便而出。瘀血一出，邪热就随之而出，这和承气汤治疗热结腑实一样。所以这里解释桂枝，不要涉及太阳之表的问题，意义不大。因为《伤寒论》讲得很清楚，有寒热，有身痛，当先解表，表解了以后才能治里，而这里邪已入里，无需解表，用桂枝是取其入营血来通利血脉，并与硝、黄配合起来行瘀血。另外这里用了桃仁。桃仁不仅活血化瘀，还有个能润燥的特点，不单是润肠。因为这里是热与血相结，自然干燥，所以不仅用芒硝，而且用了桃仁，这样兼润血之燥，散血之积，这样润燥就加强了散积化瘀的功能。但要注意，调胃承气汤中芒硝是半升，这里是二两，是攻逐而留有余地。另外，这里的甘草是必要的，利用它甘缓的作用，使得硝、黄与桃、桂相合而不至于下得过猛。因为虽然它是为除有形之邪，但也要既保胃气，又使得它缓和以后，才能一下把瘀血清出来。这就与受邪后发汗不宜过猛的道理是一样的，汗大出而邪反不解。这里就要说明，桂枝和桃仁相合是用来通血脉的，因为血总是得温则行，而硝、黄是咸寒苦寒的，两者相合，恰得其平。有形的瘀血既去，邪热自清。

下瘀血汤

（《金匮要略》）

【组成】 大黄三两（9g） 桃仁二十枚（9g） 䗪虫熬，去足，二十枚（9g）

【用法】 三味末之，炼蜜和为四丸，以酒一升，煎一丸，取八合，顿服之。（现代用法：水煎服）

【功用】 破血下瘀。

【主治】 产妇腹痛，因恶血未尽而留结于小腹者；亦治血瘀而致经水不利之证。

【方解】 本方是治产后小腹胀满而痛，按之有硬结者。这时血气不和，轻的用枳实芍药散。假如吃了还不行，说明单是行气活血还不够，所以要用下瘀血的办法，用了大黄、桃仁、䗪虫，这就比较厉害了，书上形容是破血逐瘀。这个方剂就是要注重一点，不同程度的瘀血要用不同程度的药来治疗，病重药轻不能好，病轻药重，好血也下来了。有一种实证瘀血，月经或者是闭经，或者有瘀血，月经很少，腹胀痛，颜色不正，可以在调经的方剂中结合这个方剂来治疗。

血府逐瘀汤

（《医林改错》）

【组成】 桃仁四钱（12g） 红花三钱（9g） 当归三钱（9g） 生地黄三钱（9g） 川芎一钱半（5g） 赤芍二钱（6g） 牛膝三钱（9g） 桔梗一钱半（6g） 柴胡一钱（3g） 枳壳一钱（6g） 甘草一钱（3g）

【用法】 水煎服。

【功用】 活血祛瘀，行气止痛。

【主治】 胸中血瘀，血行不畅。胸痛、头痛日久不愈，痛如针刺而有定处，或见呃逆日久不止，或饮水即呛，干呕，或内热瞀闷，或心悸怔忡，或夜不能睡，或夜寐不安，或急躁善怒，或入暮潮热，或舌质黯红、舌边有瘀斑，或舌面有瘀点，唇暗或两目暗黑，脉涩或弦紧。

【附方】

（1）通窍活血汤（《医林改错》） 赤芍一钱（3g） 川芎一钱（3g） 桃仁三钱，研泥（9g） 红花三钱（9g） 老葱三根，切碎（3g） 红枣七个，去核（5g） 麝香五厘，绢包 黄酒半斤。将前七味煎一盅，去渣，将麝香入酒内，再煎二沸，临卧服（现代用法：加黄酒适量，同水煎服）。功用：活血通窍。主治：瘀阻头面的头痛昏晕，或耳聋年久，或头发脱落，面色青紫，或酒渣鼻，或白癜风，以及妇女干血痨，小儿疳积而见肌肉消瘦、腹大青筋、潮热等。

（2）膈下逐瘀汤（《医林改错》） 五灵脂炒，三钱（9g） 当归三钱（9g） 川芎二钱（6g） 桃仁研如泥，三钱（9g） 丹皮二钱（6g） 赤芍二钱（6g） 乌药二钱（6g） 延胡索一钱（3g） 甘草三钱（9g） 香附钱半（3g） 红花三钱（9g） 枳壳一钱半（5g）。水煎服。功用：活血祛瘀，行气止痛。主治：瘀在膈下，形成积块。或小儿痞块，或肚腹疼痛，痛处不移，或卧则腹坠似有物者。

（3）少腹逐瘀汤（《医林改错》）　小茴香七粒，炒（1.5g）　干姜二分，炒（3g）　延胡索一钱（3g）　当归三钱（9g）　川芎一钱（3g）　官桂一钱（3g）　赤芍二钱（6g）　蒲黄三钱（9g）　五灵脂二钱，炒（6g）。水煎服。功用：活血祛瘀，温经止痛。主治：少腹瘀血积块疼痛，或不痛，或痛而无积块，或少腹胀满；或经期腰酸，少腹胀，或月经一月见三五次，连接不断，断而又来，其色或紫或黑，或有瘀块，或崩漏兼少腹疼痛等症。

（4）身痛逐瘀汤（《医林改错》）　秦艽一钱（3g）　川芎二钱（6g）　桃仁三钱（9g）　红花三钱（9g）　甘草二钱（6g）　羌活一钱（3g）　没药二钱（6g）　当归三线（9g）　五灵脂二钱，炒（6g）　香附一钱（3g）　牛膝三钱（9g）　地龙二钱，去土（6g）。水煎服。功用：活血行气，祛瘀通络，通痹止痛。主治：气血痹阻经络所致的肩痛、臂痛、腰痛、腿痛，或周身疼痛，经久不愈。

【方解】 这个血府，王清任专指膈上胸中。其他几个方剂各有各的部位，这是一个特点。另一个特点，它是治疗瘀血发热，它所治的证比较多，因为王清任擅长以活血化瘀而有所成，他拟定了多个叫逐瘀的方剂，各有所宜。这五个方剂基本上用的是桃红四物汤，但有变化，头痛也治，胸痛也治，月经不行也治。关于饮水即呛，它另外还有一个会厌逐瘀汤。这里先讲血府逐瘀汤，这个方剂的特点在于既用了桔梗，又用了枳壳；既用了柴胡，又用了牛膝。用了桃红四物好理解，用了赤芍而不是白芍，因为它着重在活血，它所治又在胸中，所以用桔梗和枳壳。过去有个枳桔散，治胸中满而不痛，一升一降，它对于胸中之气有个升降的作用，可以行气宽胸。用在这里，由于行气的作用，就加强了活血作用。血藏在肝，胸中又是肝经的分野，所以用柴胡舒肝、调肝气以行血，同时又用牛膝引血下行，又是一升一降。就这两对药，两个特点，因此可以活血祛瘀而下行。这个方剂治疗瘀血性的心绞痛很好用，胸痛，还有肋软骨炎也很好用，还可用来治疗脑震荡后遗证，治疗此病我经常加磁石，因为瘀血证在这种情况下，有时睡眠不好，不需加安神药，只要你把瘀血化了，热也清了，心得血养，神也就安了，所以要根据情况来加以区别。特别是瘀血化热，瘀血发热也是午后潮热，那么它和另一个方剂膈下逐瘀汤配合起来用，可治小孩疳积，或大人肝脾大而有瘀血的。也可用三个方剂联合治疗，通窍活血治疗头面四肢皮肤、浅层的、上部的。例如刚才讲小儿疳积，肚子大了，上面有青筋，用通窍活血汤治青筋；腹中有痞块，用膈下逐瘀汤；潮热用血府逐瘀汤。这是它们合起来用。但单独应用时，通窍活血汤治疗头痛、头面的瘀血，皮肤上的以及四肢的。举例来说，白癜风可以用它治疗，是用桃红四物而不用当归、生地，只用赤芍、川芎，另外加葱、姜、枣、麝香。所以过去治疗面部的白癜风，要吃好多付，吃了以后，有的能够逐渐变颜色，而且很有特点，先是白的当中有红点，后来红点越来越多，最后变成一片。这是从实际经验当中得出来的，所以可以试着用一下。麝香不一定必用，在头面的可以适当用一点白芷，不超过 3g，不要多。但实际应用中要注意，因为都是用的升散之药，而对于妇女有肝郁、有肝火的人，要配一点降药，我经常用的是牛膝。如果应用以后有点风阳上扰、头昏头痛的，加点磁石、夏枯草或茺蔚子都可以。

膈下逐瘀汤的情况就变了，就是治脐下腹部有痞块。痞块不是痞气，伤寒所讲的痞，多是指痞气，这里所讲的是瘀血形成的痞块。膈下逐瘀汤化瘀血、消痞块的作用比较好，还有止痛的作用。因为瘀血结成块，多有痛。但是这几个方剂都是治疗实证的，特别是膈下逐瘀汤消痞块，血府逐瘀汤治心绞痛，都要注意。病久以后，特别是心绞痛有虚证，如果见气虚要加补气药。如果血压高，要加重镇平肝药。如果见血虚、阴虚要加滋阴养血的药。那么膈下逐瘀汤更要考虑正气的问题。因为这些情况发生到了在脐下或腹中有痞块，病比较长了，正气和血比较虚时，要间断、交替地用药，不要一直猛攻，可以加益气健脾的药。另外还有就是不要单纯地用大黄之类的逐瘀药猛攻，关键要注意它是否气虚。如果气不虚，没问题。到了少腹逐瘀汤，它和温经汤有区别，它是治疗下焦有寒、血瘀经闭的实证，如果用对了，见效是很快的。蒲黄等药在失笑散中再讲。

身痛逐瘀汤，它就是长期的风湿痛，久病入络，久病入血，血瘀了，因此祛风湿的药就是羌活、秦艽，加上活血的药，再加上地龙。地龙这个药，它能清热、通经络、散结，可以祛经络之痰。它是寒性的，所以有时用来清热熄风，主要用于久病入血入络，寒湿郁而化热，所以在活血通络的同时用地龙，将来在小活络丹里再详解。

但是这几个方剂，都必须要有瘀血的见证，所以在血府逐瘀汤中说得比较清楚。好多病都是这样，耳聋脱发，是通窍活血汤治的；另外痞块发热，月经不调，总之关键是有瘀血，没有瘀血不能用。舌质暗红，舌边有瘀斑，舌面有瘀点、唇暗，两目下暗黑，脉涩，但更多的是弦，甚至弦数。结的厉害了才有弦涩，痛的厉害了才有弦紧。这就是几个方剂区别应用的要点。它们配伍的特点，就体现在刚才所讲的内容中。通窍活血汤往上行，用麝香、用葱；血府逐瘀汤着重的是胸中，用枳、桔的同时，还用怀牛膝防止柴胡之升；少腹逐瘀汤用小茴香，还有官桂；身痛逐瘀治疗风湿、通经络，这就是它的用途。

整个王清任的方剂，以活血化瘀见长，它在不同的地方配上不同的药，这就是他还没有离开归经的用法。这里可能有疑问，他治小儿痞积或肚子胀、瘀血，大人也有，他用三个方剂来分别治，又是实证，特别是大人，肝脾大了，腹中有肿块，腹部也膨大了，这肯定有水，而且是虚实夹杂，所以这种情况，一是加行水药，一是交替用，或者是在方剂里照顾虚。这就是原则，或者是攻而后补，或者是攻中兼补。还有刚才讲的小儿疳积也是这样，攻完了以后赶快健脾。在针对这些证的基础上，交替应用这三个方剂来除掉痞块，并进行善后治疗，才能避免反复或体弱难复。

复元活血汤

（《医学发明》）

【组成】 柴胡半两（15g） 瓜蒌根 当归各三钱（各9g） 红花 甘草 穿山甲炮，各二钱（各6g） 大黄酒浸，一两（30g） 桃仁酒浸，去皮尖，研如泥，五十个（9g）

【用法】 除桃仁外，剉如麻豆大，每服一两，水一盏半，酒半盏，同煎至七分，去滓，大温服之，食前，以利为度，得利痛减，不尽服（现代用法：水煎服）。

【功用】 活血祛瘀，疏肝通络。

【主治】 跌打损伤，瘀血留于胁下，痛不可忍。

【方解】 本方与膈下逐瘀汤、血府逐瘀汤似乎是一回事，但又不是一回事。它主要是治疗跌扑损伤，包括击打损伤，所谓恶血留于胁下，撞伤、打伤、跌伤都可以见到。它着重在于胸胁疼痛，甚至影响了呼吸。它的治疗以新瘀为好。这个方剂的特点，一个是舒肝，一个是活血。其中柴胡、穿山甲、红花、当归、桃仁都好理解，但为什么用天花粉呢？因为瘀血留于胁下，必结而且干，而天花粉正可以散结、可以润燥，与活血行气药合而促使瘀血自出。《内经》上有这么一句话，“有所坠堕，恶血留内”，因为部位在胁下，所以要用柴胡，胁下正是肝经循行之处，它可引诸药至病所，逐恶血不伤好血。穿山甲的特点是它不仅是一个活血祛瘀药，而且特别擅长通经络，它是走窜的，所以妇人下乳、外科痈疡经常用。它擅长于行，能够通经络，能引破血之药到瘀血所结之处，所以它也是引经药。它的引经和柴胡的引经不同，柴胡是舒肝而能引至胁下，而它是瘀血在哪里就能引到哪里。穿山甲破血的作用相当于水蛭。这里用大黄是引血下行，使瘀阻在胁下的坏血，经过活血化瘀以后，剩下化不掉的而又必须出来的，可以从大便出。这个方剂除了治疗此证之外，用于脑震荡的后遗症也有效。

七　厘　散

（《良方集腋》）

【组成】　血竭一两（30g）　麝香　冰片各一分二厘（各 0.4g）　乳香　没药　红花各一钱五分（各 5g）　朱砂一钱二分（4g）　儿茶二钱四分（7.5g）

【用法】　上八味，研极细末，收贮瓷瓶，黄蜡封口。急用干掺，定痛止血，先以药七厘冲烧酒服之，后用烧酒调敷，轻者不必服（现代用法：共研极细末，密闭贮存备用。每服 0.2～1.5g，黄酒或温开水送服。外用适量，以酒调敷伤处）。

【功用】　活血散瘀，止痛止血。

【主治】　跌打损伤，筋断骨折之瘀血肿痛，或刀伤出血。并治一切无名肿毒，烧伤烫伤等。

【方解】　七厘散主要是用于外伤瘀血疼痛，或流血不止（外敷），及一切无名肿毒、烧伤、烫伤，或内服，或外敷，能活血散瘀、止痛止血。方中重用血竭，因它既能活血祛瘀，又能止血生肌，内服、外用均可。冰片、麝香用量虽小，但辛香走窜之功特强，助诸药活血通络。儿茶性凉而味苦涩，能清膈上之热，此处主要助血竭止血。其余活血化瘀药皆是助血竭之用。本方制成散剂，每次只能服七厘，所以叫做七厘散。另外它既可以内服，也可以外敷。外敷可以消肿止痛，对于破口出血还有止血的作用。但近来麝香的真品极少，冰片也不是原物了，用外敷尚可，内服还要慎重，以免延误治疗。

补阳还五汤

（《医林改错》）

【组成】　黄芪生，四两（12g）　当归尾二钱（6g）　赤芍一钱半（6g）　地龙一钱（3g）　川芎一钱（3g）　红花一钱（3g）　桃仁一钱（3g）

【用法】　水煎服。

【功用】　补气，活血，通络。

【主治】　中风后遗症。半身不遂，口眼歪斜，语言謇涩，口角流涎，下肢痿废，小便频数或遗尿不禁，苔白，脉缓。

【方解】　补阳还五汤这个方剂，按照王清任的说法，人身的气原应该为十分，左右各半，之所以产生一边偏瘫了，就是少了二分之一的气。通过这个方剂，还它五分气，是益气活血治偏瘫的方剂，所以叫做“补阳还五汤”。方中黄芪用量特大，最多可到八两（即半斤），这是它的一个特点。方中的赤芍、川芎、桃红、当归都是活血药，与刚才的通窍活血汤有点不同。它没有大枣，也没有麝香和葱，而多了一个黄芪，一个地龙。王清任认为，偏瘫是由于气虚而血不能到达所致，所以侧重用大量补气药加上活血药，使整个的血脉贯通。因为《内经》中有句话，“荣气虚则不仁，卫气虚则不用，荣卫俱虚，则不仁且不用”。偏瘫就是不仁且不用，是营卫俱虚。所以就根据这一理论遣药组方来进行治疗。它治疗的特点，一个是用大量的黄芪配合地龙，更好地与活血药配合。但是他从经验当中得出一个结论，有以下情况的不治，如肩上有个缝，手指能放进去的无效；脚下垂如马蹄形的不治。因为脚长期不用，所以形成马蹄形。所以治疗偏瘫，有的能好，有的不能全好。还有一个特点，确实是左边易好，右边难好。另外，从临床来看，下边比上边恢复得快。还有一个问题，如果是手曲而不伸，更不好办。这个方剂用的时候还要注意，这种病人往往多痰、大便干燥。还有一个经验，凡是血栓发生以后，血压就下来了。溢血的病人，至少血压不往下降。凡是血栓病人，偏瘫以后血压与原来的血压相比较就下来了。作为中医治疗时，并不因为它是出血而不用活血药，因为它出血以后也有瘀血，何况中医的理论是瘀血不去、出血不止。而中药与西药不同，出血也好，血栓也好，活血化瘀药都能用。当然，也都不是单用，而是根据具体病情，配合不同的药，组成不同的方剂来用于临床。

失　笑　散

(《太平惠民和剂局方》)

【组成】　五灵脂酒研，淘去砂土　蒲黄炒香，各等分

【用法】　先用酽醋调二钱，熬成膏，入水一盏，煎七分，食前热服（现代用法：共为细末，每服6g，用黄酒或醋冲服。亦可作汤剂水煎服，用量酌定）。

【功用】　活血祛瘀，散结止痛。

【主治】　瘀血停滞。心腹剧痛，或产后恶露不行，或月经不调，少腹急痛等。

【方解】　失笑散，就是五灵脂和蒲黄，是一个消瘀止痛的方剂。五灵脂要去净砂土，《本草纲目》：蒲黄“生则能行，熟则能止”。这里“炒香”就是取其止血。两药相配，互相促进，作用加强。虽然都是活血祛瘀药，但一个侧重于行气，一个侧重于行血。蒲黄侧重于气分，五灵脂侧重在血分。后者要生的，不要熟的，炒一炒可以，但不能成炭，另外，要用酽醋调。我们讲酸是收敛的，是止的，是涩的，为什么要用醋冲服，因为只有大量才是散瘀血的，少量则是止血的。方名用“失笑”二字，是形容见效快。

丹 参 饮

（《时方歌括》）

【组成】 丹参一两（30g） 檀香 砂仁各一钱半（5g）

【用法】 以水一杯，煎七分服。

【功用】 活血祛瘀，行气止痛。

【主治】 血瘀气滞，心胃诸痛。

【方解】 丹参饮就是注重行气活血，包括丹参、檀香、砂仁。因为檀香砂仁都是宽胸理气的。就不多讲了。本方主要是通过活血行气来治胃部刺痛和不严重的胸痛彻背。

温 经 汤

（《金匮要略》）

【组成】 吴茱萸三两（9g） 当归三两（9g） 芍药二两（6g） 川芎二两（6g） 人参二两（6g） 桂枝二两（6g） 阿胶二两（9g） 牡丹皮二两，去心（6g） 生姜二两（6g） 甘草二两（6g） 半夏半升（6g） 麦冬去心，一升（9g）

【用法】 上十二味，以水一斗，煮取三升，分温三服（现代用法：水煎服）。

【功用】 温经散寒，祛瘀养血。

【主治】 冲任虚寒，瘀血阻滞。月经不调，或前或后，或逾期不止，或一月再行，或经停不至，而见傍晚发热，手心烦热，唇口干燥，少腹里急，腹满；亦治妇人久不受孕。

【方解】 温经汤是常用来调治月经的一个名方。这个方剂在一般的理解和药物的解释上不完全相同。温经汤，顾名思义，是温经的，是治血分虚寒的。血中有寒，血的流通不正常，既有瘀滞，又可能妄行。但实际上这个方剂主治中虚寒、实热全有。虚是指血虚，寒是它本来的原因，例如我们平常讲冲任虚寒，所以虚是一个概念，寒也是一个概念，但是这两个概念经常统一起来，但实和热就不一定能统一起来。实是因为它有瘀血，所以为实；热，主要是指的瘀血发热，同时虚也就是阴血虚，也是出现热象的原因。所以从它的证表现中可以看出来，手掌烦热，唇口干燥，薄暮发热，这都是一些热象。当然这个热是标，不是本。本是虚寒，标是实瘀和热。因此它是一个虚实寒热并存的证候，由于病是虚寒为本，实热为标，所以治疗时从本治，以温经为主。它主要的药是吴萸、桂枝，这两味药特别是桂枝，温通经脉、血脉，又可通阳；吴萸可以暖肝、温胃、下气，这里用它是因冲为血海，肝为藏血之脏，肝喜条达而主疏泄，所以血寒要暖肝、疏肝，既条达而又疏泄，冲、任的经气才能正常运行。因为虽然血虚，但又有瘀血，需要用养血、补血和行血化瘀的药，所以用了当归，用了白芍，用了川芎。同时既然血虚，而且它原来治的是“年五十所”的“妇人”，早就“地道”该闭了，所以在这样的情况下加一定的人参和甘草以补气，这就是气血并补。这里用阿胶，它可以补血，可以润燥。如果是带下不止，血下不止，经常的漏证，用它还可以止血。由于刚才所讲它的热是两个原因，一个是瘀血发热，另一个本方所治的热是血虚发热，这里用了麦冬和丹皮。丹皮既能清血中火，又能行血，如果用了其他的凉血药，就不如丹皮有利于通经；麦冬滋阴润燥，也清虚热。关于半夏的解释有所不同，一般来说，半夏是和胃的，这个还得从经脉来理解。阳明经和冲脉在气街相合，所以说降阳明则所以降冲任。一方面鼓舞它的胃气，使补气养血的药更好地治虚，同时用半夏通阳明，用吴萸通厥阴，冲、任二脉一通，这样可以祛瘀。无论是月经不行或月经行而不断，都属于既是血虚，又有瘀血不得去，血脉不畅通，所以这样进行治疗，是没有抵触的。这是我自己的体会。

另外我们可以想一下，在《内经》中有个半夏秫米汤治疗不寐。为什么呢，就是因为阳跷脉盛，阴气虚，阳不入阴，因此用半夏泻阳明。而且还有一条理论，就是“胃不和则卧不安”，所以从调阴阳、泻阳明这些道理来理解它。半夏泻阳和阴，它是阳明经的降药，它的功能是降逆和胃，散结祛痰，所以用它在这里是用对了。这里还要注意一点，《伤寒论》方中用生姜一般是三两，而本方是二两，可见是协同半夏鼓舞胃气。但如果你不明白冲脉与阳明的关系，那就想不到这些。所以回过来再理解桂枝，理解吴萸，桂枝是上行，好理解；吴萸是下气，实际上是下气而后引火上行，所以吴萸用多了之后，会口角生疮、目赤。如果弄懂了温经汤证的复杂性和方药配伍的多重交叉，对于治疗月经病有很大好处。因为它虚实寒热均有，而且虚寒为本，实热为标。热还有复杂性，既有虚而生之热，又有瘀血生的热，所以把这个方剂搞清楚了，对于调理月经就好用药了。

生化汤

（《傅青主女科》）

【组成】 全当归八钱（25g）　川芎三钱（9g）　桃仁去皮尖，十四枚（6g）　干姜炮黑，五分（2g）　甘草炙，五分（2g）

【用法】 黄酒、童便各半煎服（现代用法：水煎服，或酌加黄酒同煎）。

【功用】 活血化瘀，温经止痛。

【主治】 产后血虚受寒。恶露不行，小腹冷痛。

【方解】 生化汤是产后一个通用方。对于行恶露、促进子宫复原都有好处。它体现了一个特点，看看它的分量就会发现，甘草五分，炮姜五分，桃仁十四个，川芎三钱，唯有当归是八钱，这个用量悬殊得很，但也非常适合产后的妇女服用。

因为产后总是血虚，应既有行，又有止，而且祛寒（因为分娩后胞宫必然虚寒，加之血得温即行）。整个方剂是温性的，是补、和而行，但实际上行的力量很小。所以有些地区产后作为常规用药，一般吃一剂有好处。对于恶露不行，或是行而不畅，可以用赤砂糖和它一起配着吃。这个生化汤是从更早的钱氏生化汤转变过来的，钱氏方中有熟地。方后还指出，凡是产后胞衣不下，或者血下不好，可加益母草。但益母草这个药是寒性的，所以虽然是行中有补，但是使用时要注意。因为现在行血调经习惯用益母草，但它究竟是寒性的，所以不能一遇到痛经就用益母草，特别是产后，如遇胞衣不下，以艾叶换益母草，更有利于化瘀血、生新血之意。

桂枝茯苓丸

（《金匮要略》）

【组成】　桂枝　茯苓　丹皮　桃仁去皮尖　芍药各等分（各9g）

【用法】　炼蜜和丸，如兔屎大，每日食前服一丸，不知，加至三丸（现代用法：多作汤剂，水煎服，用量按原方比例酌定；亦可为末，炼蜜为丸，每日服3～5g）。

【功用】　活血化瘀，缓消癥块。

【主治】　瘀血留结胞宫，妊娠胎动不安，漏下不止，血色紫黑晦暗，腹痛拒按等。

【方解】　桂枝茯苓丸主要是治疗原有瘀血留结在胞宫而又怀孕。由于瘀血的存在，影响了血脉的流通、冲任血气的不够充盈，胎儿得不到足够的气血来养它，所以见胎动不安，漏下不止。这个动和正常的胎动不同，它在脐上。如果不治疗，继续漏下不止，血就更虚，血更虚就没有血来养胎，胎就会流产。所以这是个活血祛瘀而保胎的方剂。由于患者是怀孕的妇人，要去瘀血又要不伤胎，所以就要回顾《内经》里说过的：

“妇人重身，毒之何如？有故无殒，亦无殒也”；“大积大聚，其可犯也，衰其大半而止，过者死”。这里就说明妊娠禁忌药对于孕妇是要注意的，但是在必要的时候，也就是大积大聚，不但影响胎儿，也不可延误治疗，只是必须根据病来适当用药，只是注意一点，不要伤胎，比对正常人用药还要谨慎，而且不要一攻到底。所以这个方剂体现了《内经》中的这个原则。她虽然怀孕了，但原来就有瘀血，如果不祛瘀血也不足以保胎，更何况现在已经发现胎动不安，漏下不止，如迟迟不予治疗，必然导致胎儿难以继续发育，所以适当使用活血化瘀的药，又采用了丸剂，服用最小量。这几个活血化瘀药并不厉害，并不峻烈，而且用蜜丸，还是小丸，吃了以后可以逐渐稍稍加量。临床使用时一定要体会这个精神，不可鲁莽行事，误伤胎儿。

另外还有一点要注意，我们过去讲过桃核承气汤、下瘀血汤，那是新瘀血，可以一攻而下，这是久瘀血，即便病人不是孕妇，你也不可能一下子把它祛除出去了，所以不能用峻剂攻逐的办法，而要用缓消的办法。这里用桃仁和芍药，正是因为病是久瘀，所以取其一个是活血祛瘀，一个还有润燥的作用。

大黄䗪虫丸

（《金匮要略》）

【组成】 大黄蒸，十分（300g） 黄芩二两（60g） 甘草三两（90g） 桃仁一升（60g） 杏仁一升（60g） 芍药四两（120g） 干地黄十两（300g） 干漆一两（30g） 虻虫一升（60g） 水蛭百枚（60g） 蛴螬一升（60g） 䗪虫半升（30g）

【用法】 上十二味，末之，炼蜜和丸小豆大，酒饮服五丸，日三服（现代用法：共为细末，炼蜜为丸，重3g，每服一丸，温开水送服。亦可作汤剂水煎服，用量按原方比例酌减）。

【功用】祛瘀生新。

【主治】五劳虚极。形体羸瘦，腹满不能饮食，肌肤甲错，两目黯黑者。

【方解】大黄䗪虫丸是一个常用的方剂。这个方剂实际上包括了下瘀血汤，实际上也是将一剂药作成四个丸药，每次吃一丸，用酒煎服。而现在的大黄䗪虫丸，就是在此基础上加了水蛭、虻虫、蛴螬、干漆、杏仁、芍药、甘草、生地，这就是补血与化瘀同用。但是这里的分量变化了，要注意。下瘀血汤中大黄为三两，用量特大，而在这里所谓十分，是一两作四分的分，在汉代一两等于二十四铢，所以这个十分实际上是二两半（也可能是十两误作十分），这样和其他药就好比较了。地黄十两、芍药四两、甘草三两，这个分量比较大。首先在剂量上有了变化，其次在配伍上有了变化，它多用了虫类药、祛瘀的药，减少了泻下的药，加强了润燥的药。除了刚才讲的地黄、芍药可以养血润燥外，另外还有桃仁、杏仁。水蛭、虻虫是逐瘀的。当然，桃仁也是祛瘀血的。但干漆这个药要说一说，它是专祛干血的，就是瘀血时间久了、干了，但是一定要炒了去烟，因生漆有毒，另外用量不要大，不仅因为它本身有毒，而是用它在于消除干血，不是逐瘀，而且久积之瘀血，也不可能一下荡平。蛴螬也是活血化瘀的药，而且这些药都是寒性的。要考虑一下为什么要用这些药组成大黄䗪虫丸，它治什么样的病？它是治疗久瘀血，凡是劳伤的病人，又有久瘀血，同时自己本身的血也少了。从瘀血的明显症状来看，脘腹胀满，不能饮食，这在《金匮要略》中就讲过，腹不满而病人自言满，漱水不欲咽，这是瘀血。两目暗黑也是瘀血，两目暗黑有两种解释，一个是眼眶发黑，一个是眼睛看东西昏暗。因为目得血而能视，肝开窍于目，肝藏血，肝血是否充盈和视力有关。肌肤甲错，就是周身皮肤干燥而翘起来，像鳞甲似的。为什么呢？因为瘀血不去，新血不生，瘀血在里化热，所以要考虑的不仅是祛瘀，而且要养血、清热润燥。又因为干血不可能一下子攻逐去掉的，所以必须用缓消的办法，就是《金匮要略》所讲的缓中补虚，也就是讲义上讲的这个方剂的功用，即祛瘀生新。在《血证论》里对本方也是非常推崇的。五劳虚极，简单地说就是五脏劳伤，气血虚极。这个劳本来就是虚极，积虚成损，积损成劳，那么用这个词形容病人本身气血阴阳俱虚，这在《金匮要略》里讲得很清楚。另外，现在的大黄䗪虫丸大黄配得稍微多了一些，所以在开始吃的时候大便稀，吃的时间长了就没有稀大便了。所以这个丸药可以根据具体病情再配上汤药，治疗内有久瘀血的病有好处。

止 血

下边讲止血的方剂。现在临床上要紧的就是辨证，有些内容好理解，如凉血止血、收涩止血等。温阳止血就不好理解，也不好掌握，如果不对证用错了就不行。还有益气止血。前两个用收涩的、用凉血的都好理解，甚至有的人容易理解因寒而瘀，但对因热而瘀不理解。因为血宜凉、宜静，这是正常情况。这里所说的凉并不等于寒，静也不等于静止不动，而是平静地流行在脉中，实际上血的宜凉和气的宜温是一个意思，热了就要伤气，血也是一样，寒了就要凝涩，热了就要妄行，还会煎熬成瘀。当然出血的时候也可以造成瘀血，因为出血的血不一定都能排出体外，所以这是一个总的治疗原则。因热而行，当治以凉血止血。一般的出血，可以用收涩止血炭类药及收涩药。炭类药中有些还有特殊的好处，这就是中药的一个特点。有许多药生用是活血化瘀的，但作为炭药可以止血，例如蒲黄炒黑这味药，和收涩类的止血药作用是不相同的，它的特点是止血而兼化瘀。举一个例子，年轻人经常容易鼻衄，这有多种原因，有胃火旺的，有相火旺的，要清胃火，要泻相火。

但是也有因为劳则气耗，面色皖白，中午特别是夏天出血多。年轻人不容易问出气虚的症状，所以要根据面色、舌苔、舌质、脉象来判断，可见虚大而缓的脉。劳则气耗，大热伤气，气不摄血，这样的病人要用补益中气来治疗。如果用了凉药，甘寒的还好些，用苦寒的就更坏了，因苦寒折伤中阳，苦寒久而化燥，这些都会影响到它的继续出血，后果不良。至于温阳止血，是因为阳气不足，血不循经，离经妄行。在这样的情况下，也只有温阳益气。但温阳益气要结合血宜凉、宜静的特点，因为温阳的药性热，它就容易动血，所以要适当地调整一下，在配伍上比凉血、止血好得多，配伍的难度也大得多。总的一个原则，就是要注意止血防瘀。此外，清热剂、补益剂中都有一些兼能止血的方剂，也可参考，并对比分析，有助于进一步掌握各种止血方剂的配伍，更好地提高疗效。

十 灰 散

（《十药神书》）

【组成】 大蓟　小蓟　荷叶　侧柏叶　茅根　茜根　山栀　大黄　牡丹皮　棕榈皮各等分

【用法】 上药各烧灰存性，研极细末，用纸包、碗盖于地上一夕，出火毒。用时先将白藕捣汁或萝卜汁磨京墨半碗，调服五钱，食后服下（现代用法：各药烧存性，为末。藕汁或萝卜汁磨京墨适量，调服 9g，亦可作汤剂水煎服，用量按原方比例酌定）。

【功用】 凉血止血。

【主治】 血热妄行。呕血、吐血、咯血、嗽血。

【方解】 十灰散实际上是十炭散。凡是书上所讲的烧灰存性或烧存性，实际上都是炭。有些药在烧作炭时要注意，如棕榈、血余、荷叶，不太好掌握，所以凡是烧成白色的或烧成灰的都要去掉，不能用。这些药都有止血的作用，再加上烧成炭，更适宜作为一般的止血药用，任何出血用它救急都可以。十灰散不仅是内服，还可以外用。例如鼻子出血时可用，都有止血的作用。另外这里所讲的用藕汁或萝卜汁磨墨取汁，因为京墨即好墨是用松树烧成的烟煤，加糯米汁来制成的。糯米本身是补肺的，所以许多出血特别是上部吐血、咳血，都可用墨汁，也有这样的作用。这种墨有一种清香，另外那些次一等的墨是用各种胶粘的，还有甚至是用烟筒中扫出来的黑灰，可能是煤灰，甚至烧的是一些油，那就不能用。现在的化学墨汁，更不能入药用。十灰散是用藕汁、萝卜汁来研墨。藕汁是止血的，萝卜汁也能清热泻火，又能化痰，所以用它来磨墨，加强止血的作用。另外，虽然主治中说是“血热妄行”，其实一般突然出血都可用作急救止血，因为诸药已烧成炭，即便是凉血止血药，也不致因此而成瘀的。

四　生　丸

（《妇人大全良方》）

【组成】　生荷叶（9g）　生艾叶（9g）　生柏叶（12g）　生地黄（15g），各等分

【用法】　上研，丸如鸡子大，每服一丸，水煎服（现代用法：作汤剂，水煎服）。

【功用】　凉血止血。

【主治】　血热妄行。吐血、衄血，血色鲜红，口干咽燥，舌红，脉弦数。

【方解】　四生丸虽然是凉血止血的药，但是艾叶本身是温的。生艾叶是温经活血的，所谓能止血，是指它本来是用来治疗冲任虚寒的漏下不止，所以生艾叶和艾叶炭不要混为一谈，艾叶烧成炭就是止血药了，这是四生丸中首先要提出来的。生

荷叶、生柏叶、生地黄都是凉血止血的，只是在三个凉药当中配一个温药，有调和之意，不折伤阳气。而且它选取了荷叶，这本身就考虑了升清阳的问题。荷叶有助于升脾胃的清阳之气，不但它本身有清香，另外它本身还有升清的特性。所以过去用荷叶，除了消暑之外，还特别注意了它能升脾胃清阳之气的特性，所以过去经常用荷叶蒂治疗夏天的湿温病后期，因它健胃却不温不燥，而一般很多芳香健胃药是温燥的。过去在治疗湿温病的后期，余湿未净，脾胃气不行时，用它挺好。

这里着重是要说明，荷叶它虽然可以止血，可以清热，但是本身和苦寒泻火之品不同，所以方中的几个药都考虑了这个问题。看起来四生丸的配伍没有别的特点，凉血止血就是它的主旨，通过凉血来止血，因为它治疗的证就是血热妄行。因为一个是上行、吐衄，血色是鲜红的；再一个可见颧红、面赤，不是白的，更不是气虚的㿠白，也不是血虚的萎黄。同时还有咽干口燥，脉是弦数，舌红。所以虽用了凉药，但是还考虑了凉而兼升的药。荷叶能升清阳，柏叶也有芳香之气，艾叶更使得寒中有温，这样一来，虽用寒凉之药，却不至于折伤阳气。生地黄本身就是凉血止血的药，在急救的时候，治疗热性的大出血，可用生地黄捣汁大量内服，它既可以凉血，又可以养血，通过凉血来达到止血的目的。养血清热，大量的就可以泻火，这样它就能止因大热引起的出血。但仅限于大出血的时候，止血为第一要点，不考虑是否防瘀的问题。这就是中医治病用药的特点。四生丸有时用丸药，有时捣汁服。

咳血方

（《丹溪心法》）

【组成】 青黛水飞（6g） 瓜蒌仁去油（9g） 海浮石去砂（9g） 山栀子炒黑（9g） 诃子（6g）（原方未著分量）

【用法】 上为末。以蜜同姜汁丸，噙化（现代用法：水煎服）。

【功用】 清火化痰，敛肺止咳。

【主治】 肝火犯肺。咳嗽痰稠带血，咯吐不爽，或心烦易怒，胸胁刺痛，颊赤，便秘，舌红苔黄，脉弦数。

【方解】 咳血方是专治咳血的，四生丸也可以治疗咳血，十灰散可以作为止血的通用方。咳血方的特点比较清楚，就是治疗肺热咳嗽、有血，吐血。从用药可以看出来，有青黛、瓜蒌仁、海浮石、栀子、诃子，这时就有了一个脏腑关系配伍的特点，它源于肺。海浮石是由珊瑚虫聚积而成的，就是生在海边浅水里，质地轻而松，是咸寒的，是清肺润肺而下气的，对于热痰，肺中燥热，痰粘难出，是一个好药，但不如瓜蒌仁，所以用这两个药既清肺中之热来润燥化痰，还润肠通便以泄内热。考虑到肺热、肺燥致肺气上逆，同时与肝和心相关，由于肺的肃降功能不行，肺就不能制肝，由于肺热，也就影响了肝，所以心肝俱热。所以方中用咸寒清泄肝经火热的青黛为君药，同时用栀子泻心肝之热，瓜蒌仁清肺润燥为臣药，正是清肺、泻火、清心、清肝，就可以凉血止血。联系到讲一贯煎时为什么用北沙参，因它是肺经的药，和滋阴舒肝有什么关系呢？还是从脏腑之间的相关联系而考虑用的。这里用了诃子，是收敛药。它另有一个特点，敛肺、涩肠而下气，所以用于敛肺止咳更好。它不是绝对的收涩，因为咳嗽都是肺气逆，直接原因是肺气不降，造成不降的原因有好多，所以用敛肺而下气的药。肺中燥热，影响了心主血脉和肝藏血的功能，转过来心、肝之热又上灼于肺，所以咳血。不仅咳，而且痰粘难出，胸胁疼痛，可以见到肺热阴伤而见的口鼻干燥，舌红，脉数苔少，也可见咽干，咽痒。但咳血方制成蜜丸服、噙化，还是量小效缓了一些，如果作为汤药用，见效会快些，但方中青黛一定要包煎，还可以和文蛤壳配成“黛蛤散”，能增加药效。另外，咳血方作成丸药给病人含化咽下，不限时，特别是结核后期阴虚咳血的人用了有好处。作为辅助剂，止咳、止血都有好处。此外，对于一些身体壮实，在突然大怒，或受到很大委屈却又不能发作，都可能突然咯血，此时用本方加点舒肝药，效果都很好。

槐花散

（《本事方》）

【组成】 槐花炒（12g） 柏叶杵，焙（12g） 荆芥穗（6g） 枳壳麸炒黄（6g），各等分

【用法】 上药修事了，方称等分，细末，用清米饮调下二钱，空心食前服（现代用法：水煎服）。

【功用】 清肠止血，疏风下气。

【主治】 肠风脏毒下血。便前出血，或便后出血，或粪中带血，以及痔疮出血，血色鲜红或晦暗。

【附方】 槐角丸（《太平惠民和剂局方》） 槐角去枝梗，炒，一斤（500g） 防风去芦 地榆 当归酒浸一宿，焙 黄芩 枳壳去瓤，麸炒，各半斤（各250g）。为末，酒糊丸如梧桐大。每服三十丸，米饮下，不拘时候（现代用法：研末为丸，每服9g，开水送下；或作汤剂，用量按原方比例酌定）。功用：清肠止血，疏风利气。主治：肠风下血，痔疮，脱肛属风邪热毒或湿热者。

【方解】 槐花散和槐角丸都主治肠风下血。肠风是由外感的风热入肺，不得从外解，因为肺与大肠相表里，于是肺遗邪于大肠，是为肠风；也可以是脾、胃湿热郁久不解，蕴结成毒入于大肠，是为脏毒。实际上，肠风下血也好，脏毒下血也好，只要大便血色鲜红，舌红脉数，这就说明了是大肠中的血，就可以用这个方剂。当然，在大便出血的时候，先腹痛，

后便血，严重的血还会喷出。因为严格地讲，肠风下血是喷射而出的，脏毒而大便出血，大多不会喷射而出。由于槐花散不仅治肠风下血，也治脏毒出血，这种病主要是喜饮酒，嗜食肥浓，积久成毒。所以先介绍出血的特点。还有，肠风的出血，特别是小儿的肠风，不仅是大便出血，还常呈泡沫状、喷射状的，这时可以用一点防风。因防风甘温，入大肠经，祛风胜湿，这是我的经验。下血，可以用防风炭。那么这个方剂它用的是荆芥，这也是去肠中风邪的，枳壳是宽肠利气的，这二者使肠中的风热自己出来。治疗这个病主要还是柏叶和槐花。槐花味苦性凉，炒了以后有一种涩性。荆芥穗也应炒炭，它用在这里并不是入血分，而是祛风。因为原病是肠风下血、风邪入肠。柏叶是肺与大肠的药，凉血清肺，清血分湿热。本方对于痔疮出血也可以用，但是效果并不太大。

槐角丸比槐花散少荆芥、柏叶，不用槐花而用槐角，并用防风、地榆、黄芩，药效比槐花散优，特别是其中有当归、地榆，更适宜于脏毒便血。若痔疮出血，经常发作，也可以服用。

小蓟饮子

（《严氏济生方》）

【组成】 生地黄洗，四两（30g）　小蓟半两（15g）　滑石半两（15g）　木通半两（9g）　蒲黄半两，炒，（9g）　藕节半两（9g）　淡竹叶半两（9g）　当归酒浸，半两（6g）　山栀子半两（9g）　炙甘草半两（6g）

【用法】 㕮咀，每服四钱，水一盏半，煎至八分，去滓，温服，空心食前（现代用法：水煎服）。

【功用】 凉血止血，利水通淋。

【主治】 下焦瘀热，而致血淋，尿中带血，小便频数，赤涩热痛，或尿血，而见舌红脉数等。

【方解】 小蓟饮子本身是治疗尿血的。尿血和血淋有不同，一个是小便痛，一个小便不痛。小便通畅而有血是尿血，小便频数、涩痛是血淋。总之，这个方剂是用来清下焦之热、凉血止血。因为淋一般是湿热，湿郁在下焦阻滞了膀胱的气化，所以小便通畅与否当注意。这个着重是热，所以主要是清泄下焦血分之热，不侧重于利湿，这在将来讲八正散时还要谈到。这里用了地黄、小蓟、滑石、通草、蒲黄炭、藕节、当归、山栀、甘草，这个方剂实际上是导赤散加味而成的。导赤散治疗心移热于小肠，可去小肠之火。小蓟饮子也是清泄下焦血热，也去小肠之火，所以把导赤散作为一个基本的方剂，加上一些凉血止血药，又加了滑石清热利窍而畅水道，这样使得热还从膀胱而去。所以从理论上来讲，现在是有一点想不通的，但是从临床效果上来讲是有效的。这个问题还是回到导赤散来讲，《灵枢经》虽已明确指出人死之后，“可解剖而视之”，但那个时候毕竟不够细致，所以认为膀胱无上口，小便是由于小肠分清泌浊，然后把水液渗进膀胱而成的，但也指出：“膀胱者，州都之官，津液藏焉，气化则能出矣。”所以许多情况在治疗下焦小便的时候，既讲到与小肠有关，但更多提到肾气。所以这些药是有用的。而从临床来看，用小蓟饮子治疗效果还是不错的。但是这里要总结一下，凡是用凉血止血药治疗出血，血止了以后，要考虑血伤的程度和火热的起因，以便进一步巩固治疗。例如咳血方，好了以后，要不要补肺？尿血治疗以后，要考虑到阴血和肾气的损伤程度。刚才提到有急性的出血、大量的出血，可有的时候是一种虚性的，或者出血过多。过去我们讲过，气为血帅，血为气母，其中一个意义就是气附于血，所以出血多的人必然也伤气，因此特殊出血的人有时候要用补气的办法，因为有形之血无法迅速补起来，而到了气伤血也伤的时候，用凉血的办法就没用了，所以这时候要益气固脱。同时再回过来指出本方治尿中带血，一旦见效血止，便当追究肾的情况。还要指出的是在使用本方时，不但脉数，而且两尺皆有力才是可靠的根据。

黄 土 汤

（《金匮要略》）

【组成】 甘草 干地黄 白术 附子（炮） 阿胶 黄芩各三两（各9g） 灶心黄土半斤（30g）

【用法】 上七味，以水八升，煮取三升，分温二服（现代用法：先将灶心土水煎取汤，再煎余药）。

【功用】 温阳健脾，养血止血。

【主治】 脾阳不足，中焦虚寒。大便下血，或吐血、衄血，及妇人崩漏，血色暗淡，四肢不温，面色萎黄，舌淡苔白，脉沉细无力者。

【方解】 黄土汤温阳止血。黄土是君药，是灶心土，又名伏龙肝。它经过火长期烧了以后，性质也变了，变成辛温之性，已经不是土味的甘了。主要用它的温涩之性，特别是温中焦，例如胃寒呕吐常用它温建中阳。但是现在要注意，烧煤的灶心土其作用就差了。当然，如果没有伏龙肝，可以用其他温脾收涩的药如白术炭来代替它。这个方剂的特点，不光是大便出血，也可以见吐血、衄血，还可以治疗月经出血过多而中焦虚寒的，但是它必须血色是淡的，血质比较稀，好像水分比较多似的。这是从出血的形状来看的。另外从全身来看，既然是一种虚寒性的出血，而且又是脾阳的问题，因脾主四肢，所以四末不温；由于出血多、阳气虚，所以面色萎黄。气虚为主的，是面色㿠白，舌头是淡的，苔是白的，脉是沉细的。所以用灶心黄土为主药，而且是大量的用，然后配上白术、附子，温脾阳、暖中土，这样配合黄土补虚祛寒，温建中阳。中阳通过温补得到补充以后，自然能统摄血行。这样，因阳气虚而离经妄行之血，就可以自行归经，以达到止血的目的。白术可以守中土，有它可奠定中土基础，虽然它的作用不如参，也不如芪，但是它的特点是专门健脾，能够起到奠基的作用。加上了炮附子，就能更好的温脾阳。附子经过炮以后，辛散的作用就差了，而温阳祛寒的作用增强了。这些配合起来就是针对病因而治疗的。因为阳虚不能摄血，所以温阳健脾来统帅血行。但是考虑到，一个是出血，血已经受伤了，而另一个是血本身就不循经而行，用了热药以后会影响血行，所以加了地黄、阿胶和甘草。甘草一方面是补，一方面是缓，与白术、附子一起能很好地补气，同时通过它的缓来缓解灶心黄土之辛、附子之辛。另外用阿胶、地黄还补血，而且在方中辛燥、辛热之品偏多时，有凉润之意。甘草和阿胶在《伤寒论》中是一对止血药，而且阿胶本身能补阴和止血。黄芩在这里是作为反佐的药，在这里先讲一下反佐。认定了病的寒热之后，在病没有寒热夹杂的情况之下，用了相反的药，这才叫反佐。苦寒药很多，为什么用黄芩呢？因为它主证是治肠中出血、大便出血，所以着重是用它清肠热。黄芩入大肠、清肠热，这样可以更好地作用于大肠，起到一个反佐的作用。用它主要是防止辛热之品动血。这里可以反过来想一想，四逆汤为什么要用猪胆汁。血止了以后，这一类病证善后的方剂，可用归脾汤。

胶　艾　汤

（《金匮要略》）

【组成】　川芎二两（6g）　阿胶二两（9g）　艾叶三两（9g）　甘草二两（6g）　当归三两（9g）　芍药四两（12g）　干地黄六两（12g）

【用法】　上七味，以水五升，清酒三升合煮，取三升，去滓，内胶令消尽，温服一升，日三服，不差，更作（现代用法：水煎去渣，或加酒适量，入阿胶化，温服）。

【功用】补血止血，调经安胎。

【主治】妇人冲任虚损。崩中漏下，月经过多，淋漓不止，或半产后下血不绝，或妊娠下血，腹中疼痛者。

【方解】还有一个胶艾汤，在这里着重提一下用量。地黄用量最大，芍药第二位，当归第三位，川芎最少，这可联系到讲四物汤时有关灵活使用的内容。另外加了阿胶、艾叶和甘草。当初讲四物汤时，地黄和芍药是补血的阴药，当归和川芎是和血的阳药。地黄是阴中之阴，川芎是阳中之阳。补血为主，以地黄为主。在这个地方看一看它所治的证，以及这四个药用量的变化，反过来证明了我们在开始讲四物汤的时候作为补血和血、治营血虚滞的问题。这里用艾叶，主要取其暖宫，合“四物”、阿胶以补冲任的虚损。

第十章　治风剂

凡是运用辛散祛风或熄风止痉的药物为主组成，具有疏散外风或平熄内风作用，治疗风病的方剂，统称治风剂。

风病的范围很广，病情变化比较复杂，概括地说，可分为“外风”和“内风”两大类。外风是指风邪侵入人体，留于肌表、经络、筋肉、骨节等所致。由于寒、湿、燥、热诸邪与风邪结合为患，故其病证又有风热、风湿、风寒等区别。其他，如风邪毒气从皮肤破伤处侵入人体而致的破伤风，亦属外风范围。外风主要表现为头痛、恶风、肌肤瘙痒、肢体麻木、筋骨挛痛、关节屈伸不利，或口眼㖞斜，甚则角弓反张等症。内风大多是指内脏病变所致的风病，其病机有肝风上扰、热盛动风、阴虚风动及血燥生风等。内风之证，常见眩晕、震颤、四肢抽搐、足废不用、语言謇涩，或卒然昏倒、不省人事、口眼㖞斜、半身不遂等症。在治疗上，外风宜疏散，内风宜平熄。因此，本类方剂可分为疏散外风和平熄内风两类。

治风剂的运用，首先必须辨别风病的病因是内风还是外风，并分别其寒、热、虚、实。若属外风则多实，治宜疏散，而不宜平熄；属于内风则多虚，治宜平熄，而切忌辛散。如风邪夹寒、夹热、夹湿、夹痰者，则应与祛寒、清热、化湿、化痰等法配合。此外，外风与内风之间，亦可相互影响，外风可以引动内风，而内风又可兼夹外风。这种错综复杂的证候，立法用方，就得分清主次，全面照顾。

疏散外风

治风剂中的“疏散外风”，是治疗由外来之风而造成的病证，或中于经络，或中于脏腑。现在介绍一些治疗外风所致病证的具体方剂。

大秦艽汤

（《素问病机气宜保命集》）

【组成】 秦艽三两（90g） 甘草二两（60g） 川芎二两（60g） 当归二两（60g） 白芍二两（60g） 细辛半两（15g） 羌活 防风 黄芩各一两（各30g） 石膏二两（60g） 白芷一两（30g） 白术一两（30g） 生地一两（30g） 熟地一两（30g） 白茯苓一两（30g） 独活二两（60g）

【用法】 上十六味为末，每服一两，水煎去滓，温服无时。如遇天阴，加生姜七八片。如心下痞，每两加枳实一钱同煎（现代用法：为散，每次30g，水煎去滓服。或作汤剂，水煎服，用量按原方比例酌情增减）。

【功用】 祛风清热，养血活血。

【主治】 风邪初中经络。口眼㖞斜，舌强不能言语，手足不能运动，风邪散见，不拘一经者。

【方解】 疏散外风中人的第一个方剂是治疗中风的大秦艽汤。中风在历史上，对于真中和类中，有截然不同的解释，基本上在宋以前讲外风为真中，这与宋以前的气候、自然环境、生活条件有着较大改变有关。自从刘河间提出来中风非风，就有真中、类中之争。大秦艽汤还是治疗外风所中的，是风中于经络，中于经络而见口眼㖞斜，手足不能运动，舌强不能语言，但是不见六经之证，就是不见三阴三阳经特殊明显的症状。在这以前，有一个小续命汤，那是以前纯粹用风药来治的，以散风为主，那是治疗外风中人的一个方剂。因为现在用这样方剂的机会很少了，那么可能在西北、东北风大寒重的地方，有这样情况。除此以外，很少有真正由外风所致的中风。

关于大秦艽汤的主治证要注意一点，有一些人手脚自如，语言自如，只是口眼㖞斜，也就是现在所说的面神经麻痹、面瘫，这不是大秦艽汤的适应证，这种证大多是因内风为外风所引动而发病。大秦艽汤充分体现了治风先治血的意思，里边有四物汤，而且用的是白芍和生地。白芍养血，生地兼有清热，但是这里为什么用秦艽为主，而且量用得大？因为秦艽善于祛风除湿、通经络，而且性平，没有特别的温凉，它是苦辛之味，它既入手足阳明经，又兼入肝胆经，所以它入经络以散风，善治手足不遂，所以用它是一个主药和方名。

讲到这里，我们要考虑一下，从它的见证来看，与它的入经有什么关系？四肢禀气于胃，所以这里用它作为君药，是根据它的主要症状而来的。在这个基础上，再加上一些散风的药，有羌活、独活、防风、白芷、细辛。在这里要注意，中医往往讲痰，而中医所讲的痰，并不是专指肺里、气管里的痰，而是脏腑、经络之间津液有所不通，津液有所凝聚，它就是痰。所以说“液有余便是痰”，在这里由于经络之间受风，气血不利，津液不得布散，所以用一些祛风的药，如羌活在上，独活在下，白芷在头面，再加上防风、细辛，它把一身的经络都照顾到了，包括了肌肉，因为阳明主肌肉。在这个基础上，还加了益气药，用四君子去人参。换句话说，这个方剂是八珍汤去人参，加上了祛风的药，由于风为阳邪，容易化燥，容易生热，因此加了石膏和黄芩，而且可以兼制风药的辛燥之性。所以这个方剂有时在治疗中风病的时候可以用到，和小续命汤不同。而风与湿易相合，在外风为风湿，在内风为风痰。所以讲义中选它而没有选小续命汤，代表了一个治风方法的转变，另外说明这个方剂在临床上有效。刚才提到河间谈到内风非风，那为什么还有这种方剂，因为他处于一个内、外风争鸣的初期，并不等于说他已经很明确的形成了这么一个学术观点，只是在辨真中与类中的争鸣中他重视了内风。

消风散

（《外科正宗》）

【组成】 当归　生地　防风　蝉蜕　知母　苦参　胡麻　荆芥　苍术　牛蒡子　石膏各一钱（各3g）　甘草　木通各五分（各1.5g）

【用法】 水二盅，煎八分，食远服（现代用法：水煎，空腹服）。

【功用】 疏风养血，清热除湿。

【主治】 风疹、湿疹。皮肤疹出色红，或遍身云片斑点，瘙痒，抓破后渗出津水，苔白或黄，脉浮数有力。

【方解】 消风散主要是治疗瘾疹的。所谓瘾疹，就是其人素有内热，又受外风激发，于是疹点外发，或遍身发出片状疹块，瘙痒难耐，所以既要疏风泄热，又要养血凉血。为什么用这个办法？因为病因是风热相搏，郁于肌腠，发为瘾疹，这在《金匮要略·中风历节病脉证并治》中就已经提出，“邪（风）气中经，则身痒而瘾疹”。但是这里提到的内热是夹湿的，这里顺便提一下，湿热在内，郁而生风，而我们讲“风药可以胜湿”，为什么呢，因为风药都是升散的，能宣发人体的阳气，一个是可以祛邪外出，一个是由于阳气的宣发，人体的气化增强，它自然能运化内湿，这个在尤在泾的《金匮要略心典》里讲得很清楚。通过这个方剂可以知道，里边也用了养血润燥的药，而主要用的是散风药，有荆芥、防风、牛蒡子、蝉蜕，加上苍术。因为风热郁于肌腠，已不仅在皮肤，它已经涉及了肌肉，所以必须要用脾胃药，所以在这个时候，就用这些药为主，加上当归、生地和胡麻（黑芝麻）这三味药主要是养血润燥的药。下面的木通和苦参的应用，就是考虑到风热相搏，实际是风和湿热相搏，风湿相搏化而为热，郁于肌腠，它才能发这个东西，所以它用了去湿热的药，而且木通、苦参和苍术合起来。我们知道“二妙丸（苍术、黄柏）”它实际上也是这个意思，但是它多一个利小便的作用。木通能清利小肠之火，清利下焦的湿热从小便而出。苦参内服就是入血分除湿热，还有杀虫的作用，所以外用可以作为洗药，内服除用于此，还可以用于湿热出血。根据我的体会，特别是好喝酒的人造成的大便出血，用苦参挺好，它是凉血除湿热。这里方中还包含了一个白虎汤，石膏、知母、甘草，但是用量不同，用量很少，它也就是清肠胃之热郁于肌腠，所以从它整个的组方来看就是这么个情况，如见到风疹、湿疹严重的，都可以考虑用此方加减。

临床上不一定用它的原方，因为这种病它有个特点，不仅是外面的皮肤可以见到，如风疹块等，内脏的黏膜上也有，所以有时见咳嗽、咽痒、鼻痒、眼痒，这时不要理它的，这是因为发瘾疹时里边黏膜也有，而且这里已经有散风的药。另外一点，发作时往往肚子痛，实际上也是肠中的黏膜发出瘾疹，所以在开始时是否用石膏、知母，要注意一下，开始时如大便通畅就不要用，有腹痛时也不要用。如果腹痛腹泻，不要去管，一会儿就好了，发出来就好了。这种情况，外见痒疹，内有腹痛腹泻，绝不能按腹泻治疗，那样治了以后，瘾疹发不出来就不好了。还有一些老年人，容易见到身痒、下肢痒，就是我们讲的血燥生风，用这个方剂时可以适当地加减一些。如果是两腿痒，要考虑湿热的问题，要加强清湿热的药，老年人石膏、知母可不用，以免折伤胃气，而要着重疏通肠胃，所以可以适当用一点大黄和养血药。用养血药时，一个是原有当归、熟地的用量可以加大，再一个是另加药，例如可以赤白芍同用，既加强养血和血，又能散热，甚至可以加丹皮，去血中之热，因为它是血燥生风。中间还有个环节，血燥是因为血少了，血热了，所以民间也有血热风的说法，也可以考虑用这个方剂。

川芎茶调散

(《太平惠民和剂局方》)

【组成】 川芎 荆芥去梗，各四两（各120g） 白芷 羌活 甘草爁，二两（各60g） 细辛去芦，一两（30g） 防风去芦，一两半（45g） 薄荷不见火，八两（240g）

【用法】 为细末，每服二钱，食后清茶调下，常服清头目（现代用法：共为细末，每服6g，每日二次，清茶调下。亦可水煎服，用量按原方比例酌减）。

【功用】 疏风止痛。

【主治】 外感风邪头痛。偏正头痛或巅顶作痛，恶寒发热，目眩鼻塞，舌苔薄白，脉浮者。

【方解】 川芎茶调散这个方剂没什么特殊的地方，它主要是用川芎治疗风寒所伤的头痛，所以用川芎为名，配伍了相当一部分散风的药，除了甘草，都是散风的，川芎、荆芥、羌活、白芷、防风、细辛、薄荷，而且各经的都有了，羌活归太阳，川芎归少阳、厥阴，细辛归少阴，白芷归阳明，所以说基本上都有了。那么以川芎为名，主要是根据李东垣讲了一句，“川芎为头痛必用之药”。因为川芎辛温香窜，可以上至巅顶，下行血海，为血中之气药，它是活血的，是行气的，所以用它为主药。另一个特点是这里薄荷质轻但用量特别大，因为其他都是辛温药，而且是香燥的药，所以在用甘草的同时，用一个辛凉的薄荷，它的特点是散风热，清风、散热、消肿，这是它的特点，所以用它来制方中诸药的温燥之性。但这个方剂，从总的来说还是温的、散的，因此它的主治证现在我们都和《局方》原来的写法有所改变。所谓偏正头痛，首先要考虑是由于风邪所伤；这个痛要确诊是由于外感引起，而且还可能有鼻塞的见证，时间不长，还可以小有寒热，为什么提呢？是因为要和肝阳上亢的头痛相区别，如果是肝阳上亢的头痛，绝对不能用这个方剂来升散，就是菊花茶调散也不行。另外这个方剂还用茶下，清茶调下，清茶就是绿茶，是清火的，是凉性的，虽效力不如薄荷但用意相同。再一点就是临床作汤剂用，处方时可根据头痛的部位适当加减。

牵　正　散

（《杨氏家藏方》）

【组成】 白附子　僵蚕　全蝎去毒，各等分，并生用

【用法】 为细末，每服一钱，热酒调下（现代用法：为细末，每次3g，温开水送下。亦可水煎服，用量按原方酌情增减）。

【功用】 祛风、化痰、止痉。

【主治】 中风，口眼㖞斜。

【附方】 止痉散（《方剂学》上海中医学院编） 全蝎　蜈蚣，各等分，为细末，每服1～1.5g，开水送服，1日2～4次。功用：祛风止痉。主治：痉厥，四肢抽搐等。对顽固性头痛、关节痛，本方亦有良好的止痛作用。

【方解】 牵正散治疗面神经麻痹，吃的时候要注意，单纯的口眼㖞斜，就是用白附子、僵蚕、全蝎，很简单就这几个药，作为外风所伤可以用。如果说是内风，它的区别就在于脉弦劲有力；外风所伤，可以浮数，可以弦数，它不会弦劲有力。第二点，在用的时候要注意白附子的问题，一个是关白附，一个是禹白附，毒性小。另外这个方剂可以外敷，在单纯口眼㖞斜时用。过去主要是用药的习惯不同，喜欢治风用温燥，这是用药的时代性。在治疗口眼㖞斜有所纠正以后，我们可以回过来看一看，一开始解表都是辛温药，然后是辛温药和清热药同用，逐渐过渡到用辛凉药解表，这是一个进步，就是宋代的《太平惠民和剂局方》，朱丹溪就曾批评它是过用香燥，

这是时代的特点。

附方中的止痉散，不是一个古方，它是治痉挛的，俗称抽风的，用全蝎和蜈蚣。它说明了一点，中药相互配合以后，不是有效值的相加，不是一加一等于二，而是几何式的增强，虽然目前还没有测算的手段，但临床中确有很多这样的例子。

玉 真 散

（《外科正宗》）

【组成】 南星 防风 白芷 天麻 羌活 白附子各等分

【用法】 上为末，每服二钱，热酒一盅调服，更敷患处。若牙关紧急，腰背反张者，每服三钱，用热童便调服。虽内有瘀血亦愈。至于昏死，心腹尚温者，连进二服，亦可保全。若治疯犬咬伤，要用漱口水洗净，搽伤处亦效（现代用法：为细末，过筛，混匀，每服 3g，用热酒或童便调服；外用适量，敷患处）。

【功用】 祛风化痰，解痉止痛。

【主治】 破伤风。牙关紧急，口撮唇紧，身体强直，角弓反张。

【方解】 玉真散是治疗破伤风的方剂，这个方剂我在临床上没有用过，不知道究竟疗效如何。但是有这么个说法，过去没有疫苗，所以用这个方剂，现在一般也很少用了。在这里我先说两个药。南星，祛风痰、通经络，但是有毒，所以必须要制一下才能内服。另外用生南星研成细面，用油或用仙人掌捣汁调敷，可以加快治疗。还要注意天麻，天麻是润是燥，是熄风是散风，这个历来有争论，我认为是性燥、是散的，所以我用时都是用小量，在平熄内风时也用小量。正因为它是散的，所以它可以上头，故头风用天麻。再一个可以看一下破伤风，它是“淫邪贼风”从破伤处进入人体内，是外风。外风以散为主，所以方中有防风、白芷、羌活、白附子。那么根据陈实功的经验，认为生南星是一个很好的治疗破伤风的药，所以他在《外科正宗》里非常强调这一点。据考证，《仙授理伤续断秘方》有至真散，由南星、白芷二味组成，后经陈实功加味，又名玉真散。若果为此，从陈实功是明代江苏省南通市人，擅外伤科，享誉大江南北来考虑，所言当非虚夸。但现代破伤风、狂犬病都已有疫苗，不妨存以备不时之需。如果有兴趣，不妨用动物做临床实验，根椐结果来做定论。

小活络丹（原名活络丹）

（《太平惠民和剂局方》）

【组成】 川乌炮，去皮脐　草乌炮，去皮脐　地龙去土　天南星炮，各六两（各 18g）　乳香研　没药研，各二两二钱（各 6g）

【用法】 上为细末，入研药令匀，酒面糊为丸，如梧桐子大，每服二十丸，空心日午冷酒送下，荆芥茶下亦得（现代用法：以上六味，粉碎成细粉，过筛，混匀，加炼蜜制成大蜜丸。每丸重 3g。口服，用陈酒或温开水送服，一次 1 丸，一日 2 次）。

【功用】 祛风除湿，化痰通络，活血止痛。

【主治】 风寒湿邪留滞经络之间，致肢体筋脉挛痛，关节伸屈不利，疼痛游走不定。亦治中风，手足不仁，日久不愈，经络中有湿痰死血，而见腰腿沉重，或腿臂间作痛。

【方解】 小活络丹原名是活络丹，它含川乌、草乌、天南星、地龙、乳香、没药等，具有祛风湿、通经络、活血化瘀的作用，所以能解痉舒挛而止疼痛。这里用了地龙，它是寒性的，善通经脉，既能祛痰，又能止痉挛，是治疗中风以后经脉之间气血不通的药。经脉不通必然血流不畅、津液不能布行，蓄积而成顽痰死血，故有局部固定的疼痛。所以用大辛大热的川乌、草乌祛风逐湿，温通经络，散寒止痛；天南星也是辛热有毒之品，能祛风燥湿，化痰散结，若换成胆星，虽还是辛热的，但燥性较减。因此在使用的时候，一是用于有血栓时，一是见长期风湿时。乳香、没药，行气血，化瘀结，助诸药通血脉，止疼痛。如此组方，正符合“留者攻之”，“逸者行之”的治疗原则。但临床中要注意两点，一点是注意血压，因为有人常服之后血压高。还有的并不是真正有了血栓以后半身不遂，而是血压高、动脉硬化，或血脂高，身体易发麻，发麻以后就有地方痛，吃了这药以后发现效果挺好，就长时间吃，想要去掉麻木，这样也容易血压高。另外还有一点，风湿性关节疼痛的人，吃时间长了，一定要考虑是否有阴血虚。大活络丹就是在它的基础上加了许多药，总的来说是热药、燥药，尽管有牛黄、冰片，但从整个药味来看，它占少数。对于一些长期性的血栓、长期性的风湿关节痛，比小活络丹用量虽小一些，可是也够厉害了。另外，大活络丹的配方相当繁杂，所以在临床上介绍这个药的时候，一定要注意生产厂家。而且它是一个辛热之品，也不宜久服。

平熄内风

下面介绍平熄内风的方剂。平熄内风主要是治肝，因为《内经》讲“诸风掉眩，皆属于肝”。风性动，而内风为病都是要出现一些惊厥的现象，所以主要在肝。但内风也有虚实之分。平肝熄风，清肝养血，这是一般的治疗原则。

羚角钩藤汤

（《通俗伤寒论》）

【组成】　羚角片先煎，钱半（4.5g）　霜桑叶二钱（6g）　京川贝去心，四钱（12g）　鲜生地五钱（15g）　双钩藤后入，三钱（9g）　滁菊花三钱（9g）　茯神木三钱（9g）　生白芍三钱（9g）　生甘草八分（2.4g）　淡竹茹鲜刮，与羚羊角先煎代水，五钱（15g）

【用法】　水煎服。

【功用】　凉肝熄风，增液舒筋。

【主治】　肝经热盛，热极动风。高热不退，烦闷躁扰，手足抽搐，发为痉厥，甚则神昏，舌质绛而干，或舌焦起刺，脉弦而数。

【方解】　平熄内风中第一个方剂是羚角钩藤汤。主治热病当中发生的风。热入阴分，热入血分，伤耗阴血，造成风动，所以说是肝经热盛，热极生风。它有外邪之热，外邪入里而生热，所以除这些以外，还可见到高热。因此，羚角钩藤汤证的特点，除了风的见证以外，还可以见到高热。之所以产生诸多见证，是和高热灼伤阴血有关。由于有高热，由于阴大伤，所以觉得烦闷、躁扰、神昏，这是热入血分的表现。但是热入血分，不见得有瘈疭、手足抽搐的现象。这是热极生风所致，所以它用清肝热，养肝血，所谓滋液输津，就是补血养阴。它以羚羊角作为主药，主要是清肝经之热。无论是犀角还是羚羊角，它的清和一些大寒沉降之品不同，是清而兼散，这是和其他的清热寒凉药相比较而言，也不要去和解表的升阳散火和疏风散热相比较，所以用它作君药。另外用了一些养阴的、熄风的药。生地用的是鲜的，鲜生地的特点，着重是清热生津，那么在这里和白芍合起来可以更好地清肝养阴。另外，用了钩藤和桑叶来配合羚羊角熄风止痉。钩藤按规矩应该后下，因为它是既有甘味，又有苦味，但性凉，所以后下、少煎，取它甘寒能清热生津，能熄风止痉。因为筋脉抽搐、角弓反张，都是因为有热，而阴血不足以濡养经脉所致。用桑叶在这里配合起来，可以散肝热。桑叶、菊花、薄荷都是肝肺二经的药，用在哪个方面，就多配哪个方面的药。解表剂中讲的桑菊饮，它是治疗风温在肺，后面还有桑杏汤，它也是治疗肺的，而在这里却是作为清肝来用的。由于用大量的清肝药加上桑叶清而兼透，这样就能更好地清肝热，而且可以散热外透。这里的菊花也是这个意思。一般解表剂散外风、除风热用黄菊花，治肝、治内风平肝熄风应该用白菊花，而白菊花最好的是滁菊。还有亳州菊花、贵池菊花、杭州菊花等，都可以用。不像现在所用的白附子、山豆根一样，弄不好就用了有毒的。按照过去的用药习惯，药铺里就不收这些药，因产地不同，品种不同，所以在这里再重复一下。现在白菊、黄菊已经分开了，所以我们治疗外感病，要以散为主，用黄菊花；在平肝熄风时用白菊花，所以这里用滁菊花最好。这里边还有两个药需要注意，一个是川贝，一个是竹茹。因为热伤于经脉，津液不能正常地布散，肝热扰心，肝热伤肺，所以津液就变为热痰，所以用这两个药，对于神昏有作用。神昏一是由于热，一是由于痰，因为川贝能祛除热痰，能够散结，能够润肺，而竹茹既能除热痰，又能清经络之热。还用一点甘草，是生的，能清心火，更主要的是肝苦急，急食甘以缓之。同是甘草，跟白芍合起来，酸甘合化为阴，能够舒挛缓急。至于茯神木，按以往的说法，能够舒筋，但这药一是现在没有，另一个究竟有多少作用现在也没有疗效证明，可以考虑没有茯神木就不用。从这个方剂本身来说，在这里分析它的症状，与刚才提到的有一句话相关，这里还要说明，它用于热入血分，伤津伤血，它和热在血分不完全相同，有区别，区别在于热已经低了，而阴血已经伤了，所以它是阴伤为主的风动，症状表现为没有谵语，没有斑疹，没有夜不能寐。这个和清热剂中的清营汤等比较一下就知道，它是一种热病的后期，邪热灼伤了阴血，热减而阴血耗伤，它虽由外感而来的，但现在外邪虽未尽，而虚热已炽，热极生风，不然这个方剂为什么会放在熄风剂里，如果没有羚羊角，可以用大量的石决明代替，应砸得很碎，先煎一个小时。如果热高而大便秘、小便赤，说明里热盛，可用本方煎汤送服紫雪丹。

镇肝熄风汤

（《医学衷中参西录》）

【组成】 怀牛膝一两（30g）　生赭石轧细，一两（30g）　生龙骨捣碎，五钱（15g）　生牡蛎捣碎，五钱（15g）　生龟板捣碎，五钱（15g）　生杭芍五钱（15g）　玄参五钱（15g）　天冬五钱（15g）　川楝子捣碎，二钱（6g）　生麦芽二钱（6g）　茵陈二钱（6g）　甘草钱半（4.5g）

【用法】 水煎服。

【功用】 镇肝熄风，滋阴潜阳。

【主治】 肝肾阴亏，肝阳上亢，气血逆乱。头目眩晕，目胀耳鸣，脑部热痛，心中烦热，面色如醉，或时常噫气，或肢体渐觉不利，口角渐形㖞斜；甚或眩晕颠仆，昏不知人，移时始醒；或醒后不能复原，精神短少，脉长有力者。

【方解】 镇肝熄风汤现在用来治疗高血压病属实证的作用较好。因为肝阳亢极生风，用重镇平肝的药，作为主要的药来熄风，能把亢盛之阳重镇下去，所以它的主药，赭石、龙骨、牡蛎、龟板，这些都是重镇潜阳的药。赭石是阳明经的药，是冲脉的药。冲为血海，所以凡是气血涌于上者，用代赭石治是个好药，比磁石好一些，但它是阳明经、肝经的药，是镇而不养。磁石是心肾两经的药，它能兼有养阴的作用，而赭石就没有。龙骨、牡蛎、龟板是滋阴潜阳，可是实际用在临床上时，龙骨、牡蛎作用太缓，如果作为镇肝熄风来用，头胀痛得厉害，有中风前兆的时候，用龙齿和石决明更好。龙齿重镇、镇惊，比龙骨强，龙骨主要是收敛心气，收涩浮阳，所以这两者之间有强弱的差别。这里首先把镇肝熄风的药说一下。另外用大量牛膝也是本方一个特点。牛膝不是寒性的，是温性的，它的特点是既能引血下行，又能补肝肾，行而有补，而且是下行，所以能引血向下，这就是同血府逐瘀汤中用牛膝的作用相同。因为所治的证缓急不同，这里它主要是用来镇肝熄风的药。那么，下面配伍的药，有天冬、白芍、玄参，与龟板、牡蛎相配合。这里用的是天冬，没有用麦冬，因为上面用镇的东西，下面就要有接纳的东西，才能把它镇下来的阳在下面安得住。阳为什么能动，就因为阴不足，阴不能配阳，那么既要镇，就要补阴，不然阳还会上窜，所以不用麦冬而用天冬补肾阴，芍药养肝血，补肝阴，加上龟板、牡蛎，都是肝肾经的药。再加上玄参，玄参不仅能滋阴清热，它还能引肾水上行，这样可以使阴补足以后还能上济于心。这个处方是上面向下镇，下面为基础收纳，这样达到一个阴阳交济、协调的目的。本方在此基础上，根据肝的特点选择了几个药。用牛膝是引血下行，可是又考虑了肝经的问题，肝经有相火的问题，再用川楝子泻肝热，舒肝气。关于茵陈，因为肝本身喜条达，现在既用重镇的药，又用了引血下行的药，这对于镇肝熄风是有好处的，可肝又是以条达为顺的，压得太厉害了，不但无效，而且还会起到反激而上的作用。所以用一个药来舒肝气，但又不能助热，故首先考虑用寒性的药。而作为茵陈来说，它虽然有少阳初生之气，但毕竟不如青蒿辛透的作用强，根据这个情况，我们主张现在用青蒿。下面还用了一个生麦芽，好像和治疗肝风内动没关系，但这里是考虑了整个的方药唯恐重镇以后会把胃气折伤，所以用一个生麦芽舒肝和胃。如此面面俱到，既可用于中风将作，也可用于已经中风的病人，而不至有始为医病，继为药病之弊。

阿胶鸡子黄汤

（《重订通俗伤寒论》）

【组成】　陈阿胶烊冲，二钱（6g）　生白芍三钱（9g）　石决明杵，五钱（15g）　双钩藤二钱（6g）　大生地四钱（12g）　清炙草六分

(1.8g)　生牡蛎杵，四钱 (12g)　络石藤三钱 (9g)　茯神木四钱 (12g)　鸡子黄二枚 (2个)，先煎代水

【用法】 水煎服。

【功用】 滋阴养血，柔肝熄风。

【主治】 邪热久羁，灼铄阴血。筋脉拘急，手足蠕动，或头目眩晕，舌绛苔少，脉细数者。

【方解】 阿胶鸡子黄汤也是治疗热病后期阴伤风动，它的特点是到这个时候外邪已尽而阴大伤了。它是从《伤寒论》的黄连阿胶汤变化而来的，但其中没有用大苦而性寒的黄连，因为一是已无大热，二是考虑了黄连伤心气，大苦、大寒之品久服又能够从火化而伤阴，而本方所见的证，虽舌绛苔少，脉细数，但不发热，可知主要是阴虚风动所致，虽然阴是由于热所伤，但是这个时候邪热已清，主要是阴大虚而生内热，所以用了大量补阴药，以白芍、生地、阿胶为主，这个特点很清楚。钩藤、络石藤祛筋骨之间的风热，主要是筋，祛风热而舒筋，所以见阴虚风动筋急，就可配合上它。关于鸡子黄，李时珍说“性温、补血”；吴瑭在《温病条辨》里说得特别深奥，不太好理解，但临床确实有效。

大定风珠

(《温病条辨》)

【组成】 生白芍六钱 (18g)　阿胶三钱 (9g)　生龟板四钱 (12g)　干地黄六钱 (18g)　麻仁二钱 (6g)　五味子二钱 (6g)　生牡蛎四钱 (12g)　麦冬连心，六钱 (18g)　炙甘草四钱 (12g)　鸡子黄生，二枚 (2个)　鳖甲生，四钱 (12g)

【用法】 水八杯，煮取三杯，去滓，再入鸡子黄，搅令相得，分三次服（现代用法：水煎去滓，再入鸡子黄搅匀，温服。喘加人参，自汗加龙骨、人参、小麦、悸者加茯神、人

参、小麦）。

【功用】 滋阴熄风。

【主治】 温病热邪久羁，灼耗真阴，或因误用汗、下，重伤阴液。证见神倦瘛疭，脉气虚弱，舌绛苔少，有时时欲脱之势。

【方解】《伤寒论》有黄连阿胶汤（黄连、黄芩、芍药、阿胶、鸡子黄）治“少阴病，得之三日以上，心中烦，不得卧者”。本方即在此基础上去芩、连，加味而成。借鸡子黄之形如珠，故名大定风珠，以救治温热之邪久不解，灼耗真阴，神疲瘈疭，时时欲脱者。其实主要仍是大量滋阴之品护其内而使虚阳得安而风熄。方中取鸡子黄形圆、味甘补脾，镇定中焦，通彻上下，合阿胶能预熄内风震动，所以《温病条辨》著者吴瑭冠名为定风珠。阿胶鸡子黄汤与本方都配伍了补肝肾之阴的药。有一定的熄风作用，阿胶鸡子黄汤这个方剂中滋阴熄风药不如本方，除了阿胶、白芍、生地、牡蛎外，还有龟板、麦冬、麻仁，这都是滋阴的，特别是五味子收敛心气，这就大大加强了熄风镇痉、安神清热的作用。这里我讲一下以上二个方剂的区别，羚角钩藤汤是有热，但是热不重，而风已经动了。因为它有烦躁，甚至痉厥，不仅是抽搐。而阿胶鸡子黄汤是热已经退了，而风要起还没有大起。所以这个要注意，有轻重之别，有热、无热之别。到了大定风珠，它所治的证主要就是阴虚了，主要是阴虚风动，它就是抽搐，没有别的，二个方证的脉都是比较虚的。在这样的情况下，我往往加太子参，效果也是不错的，只有在心悸或脉结代时才加人参。

地黄饮子

（《黄帝素问宣明论方》）

【组成】 熟干地黄　巴戟天去心　山茱萸　石斛　肉苁蓉

酒浸，焙 附子炮 五味子 官桂 白麦门冬去心 菖蒲 远志去心，等分

【用法】 上为末，每服三钱，水一盏半，生姜五片，枣一枚，薄荷五七叶，同煎至八分，不计时候（现代用法：加生姜、大枣、薄荷适量，水煎服。用量按原方酌情增减）。

【功用】 滋肾阴，补肾阳，开窍化痰。

【主治】 瘖痱。舌强不能言，足废不能用，口干不欲饮，脉沉细弱。

【方解】 地黄饮子是刘河间用于治疗瘖痱的方剂，其主要症状是舌强不能言，足废不能行，以足废不能行为主，舌不能言为次。因为突然不能发音了，有多种原因，风寒所伤可以，肺为邪闭也可以，而足废不能行都是虚证。肝肾主下焦，筋骨痿弱，它才不能行，这种见证按《素问·脉解篇》的说法，“太阳所谓……入中为瘖者，阳盛已衰，故为瘖也。内夺而厥，则为瘖俳，此肾虚也。少阴不至者，厥也”。所以不能说话，由于素来阳气盛，消耗了阴气，二是长久的阴伤以后，就难以为继，于是阴阳俱虚，肾中阴气不能与阳气相顺接，所以就厥了，这样就导致阴精虚于下，虚阳浮于上，都是虚，不能互相维系由此产生了风动。这个就说明了是肾精亏虚，阴不护阳，阳气上越。而刘河间他解释为，舌强硬不能言，足废不能行，是因“肾气虚弱，其气厥不至”，也就是《素问》所谓的“少阴不至”，急当温之。他认为肾气虚有两种，一种是阴中之水虚，另一种是阴中之火虚，地黄饮子是治疗阴中之火虚，实际上阴中之阴精也虚，阴为阳之守，正因为阴不能护阳而致虚阳上动。这个情况，一方面要引火归原，这是虚证，不能用重镇的办法，而且肾中之阳这一点命门之火是人的生命之根，所以不能用苦寒的泻，也不能用重镇的压，要把它保护起来、并引它复归于下，所以叫引火归原。这里要说明一下，用桂附是引火归原。既然能够归原之火，必然是虚火，既然是虚火，下焦

之阴必不足，因此引火归原必配养阴药。

本方是以补肾阴、温肾阳为主，阳蒸阴化，上下交泰，厥逆可平。其中菖蒲、远志，既可以除痰，更主要的是能“交通心肾”，在方中起到承上启下的作用，虽为佐使之品，却也正是组方者在掌握中医理论的前提下精于遣药的具体体现。

第十一章　润燥剂

润燥剂就是治疗因燥而成病的。先把燥的定义谈一下。燥有外燥和内燥之分，所以在组成润燥剂的时候，它的药物不是单纯的，与治风剂一样。既然是外燥，就要散，所以外燥的治法和内燥的治法不同，虽然都是来治燥，但外燥是因有外邪伤人，不得散，所以治外燥的方剂是用轻宣的药配伍甘寒滋润的药组成的，着重治疗肺燥。

润燥剂是以轻宣或滋润药为主组成，能够宣肺除燥、滋阴润燥的方剂就叫润燥剂。宣肺除燥指的是外燥，滋阴润燥指的是内燥。从理论来讲，《内经》有“燥者濡之”之说。作为内燥来说容易理解，所谓燥，就是干，就是没有津液、精血的滋润，就是缺乏阴，缺乏津液，凡是人体里面缺少属于阴的东西，就会产生脏腑的燥，这点好理解。津液也好，精血也好，阴也好，凡是这些有所不足，就容易生热，因此就容易生燥。在这个概念上，燥和热联系起来没有矛盾，大家容易理解，但是就外燥来说，往往容易产生一个矛盾现象，不容易理解。作为外燥来说，它的特点就是收敛，就是干。它的本性属于寒，所以燥作为六淫之邪来说是阴邪，是与寒邪同一类的，但是不像寒那么重，所以古人叫它“燥为次寒”，“燥为小寒”，就是比寒邪差一些，所以它和寒一样的，是收敛的。正因为它是收敛的，那么津液就不得布散，所以就产生了燥，这是它的一个方面。

另一方面，燥还有个特点，容易从火化，所以从外燥来说，把这个本质和特点要搞清楚。例如外燥中还有一种温燥，这就比较容易理解了，因为它没有矛盾。温燥是属于热性的，但是温燥不是燥的本性，是已经从火化或者是与温邪相合的燥邪。作为中医所讲的燥邪，就像刚才所讲的，“燥为阴邪”，“燥为次寒”，其性收敛，所以易干，容易从火化。后来为了容易区别，就把燥分为温燥和凉燥，实际上中医所讲的燥邪，本身是凉燥，这个本身是指秋季的主气。既然燥的本性是次寒、是凉，为什么还会有温燥，这就是因为当时的气候不一定是一种气，它可以兼夹了其他的。举例来说，燥邪是秋季的主气，可是有的时候，由于虽已入秋，但暑气仍在，虽然已经到了秋季，暑热之气没有全消，因此和燥气相合，这就是温燥。这样的情况，在初秋尤其容易见到。另外，由冬入春也容易见凉燥，在这个阶段是由寒转温；但是到了春的后期，由温转热时出现的燥邪，也就是温燥。这就是说，真正的燥邪是凉燥，但是由于兼夹的邪气不同，所以它也出现一种温燥。内燥，刚才谈到，是由于阴血、阴液、精、津、液不足，使脏腑发生了干燥、燥热，这个大多数是属于误治，或者是慢性病以后逐渐造成的。例如误治，汗、吐、下都可以造成，因发汗太过，泻下太过，吐得太厉害了，伤了人体的津液，把人的阴给伤了，是由这样造成的。另外还有一种是慢性病、消耗性的病，由于疾病长期消耗阴分，造成了内燥。

总结起来，燥分为外燥和内燥，外燥分为凉燥和温燥，它都表现为一个燥象，而从其本质上来讲，温燥和内燥相同，凉燥是另外一种。凉燥并不是津液的真正亏损，而是由于燥邪（秋之气）的收敛，肺气的不得布津，因此而形成的燥象。这一点，从用药配伍当中就可以知道。总的来说，内燥不能用香燥的药来治，对于外燥来说，也要考虑到辛温、收涩和温热的药都需要少用，特别是温燥，就不能单独用，必须配伍凉润的药。在解表药里就要考虑这个问题，另外在配伍滋润药的时候，也要考虑外燥的凉燥，滋润药要少用一些，而且甘寒的药更不能用，或少用。因为它本身不是津液不足，而是由于燥邪的收敛、肺气的不得宣布，导致津液不得布散。所以刚才讲的这些特性，具体到临床中治疗运用，使用药有一个总的概念。配伍当中还要注意，在温燥的时候、内燥的时候，苦寒的药要少用。刚才提到，滋润的时候是用甘寒，不用苦寒，就是因为苦寒首先是伤了胃阳，伤了胃液，伤了胃气，这样胃气就不能布散津液；而且苦寒可以从燥化，这以前也提到，苦寒的药，长期用、大量用，它会化燥，化燥以后会伤阴。那么为什么要讲苦寒呢，因为燥邪表现的是干，表现的是热，往往容易考虑到清热，同时由于燥邪所伤，气上逆，所以经常想到要用苦味来下气，或者用芳香的药来理气行气，故在这里结合了燥邪的特点在配伍当中提一提。

在用润燥剂当中，需要注意三点：

一、治疗燥，首先内外要分清，分析是内燥还是外燥。在外燥中要注意分别是凉燥还是温燥。凉燥，临床上虽然比较少见，但是还是有的。晚秋的时候，以及初春的时候，特别是久旱不雨的时候，人体所感受的外邪，就是一种凉燥。之所以少有，是因为燥的特点，它容易从火化，时间稍微一长，它容易化热、化火，比风寒郁而化热更快。因为这个过程快、时间短，所以在临床上相对而言比较少见。但尽管少见，在治疗的时候，根据当时的证，还要辨清楚。如果是凉燥而用了治温燥的办法，就会留邪，留邪后咳嗽就不会很快治好。而且由于用了凉润的药，所以不易从火化，相反拖得时间长了，只有用温润的办法，用轻宣的办法，这样才能好得快。

二、病人素来有湿痰的，在用润药除燥的时候，特别是治内燥时一定要防止留痰。因为润药是滋腻的，会使病人的痰更加不容易排出。所以在润药里边，一定要配伍祛痰的药，这是指祛湿痰的药，即用的都是燥药。这些药如何配伍应用，在具体方剂中再讲。

三、在治疗内燥的时候，它的阴血、精、津、液亏虚，这时就得要用滋润的药来补虚。但是此时特别要考虑脾胃的问题，因为中焦脾胃为生化之源，如果滋腻太过，脾胃运化功能跟不上，这就只能伤胃生痰，不能变成人体的阴血、津液。这是滋阴的一个总的原则。下面先讲一讲治外燥的方剂。

轻宣润燥

杏 苏 散

（《温病条辨》）

【组成】 苏叶 半夏 茯苓 前胡 苦桔梗 枳壳 甘草 生姜 橘皮 杏仁（各 6g） 大枣（2 枚）

【用法】 水煎服。

【功用】 轻宣凉燥，宣肺化痰。

【主治】 外感凉燥。头微痛，恶寒不甚而无汗，咳嗽痰稀，鼻塞咽干，苔白，脉弦。

【方解】 杏苏散是治疗凉燥所伤，就是受了燥邪后出现了一些症状，头微痛，无汗。这些症状和表寒证相似，但这里的无汗和风寒表证的无汗不同，并不是由于寒邪所伤，邪困于肌表，致卫气不得外达，而主要是外面的燥邪伤了肺，肺气不得布散，所以津液不得向外传送了，故皮肤觉得干燥，它跟表寒证的毛窍闭而恶寒无汗不同，所以这里没有提到发热，而是头微痛。那么从这些方面来看，凉燥和表寒证的区别就明白了。头痛发热、恶寒、无汗、身痛，这是表寒证；凉燥所伤是次寒，是小伤，而它真正的症状特征在咳嗽、吐稀痰、鼻塞，这就是由于肺气不得宣散，津液不得向外输布，所以聚而为痰。本来应该是滋养人体、布散到人体各个部分的津液，聚而成为痰，所以这个痰是稀痰、是粘的；同时由于肺气不通，鼻为肺窍，所以它也不通利，出现鼻塞。咽干、咽部也会感到不通利，这个不通利只是气的不通利，并不是吃东西不通利。这都是由于肺气不得通畅，燥邪所伤而致。肺气不得宣布，嗓子也不是痛，所以这些在临床辨证中要注意，病人他会告诉你嗓子里边不舒服，咽唾沫也好，吸气也好，他总感觉这里不舒服，但是吞咽东西并不痛，你查一查，也不充血，也不红肿，这就是凉燥所伤症状的一个特点。

另外，与风寒表证相比，燥比较轻，头是微痛，没有汗，但着重的是肺的症状明显，咳嗽有痰，痰稀，比较粘，同时鼻子不通，咽中不适，脉弦，寸脉弦细，实际上整个脉象是浮弦而缓。脉浮，因为病在肺，还未深入，脉弦是因为它的气不通利，聚而生痰。又因为它是属于次寒，不属于热，所以脉不数，是缓的。同时从舌象来看，苔白，比较干一点，欠津液，因为这个痰不是素有的湿痰，也不是特别多的痰，所以没有什么特别厚的舌苔，是一般的白苔，不厚不腻。正是根据这样的原因，确定了病位和病邪的性质，所以用温润的办法，具体地来说就是用轻宣的办法来解除肺中的燥邪。通过这样把肺气宣畅了以后，自然就能达到润的目的。因为它不是本身津液不足，而是由于肺气不能布散津液，所以把肺气解开了，肺气宣布的作用恢复正常后，它自然就不干了。同时要注意加适当的祛痰药，因为它已经有一部分津液由于肺气不能布散聚而为痰，所以在治疗的时候，要把这部分已经变为痰的东西排除出来，所以加一些祛痰的药来止咳，这就是杏苏散组方之意。这是根据上述症状分析后得出来的结论。实际上杏苏散不仅治疗凉燥，一般风寒感冒的轻证，表证不明显，而是以咳嗽痰出不畅为主的都可以用。

本方在用药方面有它的特点，首先考虑的是杏仁，因为杏仁既可以润肺，又可以宣肺解表，还可以下气止咳，它是一个苦温的药，这在《内经》中有说明，“燥淫于内，治以苦温”。凡是燥邪伤人，治以苦味而性温的药，因为燥邪所伤在肺，肺气上逆而咳，而苦能下气止咳，这里指的是燥的本性，即凉燥。在这样的基础上配合苏叶。苏叶是个辛温解表药，既能入气分，又能入血分，但它与桂枝有所不同，它本身是一个着重行气的药，配合杏仁、配合莱菔子，都可以消痰，可以定喘，当然更能止咳。这种喘是由于痰阻在气道内，气逆而不下，所以见喘。它能够下气，能够理气，能够除痰，所以能消痰定喘。用这两个药作为主药，就是来除肺中的燥邪，而且用的是温药，因为燥邪的本性是凉的。苏叶的好处就是香而不燥。另外配伍了一些药，里边有个二陈汤，有半夏，有橘皮，有茯苓，有甘草，这四个药就是二陈汤，是祛痰的祖方。它是在用杏仁、苏叶这两个药，在宣肺、下气、润肺、除痰的情况之下，再配合二陈汤祛痰止咳。进一步注意一下，这四个药的用量和二陈汤的分量是否相同，那些多一些，那些少一些，需要考虑一下。除了二陈汤以外，还配有前胡，这个药一般来说认为是治疗热痰的，它是下气的，所以能祛痰止咳，这里按说不应该用凉药，但因它与杏苏的温以及二陈当中半夏、陈皮的温配起来，则它本身的微寒，不足以使整个的方药变成寒性。观察的时候要把整个方剂综合来看，从整个方剂的药性来说，有一个从化的问题，在方剂中配一点寒药，它可以互相佐制，不足为害，前胡的下气除痰的作用可以发挥，而且这里还考虑了燥的问题，所以稍配一些前胡，所以本方配伍的精神要在这个地方抓住。另外还用了桔梗和枳壳，这两个药可以治胸满不痛、上焦的气不通利，通过一升一降来理肺气，所以这里要考虑从整个药物来看，开的为多还是降的为多，或是下气为多。杏仁、枳壳、半夏、前胡都是下气的，所以这个方剂，作为一般临床上来用，是治疗四时风寒感冒咳嗽，它的效果是比较好的。如果风寒重，就得要用麻黄剂，这个方剂就不行了。这在当时是一个时行的方剂，用于通治四时感冒。下面的桑杏汤、清燥救肺汤都是治疗温燥的。

桑杏汤

（《温病条辨》）

【组成】桑叶一钱（3g）　杏仁一钱五分（4.5g）　沙参二钱（6g）　象贝一钱（3g）　香豉一钱（3g）　栀皮一钱（3g）　梨皮一钱（3g）

【用法】水二杯，煮取一杯，顿服之，重者再作服。

【功用】清宣温燥。

【主治】外感温燥，邪在肺卫。身不甚热，干咳无痰，咽干口渴，右脉数大。

【方解】桑杏汤是以桑叶为主，这个方剂是治疗外感温燥的方剂，所以它的见证为身热、口渴，这是一组症状，主症是干咳无痰或痰少而粘。其中干咳痰出不来，为什么出不来，因为它是温燥所伤，津液聚而为痰，加上温热之性，所以痰就变粘了，就不容易咳出来。因为它是温燥，所以舌苔虽然是白的，但是比较干的，舌体本身还可以见到红，脉是浮数。与桑菊饮比较，这个方剂的主治可见身热、口渴，或有头痛，所以说它所受的外邪比较是“温燥”，治疗时不是用桑菊饮中的那些药，而是在凉润的当中，加了一个栀子豉汤，通过栀子豉汤一方面清，一方面宣，栀子原就可以清上焦之热，豆豉可以宣泄胸中郁结之邪热，合成栀子豉汤就可以清泄气分之热。可是从这个方剂本身来说，它的邪主要在肺，所以以桑叶和杏仁为主，桑叶这个药的特点是能除肺中的风热，是散的，同时桑叶本身还有生津止渴的作用，这是在辛凉解表药中桑叶的特点，但是不能把它误解成为生津止渴药，它首先是散风热的药，兼有生津止渴的作用。因为它是“温燥”，要用凉润，不能再用苏叶的辛温了，故首先用了桑叶的甘寒，加上杏仁的苦温，这样去肺中温燥之邪。由于这些药宣散的力量还不够，所以配合用豆豉。虽然配合豆豉，又因为它毕竟是热药，所以加上栀子，这样就是用温散的药，也能够变为凉散，实际上这和辛温解表中配辛凉药，辛凉解表中配辛温药是同一个道理。那么在这样的基础上加上了贝母，加上了沙参和梨皮，其中主要是贝母，方中是“象贝”，即产于浙江省象山地区的贝母，色白而大，形似元宝，又称浙贝母，它是一个苦辛寒的药，能祛痰，能散结，祛痰就能够治咳嗽，所以这里侧重是用它来祛除津液聚结而化成的粘痰。由于温燥所化的粘痰是热的，所以要用凉药，故加沙参、加梨皮，主要是清肺润肺，而这两个药清肺润肺又不滋腻，滋腻就不利于排痰，所以这样配。通过这一点可以理解治疗温燥的原则。换句话说，如果没有头痛、身热、口渴，没有舌红，也就说明它热不盛、邪不重，是不是还要用豆豉呢，这就可以考虑。把一个方剂拆开来分析清楚了，它的如何加减就出来了。如果咳得厉害，容易伤了肺络，就可以出血、咳血，可以痰中带血，甚至咳出来的就是血。在这种情况下，如果说前面的症状没有变化，就在这个方剂里加上一些凉血止血的药，至于具体用什么药问题不大，但需记住一个原则，凉血止血不要太寒，因为它毕竟是温，不是热，不是火，程度有不同。用凉血止血药的时候，不要用大寒的药。大寒的药易伤肺气，肺气一伤，痰不得出，痰不出咳就不会止。虽然把血一时止住了，但是咳不止，还是要出血的，因为这个出血是由于咳久伤了肺络而出来的。同时要注意，如已出血温药如豆豉就不要用了，因为它是宣发的，容易助长出血（关于豆豉性温还是性寒，各说不一，但我同意李时珍说的“作豉则温”）。用这个方剂时经常容易碰到咳血的现象，痰中带血丝，或干脆就是咳血，见到这种情况，就用本方加上凉血止血的药。

清燥救肺汤

（《医门法律》）

【组成】　冬桑叶三钱（9g）　石膏煅，二钱五分（7.5g）　人参七分（2g）　甘草一钱（3g）　胡麻仁炒，研，一钱（3g）　真阿胶八分（2.4g）　麦门冬去心，一钱二分（3.6g）　杏仁去皮尖，炒，七分（2g）　枇杷叶一片，刷去毛，蜜涂，炙黄（3g）

【用法】　水一碗，煎六分，频频二三次热服。

【功用】　清燥润肺。

【主治】　温燥伤肺。头痛身热，干咳无痰，气逆而喘，咽喉干燥，鼻燥，胸满胁痛，心烦口渴，舌干无苔，脉虚大而数。

【方解】　清燥救肺汤所治疗的症状又有不同，比较重。由于外感温燥之邪较重，所以有头痛身热。除此以外，它里边的燥特别明显，干咳没有痰，同时气逆气喘，不仅如此，咽喉、嘴唇、鼻子都觉得干，同时还有心烦口渴的现象，说明了里边的燥、热比较重。正因为燥热重，由于肺既不能宣，又不能降，所以气不通，故见胸胁满痛。这个胸满胁痛可不要和小柴胡汤连到一起去了，此处是由于肺气不能降，从“五行”的说法就是金不制木，木气上逆，实际上就是肺气被燥邪所伤，本身气不能宣发，也不能肃降，所以气机不得通利，它的证据不仅是咳，还有气逆而喘，所以胸满胁痛是整体气机的问题，而关键在肺，所以侧重治的还是在肺。另外舌干无苔，舌质也是红的，但是有时候不容易看见，就是因为它是燥邪所伤，津聚为痰，尽管是干咳无痰，但实际上里边有痰，所以舌头上整个都是薄白苔，因此你不易看到舌边、舌尖。这个薄白苔要注意苔的上面是干燥的还是湿润的，它应是干的。另外脉是数的，脉也细，但以数为主。根据这些情况，所以用了清燥救肺汤，就是《内经》所说的，“诸气膹郁，皆属于肺”。这是因为里边肺气的问题。因为是温燥，里边还有热，肺中的津液大伤，肺气不仅是被燥邪所困，也被燥邪所伤，所以这种情况标志着内部病重，肺受伤重，所以叫救肺。进一步发展就会肺热叶焦，发为痿病，那么肺一痿，整个功能就更坏了。由于肺的阴伤了，肺痿了，还会影响到肾，如果在这样的时候不赶快用清燥救肺的药来治疗，它就可以发展成为肺热叶焦的肺痿病。

方中主要用的是桑叶和石膏，以清肺中的燥热。这里要考虑一下石膏和桑叶的分量，桑叶很轻，体积很大，石膏很重，体积很小。为什么石膏用的量比桑叶还小，要考虑一下这个方剂是治什么的，重点在哪里，两个药的区别在哪里？刚才提到桑叶能散肺中风热，兼有生津止渴的作用，桑叶除了入肺经，还可以入肝经；石膏主要入胃经，也入肺经。可是在这样的情况下，肺中的津液、肺中的气从哪里来呢？从脾胃来。肺中燥热，如果用大寒伤胃以后，怎么来生津呢？所以在这里桑叶的用量比石膏大。至于说石膏煅用可以不可以，这一点有争论，有人说石膏煅了吃是要杀人的。从制方人本来的意思，是因为石膏是大寒的，而且是沉降下行的，所以煅一煅以去它的大寒之性，不伤胃。我们在体会这一点的时候，一般要掌握石膏的用量，也不用煅石膏，但是要理解原方的这个意思，所以我们用石膏，又不能用大量。它不是麻杏石甘汤证，是肺燥热证，所以除此之外，它还用了大量养阴润燥的药，用了养胃益气的药。同时还用了阿胶、麦冬、胡麻仁。胡麻仁也就是黑芝麻，它是补阴兼能补气的药，以补阴为主。还用了人参和甘草，要注意这里人参的量也用得很小，因为病因究竟是外邪，所以它不用大量，这是其一。第二，它所治病在肺，着重的是肺燥阴伤、燥热，所以气是第二位的，阴是第一位的，祛燥热、润肺是本方中第一位的，所以用人参、甘草来养胃气，生津液，然后通过胃的津液和气输送到肺里来，以帮助肺燥得到恢复。阿胶的作用在治风剂中已经提到了。这里还用了杏仁和枇杷叶，枇杷叶苦甘微寒，它着重有清肺下气的作用。正因为它能下气，所以能止咳，能祛痰，与杏仁合起来是苦味的，可治疗气逆而喘，以下气平喘。但是这个苦味，是在大量的滋润药中应用的。这个方剂，在春、秋二季属于热性的温燥产生的咳嗽时，用它来治疗效果很好。但是要抓住它的特征，抓住它的干咳无痰、气逆，另外觉得口干、口渴、心烦、鼻干，抓住这些情况来用。但在用的时候，可以用太子参代人参，或用小量北沙参，不要用大量。如果身热头痛这些症状再重一些的时候，还可以加重一些辛凉解表药。如果见到出血，可以加一些凉血止血药。如果时间长了里边的痰又粘、又黄、又稠，不好出来，可以加瓜蒌和贝母清化热痰，利于排痰。另外如果病人素来肺阴虚，或者由于素来肺有病而阴虚，或者阴虚而肝火旺造成了肺燥阴虚，这样的人往往受了外邪，特别是燥邪，极容易化热，那么用这个方剂治疗也可以。

滋阴润燥

养阴清肺汤

（《重楼玉钥》）

【组成】 大生地二钱（6g） 麦冬一钱二分（5g） 生甘草五分（2g） 玄参一钱半（5g） 贝母八分，去心（3g） 丹皮八分（3g） 薄荷五分（2g） 炒白芍八分（3g）

【用法】 水煎服。

【功用】 养阴清肺。

【主治】 白喉。喉间起白如腐，不易拨去，咽喉肿痛，初起发热，或不发热，鼻干唇燥，或咳或不咳，呼吸有声，似喘非喘。

【方解】 本方原用治白喉。咽喉是气的通道，一旦有病，就影响气的出入，所以白喉这个病，好像是哮喘，但并不是真正的哮喘，而是由于局部的病变而引起的。根据白喉的症状和原因，在治疗的时候有一句话："白喉忌表"。治疗白喉一般不用解表的方法，不用发汗的方法，特别是辛温发汗，而要用清热、润燥、解毒的方法，清肺胃之热，润肺燥。这个方剂的名字叫养阴清肺，即清肺中之热，养肺中之阴，养阴来润燥，清肺来解毒，来消除白喉。所以这个方剂用生地、麦冬和玄参养阴清热而解毒，这三个药都有了。这里要强调玄参的解毒作用，要将三个药的作用有所区别。生地已经讲过，总的来说清热滋阴、凉血养血；麦冬是清热滋阴的，主要是肺胃的药；玄参是清热解毒的药，它本身作为滋阴来用，但又不单纯是滋阴作用。玄参有一个特点，就是可以启肾阴上济于心肺，能够把人体肾中的真阴引上来，能够清心，能够清肺，所以我们习惯上知道玄参能够治咽喉痛。为什么要提这三个药的区别，就是肾阴不虚时用来清热解毒的时候无所谓，因为本身肾阴不虚，有阴可启；如果肾阴已亏、肾阴原本就不足，那就必须要与补益肾阴的药并用，而且在滋阴的前提之下才能用，这个问题可以结合几个用了玄参、用了生地、麦冬的方剂来看一看，分析它们与方中其他药用量的比例，这样才可以进一步理解这个问题。有一些清热解毒的方剂中用了玄参，有一些是和生地、麦冬并用，有一些用生地、麦冬而不用玄参，从这里可以进一步证实三个药的用法不同。这个方剂中同时用这三个药，还加上了白芍和丹皮，主要是凉血解毒。但在这里用芍药，因为一般来说白芍是养血柔肝的，养肝脾之阴，还能敛阴，能够补血，那么此处病在肺胃，又不在肝，为什么要用？这就是由于脏腑之间功能的互相影响、互相联系而考虑的。在肺燥的时候、肺热的时候、肺气逆的时候，要考虑到制肝，因为这时讲的虽然是肺胃阴虚，但因为有热，可是它素来阴虚，从小儿来说，经常是阴气不足而阳气有余，所以叫他为纯阳之体。那么由于肺燥而导致了肝旺，导致了肝气强，所以在这里用白芍。用丹皮主要是加强凉血解毒的作用。这里还用了贝母，主要就是燥而生痰，用贝母这一苦辛微寒的药来化痰，同时贝母本身还有散结的作用，有利于消除咽喉的局部症状。这里少用了一点薄荷，就是因为它还感受了时疫，就是流行的、外来的时邪，用它的辛凉之性来解表发散，来祛这个外邪。甘草是解毒的。总之，这个方剂告诉我们，治疗白喉是用什么原则，具体用哪一类的药来组成一个方剂。它既有内燥，又有外邪，而外邪也是一种温燥。内燥与外燥相合，发生了白喉。用滋润为主，可以加小量的辛凉透达的药，可以这样配合起来应用。理解了这些内容，将来自己在临床中就可以师其法而不泥其方。

下面接着讲治内燥的方剂，并思考它与润燥和补血、补阴有何异同。

百合固金汤

（《医方集解》引赵蕺庵方）

【组成】 生地黄二钱（6g）　熟地黄三钱（9g）　麦冬钱半（5g）　百合　白芍炒　当归　贝母　生甘草各一钱（各3g）　玄参　桔梗各八分（各3g）

【用法】 水煎服。

【功用】 养阴润肺，化痰止咳。

【主治】 肺肾阴虚。咳痰带血，咽喉燥痛，手足心热，骨蒸盗汗，舌红少苔，脉细数。

【方解】 百合固金汤这个方剂主要是治疗肺病咯血，是由于肺肾阴虚，虚火上炎，所以肺热而燥，症状不但有咳嗽，还有嗓子干、痛；不但咳嗽，气还短，还喘。咳嗽的痰中带血，还可以见到五心烦热的现象，这都是属于阴虚内热，还可以见到阴虚的日晡潮热，骨蒸盗汗，舌红苔少，脉也是细数的。但是这个苔少，要注意，有时肺病痰多，它有苔，但舌质是红的。这是单纯的阴虚肺热的肺病。这时所说的肺病就是肺痨，就是肺结核。

肺和肾是水的上下源，肺为水之上源，肾是人体真阴真阳所藏之地，可是为什么把肺作为水的上源呢？就是五脏之精下藏于肾，都是由于肺主肃降，肺气下降的作用。第二个原因，由于肾阴不足，下面的相火向上行的时候，也上至于心肺。由于上至于心肺，肺中热气上逆，不能肃降，又影响肾阴的上源不足，所以肾阴也更加少了，所以这个上下之间有这样的关系。所以在治疗的时候，是上下兼顾的。既用了生地，也用了熟地。用生地来凉血滋阴而清心肺，同时用熟地来补肾阴。这里当然也用了麦冬和玄参，所以可以看一看它所用的分量，以及它所配伍的药物。如果没有大量的滋阴药，单用玄参是不行的。所以在用二地作为主药的时候，还用麦冬、玄参和百合来作为一种臣药。百合可以清心润肺，是一个补肺的药。在这样的基础上，在滋补肺肾、清润的同时，加上活血的药、化痰的药，因为它咳嗽有血，这是一层意思。另外就是肺气和肝气的关系，所以这里用了当归和白芍，既能养血和血以止血，又能养血和血以舒肝，这和逍遥散中用此二药的情况应同样来理解它。在这里是为了治肺而需要舒肝，因为肺燥肺热，肺气虚，气短气喘，肺气上逆，不能肃降，肝气也不得顺畅而生火，更加重了肺燥，加重了肺热，加快了咳血的发展，这就是中医治病时要注意脏腑间关系的道理。方中用贝母来祛痰止咳，用甘草来利肺气、利咽喉，都是从肺来入手。这样一个方剂，对于阴虚的肺病是比较好的，在临床上也经常遇到这样的病人。但要注意，有时病人不是单纯的阴虚肺燥而热、咳嗽咯血，不仅仅是这样，有的时候还可以见到气虚。从中医来说，这叫“子虚盗母气”，“子亏累其母”，那么肺和脾胃互相关联，所以我们在用这个方剂时，要考虑素体痰多的人，要加强化痰的药，因为这个方剂纯粹是以滋阴药、清润药为主，所以还要加祛痰的药。特别是出现吐浓痰时，要加清化热痰的药。如果吃饭不好，舌不仅因阴虚而红，还有齿痕，还有胖大，甚至于不见红而主要是舌淡、胖大而有齿痕，说明了气虚，这种情况就还要和补气的药合起来。另外，阴虚肺燥的患者用百合固金汤后见效了，要彻底地治好它，要使肺得到恢复，也还要加健脾的药，加补肺气的药。具体可以提供两个方剂作为参考，即补肺阿胶汤和参苓白术散。另外百合固金汤加上收涩止血药和补气的药，在治疗支气管扩张大量出血时，也有一定效果。

麦门冬汤

（《金匮要略》）

【组成】　麦门冬七升（60g）　半夏一升（9g）　人参三两（6g）　甘草二两（4g）　粳米三合（6g）　大枣十二枚（3枚）

【用法】　上六味，以水一斗二升，煮取六升，温服一升，日三夜一服（现代用法：水煎服）。

【功用】　滋养肺胃，降逆和中。

【主治】　①肺阴不足。咳逆上气，咯痰不爽，或咳吐涎沫，口干咽燥，手足心热，舌红少苔，脉虚数。②胃阴不足。气逆呕吐，口渴咽干，舌红少苔，脉虚数。

【方解】　本方最大的特点是麦冬的用量特大，达七升之多，而半夏只有一升，人参、甘草的用量只有二三两，粳米、大枣也是常规用量。再从《金匮要略》的原文看，“大逆上气，咽喉不利，止逆下气者，麦门冬汤主之”，由此可知，造成“大逆上气，咽喉不利”的病机是“肺热叶焦，发为痿躄”，津液大伤，所以就产生了一系列症状：咳嗽，没有痰，但是经常吐一些涎沫，这里大部分是咽部、口中来的，也有小部分是以前所讲的燥热粘痰，所以有明显的特征，看起来特别白，过去书上形容为“其白如雪”，但是它本身很粘，咽喉和口腔都感到很干燥，而且是渴而能饮，同时气喘，就像走多了路似的气喘。气又短，气又喘，不是哮喘，喘极了还可以见到干呕的现象，这是由于胃气不降，胃气上逆。这种肺痿的舌象都是舌红而光剥无苔，而且是干的，脉是虚数的。这是麦门冬汤主要的见证。肺痿绝大多数是由于热引起的，也有极少数是因肺中虚冷。另外提一下肺和胃的关系，肺气来源于脾、胃，肺的津液也来源于脾。肺、胃之间有脉相通，所以气、津都是由胃而来。因此在治疗的时候，既要清肺润肺，又要清胃养胃。另外，中医谈到有“治痿独取阳明”，这里的阳明就是胃。胃为水谷之海，胃为十二经脉之海，胃为五脏六腑之海，所以通过养胃来治疗痿证。不仅是肺痿，足痿有时也这样治。

本方首先用大量的麦冬，麦冬的特点是甘微苦、微寒，主要是甘味，它是心、肺、胃经的药，更主要是胃经的药。在这里顺便提一下天冬，天冬着重是肾经的药，以苦味为主，是苦寒药，这两个有区别。在胃中阴虚的时候，胃中有热而气逆的时候，还应以清热养阴为主，不能用苦寒的药，因为这时突出的矛盾是阴虚、气逆，不等于气没有伤，只是第一位的是燥热，正因为这样才用大量麦冬，所以把这个问题弄清楚了，下边用人参、甘草、粳米和大枣就好理解了，这些都是益气养胃的药。另一个原因，胃中的津液无气不生，单纯的寒凉药不能生津。这个方剂的另一特点是用半夏。如果孤立地来看，这里的肺痿是因为肺胃热盛、阴伤干燥，半夏是苦辛温燥的药，这里为什么要用？因为首先要考虑胃中气火上逆的问题，要考虑用降胃气的药。半夏就可以降逆，可以治疗胃中的气火上逆，但因药的性质和病的本质来说不相合，因此前面用了大量的麦冬为主，配一定量的半夏。因此这个方剂不仅治肺痿，还有一种胃阴虚，胃气不和、上逆而呕的，用麦门冬汤治疗也可以。在这种情况下，如果呕甚，如果要加下气的药，枇杷叶、竹茹都可以用，也可以用小量的生姜。这个方剂还可以用来治疗“倒经”（即每月按周期出大量鼻血），从表面看似乎并不相干，这要从理论上讲清楚，它主要是阳明与冲脉以及血海的问题。它是从经脉而来的，是从脏腑功能而来的。冲脉上行至气街与足阳明胃经并行，所以这里主要是由下面的火热上冲而来，所以根据鼻与阳明经脉的关系，故用这个方剂治疗倒经，还可以加上赭石和牛膝。另外，后来《医学衷中参西录》中把麦门冬汤加了白芍、丹参、桃仁等几个养血行血的药，也是专门治倒经的。特别是属于虚性倒经、血虚血热的倒经，治疗效果比较好。

这里再着重讲一下麦门冬汤的用法。麦门冬汤可以治疗几种病，我们要注意的是症状和脉象，舌红无苔、舌干、脉虚数。可以见到虚大而数的脉，也可以见到细数的脉，主要是以虚数脉为主的。它主要的成因是胃阴大伤、胃中有热、胃燥。胃燥热导致胃气不降，胃热上攻于肺，所以肺也燥。由于不仅胃中有热，而且津液大伤，没有津液上输于肺，因此肺、胃之阴大伤，气不下降则必然上逆，于是就见了咳逆，甚至上气而喘，可以吐点黏沫，但是没痰。至于咽喉的干燥、口中的燥渴，这些情况都是肺、胃之阴大伤造成的，没有津液上润于口舌。这种情况下，大便也比较干。另外，也可以有消渴的症状，特别是上消症，以渴饮多尿为主，用它也可以。关于肺痿的问题，提一下，有时检查以后，根据 X 光片诊断是肺不张，这实际上是肺功能的问题，但如果肺或气管原来有病，就要全面考虑后再定方药。这种情况中，有相当一部分属于气虚证，就用补土生金的办法；也有一种是阴虚有热的，就用麦门冬汤，并适当加点补气而性温不热的药，效果更好。

这个方子的特点，就在于大量用麦冬，配伍半夏。其他都好理解，人参、粳米、甘草、大枣，都很清楚。方中没用姜，不是姜枣并用的。人参在这里的用意，主要是针对气阴虚，生津液用参，补气用甘草。过去的参和现在的参有区别。细细地看起来，单纯津液不足，没有气虚的，并不用参。所以说人参大补元虚、甘草补气的话不全面，在我们研究药物的用法时要考虑到。这就可以看出，此方着重的是养胃阴、益胃气，因为已经有热，阴虚有热，所以在养阴的同时要清热。那么，清热在这种情况能不能用苦寒呢？不能用。因为由于阴虚热盛，气已经伤了，如果再用苦寒之品折伤胃气，将更不利于恢复。所以要用甘寒，而甘寒之品中以麦冬为最好，既能养肺胃之阴，又能清热。这个方子里麦冬用量很大，七倍于半夏，而且方子也是以麦冬命名的，这是在配伍用法上需要十分注意的问题。半夏，有人说它润，有人说它燥。要注意，生半夏确实有黏液，但是半夏本身有毒，所以凡是作为药用经过炮炙后，它本身的黏液就已经不存在了，所以应该肯定，半夏这个药是一味苦辛温燥的药，以降为主，以阳明经为主。所以用半夏主要是降肺胃之气，重点在胃。这里不论是咳还是喘，实际都是因为胃中之热、胃中的火气上逆。在这个方中，用它的同时对于咳吐黏沫的症状也起作用，因为除了下气以外，它还有辛散的作用。但是如果离开了麦冬，在这个证里是不能用的。同样，如果用量配伍上，不是像这样大量地用麦冬，也不能使半夏起到较好的作用而不引起不良反应，能够达到下气的目的而不因燥性伤人。有时在这样的证中可以见到咳吐黏沫，还可能见到血丝，但只能是带血丝、星星点点的血，不能夹有较多的血，更不能是满口的血，这种情况之下，同样可以用此方。

另外，陈修园用麦门冬汤治倒经。回顾上次讲温经汤关于半夏的用法的时候，特别提到半夏并不是用于和胃生津，而是用于降阳明经脉之气。阳明经与冲脉是在气街互相汇合，所以半夏既能下阳明之气，也能降冲脉。而冲为血海，月经起于冲任，“太冲脉盛，任脉通”，所以陈修园用麦门冬汤来治倒经。方中适当地加一些降药，例如代赭石、怀牛膝，治疗倒经都很好。尽管倒经出血对于病人来说等于行月经，就是说对其并没有什么损害，但这总是一种不正常的现象，有碍于怀孕。另外，也很吓人，因为鼻子出血像来月经似的那么大量，极为可怕，这是一个问题。除了陈修园以外，张锡纯也搞了一个加减麦门冬汤，就是在这个方子的基础上加了一些养血的药和活血的药，例如，用山药代替粳米，这是张锡纯历来的用法，还加了白芍、丹参、桃仁。

回过来再说怎么来认识半夏的用法。在后来的方论中仅仅提到一点，说是“善用半夏之功”。如果不把病机分析清楚，半夏还是不会用。因为它针对的是由于胃阴不足，肺阴也不足，胃中的火热之气上逆所导致的喘咳，因此着重于降胃。同时，从这里也可以看出来阳明经与冲脉的关系。在温经汤里，我们强调吴萸和半夏，根据就在此。一是厥阴肝经，一是阳明经，阳明经与冲脉汇合于气街；厥阴肝经为血海，冲为血海，互相交通；而八脉丽于肝肾，这都是最基本的理论。另外，刚才讲倒经，想起另外一种情况，高血压病的鼻子出血，可以用一般止血的办法，也可以在这个基础上加用重镇的药。出鼻血也是气血上涌，这种情况的鼻子出血，虽然病人的血有一定量的流失，但这实际上是坏事当中的好事。如果不是鼻子出血，就很容易脑子出血，所以都需要注意。

琼玉膏

（《洪氏集验方》引铁瓮方）

【组成】 人参二十四两，为末（750g）　生地黄十六斤，捣汁（8kg）　白茯苓四十九两，为末（1.5kg）　白蜜十斤（5kg）

【用法】 人参、茯苓为细末。蜜用生绢滤过。地黄取自然汁，捣时不得用铁器，取汁尽，去滓。（然后将）药和一处，（同蜜与生地汁）拌和匀，入银、石器或好瓷器内封闭用，如器物小，分两处盛。用净纸二三十重封闭，入汤内，以桑木柴火煮六日，如（是）连夜火即三日夜。取出，用蜡纸数重包瓶口，入井内去火毒，一伏时（即一日夜），取出再入旧汤内，煮一日，出水气。取出开封，每晨朝，以二匙，温酒化服，不饮酒者白汤化之（现代用法：以生地黄汁，无鲜生地时，将干生地熬取汁，入蜂蜜与人参、茯苓细末，和匀，放瓷罐内封存，每服6～9g，早晚各一次，米酒或温开水调下）。

【功用】 滋阴润肺，益气补脾。

【主治】 肺阴亏损。虚劳干咳，咽燥咯血，肌肉消瘦，气短乏力等。

【方解】 本方名“琼玉膏”，是取“起沉瘵，赛琼瑶”之意，极言其填精补髓，益气生血之功。方中人参、生地、茯苓、白蜜看似平常，但制作精致，似有道家炼丹般用心，确有滋阴精益气血的妙处，后世有河车大造丸、人参固本丸，都是治疗虚损的成药，其处方或有人参、茯苓加滋阴降火药，治“虚损劳瘵，内热水亏”；或人参、生地加熟地、天冬、麦冬，治“肺痨虚热，咳血盗汗”等都是从琼玉膏化裁而来。相比之下，这个就差了些，所以这个方子就作为治疗肺肾阴虚，特别是肺阴虚，肺气弱的主方，可以平时服用，或者作为后期调理。例如百合固金汤吃完了以后，主要的症状已经解决了，我们就用这个琼玉膏。也可以把百合固金汤作成丸药，用琼玉膏送服，治疗肺痨有一定效果，这就要举一反三了。

玉液汤

（《医学衷中参西录》）

【组成】 生山药一两（30g） 生黄芪五钱（15g） 知母六钱（15g）

生鸡内金二钱（6g）　葛根钱半（4.5g）　五味子三钱（9g）　天花粉三钱（9g）

【用法】水煎服。

【功用】益气生津，润燥止渴。

【主治】消渴病。气不布津，肾虚胃燥，口渴引饮，小便频数量多，或小便混浊，困倦气短，脉虚细无力。

【方解】原书指明这个方子主要是治疗消渴。张锡纯氏认为："消渴之证，多由于元气不升。此方（即玉液汤）乃升元气以止渴者也。"但张氏又言："方书消证，分上消、中消、下消。谓上消口干舌燥，饮水不能解渴，系心移热于肺，或肺金本体自热不能生水，当用人参白虎汤；中消多食犹饥，系脾胃蕴有实热，当用调胃承气汤下之；下消谓饮一斗溲亦一斗，系相火虚衰，肾关不固，宜用八味肾气丸"。这些都与历代医家所论述的要点相同。但张氏又以所谓清阳之中"必挟有氢气，"而"与吸进之氧气相合，亦能化水，着与肺泡之上，而为津液。"若因"腹中气化不升"而不生水者，当补其气化导之上升。所以自拟玉液汤治消渴，其实只是治中消。例如《金匮要略》用肾气丸治消渴，应该是包括中消与下消。因中焦气化虽由脾胃所主，但其根本在肾。如果消渴是因"肾虚胃燥"，就不是本方所宜，至少当与肾气丸同服。至于方中各药，都曾多次提到，不再分析，只是葛根确有升发之功，但久服则伤胃汁，还须注意，特别是下消，当慎用，尤其不可认为糖尿病就是消渴而用本方统治。即就是消渴病而见"困乏气短，脉虚细无力"时，也须考虑加补气血，益脾肾之品，才能有所裨益。该方只在有"消渴、多饮、善饥"的情况下用。

润燥剂就讲到这里。

第十二章 祛湿剂

祛湿，就是祛除致病的湿邪。湿邪有外湿和内湿的区别。湿邪属阴邪，在外是阴邪，在内也是阴邪，都属寒，都是重浊粘腻的，这就是它的特性。在人体的脏腑功能中，能消除湿邪的主要是脾，是由于脾气的健运，能化湿。内湿能排除出来，主要是通过小便。因此治湿有那么几句话，“治湿当健脾，脾旺湿自绝”，“治湿当利小便”。化湿一方面是通过气化，一方面是通过利小便。而利小便主要也是通过气化，因为《内经》上讲得很清楚，“膀胱者，州都之官，津液藏焉，气化则能出矣”，这就涉及到肺、肾，所以有时小便不利要加强补气的药，要用畅肺气、温肾气的药。以上讲的都是治疗“湿”最根本的东西，这都是一些基本的概念，必须清楚。至于久处卑湿之地、淋雨、涉水、冒雾露而行，这种湿是渐渐而来的，积存在体内为病。它可以内聚，可以着于经络，也可以着于肌肉，乃至筋骨。现在，犯这个病的人很多好食生冷、水果、冷饮，而且为图一时之快而大量地吃，都容易生湿，但往往在治疗外感的时候容易忽略这一点。湿邪四时俱在，由于各种外邪除凉燥外都常常夹湿，譬如汗出当风，汗被逼回肌腠就是湿，所以治风也好，治寒也好，治暑也好，治温也好，凡是夹湿的，都要特别注意不能使大汗出，这在解表剂就已经提过了。即使是寒，也不能大汗出。也就是说，解表不宜大汗出。这在《伤寒论》桂枝汤中就指出，“遍身，微似有汗者益佳，不可令如水流漓，病必不除”。因为大汗出往往不能使邪尽去，反而伤了人体的正气，耗损津液。

还有一个关于湿的问题要注意，湿是阴邪，是寒，它的转化取决于人体的阳气，但是人病湿，却不一定都是脾气虚弱、命门火衰、阳气不足，这也是最难的一点，需要注意。还可能夹有其他的病邪，例如刚才提到的风邪，还有湿温、暑湿。这是阴邪与阳邪相合，是寒与热相合，但这种寒热相合和其他的寒热相合之邪还有不同。中医课里讲湿温是“如油入面”，因为六淫之邪除了湿邪以外都是无形的，它们伤人容易来，也容易去。而湿邪重浊粘腻，着而不去，所以凡是其他的邪气与湿相合，是无形入于有形之中，所以，在这时需要特别注意。我们现在讲的湿热的问题，一讲就是“苦寒”，因为我们误解了四个字：“清热燥湿”，没讲清楚。这是指的清热燥湿的药，都是苦寒药，但在什么情况下清热燥湿？怎么样用苦寒的药才能燥湿？根本没讲清楚。因此在临床上，一见湿热就乱用，一用就是苦寒，害人不浅，所以要特别强调这一点。湿是阴邪，是有形的；热是阳邪，是无形的。湿可以化热，但是转化总有个过程，所以要区别湿化的程度。刚才讲了，治湿当健脾，治湿当用燥。苦辛温燥、芳香温药，是治湿的正药，至于说苦寒燥湿的药，那只有在湿已经化热，或湿当中有热时，才配伍用苦寒的药。因为苦寒与甘寒不同，甘寒是生津的、助湿的；苦寒是化燥的，但它有折伤阳气之害，而无助湿之害，它不直接助湿，但是你误用了，折伤了阳气也就等于是在助湿。所以下面治湿的几个方剂的分类，很好理解，治湿就应该用燥化的办法；湿浊就得用芳香的药，湿聚为水，就得用通利的办法，利水渗湿；阳虚湿聚，就得用温阳化湿、温阳利水的方法。唯有清热化湿最难，清到什么程度才合适？湿与热是两个相对的概念，湿热是湿热合邪，湿是否化热了，要注意这个问题，化了多少了，更要注意。

另外，凡是久病，湿去以后，必须健脾。刚才讲的治湿当健脾，是贯穿在整个治湿当中，这里特别强调一下。病好以后，必须健脾，不健脾，就会继续停湿，特别是水，“脾旺湿自绝”。所以结合实际来讲，特别是病后，应该进行调理。还有病后的饮食，因为湿病着重在中焦的脾胃，所以湿邪为病，病中的饮食，当以清淡为主；病后的饮食，也应该是逐渐增加的。《伤寒论》中“食复”等虽可见于外感病愈后，但与湿邪为病有特别密切的关系，所以前面要强调这些。

下面先讲“燥湿和胃”。

燥湿和胃

平 胃 散

（《太平惠民和剂局方》）

【组成】 苍术去粗皮，米泔浸二日，五斤（15g） 厚朴去粗皮，姜汁制，炒香 陈皮去白，各三斤三两（各9g） 甘草锉，炒，三十两（4g）

【用法】 上为细末，每服二钱，以水一盏，入姜二片，干枣两枚，同煎至七分，去姜、枣，带热服，空心食前；入盐一捻，沸汤点服亦得。常服调气暖胃，化宿食，消痰饮，辟风寒冷湿四时非节之气（现代用法：共为细末，每服3～5g，姜、枣煎汤送下；或作汤剂水煎服）。

【功用】 燥湿运脾，行气和胃。

【主治】 湿滞脾胃。脘腹胀满，不思饮食，口淡无味，呕吐恶心，嗳气吞酸，肢体沉重，怠惰嗜卧，常多自利，舌苔白腻而厚，脉缓。

【方解】 平胃散，是治里湿的祖方、基本方，与四君子汤补气、四物汤补血一样，是基本方。苍术、厚朴、陈皮这三味药是主药，这里可以看出，就是苦辛温燥而芳香行气的药，可以治湿。湿邪本身是阴邪，是寒性，所以用温药，用燥化的办法、健脾的办法。湿邪伤人，导致气机不利，所以要行气。这个方子，从这几点就可以理解。几个药大家都很熟悉，厚朴在大承气汤中讲了，经姜汁炒香后，行气和中之外，更宜于化湿。苍术除性温而芳香燥湿以外，还兼有透表的作用，兼能发汗解表；陈皮苦辛芳香温燥，理脾胃之气，可以健胃，可以祛痰，正是因为这个，可以起到和胃健脾，燥湿除胀的作用。不换金正气散就是在这个基础上加上藿香、半夏，我们在藿香正气散中再讲。柴平汤也是小柴胡汤和平胃散的合方，是治疗少阳病而兼湿，要与和解剂中的蒿芩清胆汤加以区别，在此就不讲了。

藿香正气散

（《太平惠民和剂局方》）

【组成】　大腹皮　白芷　紫苏　茯苓去皮，各一两（各30g）　半夏曲　白术　陈皮　去白　厚朴去粗皮，姜汁炙　苦桔梗各二两（各60g）　藿香去土，三两（90g）　甘草炙，二两半（75g）

【用法】　上为细末，每服二钱，水一盏，姜三片，枣一枚，同煎至七分，热服；如欲出汗，衣被盖，再煎并服（现代用法：共为细末，每服6g，姜、枣煎汤送服，或作汤剂水煎服）。

【功用】　解表化湿，理气和中。

【主治】　外感风寒，内伤湿滞。霍乱吐泻，发热恶寒，头痛，胸膈满闷，脘腹疼痛，舌苔白腻，以及山岚瘴疟等。

【方解】　藿香正气散是常用方，尤其是夏秋之季感受风寒湿邪，以及四时的感冒夹湿，特别是以湿为主的感冒，或者是胃肠型的感冒，是特别好的药。还有到某个地方不服水土，首先表现在消化上的，都可以用。它的症状，在书上写的比较清楚。但是“霍乱吐泻”，不要跟现在所指的霍乱混淆，这里是指胃肠由于湿邪阻滞、气机升降失常、清浊错乱所产生的肠胃症状。其主治证中可以有呕吐，可以有大便溏泻的现象，但不要把它理解为现代所称的由霍乱弧菌引起的霍乱病。这个方子，不要说治疗霍乱，就是治急性胃肠炎都不够，这点要注意。它与平胃散有一点不同，因为内外兼治，方中已经有解表药了，所以这里半夏用的是半夏曲，苍术改为白术。方子以主药的藿香为名，藿香苦辛温，以而辛味为主，也就是以芳香为主，行气化湿而兼解表。藿香，要注意用法，因为藿香有两种，一种是圆梗，基本上是实心，叫广藿香，是南方广东来的；还有一种到处自己可以找到的，方梗中空的，那就叫藿香。这种藿香，作为鲜品使用还行，但对于干的，也就是饮片来说，味道很薄，作用很差，所以我们习惯上干的都用广藿香。在这里要着重说明，藿香可以解表，主要是行气化湿。正因为这样，所以以藿香为主治内外之湿；加上一些药，帮助它解表祛外湿；再加上一些药治内湿，这个方子的组成就是这样。苏叶、白芷，都是辛温入肺经，主要是用来助藿香解表祛湿，而且都是芳香的药，同时，苏叶还入脾经，白芷还入胃经，一个行气宽中，一个升阳明之气而通九窍；再加上桔梗宣肺，这样更有利于调整气机。肺主一身之气，外通于皮毛，内通于膀胱，而内湿之治，与它也有关系。只有肺气正常，才能通调水道，下输膀胱，也就是说，必须要肺的气化功能正常，所以在这里，桔梗起到了承上启下的作用，在中间作为一个枢纽的用药。还用了半夏、白术、厚朴、陈皮都是宣化中湿的。特别是大腹皮，是下气行水的，就是在燥湿、化湿、行气的前提下，通过它来利水，但大腹皮的利水主要是从大便出，茯苓健脾利湿从小便出，通过前后二阴来利湿，这样整个的方子就清楚了。另外方子里用甘草，是当时的用药习惯，实际上甘草在这些方子里面可以不用，因为甘能留湿，甘是缓的，能够留湿，能够助湿，这里没有特别燥和散的药，所以一般情况可以不用。一家之言，供参考。

上面讲的藿香正气散和平胃散，都是解表化湿，也都着重宣畅中焦，祛湿不行。现在作为成药来用，有一点要注意，北方不知道怎么有这么个习惯，不但把藿香正气散做成大蜜丸，还加朱砂为衣，这是乱搞。首先藿香正气作成蜜丸就制错了，南方都是水丸，再加上朱砂就更错了。现在主要出的是藿香正气片，藿香正气片没有从真正的临床实际出发，而是考虑人吃多了嫌麻烦，所以服法中每次四片。这还包括银翘解毒片、桑菊感冒片，四片根本没用，所以要注意，实际上我们用八片一次才基本上药与病相当。如果是胃肠证，吐泻为主，现在用的藿香正气水最好，但这个东西极难吃，是醇提取的，但是有效。

上次提了一个湿与热合邪的问题，即所谓湿热的问题。为什么讲“所谓湿热”？现在一讲湿热，就侧重于热，忘了湿。热为阳邪，湿为阴邪，热为无形，湿为有形，无形之邪附在有形之邪里边，因此湿不去，热不清。祛湿，无非是燥湿、渗湿，燥湿极易助热，清热的药又极易助湿。上次苦寒燥湿的问题已经说了，首先要想到，它是寒，用的不当总是要留湿、助湿，不要理解成为苦寒的药和苦辛温燥的药同样起到一个燥湿的作用。今天讲一讲在临床区别湿的原则，不从症状上讲，主要是借此对祛湿有一个基本的认识。

清热祛湿

现在介绍“清热祛湿”。关键是辨清湿与热各自的程度。

例如发热，究竟热多高？小便黄，究竟黄到什么样？在过去来说，这都没有数字化。而是以我们的经验看湿邪为病的性质和程度，治湿的时候，舌苔脉象才是要紧的。湿本身应该是白腻苔，因此辨湿的化与不化，要从整个的舌苔的颜色厚、薄、松、紧的变化来看。因为在变化当中，不是一下子白就变黄了，同时要注意它的部位和面积的大小，多大一块白的、多大一块黄了。颜色也有深浅，黄的颜色由淡变深，这个也是一个过程，都要注意；黄白相间的时候，那就是湿热夹杂的时候，这里更要区别。白舌苔而有热，如果苔白腻，那么是湿重于热；舌苔是化了，热也开始加重了，究竟谁轻谁重？这里边着重要注意的是舌苔是黄的还是白的，苔的转变之间标志它的程度，这是其一。其二，就看舌苔是否干，津液怎样。舌苔上的津液一少，舌头的腻苔虽然厚，但是松，这样的湿容易化；舌苔上边润，虽然是淡黄，而苔很紧密，这种苔说明了湿邪趋向于化热，但仅是趋向而已。所以这个辨别非常微细，注重舌苔的颜色、厚薄、紧密和松散、舌上的津液的多少这些方面的区别。第三是舌质，苔如积粉，而内热很盛。要注意，一个“粉”字，说明舌苔的干。在前面清热剂、和解剂中讲过，如柴胡达原饮，既有湿邪，又有温热之邪在里边，主要从舌苔来鉴别。由此，我们知道它的湿有几分，热有几分，湿是否在开始化。那么在临床上，由于寒药用早了，湿邪僵在里边，舌苔白腻为主，兼有淡黄，但上面致密，津液多，看了像滑苔似的，这种黄就不能够作为侧重点。最要注意的，就是一种橘黄苔，上面是水滑的，这一定是误治了，错用了凉药，或者自己吃了凉药或生冷之品，这个情况，就是湿僵热伏，邪僵在里边了。湿邪过用了燥药，湿没有化，热又起来，而不用燥药，湿终不化，在这种情况下，不要着急，不要想一战成功，一药而愈。这是湿热合邪的情况。还有更重的就是灰苔，灰苔是湿邪的本质，但是，要与脉象和症状结合起来看。虽以阴邪、寒邪为主，但不等于没有热。总的来说，湿邪的脉就是濡缓脉，数脉为热，所以往往见到濡数的脉，是湿和热合邪。另外，还可以看一看脉是否细，病人本身的阳气是否充足。因为化湿是靠病人本身的阳气，是用苦辛温燥的药，还是要通过温药，通过芳香，通过辛味来振奋人体的阳气来化湿。在这样的情况下，适当配用渗湿的药，以化为主，以渗为辅，湿邪就容易去，而且不会有反复。

下面我们从一些方剂里边再来看一下。

茵陈蒿汤

（《伤寒论》）

【组成】　茵陈六两（30g）　栀子十四枚（15g）　大黄二两，去皮（9g）

【用法】　上三味，以水一斗二升，先煎茵陈，减六升，内二味，煮取三升，去滓，分三服（现代用法：水煎服）。小便当利，尿如皂角汁状，色正赤，一宿腹减，黄从小便去也。

【功用】　清热，利湿，退黄。

【主治】　湿热黄疸。一身面目俱黄，黄色鲜明，腹微满，口中渴，小便不利，舌苔黄腻，脉沉数者。

【附方】

（1）栀子柏皮汤（《伤寒论》）　栀子十五个（15g）甘草一两，炙（6g）　黄柏二两（9g）。水煎服。功用：清热利湿。主治：伤寒身热发黄。

（2）茵陈四逆汤（《张氏医通》）茵陈蒿　炮姜各一钱五分（各9g）　附子　甘草各一钱（各6g）。水煎服。功用：温里助阳，利湿退黄。主治：阴黄。黄色晦暗，神倦食少，肢体逆冷，脉沉细无力者。

【方解】　茵陈蒿汤，药很简单，也很有名。茵陈味苦微寒，入脾、胃、肝、胆经，是治疗黄疸的主药，清泄湿热、通利小便，现在再加上所谓的利胆作用，但是我们在解释这个方子并认识它的时候，不要脱离原方。我们来看一看原方的组成和用量比例如何。方中茵陈的用量最大（六两），大黄的量很小（二两），加上症状的一些特点，就极容易误解。它原来的说法是“腹微满”，往往有时就把微字忘了，而变成了“腹满”；也忘了小便，“治黄当利小便”，湿热从小便出。因为黄疸都是湿热交蒸，热在湿中，郁而不得宣，于是化为黄疸。之所以要利小便，是因为湿为有形之邪，要给它出路。在这里要注意，“一身面目俱黄”，眼珠黄，黄疸以眼睛黄为主，严重的指甲也黄，更重的，汗也是黄的。这样也用不着害怕，因为这说明了湿邪还在向外走。我们多次提到，邪的去路，无非是汗、痰、大小便，作为女同志，还有月经。但是要注意黄色的明暗，黄色鲜明和晦暗是不同的，脸色的白、黄又有不同。凡是湿热郁蒸的黄疸，脸是黄的，还可以微红，这种样子，反而好治，你可以用清热利湿的办法。茵陈虽然是苦寒之药，但是它具有少阳升发之气，因为它是草之苗，得春气而生，它又是脾、胃、肝、胆四经的主药，能清这四经之热、利这四经之湿，因此在这个方子里是很重要的。在这样的基础上，加上了栀子和大黄，其目的是为了更好地使湿热下行，从小便而出。栀子能通利小便、祛热，清三焦之热，驱湿下行，使邪热从小便而去，这是栀子的特点。大黄的用法一定要与症状结合起来看，否则往往会误解，就像承气汤的用法，其功效的发挥与我们临床上用多大量是很有关系的。所以原方后边讲得很清楚，吃药以后，小便的颜色像皂角汁，黄从小便去，所以大黄在这里也是清利湿热。大黄这个药本身是通利前后二阴的，根据配伍用量的不同，生熟的不同，作用也就不同。另外，由于湿热交蒸，气化不行，当然小便不通利，大便也不正常，所以“腹微满”。那么吃药以后，可能排出溏粘的大便，“一宿腹减”，这正是由于气化正常以后，湿热也通过肠道从大便出。

由此，我们回过来提一提以前在泻下剂中讲过的“伤寒下不宜早”。伤寒内结阳明成为腑实，由于寒伤阳，所以用下法不能过早，所以常见到误下的一些变证。温病“下不厌早”，但是这个“下”不要理解为都是用承气汤。伤寒病，胃家实以后，就是大便秘结不通，而湿热的大便不畅，并不是干结，而是溏粘如酱，它可以是不成形，但是很粘，颜色深，像酱一样，所以用这两种泻法的结果不同。是大便干燥秘结的，大便通利了就好了，就不能再泻了；而这种湿热胶结的，越泻大便颜色越淡，越泻大便也就越成形。所以湿热的情况，要到大便色正黄，才算好了，才表明里边清了。当然，这要和舌苔及腹部的感觉相应。

至于我们在临床上用茵陈蒿汤，大黄用多少，根据症状，是可以变的。我们在理解茵陈蒿汤的时候，首先要理解清楚。而这些问题，古人很早就已经认识到了。一个是张仲景在《金匮要略》中提出来的，治黄疸，“治黄，但利小便”；另外从《外台秘药》中也可以看到，古代的人是怎么利用颜色来判断病情的。书中有个很简单的单方，就是用青蒿，用生的、鲜的绞汁治黄疸。而判断病情与药效的办法是用一小方白的绸子，每天经过小便里泡了以后，晾在那儿看颜色，逐日比较，如果黄色越来越淡，说明病是向愈；若是黄色越来越深，说明病情加重，这种方法在唐代就有了正式记载了。所以在使用茵陈蒿汤时，以及在向初学者讲解时，一定要解释清楚。在临床运用时，也要结合具体症状。因为不讲清楚，很容易理解为茵陈蒿汤是用来通大便的。有腹满，理所当然要泻，那么一用就是三两四两，也是不行。为什么提出这个？要辨明是什么东西造成的腹满，如果用得不当，伤了中阳，结果湿仍是不化，只能暂时痛快，过后还是难受。而且治疗黄疸的方子多得很，不是一动手就是茵陈蒿汤，下边有两个附方：栀子柏皮汤和茵陈四逆汤。栀子柏皮汤是治疗湿热性的，方子的组成就是用栀子、黄柏为主加上小量甘草，因为湿热在下，更明显的是着重于利小便。用甘草是以甘味缓之，特别它是护胃的，防止苦寒太甚损伤胃。黄柏也是苦寒，入肾与膀胱经善清湿热，制相火，它不能通大便，却能清利下焦的湿热。而茵陈四逆汤主治的是寒湿，与茵陈蒿汤所治的黄疸完全不同，就是刚才所讲的颜色的不同，它的黄色是暗的，深黄如烟熏，而茵陈蒿汤是黄亮，鲜明如橘子色。同时，要结合舌苔加以区别，也可以知道。它既用茵陈来清利湿热、利小便，又用四逆汤来温中助阳化湿，因为这是寒湿为病。茵陈四逆汤所治的黄，不可能出黄汗，是寒湿的黄，面色晦暗。那么这里也可以看一看茵陈与干姜、附子分量的配合，以及茵陈和栀子、大黄的配合。在用量的比例上，茵陈的量没有超过姜、附的量，如果把姜、附加起来的话，那就是姜、附重于茵陈，在这样的情况下，我们经常说，去其性，取其用，这就是方剂配伍的特点。这样配合，茵陈是寒的，从姜、附之热而化，寒就不能起作用，它就起利湿的作用，它的寒就不能助湿，而姜、附却能温阳化湿。

三　仁　汤

（《温病条辨》）

【组成】　杏仁五钱（15g）　飞滑石六钱（18g）　白通草二钱（6g）　白蔻仁二钱（6g）　竹叶二钱（6g）　厚朴二钱（6g）　生薏苡仁六钱（18g）　半夏五钱（10g）

【用法】　甘澜水八碗，煮取三碗，每服一碗，日三服（现代用法：水煎服）。

【功用】　宣畅气机，清利湿热。

【主治】　湿温初起及暑温夹湿，邪在气分。头痛恶寒，身重疼痛，面色淡黄，胸闷不饥，午后身热，舌白不渴，脉弦细而濡等。

【方解】　三仁汤是很有名的方子，杏（仁）、苡（仁）、蔻（仁）。但单记住三仁不行，方中还有其他的药。有滑石，有通草，有竹叶，另外还有厚朴、半夏。从整个方子来看，寒的有滑石、通草、竹叶、苡仁，偏温的有杏仁、蔻仁、半夏、厚朴。从药性上看，这个方子着重于化湿、渗湿，辅以清热，就比较容易理解了，因为它所治的证，是湿温初起，邪在气分。凡是湿温证，以气分时间最长，变化最多，治疗最需要注意。刚才讲的湿热如何化的问题，大部分过程就在气分。那么上面所讲的症状的特点，说明了是湿热合邪，既有湿，又有热，但是湿并没有从热化，舌苔仍是白腻的，脉也是濡细而滑的，还可以见到一些外感的症状，头痛、身重、身热，但是没有恶寒，标志着这已经不是表证了。头痛还要注意，“因于湿，首如裹”，头很紧、很重，好像有个东西盖着。那么身重也就很容易理解了，脾主肌肉，脾主四肢，湿困于脾，面色淡黄、身热不扬，这些都说明了湿邪在里，使气机不得宣畅。还要了解他口里的感觉，就可以知道他饮食、二便的情况。那么，在这种情况下，汗并不是主要的，因为没有表证，也就没有表邪。“身热不扬”，这四个字往往很难理解，其实就是在病中热不断地升高。开始并不太高，也就在 38℃左右，逐渐地上升，而且一般上午挺好，最早从 10 点开始，一般是从下午 2 点开始，开始发热，热度逐渐上升。还要注意一点就是不渴。不渴在临床上比较难辨，因为病人的主诉有时会把你给搞糊涂。湿邪有这么几个过程，一般的叫口淡，或者叫口中和，无滋味，舌上水也比较多；最严重的嘴里发甜，湿邪重时嘴里是甜的。在这两个阶段，无论用多苦的药，他吃了都感觉不出，相当方便，因为他感觉不到苦味，同时口中是不渴的。到了口粘的时候，就要注意了。到了气分，时间一长，口中会粘，总有一种感觉，就像睡醒了以后没漱口似的，老想喝点东西，有时还觉得喝点凉的舒服。当然只能浅尝即止，多喝凉的就会使向化的湿重又返回原状。这要注意，因为渴与不渴是区别湿是否化热的指征，是湿和热孰轻孰重的一个标志。而这样的说法，极容易弄混，所以要进一步追问病人一下，核实清楚是哪一种情况。

顺便给大家介绍一个问题，这种病人身重，当然是四肢困倦，特别是两条腿。如苍术白虎汤证，也常见到双侧小腿特别难受，又酸又累，还动不了。除了吃药以外，用一个很简单的方法就可以解决这个问题。用蚕砂和白萝卜的茎叶，两药煎汤外用作为洗药，可以洗，也可以泡，这个症状很快就能减轻。但要注意一点，洗、泡之后，一定要马上用干布擦干，还要用浴单或毛巾被盖住，不要受风，受了风就会加重。

回过来再着重讲一讲用三仁汤这个方子来治疗的“三仁汤证”。有人把三仁说成是分治上、中、下三焦，那是错的。而这个方子的特点是宣中焦、舒肺气。以前讲到过，水道的通调，及肺气来源于脾的问题。只有肺气肃降有权，水道得以通调，水液下行，到达膀胱，才能气化而出。而湿邪若在气分，气机运行失常，水道就难以通调，而要通调水道，重点就在于降肺气。所以，用杏仁来降肺气。薏苡仁是入肺脾经的药，也有降肺气的作用，兼有清热的作用。而本方中蔻仁是行于中焦，用以芳香化浊，而且本方中蔻仁的用量不小。厚朴、通草、半夏、竹叶与蔻仁都是疏畅脾气的，所以这里要看到，滑石的用量大，薏仁的用量大，杏仁的用量也大。有一些药，用到二钱就相当不少了，通草用了二钱，蔻仁用了二钱，竹叶用了二钱，这些药都很轻。所以在这里，通过宣中焦、通肺气，使气化的功能得到恢复。在此基础上，用厚朴、用半夏，可以宣中化湿。都是燥湿的药，半夏是辛燥之品，厚朴是温燥之品，又都是下气的药，所以对于胸闷有很好的效果。既要使湿邪向下行，同时又要防止燥湿之品助热，在方中用了滑石、竹叶，还有通草。滑石甘寒，滑窍利小便，而且可以清热。所以要注意这一点，一般来说，有湿邪的时候，甘寒的药不用，因为甘寒会生津助湿，滋阴的就更不能用了。而滑石这个药，它有个特点，就是既可以滑窍、利小便，又有助于祛湿清热，虽然它也能生津，但这种生津的作用主要是指在利湿药里，相对不伤津液。但是，滑石是性寒的，它有清热的作用，所以要注意用量。特别是对于病人素来有无胃病，要注意问一问。如果素来有胃寒痛的人，在治这个方证时要和温燥药配合使用，也可以按原方配伍比例上加生姜。当然这里温胃的药已经有了，厚朴可以温中，半夏可以温胃，都是阳明经的药、温燥的药，蔻仁更是辛热之品。所以这个方子的配伍的特点，就在于它燥湿而不助热，促进有形之邪化而能散，同时加上了一些清热渗湿，着重是渗湿的药。通草淡渗，通利小便；竹叶清热而兼利小便，都起到这么个作用。所以可以看出，苦寒的问题，在这里没有提出来。可见，治病求本，见热不清热，这就是辨证论治。那么这一点抓住了以后，就可以灵活运用了。如果邪到气分，而表证没有完全解除，那么可以适当加一点透表的药，这在藿香正气散中已经有了，可以加点藿香、薄荷。如果湿还重，那么加一些温燥的药，还可以加重方中燥湿的药，或者再加些其他的药，苍术、陈皮都可以。如果舌苔黄了，随着它的黄适当地加苦寒的药，在气分以黄芩为最好，要想清热而兼利小便，山栀就可以。这些都是可以随时在掌握了主要的方义以后，灵活运用的。还有的东西，一般用得不多，像大豆黄卷，也可以化湿浊。其他的药也可以适当地加入，如肚子有点胀，胸闷得厉害，可以用枳壳、木香、大腹皮。但始终要坚持一个原则：要正其气化，通利小便，重要在于降气，使湿从小便出。

甘露消毒丹（一名普济解毒丹）

（录自《温热经纬》）

【组成】 飞滑石十五两（450g） 绵茵陈十一两（330g） 淡黄芩十两（300g） 石菖蒲六两（180g） 川贝母 木通各五两（各150g） 藿香 射干 连翘 薄荷 白豆蔻各四两（各120g）

【用法】 各药晒燥，生研细末。每服三钱（9g），开水调服，日二次；或以神曲糊丸如弹子大（9g），开水化服。

【功用】利湿化浊，清热解毒。

【主治】湿温、时疫，邪在气分。发热困倦，胸闷腹胀，肢酸咽肿，身黄，颐肿口渴，小便短赤，吐泻，淋浊，舌苔淡白或厚腻或干黄者。

【方解】甘露消毒丹，这是一个成药，可以看出来，主治的是湿热相合的湿温证，以热为主。虽然也在气分，与三仁汤不同的是，它的热象更明显了。它没讲发热不扬，讲发热困倦；它不讲身重，讲困倦，还兼颐肿。我们是在湿温证中介绍这个方子的，但不要误解为我们一遇到腮腺炎（发颐、痄腮）就用甘露消毒丹，或者发热、感冒等就不都是用这个方子。它主治的病证中必然要有湿，有相关的症状，发热、困倦、胸胁胀满、口苦口粘、不思饮食、舌苔黄腻，没有恶寒，有口渴，这就很清楚了。所以这方中用了苦寒清热，加上芳香化浊，然后淡渗利湿。茵陈、木通、黄芩清热解毒；滑石主要是淡渗利湿，还能利小便；豆蔻、菖蒲，都是芳香化湿浊的。豆蔻配菖蒲，使其芳香之气更强，化湿浊的力量更强。因此它主治病证的舌苔可以是黄的，也可以是白的，而不是“淡白”。“淡白”这句话不对，至少舌苔不可能淡白，“淡”是形容颜色呢，还是形容厚薄呢？主要的区别是舌面上的津液。这个方证中的湿浊比较重，一定是白腻苔；如果是白滑苔，甘露消毒丹就不合了。还可以见到黄腻苔。方中用射干和连翘，这是考虑到传染性，强调清热解毒的问题。中医认为“疫气”是有传染性的，过去我们讲过“五疫之至，皆相染易”。而且，这种病传染以后，症状相似，“无问大小，症状相似”。具有流行性、传染性，所以用了这些药物。这里的川贝母，就是适用于湿浊重的病证，能够起到很好的化痰作用，这就体现了如何利用化痰和化湿关系的问题。为什么用川贝呢？就是因为这里有燥湿的药。从表面看这里没有用川贝的证，而实际上，川贝在这种情况之下，能够淡渗利小便而不伤津液。实际上，从现在来说，川贝用在这里是浪费的，因为现在川贝的价钱也是很贵的，至少是大贝六倍的价钱，而且还挺紧张。我们在临床上仿他的方法开方子的时候，可以换一换。也可以根据辨证用汤剂的同时服下按本方制成的成药。

连　朴　饮

（《霍乱论》）

【组成】 制厚朴二钱（6g）　黄连姜汁炒　石菖蒲　制半夏各一钱（各3g）　香豉炒　焦山栀各三钱（各9g）　芦根二两（60g）

【服法】 水煎，温服。

【功用】 清热化湿，理气和中。

【主治】 湿热蕴伏而致霍乱吐利，胸脘痞闷，舌苔黄腻，小溲短赤。

【方解】 这里讲的“霍乱”不是由霍乱弧菌引起的霍乱，而是盛夏、初秋之际，暑热与湿气俱盛，湿热互结于中焦，清浊混淆而致上吐下泻并见，病势急骤，津液被大量消耗，即所谓“挥霍缭乱”的霍乱。所以这里要讲的连朴饮也是这么个问题，也是湿热蕴伏在气分。不同的是，它着重治疗邪在中焦的病证，肠胃不和，以吐泻相合的见证为主，发病比较突然，舌苔黄腻。所以，这里有燥湿的药、清热的药，用了栀子豉汤，豆豉、山栀，都可以宣透胸中之热，和黄连合起来，用以清泄中焦湿热。并将清热和温燥的药配伍在了一起用。温燥的有厚朴、菖蒲、半夏。菖蒲燥湿化浊的作用比半夏还强，因为它还有芳香之气，有行气化浊的作用。一般情况下湿热的病证忌用甘寒，而这里用了芦根，是因为有特定的症状，需要注意。这个病发于夏天，又吐又泻。可知津液受到严重的损伤，而且前面有那么多苦寒和温燥的药了，所以用一点芦根照顾一下吐利伤津的问题。所以，回过头来想一想我们在讲总论的时候已经讲过了，阴盛阳微，阴寒盛，真阴也伤。这里是因为下利，阴阳都伤。所以在这些地方是一致的。在处方当中我们看到的似乎和病没有关系，而且在某些地方还特别强调，正如在这里的芦根一样。为什么？因为这里是有特殊情况的，必须在用药当中根据特定情况而给予特殊配伍的用药，照顾人体的正气，做到治病而不伤人。

八　正　散

（《太平惠民和剂局方》）

【组成】 车前子　瞿麦　萹蓄　滑石　山栀子仁　甘草炙　木通　大黄面裹煨，去面切，焙，各一斤（各500g）

【用法】 上为散，每服二钱，水一盏，入灯心煎至七分，去滓温服，食后临卧。小儿量力与之（现代用法：为散，每服6～9g；亦可作汤剂，水煎服，用量按原方比例酌情增减）。

【功用】 清热泻火，利水通淋。

【主治】 湿热下注。热淋，血淋，小便浑赤，溺时涩痛，淋漓不畅，甚或癃闭不通，小腹急满，口燥咽干，舌苔黄腻，脉滑数。

【附方】 五淋散（《太平惠民和剂局方》） 赤茯苓六两（18g）　当归　甘草生用，各五两（各15g）　赤芍　山栀各二十两（各60g）。为细末，每服二钱（6g），水一盏，煎至八分，空心食前服。功用：清热凉血，利水通淋。主治：膀胱有热。血淋涩痛，或尿如豆汁，或溲如砂石。

【方解】 八正散大家非常熟悉，主要治疗湿热在下焦，湿热下注膀胱。那么下注以后，湿热到膀胱里面去了，膀胱的气化就不利，虽然膀胱藏有津液，但是气化不利，小便就不能通利，甚则小便不通。主要表现为小便频、涩（小便不通畅）、热，因为是湿热下注，所以小便也是热的。相应的就是痛，严重的能够点滴不通。由于湿热下注，下焦气化不利，还可以见到咽干口燥，这里的咽干口燥不是由于大热伤津，而是由于下焦气化不利而致津液不能上承于口舌，同样可以导致咽干口燥。可见，咽干口燥的症状在治燥剂中也有，清热剂中也有，在解表剂中也有，在这里治湿剂中也有。联系起来看，发病的基本原因和机制各自不尽相同，所以在治疗的时候也就不同。这个方子不同于小蓟饮子，不同于导赤散，也不同于龙胆泻肝汤，它的主要作用是清利湿热，用药有特点，具有针对性。方中有瞿麦、萹蓄，这两味药都用于通利膀胱湿热，是苦寒之品。二者的不同点在于，瞿麦是专走下焦，萹蓄是利小便。因为它们是苦寒的，当然还可以寒凉入血分，特别是瞿麦，若是小便颜色深了，甚至可以见到血了，当然现在我们可以通过化验，发现小便有红细胞了，在这样的情况之下，用瞿麦。萹蓄可通利湿热，利小便。用这两味药作主药，其他的药都是用于辅助它们发挥功效的。

比如用栀子的问题。上次我们提到过栀子的用法，实际上栀子仁和焦山栀一样用，不一定去皮用仁。再如这里的大黄，要注意这是后来的制法，就是现在的熟大黄，这里的大黄用面裹上烧一烧，实际上就是把大黄烧熟了，也可以用纸裹了烧一烧，就像煨姜一样，大黄熟了以后能利小便，当然和用量有关系，用量大了一样可以泻大便。本方中大黄用量不大，主要是用它祛湿热利小便。当然大黄本身还有好多作用，可以凉血、解毒、祛瘀等。在此基础上，又加了一些利小便兼能生津的药物。因为有咽干口燥的迹象，要防止苦寒伤阴，苦寒化燥伤阴，所以用了车前子，用了滑石，这两味药都是甘寒之品，在前面都讲过了。因为病在下焦，所以用了甘草，甘草可以祛湿止痛，除小便赤痛，如导赤散中的甘草梢，总之甘草在此也有治疗小便赤痛的作用。但是尿道的痛主要应根据痛的原因来治疗，不是单纯的甘草就能止痛，应当注意。木通这个药是苦寒通窍利水之品，在导赤散中也是取其清泄小肠之火的功能，而小肠与膀胱的关系，以及和小便的关系，这些都已经清楚了。所以整个是以苦寒为主，以淡渗为辅，来清利下焦湿热，利水通淋。

本方和小蓟饮子有所区别，小蓟饮子是以尿血为主，本方以小便难出、淋沥而痛为主。我们讲的淋病，解放后已经没有了，这两年由于开放，有些城市又重新出现。这种病中医就是用这种方法来治疗，效果很好，效果不仅仅是好，而且没有副作用，而那些消炎的针剂对肾功能都有损害。我们抛开八正散，广泛地说，中药利尿不加重肾脏负担，这是中医中药治疗的特点。当然方子要对，辨证要清楚，用药也要对。

五淋散主要也是治疗淋证，也是膀胱有热，有湿热，它的药是很简单的，但是还有好多加减方法。我们就知道中医治疗淋病，分很多类型。石淋，或者叫砂淋，就是尿道里有小的结石，包括了输尿管、肾和膀胱的结石。但是除此以外，还有气淋，是气虚所致。血淋、劳淋，由劳累所伤，强力伤肾，肾伤了，不能行尿。所以中医都是通过这个主症来看，只要有这个症状，小便淋漓而不通利，包括了现在所讲的前列腺的问题，都通过膀胱、肾来治。我们发现这并不是一病一方，而是必须辨证。从八正散到小蓟饮子，到五淋散，都是治疗下焦有热，而出现的小便不通利，小便出血。刚才说的气淋也好，石淋也好，还得加补气的药，如黄芪、杜仲；加排石的药，如海金沙、金钱草、石韦；那是整个病的治疗，我们这个方剂学中就不能讲得太多。

二 妙 散

（《丹溪心法》）

【组成】 黄柏炒 苍术米泔浸，炒（各 15g）（原方不著分量）

【用法】 上二味为末，沸汤，入姜汁调服。二物皆有雄壮之气（现代用法：为散剂，各等分，每服3～5g；或为丸剂，亦可作汤剂水煎服）。

【功用】 清热燥湿。

【主治】 湿热走注，筋骨疼痛，或湿热下注，两足痿软无力，或足膝红肿热痛，或湿热带下，或下部湿疮，小便短黄，舌苔黄腻。

【附方】

（1）三妙丸（《医学正传》）：黄柏四两，切片，酒拌略炒　苍术六两，米泔浸一二宿，细切焙干　川牛膝去芦，二两。上为细末，面糊为丸，如桐子大。每服五七十丸，空心，姜、盐汤下，忌鱼腥、荞麦、热面、煎炒等物。功用：清热燥湿。主治：湿热下流，两脚麻木，或如火烙之热。

（2）四妙丸（《成方便读》）：黄柏　苍术　怀牛膝　薏苡仁（原书无用量、用法）。功用：清热化湿，舒利筋络。主治：湿热痿证。

【方解】 二妙散是治湿热的一个基本方剂。很典型地说明了清热与化湿相互为用的问题。苍术苦辛温燥，燥湿健脾；黄柏苦寒，可以清热，燥湿，把两者配起来，用苦寒而不伤脾胃。在清热的时候可以用苦寒药，但不宜久服，以防折伤中阳。我在这里反复强调，怎么来除湿而不助热，怎么来清热而不助湿，把这个方子综合起来，看一看药味的组成、药味用量的比例，就能了解这个问题了。二妙、三妙、四妙，这些方子在处方里边都经常用到，都是小方、基本方，所以有人说是药对都行。加牛膝，再加薏仁，都离不开这个用法。另外可以看一看川牛膝和怀牛膝的区别，去湿，活血行瘀，祛邪，以川牛膝为好；兼补肾而引血下行，例如镇肝熄风汤或独活寄生汤的久痹，在这样的情况之下，就要用怀牛膝。而这里用的是川牛膝，它侧重于祛邪。

利水渗湿

五 苓 散

(《伤寒论》)

【组成】 猪苓十八铢，去皮（9g） 泽泻一两六铢（15g） 白术十八铢（9g） 茯苓十八铢（9g） 桂枝半两，去皮（6g）

【用法】 捣为散，以白饮和服方寸匕，日三服，多饮暖水，汗出愈，如法将息（现代用法：做散剂，每服3～6g，或作汤剂水煎服）。

【功用】 利水渗湿，温阳化气。

【主治】 ①外有表证，内停水湿。头痛发热，烦渴欲饮，或水入即吐，小便不利，舌苔白，脉浮。②水湿内停。水肿，泄泻，小便不利，以及霍乱吐泻等证。③痰饮。脐下动悸，吐涎沫而头眩，或短气而咳者。

【附方】

(1) 四苓散（《明医指掌》） 白术 茯苓 猪苓 泽泻。水煎服。功用：渗湿利水。主治：内伤饮食有湿。小便赤少，大便溏泄。

(2) 茵陈五苓散（《金匮要略》） 茵陈蒿末十分（10g） 五苓散五分（5g）。上二物合，先食饮方寸匕（6g），日三服。功用：利湿退黄。主治：湿热黄疸，湿重于热，小便不利者。

(3) 胃苓汤（《丹溪心法》） 五苓散（3g） 平胃散（3g）。上合和，姜、枣煎，空心服。功用：祛湿和胃。主治：夏秋之间，脾胃伤冷。水谷不分，泄泻不止，以及水肿，腹胀，小便不利者。

【方解】 下边讲一下利水渗湿。这个方子大家都熟悉，泽泻、茯苓、猪苓、白术和桂枝。从方中泽泻的量，猪苓、茯苓的量，白术的量，特别是桂枝的量最小，都可以看出来组方的用意。对于五苓散证的病机，从方中药物组成上，可以说就能一目了然。主要就是水湿重，停于下焦，气化不行，不得出。它是以小便不通利为主，所以可以见到“水逆证”（即“水入即吐”），但是首先提出来，这叫膀胱蓄水证。为什么叫膀胱蓄水？就是下焦的气化不行，小便不得出。由于膀胱蓄水、气化不行，所以上边还可以见到渴，根据蓄水的程度，逐渐地往上，而发生水逆，“渴欲饮水而不能饮，入口则吐”。因此过去都争论，五苓散的蓄水究竟蓄在哪里，根子是在膀胱，水邪盛了向下不得出就逆而向上。

简单地讲一讲五苓散，像发热这些症状，要把桂枝讲得太偏重了，就容易搞混，这方子究竟是解表的，还是利水的？不管由于什么原因引起，出现了这么个证，就是蓄水，蓄水在下焦。为什么蓄呢？因为下焦气化不利。下焦气化不利，就得加强气化的力量。因此在利水的同时，健脾温肾。至于强调桂枝与肉桂的区别，就没必要了。因为那时开始用原方的时候，没有分别。肾气丸里边也用桂枝，到了唐代就用桂心，对于我们现在来说怎样区别其用法呢？肉桂，当然用量比较小。这样的用法，不是我们今天想象出来的。回过来再说一下还有个滋肾通关丸，就是知母、黄柏，加肉桂，知、柏为主，也是在用苦寒药的同时，用一点加强下焦气化的药，更好地通利小便。所以这个方子一定要注意桂枝的用量。方中以泽泻为主，猪苓、茯苓是帮助利尿，再通过白术健脾，就可以更好地运化水湿；通过桂枝温阳，温阳就助气化。当然，如有表证，用桂枝为好，同时用量要控制在 3g 以下；如没有表证，用肉桂为好，同时用量要控制在 3g 以下。这是讲主要的区别。

另外，还有痰饮的问题，还有水肿泄泻的问题，都离不开小便不利。那么水肿而脐下动悸，还是在下，还是要利水。寒饮之所生，就是由于肺、脾、肾的阳气不足，以致水停，虽口渴而不欲饮，所以用温阳的办法，苓桂术甘汤主之，肾气丸亦主之。这个问题，关键是抓住这一点。第二个问题，五苓散去了桂枝叫四苓散，那么四苓散就是健脾利湿，或者叫利水渗湿而健脾，治疗水泄、泄泻。湿盛为濡泄，以四苓散为基础，小便不利而偏于寒的，可以加温中的药，像炮姜；虚寒重的也可以加官桂。以四苓为基础，如果再加上陈皮、炙甘草，对于小孩来说更好。

下面是茵陈配合的五苓散，就是刚才讲的，一个茵陈蒿汤，一个茵陈四逆汤，一个治湿热，一个治寒饮。湿热发黄为阳黄，用茵陈蒿汤、栀子柏皮汤；治寒湿的阴黄，茵陈四逆汤；在治疗湿重而热不盛的病证时，其变化就是茵陈五苓汤或茵陈四苓汤。所以关键就在于区别湿与热的轻重问题。胃苓散，习惯用胃苓散，现在成药里还有香砂胃苓丸，就是化湿利水、健脾和胃的，通过这个功能主治，就可以知道是治疗哪些症状的。所以要是水湿所伤、中焦虚，加上五苓散，加强利水，就加强了祛湿的作用。特别是水湿在肠胃而吐泻的时候，用它最好。

猪　苓　汤

（《伤寒论》）

【组成】　猪苓去皮　泽泻　茯苓　阿胶　滑石碎，各一两（各9g）

【用法】　上五味，以水四升，先煮四味，取二升，去滓，内阿胶烊消，温服七合，日三服。（现代用法：作汤剂，但阿胶不入煎，待药煎成后溶入和匀服）。

【功用】　利水清热养阴。

【主治】　①水热互结。小便不利，发热，口热欲饮，或心烦不寐，或兼有咳嗽，呕恶，下利。②血淋，小便涩痛，点滴难出，小腹满痛者。

【方解】 猪苓汤和五苓散仅仅是一点不同，这里也提一提。主要不同的是，一个是用的桂枝、白术，一个用的是阿胶、滑石。组方中各药的用量，都是一样的，等分。还有，一个是散剂，一个是汤剂。换句话说，猪苓汤证用药量大，它治疗水热互结、小便不利而阴伤，甚至于可以出血；由于阴伤，还可以见到心烦。而且能够饮水，不会产生水逆，但毕竟下面有停水，所以喝水也不多。还可以见到口渴或咽喉干燥。所以从这些方面，来理解这两个方子的主治点不同。当然，少腹的胀痛，那是必然的，因为有不通的地方。那如何区别它是水热互结呢，还是膀胱蓄水呢？很明显的，小便不通，水所停，这是一方面；另外一个寒热的问题，它的舌质是红的，舌苔是白的，脉是细数的。正因为这样，当然就不能用桂枝了，因为阴已经伤了，还可能有出血。由于有热，所以用甘寒的滑石，滑窍利尿，而甘寒的滑石兼有生津的作用，所以它滋阴利水，和刚才提到的温阳化气利水不但不是一回事，而且恰恰相反。联系到前面，尿血、小便热淋、出血，在小便不通利得厉害，阴已经伤了的时候，可以用猪苓汤来治疗。在阴伤的时候，可以用猪皮，可以用阿胶。《伤寒论》的少阴篇有猪肤汤，有黄连阿胶汤。再有，用阿胶、甘草，是止血的。在那个时候，已经知道了虽然都能滋阴，功用并不完全相同。换句话说，猪皮能够滋阴而不能补血，所以猪肤汤可以治少阴阴虚有热、咽痛。

关于猪苓汤和五苓散的比较，寒热非常清楚，一个是伤阴，一个是气化不行。伤阴了你利水而不滋阴，越利越伤，所以必须要用滋阴滑窍的药。只要小便出来一些，热就从小便走了，水热互结，热随水出，因此这是治疗的主要办法。不用滋阴药就达不到这个目的，所以这里你就可以理解到用滑石与阿胶的特点。

防己黄芪汤

(《金匮要略》)

【组成】 防己一两（12g） 黄芪一两一分，去芦（15g） 甘草半两，炒（6g） 白术七钱半（9g）

【服法】 上锉麻豆大，每服五钱匕，生姜四片，大枣一枚，水盏半，煎八分，去滓温服，良久再服。喘者，加麻黄半两；胃中不和者，加芍药三分；气上冲者，加桂枝三分。服后当如虫行皮中，从腰下如冰，后坐被上，又以一被绕腰以下，温令微汗，差（现代用法：水煎服，服后取微汗）。

【功用】 益气祛风，健脾利水。

【主治】 卫气不固，风水或风湿。汗出恶风，身重，小便不利，舌淡苔白，脉浮者。

【方解】 现在讲防己黄芪汤。本方出自《金匮要略》。书中主治证可以有汗，也可以无汗，汗不是本证的主要标志，身重、身肿是主要的标志。因为水湿在肌肤，湿重而困于脾，脾主肌肉、四肢，因此身重。有汗出而肿不退，说明水湿在肌肤，不仅仅在肤，更主要的是说明脾运化水湿的功能不行，水湿停留泛溢于肌肤，不能归于正常的通道。在症状上不可能见到更多明显的症状，因为从大小便来看，没有小便不利，没有大便溏稀或大便干结，只有身重。风水也好，风湿也好，更主要的是用来治疗气虚而肿。气虚而肿的特点是早晨足肿手肿，随着太阳出来肿就消退，随着太阳往下落，下肢开始肿，腿肿逐渐加重，小便无异常，这些情况用防己黄芪汤比较好，或者用别的附方，如防己茯苓汤。防己黄芪汤，虽然是以防己为主药，但是不能离开黄芪、白术。因为现在病人汗出恶风而身重，说明是卫气虚，但无寒，而防己可以祛风湿，特别是肌肤之间的风湿，但是防己的特点是离开黄芪、白术、甘草益气健脾，水就行不出来。不仅是下焦要有气，如果中焦气虚，上焦肺气也就不足，也不能通调水道，水也不能归于正化。现在这样的情况还比较多，我总是把防己黄芪加上茯苓治疗虚性水肿，这种情况在老年人和妇科病多见，心脏不好，肾气不好，化验尿里可以见到蛋白，这种病人往往自己毫无感觉，用防己黄芪汤效果很好，服用以后小便通畅，每次量增加，人的精神好转，所以要经常服用，或同参苓白术丸交叉服用。

还有一些病态的肥胖，凡是小便不好、小便不多，就要细致问，因为不是所有症状病人都能主动提供出来，有时候问了病人才会注意，特别是到了晚上腿多少有点肿，用防己黄芪汤祛水减肥，坚持好的时候可以去十斤。根据体重增减的多少，体重下降的多，消退的效果就越好。现在对于减肥都在研究，或通小便，或大泻，甚至用利水药，但用药不好会造成病，有些还加上西药，利后钾减少了，西医用利尿药的同时给补钾的药，补充钾的不足。

中医的一些病机要理解，一些基本的概念要联系起来、正确地运用。简单的两个字就是“气化”。什么是气？怎么化？通过哪些环节？与水是什么关系？实际上《内经》的几条经文读懂了就行了，特别是“饮食入胃”到了“通调水道，下输膀胱”，以及下面的“水精四布，五经并行”，膀胱是“州都之官”等，真正理解了，再把肺、脾、肾的功能与其相互间的关系理解清楚，就可以知道人身体内气化是多么的重要。

五皮散

（《华氏中藏经》）

【组成】 生姜皮 桑白皮 陈橘皮 大腹皮 茯苓皮各等分（各9g）

【服法】 上为粗末，每服三钱，水一盏半，煎至八分，去渣，不计时候温服，忌生冷油腻硬物（现代用法：水煎服）。

【功用】 利湿消肿，理气健脾。

【主治】 脾虚湿盛，皮水。一身悉肿，肢体沉重，心腹胀满，上气喘急，小便不利，以及妊娠水肿等，苔白腻，脉沉缓。

【方解】 五皮散只是治疗一般性的水肿，而且它的力量很轻，有时候作为辅助的方药配在方子里用，无论《中藏经》还是《麻科活人全书》中都没全靠它，真正的水肿、肌肤肿，用五皮散治疗，很难奏效。

在利水渗湿里面，包括了温阳、滋阴、益气三个方法。特别是温化水湿的药。温化水湿是治疗由于阳气不足，致水湿停留，溢于肌肤而成的“皮水”。五皮散只是行气利水，而且效力不大，这类病证通过温阳来增强气化的作用，运化水湿，使之从下而出，效果很好，如下面讲的真武汤。

温化水湿

真 武 汤

（《伤寒论》）

【组成】 茯苓三两（9g） 芍药三两（9g） 白术二两（6g） 生姜三两（9g） 附子炮，去皮，一枚，破八片（9g）

【服法】 以水八升，煮取三升，去滓，温服七合，日三服（现代用法：水煎服）。

【功用】 温阳利水。

【主治】 ①脾肾阳虚，水气内停。小便不利，四肢沉重疼痛，腹痛下利，或肢体浮肿，苔白不渴，脉沉。②太阳病。发汗，汗出不解，其人仍发热，心下悸，头眩，身瞤动，振振欲擗地。

【附方】 附子汤（《伤寒论》）附子二枚，炮去皮，破八片（15g） 茯苓三两（9g） 人参二两（6g） 白术四两（12g） 芍药三两（9g）。以水八升，煮取三升，去滓，温服一升，日三服（现代用法：水煎服）。功用：温经助阳，祛寒化湿。主治：阳虚寒湿内侵，身体骨节疼痛，恶寒肢冷，苔白滑，脉沉微。

【方解】 在编教材的时候，真武汤一会儿在祛寒剂里面，一会儿在这里，从方子的性质来说，它当然是热性的，治虚寒，阳气不足。着重是它祛水的问题，从主治证的第二条来看，是太阳病误汗以后，造成病人原有的水气上犯，出现了所谓的“亡阳证”。因为阳不行，水气上犯，所以“身瞤动，振振欲擗地”，所以用本方救误，但本方更多的是用来治疗脾肾阳虚、水气凌心。对于一些虚寒的水肿，多见于风心病与肾病，临床效果是比较好的。肾病到后期有阴虚、有阳虚，这是肾病后期阳虚产生的腹水，肾炎产生腹水，风心病更容易产生腹水，心脏的功能不好，下肢水肿，用它来利尿、消水，效果是不错的。从方子来看，用茯苓、白术、生姜，都很好理解，用附子也很好理解，关键就在于为什么用芍药。可以这样说，本方相当于理中汤，不是用人参，而是用茯苓，不是用干姜，而是用生姜，这样一提，首先是温中、温阳，附子不仅温中阳，还温心肾之阳，所以它通行十二经，走而不守，心、脾、肾的阳气都能补。用生姜不用干姜的道理是因为生姜可以行水，白术、茯苓就更清楚了。用芍药的问题，简单地说，利水而不伤阴，因为芍药滋阴养血，是收敛的，从桂枝汤就强调这点，敛阴益营，去血中之积，正因为它不是专门的收，还能利小便，木瓜则不同，它是酸的，能生津，芍药则为滋阴养血，祛水利小便的作用不如木瓜强，这是二者的区别。用在这里，在祛水药里能用酸味药的意思是相同的，用芍药是利水而不伤阴，用木瓜是利水而不伤津，虽然津液也是阴，但比起阴来说就差了一步，在这个基础上，还可以加补气和温阳的药，例如生脉饮，还可以加肉桂、怀牛膝、车前子，当然对于肾病的腹水就不能加生脉饮了，是加人参还是党参，根据情况轻重而来。但这里我主张加滑石，最好是用温六散，六一散加干姜，既能利水，又不因为滑石之寒而伤胃，因为胃寒的人服用滑石以后特别敏感，常常引起胃痛。

肾阳虚而见腹水，虽然少见但不是没有，以前曾治疗一个病人，二十五岁，男的，壮劳工，肚子很大，腹水，肾病，几乎不停地吐，不是呕吐，而是不断地吐黏沫，正是其人喜吐，膈上有寒，一开始用附子理中汤、甘草、干姜，吐稍微止了一点以后就用真武汤，服用以后，很快小便就通了，腹水随小便的通利而减少。为了弄清小便出来是否是因肾本身有了变化而出来的，肾变性，肾本来的重吸收的功能没有了，小便大量出来，因此损失大量蛋白，这就不是好事，所以在小便不利而变成小便畅行的时候要注意这个问题。最后化验这个病人的尿，蛋白减少了，四个加号变成两个加号了，腹水没有了，这个方子在临床上治疗的效果就是很好。真武汤中为什么要用芍药，这是救虚阳的同时必须注意阴。这将来在临床上观察，但我不希望你们自己不用，看看没有用和用了以后有什么区别，与整个治疗影响如何，根据我自己的经验给大家提这么一点，不要忘了用芍药、白术，可以从实践当中再接触一下，比较一下，这样会有进一步的体会。

苓桂术甘汤

（《金匮要略》）

【组成】　茯苓四两（12g）　桂枝三两（9g）　白术二两（6g）　甘草炙，二两（6g）

【用法】 上四味，以水六升，煮取三升，去滓，分温三服（现代用法：水煎服）。

【功用】 温化痰饮，健脾利湿。

【主治】 中阳不足之痰饮病。胸胁支满，目眩心悸，或短气而咳，舌苔白滑，脉弦滑。

【附方】 甘草干姜茯苓白术汤（《金匮要略》，又名肾着汤） 甘草二两（6g） 干姜四两（12g） 茯苓四两（12g） 白术二两（6g）。上四味，以水五升，煮取三升，分温三服（现代用法：水煎服）。功用：暖土胜湿。主治：寒湿下侵之肾着病。身重腰下冷痛，腰重如带五千钱，但饮食如故，口不渴，小便自利。

【方解】 痰饮的形成主要是由于阳气不足，或者不能蒸水化气水聚而为痰饮，阳气不足有脾阳与肾阳之分，苓桂术甘汤证主要是脾阳不足。顺便说一下，因为祛湿剂里过去没有明确界定，都讲水有形，湿无形，散者为湿，聚者为水，而另一方面，湿重浊粘腻，有质有形，只是与水相比而言，湿是散而不聚，水是由湿聚而成的。下边还讲到祛痰的问题，稀者为饮，稠者为痰，其根本不在于水湿，饮是由于阳虚，其本在脾，其根在肾，所以在《金匮要略》里面有"夫短气，有微饮，当从小便去之，苓桂术甘汤主之，肾气丸亦主之"，同时用了两个方子，就是要看具体的证是什么。

苓桂术甘汤主要是治痰饮为病，心下硬满，胸胁支满，或者是目眩，或者是起则头眩。同样的方子差别不大，类似的方子很多。与五苓散相比，就是本方去了甘草，加上了猪苓、泽泻；还有肾着汤，就是本方去桂枝，加干姜。这些问题横过来看一看，就能更了解它。作为苓桂术甘汤本身来看，主要是重用茯苓行水，用在这个地方，强调茯苓不仅是淡渗的药，还能补益心脾之气，茯苓、白术经常并用，以哪个为主，是健脾为主还是渗湿为主，配伍药与用量都有不同，以茯苓为主加上了桂枝，温阳化饮，桂枝用在这里不是解表，是由于中阳不足，水寒之气上逆，它可以平冲逆。因为都是属于中焦虚寒的，所以要温阳散寒。在这个基础上再加上白术，加上甘草，因为当前所治的是水饮不是根治，根治是健脾，白术加上甘草。另外还有肾着汤（甘草、干姜、茯苓、白术），因为它的特征在腰，“腰重如带五千钱”，腰重而腰不利，这是由于湿，也可以用痹证里的一些方子，风寒湿三气杂至，合而成痹，风胜为行痹，寒胜为痛痹，湿胜为着痹，湿胜着而不去，又由于腰是肾之外府，所以治在里，温脾祛湿，与苓桂术甘汤相比就是没用桂枝，加上了干姜，加强健脾温阳的作用。白术，李东垣认为能“利腰脐间血”，就是利带脉，而围腰一周的是带脉，所以温阳健脾，就能祛湿。联系其他的一些用法，治疗带下，出现腰酸腰痛的一些情况，常常用温肾健脾的办法，通过健脾，即能祛湿，使脾气健，腰脐这一周就血脉通了，在临床上也常用。

实　脾　散

（《重订严氏济生方》）

【组成】 厚朴去皮，姜制，炒　白术　木瓜去瓤　木香不见火　草果仁　大腹子　附子炮，去皮脐　白茯苓去皮　干姜炮，各一两（各 6g）　甘草炙，半两（3g）

【服法】 上㕮咀，每服四钱，水一盏半，生姜五片，枣子一枚，煎至七分，去滓温服，不拘时候（现代用法：加入生姜 5 片，大枣 1 枚，水煎服）。

【功用】 温阳健脾，行气利水。

【主治】 阳虚水肿。身半以下肿甚，手足不温，口中不渴，胸腹胀满，大便溏薄，舌苔厚腻，脉沉迟者。

【方解】 组成药味里面包含有真武汤，有四逆汤，有甘姜苓术汤，从而可以知道，它着重的是温健脾阳，加上一些祛湿利水的药，着重的是治疗脾阳虚所导致的水肿，是一个虚寒性的水肿，所以除了水肿以外，还可以见到虚寒的症状，这里是虚，是寒，因此通过温阳健脾加上行气的药来利水，在这个基础上加草果、厚朴、木香、槟榔，大腹子是下气行水的药，尤其大腹子（槟榔）下气导滞，槟榔的作用比大腹皮更厉害。在临床上可以根据不同情况的腹中水聚，需要加强行气来利水，就用槟榔跟木香相配，如果要用缓和一点，就用大腹皮。

刚才讲到真武汤，以前还讲到木瓜与白芍，白芍用得早一些，在汉代的方子里用，以后的方子里才用到木瓜。木瓜利水的作用超过了白芍，同时生津的作用也比白芍强，但是敛阴补血不如白芍，或者说根本没这个作用。急于祛邪，在利水湿里面用是这个方子的一个不同之处。另外，对于水肿要注意一点，首先看肚脐，有水脐就往上，脐窝往上，脐平了，甚至脐鼓起来了，都是水很厉害的见证。过去看水肿有五绝，五脏所伤，肚脐凸出来就是脾气绝，齿龈萎是心气绝，脚心平了是肾气绝，后背平了是肺气绝，嘴唇平了是肝气绝。刚才讲的肾、心、肺气绝，必需加强补气、养心、温肾，更好地利水。关键还在于脐，水肿，而脐越突越厉害，当用实脾饮，这个方子在这种虚性的、病程比较长的水肿中，效果比较好。它与真武汤的区别就在这里，真武汤对于心脏或者是肾脏而引起的腹水比较好，对于心脏病引起的水肿，特别是“风心病”，加强养心的药，反复发作以后，就用实脾饮，这就是祛水的力量与兼顾它的心、脾之气的不同而来的。“诸湿肿满，皆属于脾”。而实脾饮更侧重于健脾气，虽然没有补药，它加强了行气药，气行则水行。但是切忌与实热的水肿病混淆，水肿有阴水、有阳水，就像黄疸中的阴黄与阳黄，必须辨认清楚。

萆薢分清饮

（《丹溪心法》）

【组成】 益智 川萆薢 石菖蒲 乌药各等分（各10g）

【用法】 上剉，每服五钱，水煎，入盐一捻，食前服（现代用法：水煎服，入食盐少许）。

【功用】 温暖下元，利湿化浊。

【主治】 下焦虚寒。小便白浊，频数无度，白如米泔，凝如膏糊。

【附方】 萆薢分清饮（《医学心悟》） 川萆薢二钱（10g） 黄柏炒褐色 石菖蒲各五分（各3g） 茯苓 白术各一钱（各5g） 莲子心七分（4g） 丹参 车前子各一钱五分（各7g）。水煎服。功用：清热利湿，分清化浊。主治：湿热渗入膀胱。白浊，膏淋，尿有余沥，小便浑浊，舌苔黄腻者。

【方解】 萆薢分清饮，治疗小便不清，小便浑浊，像洗米的泔水一样，浑浊而有点粘，包括了现在所讲的脓样尿，都是由于脾、肾湿浊所致，更多是由于脾不能散精上归于肺，肾也不能藏精，所以肾精下注，适应于多种病证。蛋白尿，尿深黄而其上如有油脂，都是脾肾的功能不行，导致水谷之精不能作为人体的营养的物质而从里面出来。这个方子只是个基本方，如果见到这样的证就用这个方子，那是不行的。小便浑浊，上面还有油，在中医叫膏凝，要看尿的颜色，成年人也会出现这个情况，没有明显的病，尿盆里常有沉淀，这种情况要看全身的症状，没有任何感觉，精神也挺好，腰不酸不疼，是正常的排泄，不用治疗。这里指的是病态的膏凝，糖尿病的后期也会出现这个情况时，用温肾化气法，效果比较好。但彻底治好是比较困难的。不要因为书上这样说，到时候就专用这个方子。

萆薢本身可以祛湿利小便、分清浊，所以用它命名。菖蒲一般是芳香开窍的，能够化湿浊，另外还是通心气的，菖蒲、远志是交通心肾的药，在这个地方，心肾是否相交与失精有关，从中医总的来讲，叫肾精下流，所以引起了小便的病，因为它在这里通心气开窍，就能振奋心阳，心阳振奋就能下交于肾而肾阳也就能振作起来，就可以摄精，改善小便浑浊的问题、尿如膏脂的问题。这个方子所治的是虚寒性的。益智仁与乌药为什么没提呢？因为有缩泉丸，治疗小便频数就是这两个药。益智仁是脾经药，治疗小孩口水多有时就用益智仁，因为益智仁辛温入脾、肾经，能补肾固精而摄小便；加上乌药辛温，入脾、肾、膀胱经，顺气散寒，所以能温暖下焦而治下元虚冷的尿频。

在这个方子中还要少用一点盐，就是引药入下焦。作为基础方子，萆解分清饮确实有效，但是要与其他药物合起来用，单纯靠这四味药是没用的。作为基础方子，就是在治疗方面给我们开了一个思路，提出了一个基本方药。如《医学心悟》的方子就不同了，它主要是治疗湿热，小便浑浊，心经有湿热，下移于小肠，所以尿浊、小便有余沥。这两个方子方名虽同，也都有萆薢、菖蒲，但一个配的是益智仁、乌药，一个配的是黄柏、莲子心、丹参、茯苓，所以一治虚寒，一治湿热下注于膀胱，虽小便都浑浊、频数、不畅，其实虚实寒热恰恰相反。由此可见“治病求本”、“辨证论治”，绝不能大意。

祛风胜湿

祛湿剂最后一个是祛风胜湿，风能胜湿，风药能够胜湿，之所以能胜湿，因为风药升散，能够鼓舞、发越、升发人体的阳气，阳气受到鼓舞就能增强体内的运化功能，从而消除在内的湿邪，阳气受到鼓舞就能将周身肌腠之间的湿邪得以祛除，或从汗出，或从小便去。所以不仅风药胜湿可以治疗表湿，在治疗里湿的时候也需要加一些风药，就是这个道理。

羌活胜湿汤

（《内外伤辨惑论》）

【组成】 羌活　独活各一钱（各6g）　藁本　防风　甘草炙　川芎各五分（各3g）　蔓荆子三分（2g）

【用法】 上㕮咀，都作一服，水二盏，煎至一盏，去滓，大温服，空心食前（现代用法：水煎服）。

【功用】 祛风胜湿。

【主治】 风湿在表。肩背痛不可回顾，头痛身重，或腰脊疼痛，难以转侧，苔白脉浮。

【附方】 蠲痹汤　（《百一选方》）　羌活　姜黄　当归　黄芪蜜炙　赤芍　防风各一两半（各9g）　甘草炙，半两（3g）。上㕮咀，每服半两，水二盏，姜五片，煎至一盏，去滓温服（现代用法：加姜3g，水煎服）。功用：益气和营，祛风胜湿。主治：营卫两虚，风湿痹痛，肩项臂痛，手足麻木等。

【方解】 羌活胜湿汤所治的是寒湿所伤，伤在肌表，但侧重的是经络受伤，肩背、头、腰，而且“颈如拔”，脖子好像有人拉紧了，僵硬了，不好动，腰脊也不好活动了。正因为是这样的情况，所以选用的药都是祛风湿药，散风祛湿、辛散之品，羌活、独活、川芎、防风都是这个作用。川芎茶调散就有几个药是这里的，特别是加了辛温的藁本，入膀胱经，上至于头项，发散风寒，尤擅祛湿；蔓荆子为苦辛之品，性善上行，疏散风热，都是往上，升到最高之处的。至于用羌、独活，一身上下并治，独活治身半之下，羌活治身半之上，治疗风寒湿，两药相合，通治一身上下，而羌活发表的作用更强，所以用羌活作为方剂的名字，叫羌活胜湿汤。前面刚刚讲过，但蔓荆子不仅能够治疗头风，而且辛而不燥，特别是风邪的头晕，这里指的外风，头痛不甚用它比较好，特别是素体血虚，像川芎茶调散这样一派香燥的药对于血虚而头痛的人不能用，蔓荆子却能用，甚至用在一些平肝祛风的药里，治眩晕，用小量。以前没有天麻的时候，就用6g蔓荆子，过去是用一钱半到二钱。由于羌活香燥，川芎香燥，藁本也升散得很厉害。如果肝阳亢旺，头顶痛得很厉害，千万不能用藁本，用后肝阳就更加升了，但可以用蔓荆子。所以羌活胜湿汤就是通过风药升发人体的阳气，祛邪外出，能够胜湿。

蠲痹汤是一个附方，有一个问题要注意，姜黄一定要用片姜黄，不要用姜黄粉，片姜黄横行肩臂。蠲痹汤主要治疗上焦，项背肩臂，用益气活血药加上祛风湿药，用羌活、姜黄、防风，补气用黄芪，活血补血用赤芍、当归，再加上甘草。另外，在用的时候，不一定都用黄芪。对于五十肩、老年肩，再配合上针灸，效果会更快、更好。老人肩虽然到一定的时间会发病，到一定的时间会缓解，但是时间的长短因人而异，治疗不可能几次就好了，所以总的来说，用此方与针灸合起来效果很好。另外，加秦艽，祛风湿舒筋，效果也更好些。

独活寄生汤

（《备急千金要方》）

【组成】　独活三两（9g）　寄生　杜仲　牛膝　细辛　秦艽　茯苓　肉桂心　防风　川芎　人参　甘草　当归　芍药　干地黄各二两（各6g）

【用法】　上十五味，㕮咀，以水一斗，煮取三升，分三服，温身勿令冷也（现代用法：水煎服）。

【功用】　祛风湿，止痹痛，益肝肾，补气血。

【主治】　痹证日久，肝肾两亏，气血不足。腰膝疼痛，肢节屈伸不利，或麻木不仁，畏寒喜温，心悸气短，舌淡苔白，脉象细弱。

【附方】 三痹汤（《校注妇人良方》） 续断 杜仲 防风 桂心 细辛 人参 白茯苓 当归 白芍药 黄芪 牛膝 甘草各五分（各 5g） 秦艽 生地黄 川芎 独活各三分（各 3g）。加姜，水煎服。功用：益气养血，祛风胜湿。主治：血气凝滞。手足拘挛，风痹等。

【方解】 独活寄生汤，是治疗久痹，主要是下肢久痹，腰膝疼痛，四肢屈伸不利，主要也是指下肢，髋关节，膝关节，风湿所伤，时间也长了。“风寒湿三气杂至合而成痹”，痹证是阴邪为病，当然有的时候可以是湿热，但这里有一个特点，风伤于血脉、筋、骨，而且由于时间长，心、肝、肾之阴血伤，在《内经》中有记载，例如，久痹入络，久痹归脏之说。对于痹证来说，所伤在筋骨，重感病邪，即再受邪，就是所谓的慢性风湿性关节炎，内舍于其所合，筋所合在肝，骨所合在肾，脉所合在心，而且发热，入里化热，因此心、肝、肾阴血俱伤，治疗久痹一定要注意这个问题。因为治疗风寒湿痹都知道用温热药来治疗，祛寒湿、通经络、壮筋骨，而往往虽然邪去了，而阴血也微，甚至阴血更伤。有位老年人，服药以后症状加重，是明显的寒湿型，由于时间长了，内在的肝肾之阴伤，而筋骨受阴血之所养，因此用这些药虽然是祛风湿，但是燥伤阴血，依然关节不利，疼痛不解。这个方子就给我们提示了这方面的作用。它的组成药味是比较多的，包括了祛风湿药，四君子汤、四物汤都有，就是没有白术，很容易引起怀疑，风湿所伤为什么不用白术呢？还有一句话“利腰脐间血”，现在是“腰膝”。独活寄生汤是治疗“腰膝”疼痛的，膝为筋之府。腰是肾之外府，腰和肾，膝和肝都有关系。慢性肝炎时间长了，上楼时会感觉到膝部酸软乏力，抬起腿来累，甚至上楼时会不自觉地要朝下跪，这就是中医讲的腰膝酸软，肝伤，肝血不足，不能养筋，首先反映在关节上。而这里健脾药，祛湿药有了，还有干地黄、当归、芍药、人参、甘草、茯苓配伍其间，所以不用白术，不使它过分的燥，里面用了肉桂、杜仲，这是组成的第二特点。一个就是祛风湿的同时考虑了久痹，肝肾阴伤，必须在祛风湿的同时，养肝肾，补气血。另外一个问题，从方名上来看，取了两个药，独活、寄生。独活，治下焦风湿；寄生，既能祛风湿，又能补肝肾，这里主要的目的是祛风湿，治下肢痹，相应用了治肝肾的药，所以用四君子汤加在四物汤里面就是加强补气生血的作用。在临床上一定要注意，不要急于取效而用大剂清热药、祛风湿药，那会适得其反。

三痹汤就是从独活寄生汤加减而来的，去寄生加黄芪和续断，所治相同。风胜为行痹，寒胜为痛痹，湿胜为著痹，风寒湿三气俱胜，所以叫三痹，风痹，寒痹，湿痹，本方所治主要还是得于寒湿所致。

鸡 鸣 散

（《证治准绳》）

【组成】 槟榔七枚（15g） 陈皮去白 木瓜各一两（各9g） 吴茱萸 紫苏叶各三钱（各3g） 桔梗 生姜和皮，各半两（各5g）

【用法】 上㕮咀，只作一遍煎，用水三大碗，慢火煎至一碗半，去滓，再入水二碗煎滓，取一小碗，两次药汁相和，安置床头，次日五更，分作三五服，只是冷服，冬月略温服亦得。服了用干物压下，如服不尽，留次日渐渐服之亦可。服药至天明，大便当下黑粪水，即是原肾家感寒湿毒之气下也。至早饭痛住肿消，只宜迟吃饭，候药力作效。此药不是宣药，并无所忌（现代用法：水煎，两次相和，凌晨空腹冷服）。

【功用】 行气降浊，宣化寒湿。

【主治】 湿脚气。足胫肿重无力，麻木冷痛，恶寒发热，或挛急上冲，甚至胸闷泛恶。亦治风湿流注，脚足痛不可忍，筋脉浮肿。

【方解】　脚气病现在很少，只有长江以南的地方，湿气重，经常受湿气，过去岭南出岚瘴气之地，多湿热，容易得这种病。另外，《灵枢·百病始生》上讲过，“清湿袭虚，则病起于下”，久久以后就沉积，沉积以后有脚气，气不通，或是生寒，满身见寒，见寒则血脉凝涩，寒湿所伤，积久而沉在脚，寒以后，血脉凝滞不通引起脚气，这是最早《灵枢》里的解释。明确了一点，是由于湿气而成。转筋的问题，挛急，足胫肿重无力，麻木冷痛，还有寒热，或者是挛急，上冲，就是一种转筋，是由于湿气的原因，脚气冲心是危症，呕吐，恶心，都是湿浊所酿成的毒上犯于心所致。

鸡鸣散组成很有意思，主要是以槟榔和陈皮作为主药，槟榔是下气破积，但它另外一个作用是除山岚瘴气、湿浊之气，所以过去岭南之人常常吃槟榔，就是辟瘴气。在这个基础上用吴萸和生姜，吴萸与生姜主要是温胃，祛湿舒筋，阳明主宗筋，吴萸是厥阴经药，生姜是阳明经药，入阳明用生姜，入厥阴用吴萸，下气散寒，祛湿，生姜还能行水，而且还可以预防脚气冲心所引起的呕恶。在此基础上又加上紫苏叶和木瓜，用芳香的药、活血的药，紫苏叶行气能入血分而和血，针对刚才的血脉凝涩，散寒通血脉，木瓜既可以舒挛急，生津液，特别是祛湿而不伤阴，祛湿而舒筋，治疗小腿转筋。木瓜是一个特别的药，附带补充一点用法，老年人常见小腿抽筋，因为老年人阴血不足，不能养筋，用木瓜来舒筋，加上滋阴补血药，有时候加补气药，在这种情况下加9g木瓜。另外，方子里面还用了桔梗开肺气，通水道，以更好的祛湿，与黄龙汤里面用桔梗的意思一样，黄龙汤是承气汤加人参、当归、甘草，攻补兼施，加一点桔梗，是肺与大肠相表里，肺与膀胱水道的关系，一上一下，大便就容易下来。

鸡鸣散首先用槟榔，辛苦而温，下气行水而消结，作为方中君药。助以酸温而舒经络、化湿毒、强筋骨的木瓜，为臣药。吴茱萸原是温胃散寒，与木瓜相配能治“脚气入腹疼痛”，也是臣药。再如苏叶、桔梗、陈皮、生姜，都是宣肺气，健脾气，祛寒除湿之品，用作佐使，上、中、下三部的气血都得到疏通，寒湿自然从下而出，对于治疗在地下寒湿重的地方工作的人有效，例如煤矿井下工，长期处于寒湿的环境，很容易造成肿痛，痛得还很厉害，以鸡鸣散作为主要的方子，根据症状加减，效果不错，特别是红肿而见到斑块，整个脚肿了，上面有红斑，痛得非常厉害，手不能碰，脚也不着地，在这种情况之下效果不错。根据兼证，还可以加一些药。另外，药服用后，用药渣子烫脚，可加强效果。并没有规定必须在鸡鸣的时候吃，也都不是服用后能够便出来黑的东西，更不是一剂就能完全治愈的，既信而又不迷信，才不致误事。

第十三章　祛痰剂

痰与饮有什么不同？稠者为痰，稀者为饮。从痰的本性来说，是寒的，水湿所聚而生痰，所以古人认为“液有余便是痰”，水湿也好，痰饮也好，都是人体正常的东西所变。津液，水谷之精微，都是营养人体、化生气血的物质，当它不能正常的输布，不能作为正常的营养的时候就变成痰。概括地说，液有余便是痰；脾为生痰之源，肺为贮痰之器。但是不是所有的痰都由脾所生呢？脾只是主要的一个方面，用现在的话来说，痰是病理性产物，它不是一个病因，可是当它成了痰以后，又能变成许多病的病因，所以祛痰剂就是治疗一些由痰所致疾病的方剂，包括祛痰、化痰的方子。痰去后，因痰而生的病也就减轻或者消除了。

所谓痰生怪病，就是一些症状奇怪的病，如情志引起的病，或者是很难说明原因的病，一般都从痰治。古人又说：“见痰休治痰”，就是说见到痰不要只考虑如何除痰，而要考虑痰的成因来进行治疗，所以有“治痰当治气”之说。因为津液的输布不正常必然跟气有关，无论是因气的不顺而导致的痰，或者是痰已成以后，它是有形的，它必然影响气，所以治气是一个主要的方法。痰祛了以后，健脾是主要的方法，因为脾气健旺，能运化水湿，输布水湿，所以健脾是杜绝生痰原因的一个好的方法。另外，由于痰不属于六淫，没有阴邪、阳邪之分，但它是水湿所生，痰的本质是寒的。水湿可以因阳气不足而生，也可以因外感病邪引起，燥邪所伤也可以有痰，邪热也能生痰，内生之火也能生痰，饮食消化不行也能生痰，因为饮食就是水谷，水谷能够归于正化就是津液，不能归于正化就变成湿、水，湿还可转化为痰，所以从本身来说，痰是寒性的。但是痰为病的时候可以没有寒而有热，没有虚而有实。治疗的方法有多种，不仅仅是祛痰剂治痰。习惯上把痰分为六种，或者七种，即湿痰、寒痰、热痰、风痰、燥痰、食痰、郁痰。例如风痰，可以是因风寒生痰，可以是有痰夹风寒；郁痰，也可以叫气痰，气不顺，治痰先治气，气郁不顺，津液就不能正常输布而生痰。燥湿兼理气是治痰的主要方法。治痰用治水湿的药，与治湿的药分不开，与行气的药分不开，其他散风、祛寒、清热、温阳，都是因为痰的具体性质不同而分别来配伍，既要注意治标，又要注意治本，有痰除痰，同时在化痰的时候不忘治本，这就是治痰的总原则，必须根据具体的情况来灵活运用。还要特别提一点，现在有人一见咳嗽有痰就止咳，止咳以后痰反不出，这不对。有时候吐痰必然要咳，是排除痰的动作，是必然的东西，是祛邪的一种反应。现在首先讲一讲燥湿化痰。

燥湿化痰

二 陈 汤

（《太平惠民和剂局方》）

【组成】 半夏汤洗七次 橘红各五两（各 15g） 白茯苓三两（9g） 甘草炙，一两半（5g）

【用法】 㕮咀，每服四钱，用水一盏，生姜七片，乌梅一个，同煎六分，去滓热服，不拘时候（现代用法：加生姜 3g、乌梅 1 个，水煎服）。

【功用】 燥湿化痰，理气和中。

【主治】 湿痰咳嗽。痰多色白易咯，胸膈痞闷，恶心呕吐，肢体困倦，或头眩心悸，舌苔白润，脉滑。

【附方】

(1) 导痰汤(《妇人大全良方》) 半夏二钱(6g) 南星 枳实麸炒 茯苓 橘红各一钱(各3g) 甘草五分(2g) 生姜十片(3g)。水煎。功用：燥湿祛痰，行气开郁。主治：痰涎壅盛，胸膈痞塞，或咳嗽恶心，饮食少思，以及肝风夹痰，呕不能食，头痛眩晕，甚或痰厥者。

(2) 涤痰汤(《严氏济生方》) 半夏姜制 胆星各二钱二分(各8g) 橘红 枳实 茯苓各二钱(各6g) 人参 菖蒲各一钱(各3g) 竹茹七分(2g) 甘草五分(2g)，加姜枣，水煎服。功用：涤痰开窍。主治：中风痰迷心窍，舌强不能言。

【方解】 中药原有“六陈”之说，就是当用存过一年的药，本方中的半夏、橘红便是，所以方名二陈汤。因为这些药比较燥烈，只有陈了以后，才能行气祛病而不伤正。顺便说一下，六陈当中，还有经常用到的麻黄，都要先煎去沫，因为这种沫能令人烦，在《伤寒论》麻黄汤、葛根汤、麻黄杏仁甘草石膏汤的煎服法中都注明：“先煮麻黄，减二升，去上沫。”而现在为什么不去沫？因为现在的麻黄已经是陈的，陈了以后就不令人烦。在发汗之际要烦，是由于它的暴烈之性，而现在用的麻黄本身就是陈的。再如陈皮、枳实，既要用它理气，又要防止它香燥伤气。由于现在的手段不断发展，有些问题已经被逐渐认识，如麝香为什么能镇痛呢？现在发现天然麝香里有神经肽，作用于神经。因为脑里有内腓肽作用于神经止痛，麝香也有神经肽，天然的，有特殊的作用。麝香能开窍，行气，破血，止痛，消肿，过去认为麝香主要成分就是麝香酮，现在对它成分的认识越来越清楚。我们用六陈，用芳香药，既要取其芳香行气，又防止它的香燥。陈久一些是实践中总结出来的一个好的办法。

顺便介绍外科用的“升药”，是汞制剂，有黄的、有白的，祛腐生肌，这种药越陈越好，而且在陈的时候，要放入瓦罐中，埋在小便池周边的地下，去火气去毒，这有什么好处呢?它能祛腐生肌而不觉得疼，凡是新的药使用后疼得很厉害，有时候病人忍耐不住。但祛腐生肌，提脓拔毒是好药。我们在了解药的时候，能不能做到是一回事，但必须要了解，心中有数，这是主要的，做到主观与客观的一致。主观原因就是我们知道不知道应该陈的药有何特点，在具体用时知道不知道该药是否陈过？客观的就是药是不是像你所说的那样按规矩而来。然后在配伍当中加以变化。在遣药组方中，要特别注意寓防于治，治病当做到不产生后遗症，也是特别注意的一点。

另外，二陈汤用的是半夏、橘红（实际除薄橘红外，都是柚子一类的皮，这里实际都用陈皮，即存过一定时间的橘皮）这两个药。陈久者，至少是一年为好，因为半夏是燥的，橘红也是燥的，陈了以后燥性子就减了，但不影响燥湿化痰的作用，而是缓和，就像方剂中君臣佐使的佐药一样，不是抵消了它的作用，而是通过缓和而加强它的作用。现在还没有办法用现代手段来证实它，只能说在临床上的结果确实如此。由于二陈汤所治是水湿所生之痰，所以这两个药在治痰当中是主要的药，既能燥湿，又能行气，一个向上，一个向下，陈皮理气是向上而散，半夏行气是向下而行，半夏还能散结，水湿聚而成痰，一个是脾肺的药，一个是胃的药，所以这两个药对于痰之所生，痰之为病，从行气这一方面也有好处。在此基础上加了茯苓，通过渗利水湿，减轻了生痰之源，已成之痰需要化，未成之痰需要去，未成之痰就是湿，祛湿等同于祛痰，这里所以选了茯苓、甘草，主要是通过益气。因为茯苓不仅渗湿利水，它具有先升后降的特点，还可补益心脾之气，与其他的利水药不同，它有益气的作用，通过益气增强运化水湿的作用。还有个特点，就是加乌梅的问题，在煎服法里有生姜、乌梅，很少一点乌梅，每次服药为四钱，乌梅把核去了肉就很少，肉不会有五分重，况且同时还有生姜，用这一点的好处是乌梅可以生津，乌梅可以敛气，在二陈汤的前提之下用一点乌梅，燥湿化痰而不伤津，就使正常的津液不伤，它不能敛肺气，而是助长肺气，因为里面还有甘草，那么要祛痰外出，必须要有气，它起了一个帮助的作用，把用量控制的很少，所以这个方子的特点就在这于此。

二陈汤是治疗痰的一个主要方剂、基本方剂，与四君子汤、四物汤作为补气、补血的基本方一样。由于是湿痰，寒性的，痰多了以后而产生的一些症状，胸膈痞闷，恶心呕吐，肢体困倦，甚至头眩心悸，说明中焦的气不升，由于有痰，所以清浊也就难分了。本方所治是以舌苔白腻为主，脉滑而不数。刚才分析强调了乌梅，因为往往在说二陈汤的时候把乌梅忽略了，而后世许多二陈汤的加减汤都没有乌梅，这是因证而异。我们既要知道这个方子配伍原来的意义，又要知道在具体运用当中是怎么用的。另外，乌梅这样的药，咳嗽用 9g，而痰祛得差不多了，加在祛痰止咳药里能保津液、益肺气，更好地止咳。在这里如果把本方和四君子汤、六君子汤进行全面的分析比较，肯定会有更深的领会。

两个附方都是治疗痰的。导痰汤，主要是根据情况取其平。还有涤痰汤，需要注意，用了党参，原来用的是人参，一般来说，祛痰药不能用补药，补药容易留痰，确实正气虚才用它，用好了可以更好地帮助祛痰，用过了就能留痰。它所治的证就是因为突然病了，中风，痰迷心窍，不能说话，心为舌之苗，痰迷心窍不能讲话了，神志也不清楚了，加上一些开窍的药，同时加上扶正的药。因为没有明显的痰热的症状，突然犯病，说明素来有痰，正气不足，这里配多少参，都是可以参考的，但不能用大了。这里没有说明舌苔，脉象，这种情况可以看到舌一定还是白的，脉是滑而无力的。下面所有的方子都离不开二陈汤的精神，除了个别情况，通过这些内容再看看后面的方子就可以很好地理解。

温胆汤

（《三因极一病证方论》）

【组成】 半夏 竹茹 枳实麸炒，各二两（各6g） 陈皮三两（9g） 甘草一两，炙（3g） 茯苓一两半（5g）

【用法】 上锉散，每服四大钱，水一盏半，姜五片，枣一枚，煎七分，去滓，食前服（现代用法：生姜五片，枣一枚，水煎服）。

【功用】 理气化痰，清胆和胃。

【主治】 胆胃不和，痰热内扰。虚烦不眠，或呕吐呃逆，以及惊悸不宁，癫痫等证。

【附方】 十味温胆汤（《证治准绳》） 半夏汤洗 枳实麸炒 陈皮去白，各二钱（各6g） 白茯苓去皮，钱半（4.5g） 酸枣仁炒 远志去心，甘草汁煮 五味子 熟地黄酒洗，焙 人参去芦，各一钱（各3g） 粉草炙，半钱（1.5g） 生姜五片 红枣一枚。水煎服。功用：化痰宁心。主治：心胆虚怯，触事易惊，四肢浮肿，饮食无味，心悸烦闷，坐卧不安。

【方解】 温胆汤过去作为附方，现在把它单列出来，因为这个方子，确实有意思。另外，这个方子在二陈汤之前，二陈汤是从温胆汤来的，而不是温胆汤由二陈汤加味而成的。温胆汤见于《备急千金要方》，与现在讲义上所讲的温胆汤不同，讲义上介绍的温胆汤多一个茯苓，生姜的用量小，还多枣子，就是姜枣为引，五片姜，加一个枣，而《备急千金要方》上的方子没有茯苓，生姜是作为主药，而且用量特大，其他的药都是用二两、三两、一两，唯独生姜用的是四两，所以温胆汤在后世提出了好多的解释，各持己见。不管加不加茯苓，温胆汤完全说它是寒的也不差。怎么理解？简单来说，中医不认为胆是消化系统的组成部分，也不知道胆开口于十二指肠、胆汁帮助消化，但是中医认为腐熟水谷与少阳之气有关，由于胆气温化的问题，胆内藏相火，是少阳生发之气，有帮助脾胃腐熟水谷的功能。

对胆的第二个认识。胆是奇恒之腑，清净之腑，中藏清汁，或者叫津汁，区别于其他腑，其他腑都是传化物而不藏，唯独胆与脏一样藏精，因此胆的特点是既不宜热，也不宜寒，只有保持常温，少阳之气才能正常地升发，才能帮助脾、胃消化，关键就在这里。所谓温胆汤就是通过治疗使胆的本身能恢复到正常，这样少阳之气得舒，自然运化，痰也就去了。从《备急千金要方》上来讲，是治疗“大病后，虚烦不得眠，此胆寒故也”。实际上是胆虚，胆虚少阳之气就虚、就寒，胆气就不得升，相火郁在里面，消化也就不好了，胃功能也就差了。胆郁与肝郁相近，郁而不舒产生虚热，又是寒，又产生虚热，就因为郁而不升。相火郁而变成热，它必然也及于肝，影响于胃，影响于肝则魂不安舍，影响于胃则“胃不和则卧不安”，所以虚烦不得眠。在这样的情况下，更主要的是因为少阳之气不升，脾、胃的消化吸收功能不行，产生了痰饮，才用温胆汤治，两个温胆汤，主要的药是橘红、半夏、枳实、生姜、甘草，一个有茯苓，一个没有茯苓。另外两方都有竹茹，是治虚烦不得眠很好的药，它的特点就是清而不寒，除虚烦，止呕逆，祛痰和胃，在《备急千金要方》和《外台秘要》中，都有用竹茹一味治疗虚烦不得眠的方子，说明古人已经发现这个用处。它是清虚热的药，但它不是寒性，同时能和胃祛痰，止呕逆，这个药加在里面，主要是通过它下气、破坚积、宽中，合起来就能更好地除痰，除痰以后，胆气就升了。这个方子的特点就在于枳实和竹茹这两个药。生姜量的大小，由胃偏寒或胃不偏寒来决定，但它能止呕，这是必用的。

例如我在“开门办学”期间曾治过一位妇女，是痰为病，吃了不少苓桂术甘汤之类的药，三个月都不见效，所谓怪病，病人心里又害怕又烦，没人陪着害怕，有两个人说话嫌烦，人疲倦之极，时间长了就是睡不着，自己有人没人也烦，时常想哭，很像个精神病，胸膈痞闷很厉害，能吃点东西，但吃多了就吐，吃了不合适的就吐，后来就用温胆汤。因为病的时间长了，加养心补肝安神的药，还用了点降逆止呕的药。由于病的时间长了就用了党参。这个方子难在怎么来平衡它的寒热，本质是虚寒，但是又表现为虚热，所以在用方子时候，也要双方顾到，而基本使它平衡，这样你对药性又必须要掌握住。病人服药后吐粘痰，我们叫痰涎，它不是痰饮，痰饮相比来说比较稠，比痰涎稠，与蛋清一样，这个比痰饮还要透明，但是也是很粘，吐得很不痛快，吐在脸盆里，大部分浮在水上面，吐了以后病人就能睡了，也能吃饭了。病人难受的时候是求生不得、求死不能，所以叫怪病。检查神经没病，器质没病，但是病人就是难受，类似这样的情况还是有的。

在临床上二陈汤是一个主要的方子，温胆汤是一个常用的方子。治疗这一类病，有的时候用平肝药来治，有痰，有肝阳上亢，有热，肝强脾弱，所谓肝强就是肝阴不足，脾弱就是运化不足，这种情况我经常用十味温胆汤，可以作为参考。这里有个特点，用五味子，不能绝对认为收涩，就像刚才讲乌梅，燥湿祛痰怎么用收涩的药？用味涩而收敛的药，主要是在祛病的前提之下配伍一些很有好处，它是处于佐使的地位，用量是很小的，而且是以祛病的药为基础。

茯苓丸

（《百一选方》引《指迷方》）

【组成】 半夏二两（60g）　茯苓一两（30g）　枳壳麸炒，半两（15g）　风化朴硝一分（7.5g）

【用法】 上为末，姜汁煮糊为丸，如梧桐子大。每服三十丸，生姜汤下（现代用法：为末，姜汁糊丸，每服6g，姜汤或温开水送下）。

【功用】 燥湿行气，软坚消痰。

【主治】 痰停中脘。两臂疼痛，两手酸软，舌苔白腻，脉弦细滑等。

【方解】 指迷茯苓丸出自《指迷方》，是指导人不要迷路的意思。同名异方的比较多，它有一个特点，症状是两个胳膊疼痛，两手酸软。指迷茯苓丸本来是治臂痛，由于有痰在中脘，气不得升，《内经》上讲过“四肢禀气于胃”、“脾主四肢”。由于脾胃气虚，水液停滞不化成为痰，所以痛，同时两手没那么有劲，与《金匮要略》上讲的溢饮差不多，严重的还可以用发汗，利小便来治疗。但主要是因为中焦有伏饮，有痰饮停留，影响四肢气血的流通，主要是上肢，这里的两臂疼痛不是风湿，而是同时可以见到胸膈满闷，也可以见到一些痰的症状，如呕吐，恶心，但必须脉弦细滑，舌苔白腻，这说明有痰饮。因此，这种情况就用半夏与茯苓，半夏、茯苓、枳壳，不仅是化痰，而且下气散结，更加上风化硝，使痰从大便而出。所谓风化硝，就是朴硝制成芒硝后用纸包好，挂在通风处而成，这样制了以后，硝的性子就缓和了，就像有时候我们用玄明粉不用芒硝一样，作用更缓和。茯苓丸，主要是胸中有痰饮，长期的，伏饮也好，留饮也好，必然在发生这个病以前，可以有前面的症状，不是突然发病。由于有痰，脾胃与四肢的关系以及留于经络之间痰的问题，具体表现是痛有定处，也可上下移动，但按之如有结块，所以用治痰的办法来治疗。由于痰在肠胃，除了治痰以外，还可以用风化硝，比玄明粉更缓和而通大便的药，使痰去而不伤脾胃。

清热化痰

滚　痰　丸

（《丹溪心法附余》引王隐君方）

【组成】 大黄酒蒸　片黄芩酒洗净，各八两（各240g）　礞石一两（30g），捶碎，用焰硝一两（30g），放入小砂罐内盖之，铁线缚定，盐泥固济，晒干，火煅红，候冷取出　沉香半两（15g）

【用法】 上为细末，水丸梧子大，每服四五十丸，量虚实加减服，清茶、温水送下，临卧食后服（现代用法：水泛小丸，每服5～9g，日1～2次，温开水送下）。

【功用】 泻火逐痰。

【主治】 实热老痰。发为癫狂惊悸，或怔忡昏迷，或咳喘痰稠，或胸脘痞闷，或眩晕耳鸣，或绕项结核，或口眼蠕动，或不寐，或梦寐奇怪之状，或骨节卒痛难以名状，或噎息烦闷，大便秘结，舌苔黄厚，脉滑数有力。

【方解】 滚痰丸是清热化痰的丸剂，这个方子药味很简单，有礞石、黄芩、大黄、沉香，治实热老痰胶结不去。因素来有痰有热，热与痰互结起来，胶结在体内，因此就要用下痰破结清热的药来治疗。礞石治热痰，坠热痰，要煅制到金黄色以后用才行，而且礞石需要煅后研成细粉吞服才有效，煎服没有作用。药有宜汤者，有宜散者，例如麝香，就不能熬汤喝，并不是因为它贵重，这是它的一个特点。黄芩与大黄，既帮助清热又可以泻下，而且气血两清，黄芩清气分之热，大黄祛血分之热，更主要的是用大黄的泻下与礞石合起来，更好地使结痰下行而出。不仅如此，还加了沉香，引气下行，使它不至于上窜。在临床中可以治疗好多病，凡是痰的怪病都治，凡是实热性的都治，服量大有不同。作为其他治疗，除了精神病、癫痫以外，都宜小量，例如痰喘祛痰，每次只能吃小丸药三二十粒。但是，癫狂惊悸，精神病，都是下法，不是长期用，舌苔可以见到黄厚腻，可以见到白腻而干，脉是滑数有力的，用下法效果极快极好，但是用量要注意，必须大量。个人经验，一般一次一两，最多用过一两五钱，八钱到一两二钱，用于治这种病，是常用量。用后第二天，有大便，大便可以三次、五次，第一次是大便，第二次就是好多黏液，中医叫做痰，神志可以恢复，有的一次就行了，最多用二次。这个药都是晚上睡觉的时候吃，一般都在早晨起床的时候排便，快的时候一上午能有三次大便，神志顿然就清楚了，这很有意义。如果先用三钱，三钱不行再来五钱，五钱不行再来一两，这样没用。特别介绍一下，中医里面这是个优势，因为那些西学中的人最难理解的就是湿与痰。痰的问题，学西医的人认为气管分泌物才叫痰，殊不知中医还有心，痰闭心窍，心里也有痰，实际是体液的病理变化所成，不好理解，所以中医认为全身都有痰，只要是液有余便是痰。

有两个病例，是我在 1971 年带西学中班上临床时诊治的，一个是从外地来的黑户口，一个是退休老工人，人家怀疑他偷东西，都是情志受了刺激，产生了五志之火，五志之火炼液成痰，痰蒙心窍，神志不清楚，用礞石滚痰丸一两，一次服，服用后，行大便二三次后神志就清楚了。其中一个，人家冤枉他偷东西，打了一顿，心里不服，一着急，神志就乱了，吃药以后醒过来，反误认为自己出去几天别人就把家里弄成这样，把房间里全给弄乱了，还有的被砸坏了，有的被撕碎了。

清气化痰丸

（录自《医方考》）

【组成】 瓜蒌仁去油　陈皮去白　黄芩酒炒　杏仁去皮尖　枳

实麸炒　茯苓各一两（各30g）　胆南星　制半夏各一两半（各45g）

【用法】 姜汁为丸，每服6g，温开水送下。

【功用】 清热化痰，理气止咳。

【主治】 痰热内结。咳嗽痰黄，咯痰不爽，胸膈痞满，小便短赤，舌质红，苔黄腻，脉滑数。

【方解】 清气化痰丸虽然也有“二陈”，但去掉了甘草，还有较多的清热祛痰的药，所以使燥湿化痰的药能在一起变成治热痰的药。热痰是黄稠的，成块而粘，咯痰不太爽利，但要区别于感冒后期，快好的时候，肺气已畅，也吐黄痰，那个黄痰与这个黄痰在黄粘上有区别，这里所讲的热痰是稠厚而粘，而感冒后期的痰虽然是黄的，甚至是发绿的，但它是肺气宣畅向好的表示，所以感冒咳嗽，不能用收敛、镇咳的药，要祛痰止咳，也不能用太寒的药，与清化热痰不一样。另外，从舌苔、脉象上有区别，热痰的脉是滑数，苔黄腻，所以清气化痰丸除二陈之外，用了瓜蒌仁、胆星、黄芩。瓜蒌仁还能润肠，黄芩清肺热，清气分热，胆南星就是把南星研成粉，同牛胆汁拌匀，还装入胆中，挂在透风处，过一个冬季就成了，南星本来是燥化湿痰，也用于寒痰和风痰，原是辛燥温的药，用牛胆拌了以后，由于牛胆的苦寒，就把南星的温燥变成苦寒，治热痰，越陈越好。因为南星性燥，经过陈久之后燥烈之性就缓解了，但也有人用牛胆汁同南星粉拌。但有时候牛胆本身不新鲜，所以胆星吃起来是臭的，在临床上经常遇到，有痰的人咳嗽，恶心，呕吐，因为胆星味腥，一吃就吐，吐了以后没有吐出痰来，反而增加了病人的痛苦。胆星由温燥之性变成苦寒之品以治热，二陈汤去掉甘草，与胆星、黄芩、瓜蒌等配伍，就由燥湿化痰变成了清化热痰。

从这些配伍里面看看药物的配伍与用量的配比。痰是水湿所化，本性是寒的，在此基础上再加上枳实、杏仁，降气润肺，黄稠的粘痰通过润才能出来。产生咳嗽是痰阻于内，肺气不畅，痰随气逆，要止咳，必然要顺气，通过降气才能止咳。有痰，除痰是第一的，降气是第二的，除痰降气才能治有痰的咳嗽。茯苓、橘红、半夏，本身是二陈汤。杏仁、瓜蒌仁，这两味药在做成丸药的时候，时间长了可能有味，有油性。姜汁是防止痰多恶心，既保护胃，又有矫味的作用。这样的丸药经常用来干什么呢？滚痰丸可以治痰喘，治热痰，但方子太猛烈。清气化痰丸治疗热痰的咳喘，常服效果比较好，是缓治，因为它的产生都是由于平常的饮食所致，喜欢吃辛辣的东西，喜欢喝酒，加上肥腻食品，甚至油煎的东西，这样脏腑生热；还有一些是相火旺而致。尽管相火旺，但是脾的运化也不行，这些因素都可以产生热痰。这个热痰也是长时间产生的，不可能一下子去了，得缓治，用丸药常服。小孩也容易得这种病，因为小孩是纯阳之体，更容易吃得多，用丸药常服，效果很好。另外，前人在解释这个方子的时候说了两句话："液有余便是痰，气有余便是火"，由于痰阻气郁，气郁本身就可以生火，清气化痰丸所治的痰，除上面讲的饮食这一原因外，还有的就是因为气郁而成。

小陷胸汤

（《伤寒论》）

【组成】 黄连一两（6g） 半夏洗，半升（12g） 瓜蒌实大者一枚（30g）

【用法】 上三味，以水六升，先煮瓜蒌，取三升，去滓，内诸药，煮取二升，去滓，分温三服（现代用法：水煎服）。

【功用】 清热化痰，宽胸散结。

【主治】 结胸证。由痰热互结于心下，致胸脘痞闷，按之则痛，或咳痰黄稠，舌苔黄腻，脉滑数。

【附方】 柴胡陷胸汤（《通俗伤寒论》）柴胡一钱（3g） 姜

半夏三钱（9g） 小川连八分（2.5g） 苦桔梗一钱（3g） 黄芩钱半（4.5g） 瓜蒌仁杵五钱（15g） 小枳实钱半（4.5g） 生姜汁四滴，分冲。水煎服。功用：清热化痰，宽胸开膈，和解少阳。主治：少阳证具，胸膈痞满，按之痛，口苦苔黄，脉弦而数。

【方解】 这里先讲一讲“结胸”。《伤寒论》说：“病有结胸，有脏结，其状如何？答曰：“按之痛，寸脉浮，关脉沉，名曰结胸也”；“病发于阳，因而下之，热入因作结胸……所以成结胸者，以下之太早故也”。这就是说表证误下，可致“结胸”。由于病人的体质和下法的不同，造成的结胸也有轻重。既有大、小陷胸汤，还有大陷胸丸。这里讲的小陷胸汤，方中药味也很简单，治小结胸证，黄连、半夏、瓜蒌，主要是因为痰热结于心下。大陷胸汤，治水热互结，用大黄、芒硝、甘遂。这里是痰，用的是半夏、瓜蒌。因为是热，所以用黄连。瓜蒌不同于瓜蒌仁，因为瓜蒌实连皮带仁，全瓜蒌有散结的作用，凡是瓜蒌皮、全瓜蒌，包括天花粉，就是瓜蒌根，都有散结的作用，甘寒，生津，润燥，祛痰，散结，作为平常来用还是可以的。我建议大家作为热病来用时，以黄芩为主，因为黄连有个特点，黄连苦寒主要入心经，泻心气，清心热，为苦寒降泄之品，对于心的阳气有影响。这种情况在外感病、痰病、湿病中要特别注意，如果邪还没有入心，过早地用它，容易泄心气以致引邪入心，痰湿蒙蔽心窍，例如湿温病，或者是夹痰湿的热病，更要注意。

例如，有个渔民，在水上作业，夏天感暑热和水湿之邪颇重，在痰湿互结还没有化的时候过用了黄连，神志不清，因为心阳、心气太弱，而邪陷得太深，造成痰湿因为过早地用苦寒化不开了，因为化痰用药，主要还是通过自己本身的阳气起作用，所以与临证治疗这一点有关系。药与人相合起作用，也就是借助和加强人体本身的机能才能起作用。再提一提小陷胸汤，这个方子又简单又有效，后来的清气化痰丸实际与这些方子很有关系，就是从这些方剂里面发展而来的。

柴胡陷胸汤的黄连用量也是很小，只有八分，半夏是三钱，瓜蒌仁是五钱，柴胡是一钱，还有枳、桔和生姜汁，清热、宣中、和胃，可以看出来药的用量比例，可见在治这个病的时候用黄连是比较谨慎的，有更多的时候还用生姜汁炒黄连，姜汁炒黄连，是通过炮制来制它。关于结胸、脏结、痞的问题，以后讲《伤寒论》时再注意与今天讲的联系，加深对本方的理解。

温化寒痰

苓甘五味姜辛汤

（《金匮要略》）

【组成】 茯苓四两（12g）　甘草三两（6g）　干姜三两（9g）　细辛三两（6g）　五味子半升（6g）

【用法】 上五味，以水八升，煮取三升，去滓，温服半升，日三服（现代用法：水煎服）。

【功用】 温肺化饮。

【主治】 寒饮内蓄。咳嗽痰多，清稀色白，胸膈不快，舌苔白滑，脉弦滑等。

【附方】 冷哮丸（《张氏医通》）　麻黄泡　川乌生　细辛　蜀椒　白矾　生牙皂去皮、弦、子，酥炙　半夏曲　陈胆星　杏仁去双仁者，连皮尖用　甘草生，各一两（各30g）　紫菀茸　款冬花各二两（各60g）。共为细末，姜汁调神曲末打糊为丸，每遇发时，临卧生姜泡服二钱，羸者一钱，更以三建膏（天雄、附子、川乌各一枚　桂心　官桂　桂枝　细辛　干姜　蜀椒各二两，上切为片，麻油二斤，煎熬去滓，黄丹收膏，摊成，加麝香少许，贴肺俞及华盖、膻中穴）贴肺俞穴中。服后时吐顽痰，胸膈自宽。服此数日后，以补脾肺药调之，复发如前再服。（现代用法：为末，姜汁糊丸，发作时服之，每服6g，早晚各一次，生姜汤或温开水送下。同时以三建膏贴肺俞穴尤良）。功用：散寒涤痰。主治：背受寒邪，遇冷即发喘嗽，胸膈痞满，倚息不得卧。

【方解】 苓甘五味姜辛汤，出自《金匮要略》，原治支饮，“咳逆倚息不得卧，小青龙汤主之。”药后出现“冲气即低，而反更咳胸满者”。而所谓“支饮”是“四饮”（痰饮、悬饮、溢饮、支饮）之一，实际是治疗寒饮的方子，即所谓寒痰。小青龙汤着重的不是在脾，它是素有痰饮，痰饮重的时候才用苓甘五味姜辛汤治痰饮。关键一点，在于方中用了干姜、细辛、五味子。小青龙汤里，用麻、桂解散风寒，用姜、辛、五味去除寒饮，互相相配，有散有收，五味配干姜是温胃祛痰止咳，加上细辛，祛水寒之痰、寒饮，作用就更好。甚至被誉为“去寒饮之要药”。

而现在这个方子所治的证，是《金匮要略》痰饮病里面用小青龙汤以后一系列的变证，病比较重。用小青龙汤以后并没有治好，还出现各种情况，就要改方子。这个方子作为寒饮的一个治法，也就是在用小青龙汤的时候没有外寒，可以取法于这样的方子来治疗，特别强调的是，取法于这样的方子，不是必定用这个方子，特别是如此大量细辛。

还有冷哮丸也是治疗痰饮导致的喘病。但这个方剂中有些药如麻黄、川乌、细辛、蜀椒性味辛烈，张璐自己也说：“此少变麻黄附子细辛汤之法，而合稀涎散以涌泄其痰，开发肺气之刚剂。但气虚食少及痰中带血，营气受伤者禁用。以其专司疏泄，而无温养之功也”。可见不宜忽视此丸，更不能用于痰多而喘的老年人和身体不强的病人。冷哮还有个涂法，叫三建膏，其中药物如天雄、附子、川乌、细辛、蜀椒和桂心等都是辛热燥烈之品，虽是外用，也要慎用。现在在夏天贴膏药治寒喘，就是从这个方子来的，要在伏天用。

三子养亲汤

（《韩氏医通》）

【组成】 白芥子（6g）　苏子（9g）　莱菔子（9g）（原方未著分量）

【用法】 上各洗净微炒，击碎，看何证多，则以所主者为君，余次之。每剂不过三钱，用生绢小袋盛之，煮作汤饮，代茶水啜用，不宜煎熬太过。若大便素实者，临服加熟蜜少许；若冬寒加生姜三片（现代用法：三药捣碎，用纱布包裹，煎汤频服）。

【功用】 降气畅膈，化痰消食。

【主治】 痰壅气滞。咳嗽喘逆，痰多胸痞，食少难消，舌苔白腻，脉滑等。

【方解】 三子养亲汤是一个很小的方子，有现成的丸药。方中白芥子、苏子、莱菔子这三个子，苏子降气化痰，莱菔子下气祛痰，还能导滞，白芥子促痰外出，三个药都是温性的，治疗一些饮食不归正化所生的、不夹杂寒热的痰。之所以养亲，就是治疗老年人消化不好，又吃多了，容易生痰，用来养老人，所以叫三子养亲。

作为治痰的基本方子有两个用处，一是不管是否是热痰，但不容易出来，可以用它加味作为汤剂来治疗；二是白芥子去胸膜之水，控涎丹就用了白芥子，有的时候不一定用控涎丹这个猛药，在祛痰的时候加白芥子，必要的时候加苏子，这两个药经常用。而莱菔子这个药比较破气，辛辣之味比较重，而且要炒，炒了以后才能降，生的容易作吐，但不是把痰吐出来，而是恶心，呕吐食物，所以老人用的时候要用炒的，而一般的祛痰不太用它，就因为它破气，所以这个方子在临床上可以看到，更多是用苏子、芥子。凡是在临床上看来有胸腔积液，一般都是结核性的，用此方确实能使水出来，可以加祛痰药吐出来，可以加利尿药排出来。白芥子善去皮里膜外之痰，但不能反过来理解去胸水的就只有白芥子。心脏手术以后，有的病人胸腔积液很多，就没用白芥子，是不能用的，所以不要把所讲的东西都看成惟一的。例如，结核病往往容易发热，结核病热轻的时候白芥子能用，长期慢性和有阴虚的时候，白芥子就不能用，必须用时也要考虑与清热的药、养阴的药配合起来，而且注意用量，还可以炒一炒用，因为白芥子是辛辣之品，一刺激就咳嗽更厉害了，病人就更难受。

治风化痰

定　痫　丸

（《医学心悟》）

【组成】 明天麻　川贝母　半夏姜汁炒　茯苓蒸　茯神去木蒸，各一两（各 30g）　胆南星九制者　石菖蒲杵碎，取粉　全蝎去尾，甘草水洗　僵蚕甘草水洗，去嘴，炒　真琥珀（豆）腐煮，灯草研，各五钱（各 15g）　陈皮洗，去白　远志去心，甘草水泡，各七钱（各 20g）　丹参酒蒸　麦冬去心，各二两（各 60g）　辰砂细研，水飞，三钱（9g）

【用法】 用竹沥一小碗，姜汁一杯，再用甘草四两熬膏，和药为丸，如弹子大，辰砂为衣，每服一丸（现代用法：共为细末，用甘草 120g 熬膏，加竹沥 100ml、姜汁 50ml，和匀调药为小丸，每服 6g，早晚各一次，温开水送下）。

【功用】 涤痰熄风。

【主治】 痰热内扰致男女小儿痫证。忽然发作，眩仆倒地，不省高下，甚则瘈疭抽掣，目斜口㖞，痰涎直流，叫喊作声。亦可用于癫狂。

【方解】 定痫丸用于治疗各种癫痫，讲义上主要有两个地方错了，全蝎后的甘草不是一味药，全蝎同方中远志、僵蚕一样要用甘草水洗，琥珀腐煮后同灯草研，灯草也不是单独用药。全蝎把尾巴去了，而它的功能全在尾。这里袪风镇惊，跟我们用法有点不同。琥珀这样的制法也不太容易理解，琥珀在豆腐里面煮，是将豆腐挖开以后，把琥珀放进去，上面盖个盖，放在水里煮，煮后琥珀自然就更松了，之所以要与灯草研，因为这样制了以后很松，研了以后才容易飞，琥珀和灯草能互相吸引，在这里不是用它作为一个药，而是制琥珀的一种方法。治癫痫，是治疗痰热内扰，不仅是癫痫，小孩容易抽风，容易受惊发病，凡是内有痰热所致都可以用。

现在癫痫有好多类型，竹沥是用鲜淡竹经火炙竹节处沥出的汁，味甘性大寒，去热痰力量特别强，清热袪痰，镇惊开窍，主要是清热袪痰，虚寒性的不适宜用。过去竹沥是用鲜竹子现烧滴下来的油才是竹沥，而现在有的所谓竹沥水，用的是枯竹子、干竹子，时间长了就放在水里泡，取出来放在火上烧出来水就是竹沥，服后败胃气。现在癫痫有的可以治好，有的治不好，有的时候往往是脑子本身有占位性病变，必须先诊断明确。癫痫并不可怕，但是还有一些因脑内其他病变引起的癫痫就难治了。

半夏白术天麻汤

（《医学心悟》）

【组成】 半夏一钱五分（4.5g）　天麻　茯苓　橘红各一钱（各3g）　白术三钱（9g）　甘草五分（2g）

【用法】 生姜一片，大枣二枚，水煎服。

【功用】 化痰熄风，和胃健脾。

【主治】 风痰上扰，眩晕呕恶，舌苔白腻，脉弦滑。

【附方】

(1) 半夏白术天麻汤(《医学心悟·卷三》)：即上方，白术改为一钱，加蔓荆子一钱。用法与上方同。功用：化痰熄风，止痛定眩。主治：痰厥头痛，或动辄眩晕，恶心欲吐，或泛吐痰涎，胸脘痞闷，舌苔白腻，脉弦滑。

(2) 半夏白术天麻汤(《脾胃论》)：黄柏　干姜各二分(1g)　天麻　苍术　白茯苓　黄芪　泽泻　人参以上各五分(各2.5g)　白术　炒曲以上各一钱(各5g)　半夏汤洗七次　大麦芽　橘皮以上各一钱五分(各7.5g)。上药㕮咀，每服半两(25g)，水两盏，煎至一盏，去滓，带热服，食前。功用：化痰熄风，益气和胃。主治：痰厥头痛，或风痰上扰，头痛胀闷，或眩晕眼黑，温温欲吐，烦闷不欲言，四肢不温，不得安卧，舌淡苔白腻，脉弦滑。

【方解】 本方即二陈汤加天麻、白术而成。主治所说的风痰，不是外感所致，而是平素脾胃虚，水谷精微不能化生为气血，变生为痰，所以说"脾为生痰之源"。加上情志不遂，或猝然受到刺激，或因过度疲劳，气乱而痰浊中阻，清阳不得上养头目，肝气失其条达，正是《素问·至真要大论》所说："诸风掉眩，皆属于肝"。于是肝风夹痰浊之气上扰头目，或发眩晕呕恶，甚则头痛胀闷，温温欲吐，这就是"痰厥"之故。因此，本方以治痰的基础方二陈汤为主体，加天麻、白术而成。天麻味甘微温入肝经，功能熄风镇痉，古有定风草之称，是治内风引起眩晕、头痛的佳品。《脾胃论》云："足太阴痰厥头痛，非半夏不能疗，眼黑头眩，非天麻不能除。"白术健脾益气，助运化而去水湿，在此可增强化痰的作用。《本经疏正》云："白术治眩，非治眩也，治痰饮与水耳。"如此相配，与所治病证丝丝入扣。又方加蔓荆子，是取其味苦辛而性平，李时珍称它"体轻而浮，上升而散，故所主皆头面风虚之证。"可知与治痰厥头痛正相合。但内风既动，上犯清窍，天麻、蔓荆子皆不宜大量，以免升提太过而反助病势。

附方之二，药味更多，既有二陈汤加天麻，又有参、芪、白术、苍术；既有干姜、神曲、麦芽，又有黄柏、泽泻。看似杂乱，其实有序可循，对于虚人尤为相宜。但苍术、干姜性温且燥，用以去湿固宜，但不可过量，以防伤阴。黄柏与泽泻合而使湿从小便去，但毕竟苦寒也不宜多用，况且所治并无明显的下焦湿热，须考虑虚伤中焦阳气。《医学心悟》方就是从《脾胃论》中脱胎而来，一般风痰上扰的头痛、眩晕，皆可适用。另外，根据个人经验，天麻与蔓荆子的用量都不可大，总以三五分（1～2g）为宜，免过量反助虚风上扰，特提出供参考。

止　嗽　散

（《医学心悟》）

【组成】 桔梗炒　荆芥　紫菀蒸　百部蒸　白前蒸，各二斤（各1kg）　甘草炒，十二两（375g）　陈皮去白，一斤（500g）

【用法】 共为末，每服三钱，开水调下，食后，临卧服，初感风寒，生姜汤调下（现代用法：共为末，每服6g，温开水或姜汤送下。亦可做汤剂，用量按原方比例，酌情增减）。

【功用】 止咳化痰，疏表宣肺。

【主治】 风邪犯肺，咳嗽咽痒，或微有恶寒发热，舌苔薄白等。

【方解】 止嗽散治疗感冒以后咳嗽，主治前提是风邪犯肺。风是风寒，但是寒不盛。由于风邪犯肺，肺受邪以后肺气不宣，津液不得输布，聚而成痰，随气上下，痰随气上逆就产生了咳嗽，所以治疗的时候既要治痰，又要宣肺。祛痰止咳有许多是下气的药，可是，不用宣肺的药，有降无升，这样不好，感冒的外邪不得出，所以第一个药用桔梗，看起来很平常，实际上是治疗这一类病的前提，应立足于宣肺，在宣肺的同时再加下气除痰止咳的药，如紫菀、百部、白前，这都是温性，下气，祛痰止咳的药，再加甘草、陈皮。另外加荆芥散风，帮助桔梗宣畅肺气。表证不明显就是习惯所讲的伤风咳嗽，以咳嗽为主。有许多加减方法，特别是初起的时候，止嗽散加防风、苏叶、生姜，以散邪。痰不易咳出，质粘色白，还可以加半夏，助茯苓、陈皮祛痰。

这是治疗外感风寒、咳嗽而不恶寒发热，也无头痛身疼的基本方剂，或外邪解决以后，咳仍不止，特别是原有咳嗽、痰喘病的，仍可用本方去荆芥，加杏仁、苏子、旋覆花等祛痰利气。如是肺结核病，当另行治疗。此外，根据肺为娇脏，主一身之气的特点和病的主要情况，气逆则用降多，气郁不畅则用升多，不可能有升无降，有降无升，在中医方剂配伍临床应用里，都是升降并用，但是主次分明。中医目前治疗内科病，气、血、痰是主要的，抓住了这些环节，对当前的一些内科杂病大有好处，这是从祛邪讲的。这里讲的气不是补气，血也不是补血，痰当然更谈不上补了，当前内伤杂病在祛邪方面经常用到，而在这方面的配伍离不开气药。我们可以回顾一下所有的方子，基本上99%有辛散或芳香的气分药。病了以后总是影响气血，而首先是影响气，气受了影响以后血运行也就不正常。而作为痰和瘀血来说，即作为有形之结的时候，更需要理气，所以气、血、痰当中，气最重要，而气的配伍必须是升降并用，随着主题的不同以升为主，或者是以降为主。

第十四章　消导化积剂

消导化积剂就是治疗积滞，积是积，滞是滞，滞轻积重。就食积来说，没有成为胃实证的时候，只能是食滞，不能说是食积，它们有轻重之分。而这里所讲的积不单是讲食的问题，它包括了两个问题，一个消导食滞，一个消积除癥。有癥有瘕，癥为有形，固定不移，瘕则聚散无常。一个是实邪，一个是气病。在前面也讲了治疗这一类病症的方法，而在这里谈的主要是用缓消的办法，也就是说，不是一下子能够祛掉的。我们以实际当中饮食的积滞为例，过去把食积分了部位，因把胃脘分了上中下三部，食积在上脘当吐，在下脘当泻，在中脘当消。需要消而导者，泻也泻不下来，吐也吐不出来。在上者必须吐，在下者必须泻，这就是因势利导，侧重点不同、有区别。

程钟龄讲的一段话讲义上有，是针对消法而言。脏腑经络之间本来没有的东西，突然有了，怎么办，消。消就是采用比较缓和的方法，消除有形之病，是慢慢地一刀一刀地去削除，可不是一斧子给砍了。这就是用形象化的字说明“削”与“下”有什么不同。膈下逐瘀汤怎么谈，下瘀血汤就更不同了，就是随着病的具体变化而决定的。这里朱丹溪有段话，“凡积病不可用下药，徒损真气，病亦不去，当用消积药使之融化，则根除矣”。这个精神在理气剂里提过，用行气的药散痞，这是气聚之痞，虚胀用了有效。但是伤了真气，旋消旋浮；又如虚性水肿，用逐水的峻剂，利得快，生得也快。一定要看病虚实、有形无形，所以朱丹溪这句话不单用在这个地方，前面讲的一些方剂也是这个精神。因此这一类方剂没有积、没有滞不能用，因为它的目的就是去积去滞。如果没有，就伤害了脏腑。

举个例子，现在时髦吃山楂，山楂泡酒能够降胆固醇，能够软化血管，结果越去化，血管越薄，血管脆了，容易出现破裂，这是有人通过实践和检查结果而后说的，也正如朱丹溪说的，“山楂善消肉积”。现在的焦三仙都清楚，它下面有句话，“无积者决不可用，用之克伐胃气”。所以它不是伤了，比伤还厉害。所以壮实的人用一点问题不太，自己本身可以恢复。如果虚实夹杂的人而用这一类的药，一用或过多的用了，都有反应。这是就经常发生的问题提一提。因此在用这一类的方剂的时候，就是要对证。辨证清楚了，方用得也不错，不要求速效，这主要是指积而言。积和癥，不是一天形成，质地坚结，它不是一下子能去的。求速效，用猛烈的药，会伤正气。还有一点要注意，这一类的病不要想用药把它一下子去净。过去也提过，正如“黄帝问曰：妇人重身，毒之何如？岐伯曰：有故无殒，亦无殒也”；“大积大聚，其可犯也，衰其大半而止，过者死。”大积大聚，一个是孕妇，有病时用药没关系；一个是衰其大半而止，也就是去它三分之二，是不是还有余下的就不问了？不是，而是更好地照顾邪正两方面的关系，一定要根据病情妥善善后。即攻补兼施。既不能一个法用到底，又要安全地治好了。凡属消化的问题一定要健脾，至于气、血的问题，在积聚消了以后继续调补，孕妇与胎儿并顾，使她完全恢复。对待孕妇是这样，对待其他病人也是这样，在消导化积的前面，着重理解这样一些精神，这样就把消导化积剂的重点抓住了。首先要把这一点弄清楚，了解它是消法的一个部分。

消食导滞

保　和　丸

（《丹溪心法》）

【组成】 山楂六两（180g）　神曲二两（60g）　半夏　茯苓各三

两（各90g）　陈皮　连翘　萝卜子各一两（各30g）

【用法】上为末，炊饼丸如梧桐子大，每服七八十丸，食远白汤下（现代用法：共为末，水泛为丸，每服6～9g，温开水送下。亦可水煎服，用量按原方十分之一即可）。

【功用】消食和胃。

【主治】一切食积。脘腹痞满胀痛，嗳腐吞酸，恶食呕逆，或大便泄泻，舌苔厚腻，脉滑。

【附方】大安丸（《医方集解》）即保和丸加白术二两（60g）。用法如保和丸。功用：消食健脾。主治：饮食不消，体虚而不甚，以及小儿食积。

【方解】从治疗食滞开始，习惯常用的东西是保和丸。为什么说保和呢？人以胃气为本，而本方正是消除胃里的积滞，来恢复胃的冲和之气，所以名为“保和”。

从方中的药来说很简单，有二陈汤、有焦三仙。讲义上没有麦芽，有的是用麦芽水，就是用麦芽煎汤，有的是在丸药里加进麦芽，有没有问题不大，这两个问题都容易理解。因为饮食就是水谷，水谷积在胃中产生湿热、生痰，所以也用了二陈汤，二陈汤有的药还可以理气。二陈汤主要是讲的是半夏、陈皮、茯苓，即能化湿祛痰，还可理气散结。莱菔子刚才提过，更清楚了，能下气。用连翘就要理解它的意思，饮食在内就要生湿热，湿热是由积滞的东西所生，积聚在那个地方就把气给郁住了。一个是本身要产生湿热，另外一个气郁了也热，因此在这里要用一个清热的药。没有用别的，用了连翘，主要是连翘可以清气分之热，还能散结，从表面上看，连翘与治食积似乎无关，但正是深知食积在人体内发生变化而用它，可谓是善于遣药的了。

使用本方时应注意一点，在临床上本方多用于小孩，大人吃这个药是过于平和，没用。千万不要见小孩不想吃饭了就给消食，只有食滞才用，无食滞不用。第二点，下面附方有大安丸，就是原方加了白术。小孩素体脾胃虚，又停食了，要去食，要消导食滞，可是同时要防止伤了脾胃之气。白术健脾，就是在消食中兼有一点补的意思，不要以为白术与茯苓一配是行水的。这个方剂是治疗食积在中脘，当然它是通过大便下来的。另外在临床上还要注意一点，我就从病证看，而不要被家长的主诉所迷惑。临床上常有家人说孩子不想吃饭了，是过去不想吃饭了，还是现在不想吃饭了。他是病前能吃着呢，现在因为有陈的积，所以他不吃了。因为有家长还替他辩护，所以要坚信自己的诊断，而且给他看证据，不用泻药，吃了本方以后，大便自然出来了。还有上次讲了承气汤的问题，你用手摸肚子的时候他并没有明显膨胀，真正膨胀不一定是实，真正食停在里面，你摸下去有感觉，但望之无形，这都是在临床上区别不同的证时应该注意的。

枳实导滞丸

(《内外伤辨惑论》)

【组成】 大黄一两（30g） 枳实麸炒 神曲炒，各五钱（各15g） 茯苓 黄芩 黄连 白术各三钱（各9g） 泽泻二钱（6g）

【用法】 研为细末，汤浸蒸饼为丸，如梧桐子大，每服五十丸至七十丸，温水送下，食远量虚实加减服之（现代用法：水泛小丸，每服6～9g，温开水送下，每日二次）。

【功用】 消导化积，清热祛湿。

【主治】 湿热食积，内阻肠胃。脘腹胀痛，下痢泄泻，或大便秘结，小便短赤，舌苔黄腻，脉沉有力。

【方解】 枳实导滞丸，与上面的保和丸一样，都是纯消而不补的，它的功用就是消除饮食积滞，所谓的热和湿也是由饮食所生的。它是根据证的不同，也就是说积滞的轻重来区别用药。二者都有脘腹胀痛，要注意这两个胀的程度、痛的程度以及胀的部位不同，枳实导滞丸偏下一点，即所谓脘腹，以腹为主；保和丸则以脘为主。另外从舌苔、从症状来看，也有明显的轻重不同。总之，枳实导滞丸的饮食积滞比较甚，可能时间也比较长，已经酿生湿热，舌苔所以黄腻，而且大便也发生了变化，可以见到下痢，可以见到痢疾，也可以见到泄泻。在临床上问诊的时候应注意一下，大便尽管形是稀的，但要搞清大便以后肚子怎么样，这是个鉴别要点。如果大便以后舒服，那就不要理它。这里所讲的大便泻下、泄泻，都是大便以后不舒服。凡是大便正常，便得多，不管便的什么东西，只要真是积滞的病，大便以后觉得痛快，就顺着往下导，不要用泻药，这是比较顺利的，说明胃的降浊功能比较好。

在这儿插一句话，我们在临床上治疗慢性病人而消化不好的，往往他回来告诉你说，我昨天吃药泻了，或者方剂开得多一点的时候，就说前几天泻了，这一定要问清楚。有两种情况，一种是临时性的，着凉了或吃得不合适，正好在吃药期间，他自己又增加了一点病，如是由于你在治他的虚，调整他的气血，虽然有点病，他也会好的。还有一种，要特别注意，不要动摇自己的信心。久病之人，整个气化功能不行，在你用了药之后，由于自身正气的振奋，可以把积滞自行排出来，关键的辨别点还在于大便拉稀也好，次数多也好，肚子是不难受的，特别是大便以后是不是难受，是最重要的。因为有的病人说得清楚，有的病人说得不全面、不清楚，你就容易搞混了。

枳实导滞丸的不同点在于，它用的是枳实、大黄、黄芩、黄连，消食的药仅仅是神曲，其他药是祛湿热的，配伍茯苓、泽泻、白术。正是因食滞在里相当多，而产生了湿热，大便并不通畅，所以用了清除湿热之品，更重要的是用了枳实、大黄来导滞，白术来健脾，这才是真正的导滞。对于小便的短赤不要特别注意，而舌苔黄腻要注意，胀痛的位置要注意。这里与讲义上讲的有一点不同，讲义是以大黄为君。以大黄为君容易犯错误，顾名思义也是以枳实为君，因为枳实下气破坚积，有推墙倒壁之功。大黄帮助它荡涤肠胃，这是组方的原理。原来讲义的立足点和对这个方证的分析是错误的。第二点，说它错了，是因为这样的情况要泻，可有的时候过分了就泻不下来了，过分用泻药的后果就是不该去的去了，不该留的还留在那里，就产生这么个坏处。治疗这个病的主导思想不是用大黄泻，而是用行气导滞的办法，以下气药为主，荡涤的药仅仅是为辅的，这要对比前面的泻下剂考虑一下。小承气汤与厚朴三物汤不同，厚朴三物汤是治疗气闭的，因此是枳、朴为主，用量大；到了小承气汤就反过来了，大黄为主，枳、朴的用量就小了。一个是治热病的，一个是治气病的，这些理论要贯通一下，特别是它与木香槟榔丸的区别。

木香槟榔丸

（《儒门事亲》）

【组成】 木香　槟榔　青皮　陈皮　广茂［即蓬莪茂（音术），即莪术］　黄连麸炒，以上各一两（各 30g）　黄柏　大黄各三两（各 90g）　香附子炒　牵牛末各二两（各 120g）

【用法】 上为细末，水丸如小豆大，每服三十丸，食后，生姜汤送下，量虚实与之（现代用法：为细末，水泛小丸，每服 3～6g，温开水下，日二次）。

【功用】 行气导滞，攻积泄热。

【主治】 饮食积滞，蕴湿生热。赤白痢疾，里急后重，或脘腹痞满胀痛，大便秘结，舌苔黄腻，脉沉实。

【方解】 此方原出自《儒门事亲》，其后传抄者或增添药味，或改变某些药的用量，今以原方作为讲解的根据。但是木香槟榔丸现在用的有成药，配方不一定相同，要注意。例如现在用的成药中有一大部分是用芒硝水泛丸，因此方药就变了。

据张子和在《儒门事亲·卷十二》中只列方药，未出主治病证，只在同一书中“卷十一”的“内伤”中有：“凡一切冷食不消，宿食不散，亦类伤寒，身热恶寒，战栗，头痛，腰脊强，不可用双解散，止可导饮丸、木香槟榔丸五六十丸，量虚实加减，利五七行，所伤冷物宿酒推尽，头痛病自愈矣。”又有“凡一切沉积，或有水不能食，使头目昏眩，不能清利，可茶调散吐之，次服七宣丸，木香槟榔丸”。再从《卫生宝鉴·卷四》治饮食所伤的“名方类集”中所载，指明本方“治一切气滞，心腹痞满，胁肋胀闷，大小便结滞，不快利者，并宜服之”。但方中多一味枳壳。可知本方为消除“一切气滞，心腹痞满，胁肋胀闷，大小便秘涩不通”；“每服三、五十丸，食远，姜汤送下，以微利为度”（录自《景岳全书·古方八阵·攻阵》）。方中不仅有大黄，还用牵牛、芒硝。不仅有莪术，而且有的方剂（如《医方集解》）还加三棱。这些药配在一起，行气破血的作用更厉害了。但是它还是用木香槟榔为名，而槟榔是下气除水的，木香通三焦之气，是通大便的，行大肠之气，这就明确了通过行气就可以祛积导滞，凡血、水、食滞在肠胃的皆可服。“以微利为度”，可免过量伤了病人的正气。

这里顺便谈一些药的问题，在北京有没有煨木香不清楚，我用的广木香是生的，而用了煨木香是实大肠之气的。有条件的时候治疗慢性病，例如当用归脾汤时，遇上这样的病，如果有大便稀，大便次数多，木香就可以用煨的，可以止泻，它和生木香行大肠之气不同，在南方木香的生与煨是有分别的。我们过去习惯木香是分开来用的，还有葛根也是分开来用的，有粉葛根、煨葛根，地区不同、习惯不同，有条件的时候可以注意一下。除这些以外，我们再看看其他药就很清楚了。青皮、陈皮、枳壳、香附，与木香、槟榔合起来，再加上三棱、莪术，还是行气的药为主，行气活血，而且是下气，木香、槟榔、枳壳，都是下气的，特别是个别同名方还有牵牛子，更比较厉害。此时再加上黄连、黄柏、大黄，苦寒又能清湿热，所以对通导食滞、解除胀痛很好，它的作用比枳实导滞丸还要猛烈。凡是吃了不洁净的食物、不干净的东西，而引起腹痛、大便不通，或者是痢疾没有表证的都可用。泻下剂治痢疾不是说过“痢疾不怕当头下”吗，但首先是没有表证、没有恶寒发热才可以下。这是个很好的方剂，有的时候吃两次就好了，那些不干净的东西出来就好了。

原方是小丸药，无论大小年龄，用在孩子身上根据年龄把量控制一下就可以。特别是现在既有牵牛，又有大黄，又有芒硝，泻劲还是比较厉害的。

上面三个方剂都是纯消、消导的，保和丸可以说是消，枳实导滞丸就是导，木香槟榔丸更是导，这是根据食积的程度不同区别来用的。

枳　术　丸

（《脾胃论》引张元素方）

【组成】　枳实麸炒，一两（30g）　白术二两（60g）

【用法】　同为极细末，荷叶裹烧饭为丸，如梧桐子大，每服五十丸，多用白汤下，无时（现代用法：共为末，糊丸，每服6～9g，荷叶煎汤或温开水送下，日二次）。

【功用】　健脾消痞。

【主治】　脾虚气滞，饮食停聚。胸脘痞满，不思饮食。

【附方】

（1）曲蘖枳术丸（《内外伤辨惑论》）　枳实麸炒去瓤　炒麦蘖各一两（30g）　白术二两（60g）　为细末，荷叶烧饭为丸，如梧桐子大，每服五十丸，用温水下，食远。功用：健脾消食。主治：饮食太过，致心腹满闷不快。

（2）橘半枳术丸（《医学入门》）　即枳术丸加橘皮　半夏

各一两（各30g）。功用：健脾化痰，理气消痞。主治：饮食伤脾，停积痰饮，心胸痞闷。

(3) 香砂枳术丸（《摄生秘剖》） 白术一斤，土炒（480g） 枳实八两（240g） 木香一两（30g） 砂仁一两（30g）。上为末，荷叶煨陈米饭为丸，如椒目大，白滚汤送下三钱（6～9g）。功用：健脾化滞。主治：脾虚食少，或宿食不消，胸脘痞闷。

【方解】 枳术丸以消为补，原方很简单，就两个药，枳实与白术，它是从《金匮要略》的枳术汤变化而来的。枳术汤是枳实大于白术，枳术丸是白术大于枳实，正好相反。一个是治“心下痞，大如盘，边如旋盘，水饮所作”。在这种情况下枳实用量就大。现在枳术丸改过来了，白术为主，而且加上荷叶裹烧的饭，就是大米洗干净了包在荷叶里烧成的饭。为什么这么复杂？因为荷叶本身升中焦的清气，通过它与米更好地养脾胃、升清阳，就使脾、胃之气能够正常地消化，吸收水谷的精气，而且上归于肺，这样就能更好地养五脏，所以它所治疗的病并非是有明显的积滞，而是素来脾、胃虚弱。现在这种情况特别多，有这样的脾胃虚弱以及饮食积滞。有的人是暴饮暴食，一次吃多了，超过了脾胃所能承受的量，就造成了积滞。这种积滞脾胃没有虚，把滞消了就行了。也可以使用保和丸。但有的人脾、胃弱他不想多吃，吃的不多也产生积滞。尽管数量不多，但是是长期形成的，也不是一下子就能消掉的，更泻不掉，这些就通过扶助脾胃的功能来自然地消除，因此用荷叶烧饭来作丸药，更加合适。

中药的成药没有专门的粘合剂，更没有赋形剂，也没有这个词，而是根据病情和治疗的需要，选择合适的药，例如蜜丸是用的蜜，水丸是用的水，酒丸是用的酒，正因为病的需要，也用糊丸，用蒸饼为丸，或者炊饼为丸，小金丹还以黄米饭为丸，甚至用某些能加强药效的药煎汁为丸。这些都有用处，而不是单纯作为成形而用。这些都能粘合成丸，我为什么不一概而言说成用蜜做丸药呢？在讲丸药的时候要把成形的东西讲清楚。水丸里的东西更多，有些是药煎水的，最简单的是姜、枣煎水，姜、枣是作为辅助药引，是取其性的，与白水不是一回事。还有用枣肉为丸？过去好像无所谓，现在的人却觉得了不起。几千年前就知道用枣肉是不让它在胃里消化，让它到肠子消化吸收，用现在的话讲是肠溶。比如阿司匹林治疗风湿病，多吃了以后可以伤胃，所以后来他们想办法就用肠溶，外边加一层，保护它在胃里不溶解。当然过去我们没有化学，也不用这些东西研究，可我们利用了天然的东西，用枣肉为丸，就保护了它，所以将来研究时，不要随便用粘合剂、赋形剂把这些东西给糊住了。就是说凡是在丸药的制法里都是采用对治病有利的物品和方法，我之所以这样讲，就因为枳术丸的作用没有过去好了，因为现在没有荷叶烧饭，也不用蒸饼，都是用水丸，这样补脾胃、升清阳的作用就差了，这一点要注意一下。丸药用在临床上不要取速效，因为这个病无法速效，它是脾胃虚弱，长久的有积停留，而积滞并不厉害，主要是脾胃运化吸收和降浊的功能不行了，无法让它一次或几次就恢复正常。但这个丸药效果是可靠的，现在习惯用的香砂枳术丸就更好一些，除了用于小孩和老人脾胃弱，饮食不香，在南方的夏天有个疰夏的问题，北方叫苦夏，在小孩多见，主要是湿热为病，特别是黄霉天以后就难受了。如果说一般在立夏以后开始吃这个丸药，吃一个月或者是两个月，不但可以防止疰夏，而且可使小孩身体更好一些。还有一些小孩长期身体不好，也有一些老年人吃饭不好，食欲不振，用它也很好。但是要长期吃，可以吃一到三个月。本来这都是在家常用的，很有特殊兴趣的药，向大家无保留地介绍一下。

下面介绍一个小孩病例，三岁的孩子，根本不吃肉，吃饭也不好好吃，家里特别溺爱，就这么个儿子、几个女儿，就和现在的小皇帝一样，结果吃得脾胃坏了。弱到什么程度呢？最后只吃一个馄饨就泻肚子，就那么点肉馅。到了夏天就更不行，皮包骨头了，疰夏嘛。本来小孩吃不饱就长不胖，结果也就吃香砂枳术丸，吃了三个月的丸药，不仅食量好了，而且每顿都要吃肉，非肉不可。这都是通过实践用的体会，有所体会以后就更了解了，什么橘半枳术丸、曲蘖枳术丸，这就是神曲、麦芽、橘红、半夏，就是增强消食之功，增强除痰的作用。因为食滞生痰，从药物理解就可以知道了。

健　脾　丸

（《证治准绳》）

【组成】 白术炒，二两半（75g）　木香另研　黄连酒炒　甘草各七钱半（各22g）　白茯苓去皮，二两（60g）　人参一两五钱（45g）　神曲炒　陈皮　砂仁　麦芽炒　山楂取肉　山药　肉豆蔻面裹，纸包，捶去油，以上各一两（各30g）

【用法】 共为细末，蒸饼为丸如绿豆大，每服五十丸，空心服，一日二次，陈米汤下（现代用法：糊丸或水泛为丸，每服6～9g，温开水送下，日二次）。

【功用】 健脾和胃，消食止泻。

【主治】 脾胃虚弱，饮食内停。食少难消，脘腹痞闷，大便溏薄，苔腻微黄，脉象虚弱。

【附方】 资生丸（《先醒斋医学广笔记》）　白术　人参各三两（各90g）　薏苡仁一两半（45g）　白茯苓一两五钱（45g）　山楂肉　橘红各二两（各60g）　川黄连三钱（9g）　白豆蔻仁　泽泻各三钱五分（各10g）　桔梗　藿香叶　甘草炙，各五钱（15g）　白扁豆　莲肉各一两半（各45g）　怀山药炒　芡实炒，各一两五钱（各45g）　麦芽炒，一两（30g）（一方无泽泻，有砂仁）。共研细末，炼蜜为丸，重二钱（6g），每服一丸，用白汤或清米汤、橘皮汤、炒砂仁汤嚼化下。忌桃李雀蛤生冷。功用：健脾开胃，消食止泻。主治：

妊娠三月，阳明脉衰，或胎元不固。又治脾虚失运，不思饮食，呕吐泄泻，小儿疰夏。

【方解】　健脾丸提一提有必要，现在没有好好学中医的人经常乱用，因此有的时候把学生的概念也搞糊涂了。因为学生来的时候还没学到方剂课，有病他就去医务室，结果大夫把人参归脾丸和人参健脾丸都搞到一块去了，告诉你没有人参归脾丸，来点人参健脾丸吧，一样的。这能一样吗？它不是一回事，它这里有黄连，还有焦三仙、肉豆蔻，能一样吗？有四君子汤是不错，但量不大。归脾丸中还用了黄芪，还有补血的药，是两种组方。健脾丸是健脾为主，通过健脾，加强脾的运化功能，就因为脾胃运化功能不行了，还有大便稀泻的症状，主要是平常吃东西很少，脾虚不思饮食。胃主受纳，脾主运化，胃有病就不想受纳了，脾有病运化无权也就不想吃了，就没有这个兴趣了，所以通过健脾，通过理气助消化，实际是五味异功散，即四君子加陈皮，再加小量山药，健脾止泻。这里要注意比例，一是因大便溏薄，还有个原因是肉豆蔻配合在这些药里面，温中、涩肠、止泻。还有“苦寒可以厚肠胃”这句话正合在这里。我们多数提到苦寒可以伤胃阳，但有的时候苦寒也可以坚厚肠胃，那就因为它是湿热性质的病，少量，必须记住是少量的苦寒可以去湿热、厚肠胃，同时还要看跟什么配伍。这里是在大量健脾益气药和消食、止泻药的基础上用它，还有人参。如果用量大些的苦寒来坚厚肠胃，是因为肠胃的湿热甚而致泄泻或痢疾用它，治痢疾、泄泻，才是坚厚肠胃，前提是湿热在肠胃。所以这个方剂要抓住这些内容。

下面有个附方资生丸，更补得厉害。健脾丸是以异功散为基础，资生丸是以参苓白术散为基础，另外加上藿香、白蔻、山楂、麦芽，及小量的黄连和桔梗。整个方剂都可以比较一下：资生丸的黄连是整个方剂的四十五分之一，而健脾丸的黄连是二十分之一。这个比例说明在这里苦寒的用量是很小的，也就是刚才讲坚厚肠胃的用量就要稍为大一些，这里是与温补药在一块儿，即温性的健脾的药。所以用小量没关系。从这里我们就可以知道将来在临床上怎么配伍应用。所以我有时开处方的时候就给它算账，我不用别人抄方原因就在这里，我喜欢自己写、自己看，看一看就达到了我的目的——平和。因为舍其性而取其用，什么寒从热化、热从寒化，归结到一个方剂的主要目的上来，是很灵活的。今天把分量的问题简单提了提，有时我们在分析方剂的时候，还要进一步理解，这样才能知道是以升为主，还是以降为主；是以寒为主，还是以热为主。在热药里用一点寒药是干什么的，再进一步就是为什么用这个寒药。就像反佐都讲过。

消食导滞的内容就这么多，其中有几个纯消的，有几个消中有补的。后边几个方剂以补为消，分别适用于不同的情况，可以是暴饮暴食的，也可以是长期的饮食不节，肠胃乃伤，因此虚实两个方面都需要照顾到。

再下面是消痞化积，消痞有一个方剂，化积也一个方剂。

消痞化积

枳实消痞丸

（《兰室秘藏》）

【组成】　干生姜一钱（3g）　炙甘草　麦芽曲　白茯苓　白术各二钱（各6g）　半夏曲　人参各三钱（各9g）厚朴炙，四钱（12g）　枳实　黄连各五钱（各15g）

【用法】　为细末，汤浸蒸饼为丸，梧桐子大，每服五七十丸，白汤下，食远服（现代用法：水泛为丸或糊丸，每服6～9g，温开水送下，日二次。亦可水煎服）。

【功用】 消痞除满，健脾和胃。

【主治】 脾虚气滞，寒热互结。心下痞满，不欲饮食，倦怠乏力，大便不调，舌苔白腻不厚，脉濡而右关部弦。

【方解】 本方主要是疗心下痞满，不欲饮食，倦怠乏力，大便既不干结，也不稀溏或虽稀溏但不泄泻，这个情况，与几个泻心汤证的情况不同，没有肠鸣下利，没有干呕，说明它的这个病虚的比那些泻心汤证重，而湿热在内也重，不是水气跟热相合，而是脾胃气虚的症状。由于脾胃气虚，而且痞满有形，是湿热在内，气机升降失常，因此用健脾、行气、除湿热的办法来治疗。在方解里面有一句话要注意，“寒热错杂，热重于寒”，这是描写病的性质，很像描写症状的话，这个病不见寒，而是在病因病机里寒热错杂，即有湿有热。湿已经郁而化热了，所以是热重于寒，实际是热重于湿。也是因为这样，我们可以看一看原方中黄连与干姜并用的情况，黄连五倍于干姜，当然还有枳实、厚朴、半夏等温性的药，同时还有四君子汤在里面。正因为这样，单独看黄连的用量是比较大，黄连苦寒，它之所以泻心气，就在于它不仅苦，寒性也是比较大的。它苦寒的力量比黄芩强，清热燥湿而有利于气机的上下，有助于消痞化积。从这一点上，再把以前泻心汤证的成因与治法理解了就好了。方中也有扶正的，也是有苦降辛开的，也是寒热并用，如干姜、枳实、厚朴、半夏加在一起得量远远超过黄连。再加上四君子汤和麦芽曲，健脾胃、助消化以培本，归结到一点，苦寒可以清热燥湿，但配伍的变化就改变了主治病证的不同，这正是辨证论治、遣药组方的妙处。

鳖甲煎丸

（《金匮要略》）

【组成】 鳖甲十二分（90g），炙　乌扇炮　黄芩　鼠妇熬　干

姜　大黄　桂枝　石韦去毛　厚朴　瞿麦　紫葳　阿胶各三分（各22.5g）　柴胡　蜣螂熬，各六分（各45g）　芍药　牡丹去心　䗪虫熬，各五分（各37g）　蜂窠炙，四分（30g）　赤硝十二分（90g）　桃仁二分（15g）　人参　半夏　葶苈各一分（各7.5g）

【用法】上二十三味，取煅灶下灰一斗，清酒一斛五斗，浸灰候酒尽一半，着鳖甲于中，煮令泛烂如胶漆，绞取汁，内诸药，煎为丸，如梧子大。空心服七丸，日三服（现代用法：取灶下灰1.5kg，黄酒5kg，浸灰内滤过取汁，煎鳖甲成胶状，其余二十二味共为细末，将鳖甲胶放入炼蜜中和匀为小丸，每服3g，每日三次）。

【功用】行气活血，祛湿化痰，软坚消癥。

【主治】疟疾日久不愈，胁下痞硬成块，结成疟母。以及癥积结于胁下，推之不移，腹中疼痛，肌肉消瘦，饮食减少，时有寒热，女子月经闭止等。

【方解】鳖甲煎丸这个方剂只能讲它的意义，对它很难做出具体分析，因为这里边包括了好几方面的内容，有大黄䗪虫丸，有桂枝茯苓丸，还有抵当丸。从方药的组成就可以看出来，大部分用的是活血化瘀药。难得的是在于那个时候就知道有个疟母，这是由于疟疾长期不好、结于胁下而成，而且还找出了治疗的方法，按照中医的理论给予辨证是有瘀血，其次还夹有痰湿。由于瘀血和痰湿在里固积，自然气就不畅了，有形之邪必然阻气，而且邪聚在那个地方，气自然就来包围它，气包围是我翻译出来的话，原来叫气归之。有痰就化痰，应认识到这个情况，通过认识来指导处方。

原方的用药多，配伍也比较复杂，这么多药配合起来治疗这个病，到现在来看，证实这个方剂还是有效的，效果在临床上早就证实了，目前还在证实，特别是有些药现在逐渐发现了它的一些作用，比如说射干，这里叫乌扇、石韦不仅对肿瘤有用；特别是鳖甲滋阴清热、散结消癥。实际上真正的滋阴用龟板，真正的清热祛邪用的是鳖甲，它补性并不大。不是鳖甲滋阴，而是鳖身上其他的东西，如肉啊、皮啊，特别是裙边。可是用鳖甲的时候，已经没有这些东西了，全是甲了，所以用鳖甲与吃甲鱼是两回事，这是指龟板和鳖甲在临床上有区别，而在过去就知道了这样的用法，而且是用灶下灰浸酒煮烂了，还不是把它熬成鳖甲胶，就是把鳖甲煮化了，这些用药的方法都是很经济的。那个时候能设想得这么周密，效果也这么好，应该感谢我们的老祖宗。还有一些药是可以治肿瘤的，需要一步一步研究验证，不可轻易肯定或否定。

从表面上来看，这个方剂非常杂乱，既有上面谈到的这些药物，还有人参，特别是这里也用了阿胶。从药物配伍的理论来说，头绪很多，组方涵义非常复杂。联系到现在，用它治疗肝硬化的效果好。现在肝硬化就要考虑到门脉高压、腹水，在当初可没有这样的概念，但是认识到它是痰、湿、血，不仅要化瘀，还要化痰，还利湿、利小便，如瞿麦、石韦。同时它既然是瘀血，必然阴血不足，是不是张仲景发现的这些情况，这就不清楚了，有出血的现象用阿胶，当初没有记载。可现在这些滋阴药有它的好处，滋阴补血而止血，现在临床常见到。历年来治疗早期肝硬化效果很好，后来作为辅助治疗也是好的。

过去有个例子，可惜实物没拿到。那是 60 年代初，我带西学中班的同学毕业实习，有个二十多岁的年轻人，是自来水公司的工人，患原发性的腹水，我除汤药以外主要是用鳖甲煎丸和舟车丸。病情查不出原因，也不知是由于什么病、什么事情引起的，突然一下就腹水，没有肝炎症状，可是好也是一下子就好了。但有个奇怪现象是，那时东直门外还是一片荒野农田，他走到半道，感觉到大便很急，就在麦子地里大便，他说大便出来个绿东西，就这么大肚子一下子下去了以后，腹水再也没起来。我说能不能找到这个东西，看看到底是什么，他也忘了那个地方，找不到了，但是病人说的不是谎话。同时治了两种病，说明有些方剂现在效果还是很好，还是很有用的。特别是有些东西，古人是怎么想起来的？不简单！我也希望将来有卖的就买，没卖的就在医院里配，配一些还是有好处，这些药也没什么稀罕的，又不要麝香，也不要牛黄，现在鳖甲也多了，可以通过人工养殖。类似这样的情况，要更好地利用古人的东西，将来进一步发展。如果在这方面找出一些治肝癌的东西来是一大贡献，现在很有苗头。这是消导化积的内容。下面接着讲“驱虫剂”。

第十五章 驱虫剂

祛虫剂是以祛虫药为主，因为中药里有专门杀虫、祛虫的药，而这些药经过现代研究证明对于肠道寄生虫有效，所以作为祛虫药，它能祛虫止痛，能治疗因寄生虫而产生的一些病证，这就是祛虫剂的定义。祛虫剂，很明显是适用于虫证。虫证需要注意一个特点，一般来说，脸上有虫斑，似显非显，就这块皮肤一块一块的白斑，那叫虫斑，小孩很容易看出来。虫舌，是指小孩舌头上有好多红点，这也是有虫的迹象。还有看眼睛，现在大家都会，但是看眼睛有时候小孩不合作，特别是一个小小孩，他还不会说话呢，怎么办呢？这时看下嘴唇挺好，下嘴唇的内侧，就是下嘴唇里面的黏膜上有好多小颗粒，还可以看出寒热来。热是红的，寒是淡的。不过通过皮肤下的静脉，我们所看的就是指纹，明显就是疼痛发热的时候是充盈的。但有时候有虫，而症状不明显，颗粒很多，却没有紫血管。这很简单，你把小孩下嘴唇一翻，用手指一顶，黏膜就翻上去了，左右一看黏膜就清楚了，也非常方便，小孩合作不合作都没关系。这是从诊断上谈。还有一种情况是比较难看一些，小孩特别的白，嘴唇特别的红，特别漂亮，眼睛的下面大多有个青暗的地方，说明这个孩子也有虫，消化不好，所谓面白唇红，面若敷粉，唇若涂朱，这是个漂亮的健康的词，所以不好看出有虫就在这里。你乍一看小孩挺漂亮，再一看是虫病，你要注意他有没有虫，因为他没有别的症状来看，你说他长得挺好的，来看什么呢？一般是说肚子痛。另外还有一些特异性的习惯，什么吃土块、吃石灰块、吃煤炭，咬指甲，所谓嗜食异物，这也属于虫。

虫病用中药治疗效果不错。另外要注意中药治虫和西药治虫不同。中药治虫那真正是把虫给治了，而不是把虫给麻醉了，因此有的时候虫子并不从大便出来。但是它的症状相似，如果注意，有的时候可以发现像清鼻涕似的，也有像清痰似的，是粘的。现在这个问题证实了，特别是无论蛔虫也好、绦虫也好，不都是异体蛋白嘛，都是软体动物，都是蛋白质，是可以溶化的，而在试管里发现有若干种中药对于虫有溶解作用，所以有句话说得太神，从小便走而化为水，是化虫的用法，方后有这么一句话，现在看起来不是瞎说。另外吃了粘有绦虫的食品以后，例如所谓的米猪肉，进入人体暂时留在脑子里了，长大了以后不就发癫痫嘛。绦虫性的癫痫，就用中药的祛虫剂，效果很好。

前几天见到有一个农村的孩子，因为没有在医院里进行透视等检查，不敢绝对地说是这种病，但这个孩子痛起来先从肚子痛，肚子一痛，头就痛，头痛以后又吐、又抽搐，又发热、又烦躁不安，吃了几剂药以后就没有再发热，一共吃了十剂药。那是我去开会以前的事，开会后那病孩子昨天来的，挺好。驱虫剂就有这么个好处。但是治疗虫一定要首先辨清楚寒热，第二是虚实。由于长期用了原来的山道年类的东西（过去吃了还真有效），可现在山道年不仅有毒，而且药效也大不如前了，如果在它不中毒的量之内有效的话还行，可是现在新出了好多治蛔虫的药，效果总是不好，估计可能是寄生虫抗药的能力强了，而且农村杀虫药种类也很少。在“文化大革命”下去巡回医疗时，发现苦楝树根皮杀蛔虫效果很好，挖块树根，扒块皮下来，把它外面的粗皮去了，而且还不多给他，有一寸宽，大人最多给他五寸长，因为它有毒。它是苦寒的，一般孩子吃了会泻，最多的时候曾泻出了五百多条蛔虫，因为农村的孩子有反复感染。可是不注意寒热就不行了，有一次来了一个胆道蛔虫症病人，先给他扎针灸，回去叫他吃汤药，再喝点水。汤药吃了以后，结果这人被抬来了，原来大夫忘记了解这个病人本身有胃寒病，药还没对蛔虫起作用，先对胃寒起作用了。所以无论是小孩虫病，还是大人的虫病，在使用杀虫药的时候一定要注意有没有其他病，特别是用明显的寒性药的时候。

例如说，雷丸、使君子这些药比较平和，其中雷丸作为粉吃要注意控制用量，吃多了会吐，在一般用量里煎服雷丸不会有事，使君子也是如此。使君子不但能杀虫，还能润肠通便。由于使君子本身是甘温的，它还兼有养脾胃的作用。杀虫药里最好的药物，一个是使君子，一个是榧子。榧子是南方杭州出的。即便是现在，还用南瓜子、槟榔来杀绦虫，必须合起来才能使绦虫脑袋下来，只是身子下来了还不行，因为脑袋在里面还能长。另外，槟榔吃了不是泻肚子的，它是下气行水，并不是泻药。槟榔与木香在一起是导滞，它与大黄不同，与泻下药不同，所以有时候用了一两，大人甚至用到二两时，与南瓜子吃了并不泻肚子，这都是多次临床实验证实的。由此说明它是导气行滞，向下行。这些是在杀虫剂里经常要用到的药，例如使君子炒熟，每天给小孩吃几个，他觉得很好吃，和花生米一样。因为现在主要是感染蛔虫、蛲虫，所以它还是有效的。特别是现在的西药杀虫药，看起来不太有效，而过多吃了又有毒，看来中药还是安全有效的。注意有些药还有毒。

另外讲一讲中医的理论，中医讲祛虫，是这么说的，虫乃湿气所生，风气所化，习惯说是湿热生虫，它与脾胃的强健有关。如果小孩脾胃运化的功能强，虽然感染了虫，他能够排除出去，因此中医治虫强调调脾胃，特别是对容易感染虫、脾胃弱的孩子，在治虫以后要给他调补脾胃，比如上次消导剂里讲的健脾丸、枳术丸、香砂六君子丸，这些都可以给小孩吃，这样可以防止虫再次发生。这是从理论讲的意思。另外还有一个，在乌梅丸里引了柯琴的几句话，实际上这话不是柯琴的，早就有这个话，而且有多种说法。这上面讲“蛔得酸则静，得辛则伏，得苦则下，得甘则动”。有的说是闻酸则静，一样，酸下去了它就不动了，有了辛味了它就伏了，也就安静了，有了苦味它就下去了，遇上甜味它就动了，所以小孩有虫病往往吃了香甜以后容易发生疼痛，瓜子、花生，香的，糖，甜的，往往在吃这些东西以后容易引发疼痛。这些话比较笼统，并不是说所有的药都能吃。

乌 梅 丸

（《伤寒论》）

【组成】 乌梅三百枚（480g） 细辛六两（180g） 干姜十两（300g） 黄连十六两（480g） 当归四两（120g） 附子炮，去皮，六两（180g） 蜀椒炒香，四两（120g） 桂枝六两（180g） 人参六两（180g） 黄柏六两（180g）

【用法】 上十味，异捣筛，合治之，以苦酒（即酸醋）渍乌梅一宿，去核，蒸之五斗米下，饭熟，捣成泥，和药令相得，内臼中，与蜜杵二千下，丸如梧桐子大，先食，饮服十丸，日三服，稍加至二十丸。禁生冷滑物、臭食等（现代用法：乌梅用50%醋浸一宿，去核打烂，和余药打匀，烘干或晒干，研末，加蜜制丸，每服9g，日一至三次，空腹温开水送下。亦可水煎服，用量按原方比例酌减）。

【功用】 温脏安蛔。

【主治】 蛔厥证。心烦呕吐，时发时止，食入吐蛔，手足厥冷，腹痛；又治久痢，久泻。

【附方】

（1）理中安蛔汤（《万病回春》） 人参七分（2g） 白术一钱（3g） 茯苓一钱（3g） 川椒三分（8g） 乌梅三分（9g） 干姜炒黑，五分（1.5g）。水煎服。如合丸，用乌梅浸烂，蒸熟（去核）捣如泥，入前药末，再捣如泥，每服十丸，米汤吞下（现代用法：照原方药量放大数倍。碾细筛净，炼蜜和丸，每丸重5g，早、午、晚空腹时各服一丸，开水送下）。功用：温中安蛔。主治：中阳不振，脾胃虚寒，便溏尿清，腹痛肠鸣，四肢不温，舌苔薄白，脉虚缓，蛔虫从口腔吐出，或由大便排出。

（2）连梅安蛔汤（《通俗伤寒论》）　胡黄连一钱（3g）　川椒炒，十粒（1.5g）　白雷丸三钱（10g）　乌梅肉二枚（5g）　生川柏八分（2.5g）　尖槟榔磨汁冲，二枚（或切片随药入罐煎，10g）。水煎，一剂煎三次，早晨空腹时服两次，下午空腹服一次。功用：清热安蛔。主治：虫积腹痛，不思饮食，食则吐蛔，甚或烦躁，厥逆，且有面赤，口燥，舌红，脉数身热等症。

【方解】　乌梅丸我想提一个问题，大家有时间的时候考虑一下，乌梅丸为什么用黄连、黄柏？现在不是讲祛虫嘛，乌梅丸是名方，确实有效，就跟温经汤的半夏似的，究竟为什么，它又没有咳嗽，没有气逆呕吐，又没痰，这里为什么寒热并用，想着用黄柏呢？配伍的寒热并用不是随便用一个寒药来和热的凑一块就行了，要经过反复考虑。

结合乌梅丸这个方剂，特别用这样的思路解释，有些问题就不好解释。因为乌梅丸所治的证是上热下寒，所谓“脏寒、蛔厥”。因为上热下寒而蛔虫上行就温，所以虫动不安，所以引起腹痛，痛极而厥。它的病机是下寒上热，蛔虫不安于下，上行就温，所以痛极而厥。上行就痛，痛得厉害了就厥，因此这里用的是温下的药、杀虫的药。如果是上热，用黄连还可以解释，但用苦则下，用黄柏干什么？这句话没有解释这个问题。把整个方剂看一看，还有细辛、蜀椒、附子、桂枝、干姜，这些都是温肾阳、暖命门的，正是用一味黄柏监制它，但是不是反佐呢？因为乌梅丸所治的证是寒热夹杂、虚实夹杂，所以久痢可以用乌梅丸，因寒热虚实夹杂。一般讲虫遇苦则下，味苦的药多了，为什么选了黄柏，而且黄柏是下焦的药，与下寒是相抵触的，许多方剂里没有解释。就是因为用了这些热药，唯恐激动肾中的相火上冲，反而达不到一个温下的、安蛔祛虫的作用。这里用人参、当归，有两个解释，一个从人体的气血讲，这个还比较好理解；一个是从得甘则动而来，就是它既能补气血，其味甘也可以诱虫使出，把虫说的和人一样。这些病到了蛔厥的时候，无论是寒是热，身体的气血总是受伤的，而且这些药辛热，故这样用补气补血的药，它对于辛热药有个纠正的作用。为什么就用黄柏，黄芩不行吗？苦寒的药多了，考虑肾和命门的问题，不让相火妄动。理中安蛔丸，连梅安蛔丸，一个治寒，一个治热。寒性虫痛，热性虫痛，连梅安蛔丸是热，理中安蛔丸是寒，这是作为两个代表性的方剂，寒就用温中的药来治，热就用清热的药加在一块用。还有大便秘结的可以少加泻药，特别是现在城市的小孩营养过盛，高热量的东西吃得多，大便老是干结，这样效果来得快一些，你单用木香、槟榔还不行，因为它原来大便就干结，可加些润肠通便药如火麻仁、郁李仁之类，甚至桃仁、杏仁也可，择宜而施。

肥　儿　丸

（《太平惠民和剂局方》）

【组成】　神曲炒，十两（300g）　黄连去须，十两（300g）　肉豆蔻面裹煨，五两（150g）　使君子去皮（壳），五两（150g）　麦芽炒，五两（150g）　槟榔细剉，晒，二十个（120g）　木香二两（60g）

【用法】　上为细末，猪胆汁为丸，如粟米大。每服三十丸，量岁数加减，热水下，空心服（现代用法：照调整量比例放大若干倍，碾细筛净。取鲜猪胆汁和为小丸，每丸约重3g。开水调化，空腹时服一丸。一岁以下小儿服量酌减）。

【功用】 杀虫消积，健脾清热。

【主治】 虫积腹痛，消化不良。面黄体瘦，肚腹胀满，发热口臭，大便稀溏等证。

【方解】 肥儿丸是个很平和的药，是适宜于小孩有虫积的方剂，效果挺好，而且过去价钱很便宜，主要是消积、杀虫，但它更主要的作用是止泻。肉豆蔻温中、涩肠、止泻，所以在脾胃虚、有积滞、有虫，所谓小儿疳积重的时候用它，效果还是比较好的。使君子在用的时候要注意，它是有壳的，而使君子是用肉的，它就像花生果，是用花生仁，一定要打开、敲碎了，分量也要注意，不然它的性味熬不出来。如果做丸药，这个使君子就是去壳的，方子后面要注上去皮、去壳，以防误用延误治疗。

布袋丸

（《补要袖珍小儿方论》）

【组成】 夜明砂拣净，二两（60g）　芜荑炒，去皮，二两（60g）　使君子二两（60g）　白茯苓去皮，半两（15g）　白术无油者，去芦，半两（15g）　人参去芦，半两（15g）　甘草半两（15g）　芦荟研细，半两（15g）

【用法】 上为细末，汤浸蒸饼和丸，如弹子大（约10g），每服一丸，以生绢袋盛之，次用精猪肉二两（60g），同药一处煮，候肉熟烂，提取药于当风处悬挂，将所煮肉并汁，令小儿食之。所悬之药，第二日仍依前法煮食，只待药尽为度（现代用法：可按原方各药配伍比例调整用量，碾细筛净，配作散剂，每次服3～6g，用猪肉汤调化服，每日晨起空腹时服一次）。

【功用】 驱蛔消疳，补养脾胃。

【主治】 小儿虫疳。体热面黄，肢细腹大，发焦目暗等症。

【方解】 布袋丸是专门治疗疳积的，里面有芦荟、有夜明砂。芦荟在其他方剂中还用它，夜明砂很少用，在眼科里还用到。所谓夜明砂，按说就应该是蝙蝠的粪里洗出来的砂子，现在用的一般就是蝙蝠的大便。五灵脂是哺乳动物蝙蝠科寒号虫的，夜明砂是蝙蝠的，望月砂是兔子的，都是大便一类的东西。这些东西有什么特点呢，夜明砂能够清热，能够活血，能够明目，能够消积，小孩由于疳积可以造成营养不良，可用此。但现在大多数药店不备这些砂和脂。夜盲，多见于一些肝疳病，眼睛的视力就不好，用夜明砂是由于内里有热，阴伤了，所以要用。这个方剂里不仅有夜明砂，还有芦荟。芦荟清热泻火通大便，它能够清泻肝经之热，清泻胃经之热。更衣丸、当归龙荟丸里用它，龙胆泻肝汤里用它都是这么个作用。

杀虫用的是芜荑和使君子，因为是疳积，时间就长了。由于脾胃不好就有了虫，由于虫的长期存在，消化更不好。而且虫要消耗一部分营养，人体就更不容易吸收到营养，更加消瘦。小孩的疳积特点是肚子大，脖子细。身材越瘦，头发越疏，而且像草似的一扯就断，脆了、枯了。用法里面有一个东西顺便说一下，就是用二两猪肉，和这个方剂煮了吃。

顺便介绍一个偏方，小孩到这个程度了，身上干，用肥肉熬了汤以后，给小孩洗澡，就是用猪腹部的肥肉。这样小孩可以从皮肤里吸收这些东西，你给他洗了以后，身上没有油，说明他真吸收了。等他好了，身上才有油。不知大家对于小孩疳病见得多不多，形状是特别瘦，特别惨。脖子特别细，可是肚子特别大，他有时候无节制地吃，也无节制地拉，吃了下去也不长肉，里面气阴两虚，口渴要喝，喝了以后就尿。本身因为阴、血津大伤。所以慢慢地既要扶正，又要杀虫，逐渐地还要消积。上次讲活血逐瘀中的三个逐瘀汤里特别提到，小孩疳积证，或者大人肚子里有痞块，通窍活血汤是通血管的，能去腹上青筋，血府逐瘀汤是去“午后潮热”的，膈下逐瘀汤是消化积块的，这实际上就是说了三个逐瘀汤的特点，治疗的重点。

化虫丸

（《太平惠民和剂局方》）

【组成】 胡粉（即铅粉）炒，五十两（1.5kg） 鹤虱去土，五十两（1.5kg） 槟榔五十两（1.5kg） 苦楝根去浮皮，五十两（1.5kg） 白矾枯，十二两半（370g）

【用法】 为末，以面糊为丸，如麻子大。一岁儿服五丸，温浆水入生麻油一二点，调匀，下之；温米汤饮下亦得，不拘时候，其虫细小者，皆化为水，大者自下（现代用法：上方按调整量配齐，碾细筛净，水泛为丸。每丸如麻子大，一岁儿服五丸，空腹时米汤送服）。

【功用】 驱杀肠中诸虫。

【主治】 肠中诸虫。发作时腹中疼痛，往来上下，其痛甚剧，呕吐清水，或吐蛔虫。

【方解】 化虫丸刚才虽然讲了一下，虫化为水，在过去曾受到批判。在这其中有两个药有毒，胡粉就是铅粉。鹤虱不是仙鹤的虱子，是天名精的子和野胡萝卜的果实，两种都入药用，有小毒，杀虫的，效果也挺好。还有苦楝根皮也有小毒。作为比较强烈的杀虫药，往往吃下去肚子或心口痛，也就是胃脘痛，但是虫子还真是下来了。可是不宜常服，因为有时候孩子的虫不是一次能去干净的，这是一点。而且这个孩子的虫还容易重复感染，所以这不是一次治疗、吃几次药就好的。所以不能连续多次地吃，吃了以后一定要隔一定的时间，等他自己把毒性排了以后才能再用。

伐木丸（又名术矾丸）

（《本草纲目》引《张三丰仙传方》）

【组成】 茅山苍术米泔水浸二宿，去皮毛，切片晒干，二斤（600g） 黄酒面曲（即煮酒用的酒曲）四两（120g），同苍术合炒为深红色 皂矾（即绿矾）醋拌晒干，入阳城罐火锻，一斤（300g），置陶器罐中炖化

【用法】 上制为末，醋糊丸，梧子大，每服三四十丸，好酒或米汤下，日二三次（现代用法：照上法配制为丸，每丸约重 8g，每次服一丸，食后米汤送下）。

【功用】 消积，燥湿，泻肝，驱虫。

【主治】 黄肿病（多见于钩虫病）。面色萎黄，浮肿，心悸，气促，肢倦无力。

【方解】 驱虫剂的最后一个伐木丸实际上不是一个杀虫剂，有苍术、酒曲，加上皂矾。皂矾必须要醋煅七次，实际上就是一种低价铁，但是要切记不要当作硫酸铜，硫酸铜可不能吃。绿矾、皂矾是两个东西，可有的本草书上还写与绿矾是一种东西，这样一做以后就跟现在吃的铁剂一样，本来有个丸药叫针砂皂矾，是以枣肉为丸，补血的。针砂就是过去做针锉下来的细末，也是用醋煅了七次以后才能用，它是治疗钩虫病引起的黄胖病。在产蚕丝的桑树林区，其他地方我不知道，在太湖附近、无锡、苏州这一块，有个病叫桑叶黄。桑树下面特别容易感染钩虫，而钩虫在一般肠寄生虫里对人的损耗是最大的，蛔虫的损耗不大，绦虫长大了当然也不行了，钩虫极容易造成恶性贫血，所以用这个丸药健脾补血，还是比较好些。

这个方剂实际上在李时珍的《本草纲目》里就有，有说此方取自《绛雪园古方选注》，是未详察。《绛雪园古方选注》的作者王子接是清雍正时人，李时珍是明嘉靖时人，先后相去近二百年，同时李时珍本身有个用法，比这个方剂更好一些。他

把这个方剂和平胃散合起来治疗心腹胀满，这个心实际上就是胃、心下，治疗脏腑贫血效果很好，这在《本草纲目》上有记载。所以这个方剂本来不是杀虫的方剂，只是从健脾来说，把身体调好了，特别是苍术燥湿健脾，脾健了，这样就把寄生虫生存的根本条件给解决了。那个年代，中医限于条件，不可能发现寄生虫的感染途径，但从虫是湿气所生，风气所化，湿热生虫，脾一健就没有湿热了，所以设计出治虫的方药，而且行之有效，应该学习这种精神和珍重这些方药。这里取伐木两个字，也就是认为这个丸药可以健脾伐肝，这实际上就是过去我在疏肝健脾里提到的肝木强了能克脾土。脾土并不虚，可往往有的时候是因为脾土虚了，因为脾土一虚以后，肝木藏血不足，得不到血的濡养以后，肝气不得条达，它也郁，郁了以后反过来更加伤脾，由脾虚而引起的肝郁，又由于肝郁反过来更加伤脾，这是土中泻木的方法，所以叫做伐木丸，类似于痛泻要方里面讲到的白术、白芍、防风一样，就是这个意思。在这个地方要理解本方不是一个直接杀虫的方剂，现在知道了是由于钩虫引起的黄胖病，治疗有效，先解决一个黄胖，然后治虫。看似有点“玄”，其实实践证明是有效的，我希望大家共同努力，吸取现代科学来进一步说清楚，更好地加以发扬。

第十六章　痈疡剂

痈疡剂，就是治疗外科病的，这里选用了一些外科的常用方。之所以选这些方剂，是为了在临床上碰到外科病可以用方药内服治疗的时候，也能辨证论治，有所疗效。中医在临床上治疗内、外科病都讲究用药内服，好的外科医生也讲究看脉用药，确实有的时候能够消除于无形，免于一刀。还有的是一些特殊的外科用药。有一些病例都很重，例如疔疮，还有些痈疽，在很厉害的情况之下就要用内服药来帮助治疗。无论是开刀以后，还是溃破了以后，不能单依靠外用药，仅靠那些是不全面的。讲义上讲疔疮走黄的问题，这就是疔毒播散了，就是现在的败血症。类似这样的情况，还有一种痈疽之毒内陷，书中有些方剂还没有，比如琥珀蜡矾丸，这上面没有写。它一方面解毒，一方面护心，使得疮毒外透而不内陷。有一些外科医生干脆就靠内服药来治，不单治内痈，也治外痈，如现在的脉管炎、骨髓炎，除了外用药，内服都起作用。

另外，除了痈疡剂以外，其他可用于外科的方剂在前面的章节里也有。因为中医对于痈疡的认识，主要是认为，它所指的不仅是内脏之痈，而是指肢体头面所发生的，它是由于邪客于经络之中，于是血涩不通，由于血涩不通，卫气归之不得复还，因为血不通，气也就壅塞在那里。一方面是邪化热，一方面是气血并而化热，郁在那里不通了。不单是肿痛，里热还能使肉腐为脓，肉腐为脓以后就要向外溃破。如果不能向外，它就必然要向内。向内，毒就要侵害脏腑，就消耗了气血，最后还可能令人死。所以中医在治疗外科病上也有个寒热虚实，首先用阴阳来分类，我们习惯用痈疽来分类。痈主要是说阳证，疽是说阴证。在很早以前，在《灵枢经》里有些描写还是很有意思的，它形容疽上的皮如牛领的皮，一个是坚韧，一个是颜色不鲜，坚而夭，夭就是颜色不好。所以一般红肿热痛，越是肿得厉害，越表现为这样，它是阳证，反而好治，是痈。疽不高起来，长疮的地方与周围健康的皮肤边缘分不清楚，甚至是平向的或者还凹下去，上面的颜色发灰白或青紫，这都是疽的现象，都是坏的现象。这是属于外科的专门学问，有善恶，有顺逆，都是属于外科辨证。五善七恶，有顺有逆，这是专门外科的内容，在这里不作进一步介绍。主要是了解它的成因，在治疗当中主要是疏导气血、解毒，就这些情况。

凡是有红肿热痛的就要清热解毒，寒的、虚的还需要用温补的方法。一般在外科里把它归结成为消法、托法、补法，这是三个最常用的办法。消法里就包括清热解毒剂，例如以前讲的黄连解毒汤、普济消毒饮，这都是治疗外科的。过去所讲的大头瘟，发颐，就是痄腮，也都是属于外科的。另外一些理血的方剂也可以用来治疗外科病，这是消法。托法在外科里有一点不同，就是根据人体的虚实，用发散与活血化瘀的方法结合起来，或者用补益的与活血化瘀而向外透的药物合起来。补法就是用于一些虚证，不一定是疮破了以后的虚证，有时厉害的疮在初起的时候也可以出现虚而需用补的，通过补以后达到透毒的目的，实际是以补为透。

我记不清以前介绍过这样的情况没有，举个例子说一下。我们过去在《史记》中有项羽的谋臣范增疽发于背而死的记载。背疽主要是阴证，有时也会出现阳证，就是身体好、壮实，自己能把毒发出来。由于它接近于心，是在背部、手够得着的地方，当然是左边比右边厉害。它不但能向外，还向里，极容易把胸膜穿破，即毒向于心，所以有这种危险。这种病治疗时要让它的毒向外透，病的起因一个是因为情志的关系，产生了五志之火，这是一点。还有与病人饮食习惯很有关系，所谓膏粱之变，足生大疔。另外辛辣之品吃得特多也会得。这里我要举的这个例子也是一个疽发于背，但这个人身体很差，年龄不大，他有两个基本的病，一个是胃病很严重，过去也没有胃镜，是不是胃溃疡也不知道，从中医讲他是一个胃虚寒的病。另外除了胃病以外，他还有糖尿病，但这个糖尿病症状不明显。发了疽以后，这个人烦闷不安，不是烦不安，而是不说话、不动、心里烦，不能睡、不能躺下来，局部不知痛，没有红肿热痛的症状，就是总觉得心里烦闷，恶心，想要吐，不能和人说话，话稍微一多就要吐，这与气虚有关。请了一个西医看了。西医很注意这个症状与糖尿病的关系，所以给他化验了尿，尿糖高，这样的情况没敢动手术，因为糖尿病人后期容易发生这种痈疽之类的病，而且发生痈疽之后不容易愈合，所以西医轻易不愿开刀，而且还看不清楚里面有没有脓。当时局部特别硬，回来连葡萄糖也不敢输，因为是糖尿病。找了我以后，查看患处在左后背，皮色青紫而暗，大如鹅卵，皮肤粗糙坚韧而凹陷。病人不能说话，也不能进食，还心烦不能眠，说话和卧下后就要吐，这是严重的毒气攻心。给他想了个特殊的办法。他不能吃饭，就给他用了一只大母鸡，用了大量的黄芪、党参加当归。我告诉他，母鸡要挑大的，买的母鸡大概有四五斤重，不是现在的肉鸡，我们江苏老家南通市那边叫这种“狼山鸡”为“九斤王”。共吃了两只鸡，加的黄芪、党参、当归都是用二两，煎了以后，不能吃鸡，也不能吃饭，吃饭就吐，只能喝汤。鸡汤吃了两天以后才能吃饭，才能说话。所谓吃饭，也就是稀饭，但是不恶心了，能和人说说话了。这样吃鸡以后他的疮上开始有小眼，自己就破了，没脓，流的是黄水，结果给他用外科刀切开了，当时切不动，特韧。通过这个病例我对《灵枢》上讲的其皮“如牛领之皮”，又厚又韧很有体会。后来从小眼里把剪子伸进去剪，剪也很费劲，病人也不痛，局部麻木了，你怎么剪他也不痛，这样把上面坏的东西全给剪了，再用提脓拔毒的药，内服补托的药，实际上就是八珍汤、十全大补之类，最后不到一个月好了。这种情况确实特殊，因为疽发于背到这样严重的证很少见，疽发于背本来就是一个很厉害的外科病，一般好发于左侧，左侧就在心后，邻近于心，这种病很讨厌，一旦疽毒攻心就不可救了。由此说明以补为托的方法。

就托法本身，一个是用发散的办法，一个是用补的办法，与活气血的药连起来用，它与消法之间有一定的联系和区别。消法是在疮没有破溃的时候、没有成脓的时候，初起的时候用它，大部分是属于阳证，用清热解毒的药为主。托法则纯粹是用于虚证，特别在破溃了以后不能用透的药，比如我们习惯用的皂角刺、穿山甲，外科常用来透的，一般在疮破了以后不能用。这三个方法经常用到，实际上包括了前面好多方法在内，不单是行气的、活血的、活血化瘀的、解表的、清热的、温里的、补益的，都融合在这个方法上，所以这是众多方法的综合。不要认为这个是属于专门的治法，而是作为一个大法来讲的。

在这个治法之外又有个消透托，还有一些外用药这里没有太多的提到，只是有些药可以内服，也可以外敷，在这儿没有专门列外科的药，不过有几个常用的东西可以介绍一下。在中药里有九一丹、三七丹，还有倒九一丹、倒三七丹，就是比例之间的倒配，这主要就是提脓拔毒的，其中的“升药”越陈越好。还有，外科药越细越好，还有一个叫海浮散，就是乳香和没药，两个药等分。过去讲究用阴阳瓦把油去净，所谓阴阳瓦就是房上的瓦，朝上面的是阳，下面的是阴，无论是盖瓦还是铺瓦，都是一面朝上，一面朝下的，主要是通过瓦加温，温度合适，这点与铁皮不同，主要取它既加热，又去油这个作用。可以将其煅透了，但不能烧枯，因为烧枯了就没有作用了，而油又得要去净了。合起来研成极细粉末后可以去腐生新。这些药将来有用的时候应常备一点，而且这些药我希望在用的时候都是自己配的，不然的话，粗枝大叶地来做就没用了。研得不细，方药的比例就不准，油去得不净也不行。作为升药来说，你不陈、不细，疼得厉害，效果不好。不细，效果不好；不陈，疼得厉害。你从哪里找陈的去呢？有办法，就是把这个装在一个罐子里，密封好，绝不能透气，埋在小便池边上，这样可以加快它陈，也就是所谓去火气。这都是我自己体会的。一开始用的要三四年以上，病人用起来一点也不疼。有时必要单一用，并不合煅石膏，撒上一点，它的祛腐作用就非常好，能提脓，不疼，一换上新的却疼得不行，所以中药讲祛腐有特点，这两个药在一般的外科里经常用。升药经常与煅石膏配，要是长肉的时候、侧重于生肌的时候，煅石膏的配比就多些。这是顺便穿插在此介绍的常用药。

外科里还有好多讲究，这都是作为外科的专门知识。瘘管里放的就是这样一个东西，把药放在深层去，用软棉纸裹药做成药捻。用的时候就是这些东西，它很科学，软棉纸是很软的，塞进去不疼，放下去以后，腐蚀一段长上一段，它的管越来越浅，肉就长实了，不然瘘管老是长不起来，周围就像长了皮似的，经常流水，病人都知道。具体的内容多了，这是一个，提一提。这都是中医治外科方面相当好的经验，当然也有复杂的表现。

还有一些内容与原来的说法不同，但是现在证明这些说法是对的，比如脏毒不能用泻药，讲到大黄牡丹汤的时候再讲。另外就是外科的饮食禁忌要注意，习惯上叫不吃发物，特别是在要愈合的时候，它往往使疮口重新再破，而且它的周围很痒，很难受，因为疮本身还没有长起来呢，它长的是肉芽，又痒，你怎么办？用水烫不行，用手挠不行，用酒精擦也不行，所以这要向病人讲清楚。要注意，发物根据地区、根据水土不同有不同的习惯，特别是蔬菜，要好好考虑。一般通用的如虾、螃蟹、猪头肉、鲜鱼汤、公鸡、酒酿、蘑菇、黄豆芽等，另外还要根据当地的不同情况来讲。例如在安徽，茼蒿的说法与我们那里的说法就不同，说茼蒿是发物，而在我们那里茼蒿就是祛湿的，那就是北京的蒿子秆，是洋茼蒿。所以有的地方还要根据习惯，与水土有关。

下面我们介绍几个方剂，第一个是真人活命饮，也叫仙方活命饮。

仙方活命饮

（《校注妇人良方》）

【组成】 白芷　贝母　防风　赤芍药　生归尾　甘草节　皂角刺炒　穿山甲炙　天花粉　乳香　没药各一钱（各 3g）　金银花　陈皮各三钱（各 9g）

【用法】 用酒一大碗，煎五七沸服（现代用法：水煎服，或水酒各半煎服）。

【功用】 清热解毒，消肿溃坚，活血止痛。

【主治】 痈疡肿毒初起，热毒壅聚，气滞血瘀。红肿焮痛，或身热凛寒，苔薄白或黄，脉数有力。

【方解】 仙方活命饮表示是神仙所授，是非常有效的。以前讲过真人养脏汤，是在固涩剂里的，还有天王补心丹等，都是如此。这个方剂主要用在疮疡初起，但是它对痈已成还未溃破的能消，脓已成能促使它速透。就是初起的时候脓没有成，吃了可以消散，脓已经成了它又可以很快地穿透溃破，破了脓就出来，脓出来疮就可以好得快。这个方剂从下面用的药可以看一下，有防风，有白芷，这得考虑。它也是解表药，但选的是防风、白芷，选的是脾、胃经的药，因为病是生于肌肉，从里向外透。银花被称为疮家的圣药，清热凉血解毒。天花粉可以清热润燥、散结祛痰。刚才讲了为什么要润燥、为什么要清热，气血壅滞在那就化为热，化而为热它必然就干，而且积聚在那儿。需要用这个配合上活血的药，因为气的不通是因为血，你要想让它气通就必须活血，而活血又必须行气，重点在于活血。所以这个方剂里的活血药和行气药配在一块，以活血化瘀为主，有赤芍、归尾、乳香、没药、皂角刺、穿山甲。

讲这个问题我再重复一句，我们所讲的不通则痛是指的气，但是气的不通必然有原因，有的是无形之邪，比如说寒热；有的时候是有形的东西，如血、水、痰、虫、湿、食，不能够理解不通则痛就单一地给它"通"，要考虑它为什么痛，这是适用于多方面的一个基本理论。这里用贝母也是这个原因，要祛痰散结，因为祛痰散结就能"通"。这是为什么呢？因为这些东西属营卫之气，气血不一定在那个地方，回来就要想到一个问题，一个是气的本身就有水，这个水就是津液；一个是由于气滞不通，局部的津液就不得运行，就积聚在那儿，中医讲液有余就是痰。陈皮、甘草就好理解了。具体到这个方剂可以清热解毒，可以消肿，因为它有活血的药，有行气的药，所以叫和营消肿。但是它一消肿就可以止痛，所以有的时候功用更能够概括。

这里功用写了十二个字，我讲了八个字。懂得道理以后这八个字就解决了，需要记的东西越是简练越好记。还有一个要注意的就是可以用酒。凡是外科用酒时需注意一个问题，要根据病人能不能饮酒来决定它的用量，有的人能喝酒，一喝半斤都没事，有的人喝半两就要醉了。凡是用酒来送药，以微醉为合适。似醉非醉，就到那个份上了。而且一般用黄酒，因为黄酒行得快，行了以后它的消散也快，可助药力、通经络，见效以后，酒气也消散了，不需要它继续发挥酒力，所以用黄酒为好。无论是与酒一块煎，或者是用酒送服，酒的量不要定死，要根据具体人来决定。

另外，方剂仅有一定的作用，可不能迷信它。所谓迷信它，就是认为吃了以后就能消了，如果有脓就能破了。你还要看它长在什么地方，上面的皮肤怎么样。我在刚看病的时候就上了当，人家得乳痈，认为穿山甲、皂角刺穿透力特强，脓已经成了，服了这个药脓就可以出来。但怎么吃它也不出来，因为皮太厚了，结果外面越不出来，里的脓越多，最后着急得不行了，还得切开，切开了才能出来，这是治晚了。治早了脓没成，用中药消乳痈效果是很好的。有的书上介绍一味瓜蒌散，用瓜蒌、用香附，这是两个主药。根据情况再加上一些，治疗乳痈是很好的。蒲公英也特好，因为它除了清热解毒以外，还兼有通便的作用。它与地丁草不同，地丁草清热解毒、消肿都是一样的，但是不能解决大便不通。大便干燥时蒲公英兼有通便的作用，加上银花、连翘、丹皮、赤芍、当归，效果都很好的。大便实在太秘结，因为这大部分发生在产后，刚生产的几天内，大部分还在月子里。所谓产后有三难，其中之一大便难，这是产后常见的情况。所以有必要的时候还要用大黄，这效果还是不错的。一旦脓起了以后，以早破为宜。切开要注意部位，一定要开在下部，不能把刀口开反了。开反就是没有开在下面，开在上面了，上面的脓出来了，下面的脓聚着了，这种情况也不少，所以开刀要根据部位的不同而定。要了解乳房的解剖结构，习惯上讲乳头有七个孔，乳房就有七个囊，开就要在囊的下面开，脓才能顺流而下。

另一方面，土办法还是很好的，即用猪鬃消毒以后，把乳头的小孔（即乳腺的出口）通一下，把母乳挤出来，特别是发炎的那一囊乳房，母乳特别容易出。如果不能出来，蓄在里更容易化脓。所以仙方活命饮用于外科痈疡初起的时候，它都有这些症状。这里有一句话要说清楚，这种情况多有寒热。如果在有寒热的时候，必要时还可以加一点辛凉解表的药，这就是开皮毛，使里面的邪更容易向外透，这样更有利于消散。

四妙勇安汤

（《验方新编》）

【组成】 金银花　玄参各三两（各90g）　当归二两（30g）　甘草一两（15g）

【用法】 水煎服，一连十剂……药味不可少，减则不效，并忌抓擦为要。

【功用】 清热解毒，活血止痛。

【主治】 脱疽。热毒炽盛，症见患肢黯红微肿灼热，溃烂腐臭，疼痛剧烈，或见发热口渴，舌红脉数。

【方解】 这里把四妙勇安汤重新提出来，因为这个方剂是治疗脱疽的，它就有四味药，银花、玄参、当归、甘草，都是大量，应注意这个问题。所谓脱疽，现在就是一种动脉闭塞性脉管炎，现在都知道这个病。之所以叫脱疽，是因为它末梢循环不行，会坏死，坏死以后就一节一节地掉，而且越来越往上。用的时候必须要用大量，四妙勇安汤对于脱疽来说是用于热证实证、热毒证，它是清热解毒的。这里提出来就是要讲一讲银花的问题，银花用到一两以上，都没有危害，特别是与黄芪同用时。把银花作为解表药来用，不可理解，或者银花作为清气分热来讲，也不可理解。银花用一两没有危害，如果与黄芪一起用，出汗更明显，所以它就是透毒的，把病邪透出来。银花有个发汗解表的作用，主要是清热解毒。

这个方剂过去很少提到，后来治疗脱疽、脉管炎属于阴寒证，就用阳和汤，而实热证热毒盛的时候就用它。但不仅仅是用此方，还可用其他的办法与它配合起来，有的时候还用三妙丸、二妙散，再加上一些活血化瘀的药。有的把炎症消除以后还要继续消除它的血栓，使它的脉管能通，还要继续吃药，这是治疗热证、实证。在这样的情况下，用来治它的红肿热痛，溃破以后不容易愈合，也有的可闻见臭味，要注意清洗、消毒。

五味消毒饮

（《医宗金鉴》）

【组成】 银花三钱（20g） 野菊花 蒲公英 紫花地丁 紫背天葵子各一钱二分（各15g）

【用法】 水一盅，煎八分，加无灰酒半盅，再滚二三沸时热服，被盖出汗为度（现代用法：水煎，加酒一二匙和服。药渣捣烂可敷患部）。

【功用】 清热解毒，消散疔疮。

【主治】 火毒结聚的痈疮疖肿。初起局部红肿热痛或发热恶寒；各种疔毒，疮形如粟，坚硬根深，状如铁钉，舌红，苔黄，脉数。

【方解】 五味消毒饮本身是治疗疔疮的，这里之所以有个野菊花，是因为野菊花味苦性寒，清热解毒，本身是一个治疗疮、痈，特别是治疗疔的好药。刚才讲，疔疮不及早治它可以走黄，所谓走黄就是疔毒播散到血里去了，人身上就开始发黄，所以它就有类似于败血症的现象。疔疮于不同部位有不同的名字，一般的都是手指头比较多、面部比较多，还有唇疔、眉疔这些情况。临床特征不同，就是它的根比较深，故治疗时必须从里治，不然最后里面能留个硬疙瘩，所以叫疔。要起疔，就是有根在下面。在这里另外再介绍一个东西，就是苍耳子虫。苍耳子草大家都知道，也就是野茄子，这虫子就是苍耳子草茎上的蛀虫，到了夏秋之间才能捉到，把它用油泡上，不但是起疔的药，而且消疮也很好。如果捣烂了，把它放在肿的上面，加一个膏药贴上，消一些小的疮肿效果挺好。如果是疔疮，可以把苍耳子虫放在疔疮上面，再贴上膏药。有些东西不要急于否定，膏药这个东西还是非常好的，透气性强、保护性好，所以膏药是好药。不好的是把膏药周围的皮肤弄得油黑糊糊的，无论白的还是黑的，这一圈油不好看，而且膏药贴上去看着土气，但它的实际效果是很好的，现在回过来再讲紫花地丁、紫背天葵、金银花和蒲公英。紫花地丁就是地丁草，与蒲公英都是同一类药。蒲公英清热解毒，消痈散结，还有个通便的作用。紫背天葵清热，疗痈疽肿毒，还兼能透表而解毒，金银花就更不用说了，它本身原来是治疗疔疮的，在用于痈疽肿毒时宜大量，也能发汗透毒。疔疮的毒比较厉害，所以要清而透，量要大。用酒煎服就是助它的药力，因为它要通经脉，把气血疏通开，用酒助药势更好地活血脉。另外，对于其他的各种肿毒都可以用。

在这里我又想起一个简单的验方来，特别是在北方少见。现在的孩子卫生条件可能好一点。到了夏天，南方小孩的头上经常生小疮，因为我离开南方时间长了，不知现在如何。小孩到了夏天长小疖子，满头都是。在大暑以前，用癞蛤蟆取它两个后腿，皮剥了，就用二三个癞蛤蟆就行了，不要多了，像做菜一样的炖汤给孩子吃了，在夏季暑热时吃一二次，效果特好。如果连续的夏季都吃两年效果更好。这个不难吃，而且挺好吃，没有毒，就是注意一定要把皮扒了，只吃两个后腿，实际像田鸡肉似的。我给我的孩子连着三年每年都吃一次，从来没有超过五个蛤蟆、十条腿，我的孩子有一年一夏天前后脑袋上长了近六十个疮，一开始我给他开刀，开了三刀，我不开了，开不下去了，因为那个疮挺讨厌，小疮长得很快，你挑破了，好得也很快，但疼啊，满脑袋疼他也睡不好。到第二年就想了这个办法给他吃，第二年就只长了不满十个。第三年再吃，就再没有了。同时用在别人家的孩子身上也很有效。但必须要注意，因为癞蛤蟆有毒性，所以必须弄干净，皮剥了以后，把两个后腿弄出来，用清水漂净，与做菜一样。

另外，五味消毒饮还不是治疗疮的惟一的方剂，我再介绍一个验方。苍耳子草的嫩头、野菊花、豨莶草、地丁草、半枝莲，不是半边莲，各三钱，蚤休二钱，麻黄一钱，黄酒煎服取汗。就是在疔疮初起的时候用，这方剂的名字叫七心剑，因为它有七味药，它透邪消毒的作用比五味消毒饮还好。但是七心剑不用在其他的病里，五味消毒饮可以用来治疗其他的疮肿。这个要注意一下。

犀黄丸

（《外科全生集》）

【组成】 犀黄三分（15g）　麝香一钱半（75g）　乳香　没药各一两（各500g），各去油，研极细末　黄米饭一两

【用法】 上药用黄米饭捣烂为丸，忌火烘，晒干，陈酒送下三钱。患生上部，临卧服；下部，空心服（现代用法：以上四味，除牛黄、麝香外，另取黄米350g，蒸熟烘干，与乳香、没药粉碎成细粉；将牛黄、麝香研细，与上述粉末配研，过筛，混匀。用水泛丸，阴干，即得）。

【功用】 解毒消痈，化痰散结，活血祛瘀。

【主治】 乳癌、横痃、瘰疬、痰核、流注、肺痈、小肠痈等病证。

【附方】

（1）醒消丸（《外科全生集》）　乳香　没药各一两，各去油（30g）　麝香一钱半（4.5g）　雄黄五钱，各研极细（15g）　黄米饭一两（30g）　捣烂为丸。如莱菔子大，晒干，忌火烘，每服陈酒送下三钱，醉盖取汗。功用：活血散结，解毒消痈。主治：一切红肿痈毒。

（2）蟾酥丸（《外科正宗》）　蟾酥二钱，酒化（6g）　轻粉五分

(1.5g)　枯矾　寒水石煅　铜绿　乳香　没药　胆矾　麝香各一钱（各3g）　雄黄二钱（6g）　蜗牛二十一个　朱砂三钱（10g）。上药为末，先将蜗牛研烂，同蟾酥和研，再入各药为丸，用葱白五寸，嚼烂后，热酒一盅送服，盖被取汗。功用：解毒消肿，活血定痛。主治：疔疮、发背、脑疽、乳痈、附骨、臀腿等疽及一切恶疮。

【方解】　犀黄丸，大家都很熟悉它了，要注意这个药。我们看一看此方，因为现在都用它来治疗癌症，特别是肺癌啊、胃癌啊，价钱还挺贵，因为用犀黄（即牛黄）丸，单独治疗究竟有多大的疗效还挺难说。从这里的分量来看，有牛黄、有麝香、有乳香、有没药，而牛黄与麝香量都很小，特别是牛黄、麝香、乳香、没药都是辛温辛热的药、香燥的药，所以整个丸药的性质是热的，对阴虚的人不宜。因为我们要用它来治疗癌症，有时和放疗、化疗配合起来应用，而放疗、化疗对人体有较大的损害，在这样的情况之下，不仅是气虚，阴虚得也相当厉害，在这样的情况之下还大量地吃它，究竟有多大效果，究竟有好处还是有坏处，很难说。凡是这样的情况，我都不主张给病人吃，这是我自己的观点。犀黄丸对于治疗癌症的作用不太好。还有的人和六味地黄丸合起来用，这又是一个用法。六味地黄丸改成汤剂，这就弥补了我刚才说的这种情况。治疗肺癌，还有用百合固金汤治的，合在一块吃。作为一般的疮疖痈肿，用它来消散那是可以的，可用来消疮疖。

醒消丸这个方剂不用牛黄用雄黄，雄黄要用好的。因为雄黄的档次分得很多，有的有杂质、不纯，有的还要水飞，有明雄黄，还有种好的叫腰黄。这些东西内服，一般的雄黄杀虫可以，外敷可以，但尽可能不要内服，内服一定要好的，而且一定要“水飞”。

下面这个蟾酥丸要注意，这个药不要多用，就是丸剂加了药，毒药太多了，像轻粉、铜绿和胆矾，如果一个原料不好，一个制作不好，更容易中毒，用这些药千万要慎重，要用自己制做的药，如果某味药做得不太合要求，有点问题，用在方剂里就要上当了，甚至代人受过。当然这还是小事，一旦给病人造成伤害，那就很难估计损失有多大了。为医者，可不慎乎！

牛蒡解肌汤

（《疡科心得集》）

【组成】 牛蒡子（10g） 薄荷（6g） 荆芥（6g） 连翘（10g） 山栀（10g） 丹皮（10g） 石斛（12g） 玄参（10g） 夏枯草（12g）（原书无用量）

【用法】 水煎服。

【功用】 疏风清热，凉血消肿。

【主治】 颈项痰毒，风热牙痛，头面风热，兼有表热证者；外痈局部焮红肿痛，寒轻热重，汗少口渴，小便黄，脉浮数，苔白或黄。

海藻玉壶汤

（《医宗金鉴》）

【组成】 海藻洗 昆布 半夏制 陈皮 青皮 连翘去心 贝母去心 当归 川芎 独活 甘草节各一钱（各 3g） 海带五分（1.5g）

【用法】 水煎服。

【功用】 化痰软坚，消散瘿瘤。

【主治】 肝脾不调，气滞痰凝。石瘿，坚硬如石，推之不移，皮色不变。

我想牛蒡解肌汤、海藻玉壶汤讲的意义就不大了。我们可以看一看牛蒡解肌汤实际上是治疗颈部的痰结瘰疬，以及牙床肿痛而属于风热上攻的。这些问题把前面的方剂理解了就行了，能够把前面的普济消毒饮真正理解了的话，再来理解这些方剂是绰绰有余的，从根本理论上讲都是通的，这是一点。第二点，在牛蒡解肌汤的方剂里，把一些解表的药拿掉了，加上了一些平肝的、化痰的，不仅治疗痰毒，还可治疗甲状腺大，甚至甲状腺肿都可以按照这个方剂来用。不是有个夏枯草吗？再加疏肝的药、疏肝理气的药，着重的是平肝化痰，这样合起来用效果挺好。下面的药都差不多，你把薄荷、荆芥、牛蒡子给拿掉了，加上其他的药。还有，一般吃中药把病消除了以后，复发的极少，而甲状腺手术了的往往以后还会再长。

海藻玉壶汤主要是治疗瘰疬的，所谓讲石瘿，都是同前方一类的方剂，但很少用它治其他什么病。再一点，这个病用汤药治疗相当慢，它总的原则就是化痰散结软坚，在散结里包括了行气活血。

透 脓 散

（《外科正宗》）

【组成】 生黄芪四钱（12g） 当归二钱（6g） 穿山甲炒，一钱（3g） 皂角刺一钱半（5g） 川芎三钱（9g）

【用法】 水二盅，煎一半，随病前后，临服入酒一杯亦可。

【功用】 托毒溃脓。

【主治】 痈疡肿痛，正虚不能托毒。内已成脓，外不易溃，漫肿无头，或痠胀热痛。

【方解】 透脓散就是个托法，在外科里后期补气补血都用生黄芪为主，因为它能更好地补气透表，它不是发散外感，而是能够把药的效果引到肌腠来，因为此药本身是补而兼散的，并不是说它本身能够发表，所以都用生的，同当归配伍，益气补血而又和血。还有一点，到最后皮长不好的时候也用生的，而补气血的时候用炙黄芪。穿山甲通经络，排恶血。《本草经疏》说：皂角刺“功用与荚同，第其锐利能直达疮所，为痈疽、妒乳、疔肿未溃之神药。”于此可见本方补、透兼施，使痈疽速溃，脓出毒去而愈。

阳　和　汤

（《外科证治全生集》）

【组成】　熟地一两（30g）　肉桂一钱，去皮，研粉（3g）　麻黄五分（2g）　鹿角胶三钱（9g）　白芥子二钱（6g）　姜炭五分（2g）　生甘草一钱（3g）

【用法】　煎服。

【功用】　温阳补血，散寒通滞。

【主治】　贴骨疽、脱疽、流注、痰核、鹤膝风等阴疽属于阳虚寒凝证者。患处漫肿无头，痠痛无热，皮色不变，口中不渴，舌苔淡白，脉沉细等。

【方解】　阳和汤主治阳虚气寒，血脉凝滞的阴疽，所以这里所讲的病都是虚寒性的病，如贴骨疽、脱疽、流注、痰核、鹤膝风，但是这里不要见这个病名就认为都是阴寒证。例如脱疽有四妙勇安汤所治的热证，鹤膝风也有热证。所谓鹤膝风就是上下细，膝关节粗，像仙鹤的膝部一样，所以膝关节显得特别大，这其中有虚寒，也有阴虚内热的，有一种是寒湿所伤，还有一种是寒湿所伤到了后期，肝肾的阴大亏，反而产生了热象，那种情况就不能用阳和汤。因为阳和汤里主药既有熟地，又有鹿角胶，还有肉桂，这些都是温热药，再加上炮姜炭、麻黄、白芥子，也都是一派温热药，是补而兼散的药。熟地、鹿角胶，都是温补精血的药；加上肉桂，也是温阳活血脉，散寒祛湿。在这个基础上加上麻黄，用上白芥子。所以这里用麻黄就是取其发越人体的阳气，它与熟地、鹿角胶相配，也是一种托法。张仲景在《金匮要略·痰饮咳嗽病脉证并治》中讲到苓甘五味姜辛半夏杏仁汤说过：不用麻黄是因为“麻黄发其阳。”麻黄在这里可使补益的药更好地发挥作用，使阳气能迅速地布达周身。因为所生之病、所受之寒，不是近期从外逐渐而入的，而是一种沉寒痼冷，是一种虚寒之气，是一种内生之虚寒，它无法通过透达驱之外出，只能采取温化的办法，“离照当空，阴霾自散”，这是阳和汤的一个特点。所谓“离照”就是太阳，太阳出来之后，阴霾之气、寒湿之气自然就消散了。正因为阴寒之邪聚在那个地方，作为脱骨疽也好，痰核也好，流注也好，都是局部有瘀积的东西，而白芥子善于走窜经络，祛皮里膜外之痰，所以用它来消除这些东西的效果是比较好的。但是它与姜炭都是作为配伍药来用的，不是作为主要药来用的。主要的药是熟地、鹿角胶、肉桂，所以看出来它是温补精血的药，是治虚寒证，是以虚为主，阳虚生内寒，由于内寒才使湿停、血凝的。痰核就是在一处，流注是全身走窜的，多处生。现在还有一种情况，虚寒之体容易多生脂肪瘤，但这不是流注，而且用于壮实的大胖子不行，瘦人的脂肪瘤又一个用法，瘦人多火，肥人多痰，多阳虚，这要注意。大胖子、体虚多痰而胖加二陈汤，有一定效果。贴骨疽就是疽在深部、贴着骨头了，不好以后就向里损害骨头形成骨疽，即所谓骨髓炎，过去还讲骨髓劳，破了以后会容易瘀结住，长期流水，使人体损耗很大。用本方为主，随证加减，都可收到一定的效果。

小　金　丹

（《外科证治全生集》）

【组成】　白胶香　草乌制　五灵脂　地龙　木鳖各一两五钱（各150g）　乳香去油　没药去油　归身酒炒，各七钱五分（各75g）　麝

香三钱（30g） 黑炭一钱二分（12g）

【用法】 上药各研细末，用糯米粉一两二钱，同上糊厚，千槌打融为丸，如芡实大，每料约二百五十粒，临用陈酒送下一丸，醉盖取汗。如流注将溃及溃久者，以十丸均作五日服完，以杜流走不定，可绝增入者。如小儿不能服煎剂，以一丸研碎，酒调服之。但丸内有五灵脂与人参相反，不可与参剂同口服（现代用法：以上十味，除麝香外，其余木鳖子等九味粉碎成细粉，将麝香研细，与上粉末配研，过筛。每 100g 粉末加淀粉 25g，混匀。另用淀粉 5g 制稀糊泛丸，阴干或低温干燥即得。根据《中国药典》(1977 年版）木鳖子制法是“去壳，去油”。每服 2～5 丸，一日二次，小儿酌减)。

【功用】 化痰祛湿，祛瘀通络。

【主治】 寒湿痰瘀，阻滞凝结，如流注、痰核、瘰疬、乳岩、横痃、贴骨疽、蟮瘖头等病。初起皮色不变，肿硬作痛者。

【方解】 小金丹作为一个成药，与阳和汤配合起来用很好，单个服用也可以。这里白胶香又叫枫脂香，有的书上写的名字是脂香，味辛苦无毒，有调气、活血、止痛、解毒的作用，外用还能生肌。还有草乌、木鳖子。千万要注意，草乌有个规定，它要把皮去了，把绿肉去了以后，将草乌拿出来晒干了以后研粉，这样来加工炮制后才能去其毒性。木鳖更要制好，制不好就要中毒。这些药特别难控制，它的有效量正好是中毒的临界量，所以要注意，过了就容易中毒，太少了又无效。而这些东西都需要把上面的皮去了以后切成薄皮，放在油里炸，或者是放在沙里泡，泡酥了、炸酥了才能用。这方法在制作加工上很需要注意。乳香、没药都是木本植物的油脂，经加热去油后用，都有行气活血、消肿散结、止痛生肌之功。还有犀黄丸，用这个东西也能用来治疗肿瘤，但一定要注意是虚寒性的，因为它是辛热之品、香燥之品。方里有一个病名叫

"蟮痍头"，一名"蟮拱头"要注意，有的地方名字不同，它的特点是生在小孩脑袋上，是在夏天，有时有几个，看起来这儿破了，刚愈合，或还没完全长好，那儿又肿了，又起来了，鼓起来像个蟮鱼脑袋似的，所以叫蟮痍头，就是这个意思。用小金丹治疗有点小题大做，倒是有个偏方介绍一下，在它破了以后，如果口小点，因为这地方没多大地，它拱起来就有个皮，它破了以后不就是一层皮吗，皮就一点，根据大小，敷上冰硼散，就是冰片与硼砂合起来，把它砸碎了，塞到这里，硼砂就化了，它下面再也不出脓了。它难治就难治在这里，这个好了，那个又来了，因它是内通的，所以你都把它的脓液挤出来，把这个药塞进去，用膏药贴上，水流尽了就长上了。所以蟮拱头用不着小金丹这么峻烈的药来治，这是我的经验，顺便介绍一下。

内补黄芪汤

（《外科发挥》）

【组成】 黄芪盐水拌炒　麦门冬去心　熟地黄酒拌　人参　茯苓各一钱（各10g）　甘草炙　白芍药炒　远志去心，炒　川芎　官桂　当归酒拌，各五分（各5g）

【用法】 作一剂，水一盅，姜三片，枣一枚，煎八分，食远服（现代用法：水煎服）。

【功用】 补益气血，养阴生肌。

【主治】 痈疽溃后，气血皆虚。溃处作痛，倦怠懒言，神疲，寐少，自汗口干，间或发热经久不退，脉细弱，舌淡苔薄。

【方解】 这是一个内补方，实际上是十全大补去了白术，加了远志、麦冬，这个方剂就这么个变化。可以看出来，在气血双补的同时，加强了补益的东西。就是在疮疡痈肿的后期身体虚了，神疲寐少，因为虚了以后当然就神也虚了。在用本方时要注意病人服药后二便是否正常，精神也以逐渐恢复为最佳。

下面主要把两个方剂介绍一下，一个是苇茎汤，一个是大黄牡丹汤。

苇　茎　汤

（《备急千金要方》）

【组成】　苇茎切，二升，以水二斗，煮取五升，去滓（30g）　薏苡仁半升（30g）　冬瓜子半升（24g）　桃仁三十枚（9g）

【用法】　㕮咀，内苇汁中，煮取二升，服一升，再服，当吐如脓（现代用法：水煎服）。

【功用】　清肺化痰，逐瘀排脓。

【主治】　肺痈咳嗽，有微热，甚则咳吐腥臭痰，胸中隐隐作痛，肌肤甲错，舌红苔黄腻，脉滑数。

【方解】　苇茎汤是治疗肺脓疡的，因为它来源于《备急千金要方》，所以叫它千金苇茎汤。原来在《备急千金要方》上并不是这么个名字，而是有这么个方剂，后来引用此方剂时，就加上了这个名字。但是苇茎原是芦苇初生的嫩茎，并不是芦根，后来因为它受一定季节的限制，所以后来就演变成了用芦根。芦根的效果并不比苇茎差，效果挺好，所以虽然是讲苇茎汤，实际上用的是根。原方可治疗因肺热所伤发生的肺痈，是由于肺热，在《金匮要略》里对肺痿、肺痈都有一定的描述和分析，只是由于感受了风寒化热，或者是风热。风寒之所以化热，是因素有肺热，所以就可以化热，这样热在肺里，和刚才所讲的产生痈疡的机制是一样的。但它初期有寒热和没有寒热的区别。有寒热的时候，要加解表、清肺热的药来治疗。一开始并不明显，只是恶寒发热，胸部难受，咳嗽，那时候还不一定化脓。如果在这个时候治疗得当，症状大大可以减轻，甚至可以使它消失。我们所了解的肺痈的典型症状是它后来的，后来的特征极容易掌握，因为它的痰不但有脓血，而且有特异的腥臭味，有的时候别人还可以闻到。一开始自己闻到，咳痰极不容易出来，一咳以后痰还没出来，味先出来了，同时胸痛，有个固定部位的痛，痰极不容易出来，口干，口燥，干燥，喜欢喝水，咳了以后自己也因痰气腥臭而恶心，老要吐，也没什么可吐的。舌质是红的，苔是白的，越来苔越少，越来舌质越红。开始有痰热的时候脉是浮数或是滑数，到后来细数。反正脉是滑数，有舌苔的时候是好事。到了后来无苔就坏了。到了后来变成虚寒之象，舌质也不红了，舌苔是白滑、白腻的，那就更坏了。

这个方剂确实有它的特点，用苇根、用苡仁。本来是用甜瓜子，就是我们吃的甜瓜。甜瓜子是祛脏腑痈脓的要药，但甜瓜子不是四季都有，后来发现没有这个东西时可改用冬瓜子。因为用瓜子的方剂有两个一在肺、一在大肠（大黄牡丹汤，治肠痈），而冬瓜子是肺兼大肠两经的药，祛痰通大便，实在没有的时候也可以用丝瓜子。用的时候一定要给它临时捣碎，因为它外面有个硬皮。冬瓜子的皮还好一些，丝瓜子、瓜蒌子，子外面的皮都硬，更要捣碎。另外这个方剂也可以作为基础方，并不是说这个方剂就全部解决问题了，例如甘桔汤常配在一起用。《金匮要略》里还有一个排脓汤，加了姜、枣（甘草二两、桔梗三两、生姜一两、大枣十枚，煎分二次服）。在这个方剂里还用蒲公英，有时候还用贝母，这都是我在用的时候经常加的一些药。

我生过这个病，所以有体会，讲这些情况都有自己的体会。1966 年 2 月下去带毕业实习，到了那里就发热，自己还不知道。是坐汽车去的，颠簸，到达后忙于安排工作，没有注意，三日后咳嗽加重，透视发现肺上有个点，大小如乒乓球，是右肺中叶，是个病灶，确实自己吐、咳出来的痰味自己感觉很难闻，自己恶心，另外大量的痰咳出来，腥臭难耐。用中药即本方加减，六日而愈。有一年下去巡回医疗工作时，有个小女孩从医院里抬回来，她整个右肺中下叶全烂了（肺脓疡），在那里感觉抗生素无效，就抬回来。输液以后身上都肿了，肿了以后抬回来的。为什么强调芦根确实有用呢？她也不能吃饭，口干得老是要喝水，咯出来的东西就是烂的肺，吐在水上都是漂着的。到了肺病、肺痨以后，民间有个习惯的经验，痰吐出来，要吐在水里看看是什么东西，不仅是痰，可以看到她的烂肺，是非常管用的，腥臭味也是很厉害的。所以当时用的芦根不计量，你就尽量挖去，挖了大量的芦根，就给她熬汤，给她喝水，给她当茶喝。要经常喝，喝了以后可以清热，可以生津，可以使痰好吐。因为这些脓痰在肺里，越不出来，肺就越容易坏，就像刚才讲的乳痈，乳痈的脓一定要排出来，排得越快越好。最后这个孩子还是好了，就是用苇茎汤。所以我的体会还是鲜的比干的好，芦根、茅根都是做过临床对比的，有的从药房抓药，药是从药材公司批发来的，是干的。后来没有了，就上地里找。找了以后，发现它的效果好，这是下去巡回医疗以后积累的实际经验。再插一句，就是过去治疗胃酸到底是瓦楞子好还是乌贼骨好，现场都做过比较，当然还是煅过的瓦楞子好。如果我们有条件时，治肺炎用鲜茅根，治肺脓疡用鲜芦根，不计量。我们过去讲究用江边的活水芦根治，大水边上的根肥厚，药的劲儿足。我这样讲是说这个方剂确实是个好方剂，不仅我自己用了，而且治了这么一个危重的小孩。因为当时抗生素也没用了，所以也不给她用抗生素了；肿了，也不能输液了，结果西药就停了，就给她用中药。从县医院里抬出来也不抱希望了，家属要求“死马当活马医”，医生怎么说他就怎么干，所以干脆用中药给她治疗，后来就用大量的冬瓜子。那里的冬瓜子有个想不到的事，怎么都是用盐腌呢？后来发现这不行，以前不知道啊，这是在河南的南阳地区。后来找丝瓜子，丝瓜子没有了，冬瓜子泡淡了再用，加进去以后祛痰也很好，吐出来的都是浓痰。吃了药出现了什么情况呢？有一次去了以后说吃了以后吐，一听，不懂啊，这药吃了以后怎么吐了呢？噢，这说明祛痰的力量挺强。加上服这些清热润燥的药以后，她的脓痰容易出来。大量涌出来以后，一个是痰多了来不及全吐出来，一个是这个味实在不好受，她来不及吐出来的痰就咽进胃里去了，进了胃里以后，翻腾翻腾以后吐出来了。观察吐了的东西，全是浓痰，黄的浓痰。

还有个金荞麦，是新发现的一个药。这个药治疗肺脓疡很好，是单味药的制剂。葶苈大枣泻肺汤（葶苈、大枣）要注意，这里没有讲到，有时候葶苈子用的量太大，用的苦葶苈，会损伤肺气，对预后不太好。这是肺里有痰，不是肺里有水，你把它泻得从下走，和从上吐是两回事。还是吐好，因势利导，它在上，吐出来还省事，病邪容易祛干净。

大黄牡丹汤

（《金匮要略》）

【组成】　大黄四两（18g）　牡丹一两（9g）　桃仁五十个（12g）　冬瓜子半升（30g）　芒硝三合（9g）

【用法】　以水六升，煮取一升，去滓，内芒硝，再煎沸，顿服之（现代用法：水煎服）。

【功用】　泻热破瘀，散结消肿。

【主治】　肠痈初起，少腹肿痞。按之即痛如淋，小便自调，或善屈右足，牵引则痛剧，或时时发热，身汗恶寒，舌苔薄腻而黄。

【方解】　大黄牡丹汤治疗肠痈。这个方剂也很简单，肠痈大家也很熟悉，它包括了阑尾炎，有大肠痈，还有小肠痈。除肠痈以外，在外科里还分有大肠疽、小肠疽，有阴证，也有阳证。这是治疗肠痈的阳证的一个方剂，而实际上在金代有个窦汉卿，他著的《疮疡全书》里就有这个方，能不能用泻药说得很清楚。他说无论是肺痈也好，肠痈也好，治尚未流脓，大便粗，大便难，用泻药。肠痈、胃痈、肺痈，反正五脏在外科里都有痈疽之说，凡是自己从大便出脓的，这是膜破了，脓自己流出来了，如果用药让脓从大便而出，由于药味入于经络引导而出，无害。这句话因为大家对《金匮要略》所讲大黄牡丹汤有脓无脓有争论，实际上原书讲得很清楚，“有脓当下，无脓当下血”。后来有人说，有脓用薏苡附子败酱散，不能用大黄牡丹汤，有这么个说法。实际上这个问题在古代外科已经很清楚地认识到，内痈由脓自己从大便出，是脓膜自己破了。它破了，如果吃药叫它大便出脓，是药到了体内把局部的脓引出来，这不同于自己流的脓再用泻药，而大便见脓，这是有区别的。所以这一点所说的没错，有脓当下，无脓当下血，不然就老是有争论。

从现在来看，阑尾炎用的一些药还是有效的，现在南开医院的急腹症里有好多方，什么阑尾清化汤、阑尾清解汤、阑尾化瘀汤了，当然其他的地方还有什么清肠饮了，都是从这里来的。关键是清热解毒、活血化瘀、通大便，它通络活血化瘀。大便一通了，热也去了，毒也解了。老害怕，不敢通大便，毒怎么能出来呢？所以应根据大便情况的不同程度来通大便，必要的时候还要用泻药。这个方剂在临床上用的效果不错。

薏苡附子败酱散

（《金匮要略》）

【组成】 薏苡仁十分（30g）　附子二分（6g）　败酱草五分（15g）

【用法】 三味杵为末，取方寸匕，以水二升，煎减半，顿服。小便当下。

【功用】 排脓消肿。

【主治】肠痈内已成脓，身无热，肌肤甲错，腹皮急，如肿状，按之濡软，脉数。

【附方】 薏苡仁汤（《证治准绳·疡医》） 薏苡仁 瓜蒌仁各三钱（各10g） 牡丹皮 桃仁各二钱（各6g）。作一服，水三盅，煎至一盅，不拘时服。功用：利湿润肠，活血止痛。主治：肠痈初起，湿滞血瘀，腹中疠痛，或胀满不食，小便不利；或妇人产后，月经前后，凡由湿滞血瘀而致腹痛者，皆可服用。

【方解】 薏苡附子败酱散与上面的大黄牡丹汤相比，一个是虚证，一个是实证。因为用薏苡仁十分，附子二分，而败酱草才五分，它虽然用这些药，但是已经有虚寒迹象了。用薏苡仁为主既能扶正，又能祛邪。用败酱草肯定是苦寒的、清热解毒的。但是它为什么用附子呢？时间一长了，阳气虚了，必须要温阳扶正才能祛毒外出，而且它的用量很小，吃了以后，叫它多从小便出来。到这个情况的时候，是病情不太妙的时候。

《金匮要略》的文字可能记得不太全，留下了很多有争论的地方，所以我们就根据临床实际以及发现在其他一些著作里的东西来证实它，哪些地方可以证实就证实它，总的来说用来治疗内痈还是有办法，特别是我引了窦汉卿的话。特别是从元代开始，外科又是一个发展，汉代的时候华佗是一个发展，这时候又是一个发展，在元代，军队打仗，所以它特别重视外科。在这样一个基础上积累的东西就更多一些。

痈疡剂就介绍这一些。

第十七章 涌吐剂

涌吐剂在当前临床上很少用，但涌吐的治法要知道，还有一些简便的方法，使有形之邪如痰、饮能自然涌吐出来，同样可以减轻或解除病痛，将来在临床上还是用得着的。

涌吐剂的方药有的时候比较峻烈，特别是瓜蒂这个药，各地所产的瓜蒂不同，毒性不同，有的毒性大了好多倍，不止十倍，不要误用。所以对涌吐的方剂，在这里看似很简单，但要注意这个情况，特别是在吐的时候要注意，一个是吐的时候要避风，因为吐的时候阳气向上，往往同时或吐后出汗，阳气向上而汗出，那就是腠理已开，在这个时候如果不避风，它容易再受外感。还有在需要吐的时候，要看这个人平常的虚实状况，主要看看腹部。具体方法是你按下去感到手下有抵抗，他自己能够紧张，能够收缩得住就行，若腹部虚软的不行。而且在吐的时候最好把肚子捆住，在腰这个地方，别让他吐得太厉害了。能不用吐药的时候尽量不用，我们所讲的鹅翎，或者是鸡翎，就是鹅翅或鸡翅上的大毛，你消好了毒，对咽喉部轻轻刺激一下，它就引起反射性呕吐。如果下面有东西要吐，必然出来。别看那个东西不好看，可是用现代的办法消毒干净了，很好用，就像猪鬃通尿一样。猪鬃通尿还要说一句，有时候刚出生的小孩，不管男孩女孩小便出不来，就是下面有个小膜，小便出不来，肚子胀得直哭，你也用猪鬃给他通一下，它无害，通了就行。还有一个最好用的是自己的手指头，把指甲剪了，手洗干净，自己的中指压住舌根探吐，别人可不能给他压，他一吐，牙一合说不定把手指头给咬掉了，自己来，手就出来了，自己会协调。在一些风痰的证候用来吐，利用他温温欲吐的时候来探吐，使他自己吐出来最好，如果吐不好，可以给他多喝些温开水，他喝了水之后胀气，自然吐出来更多、更痛快，他一痛快，气一通，整个人就舒畅了。还有一些本意并不要他吐，但是痰壅塞得太厉害了，在用化痰的药后，气宣开了以后痰自然涌出来，这并不是坏事，任他吐去，只是帮他防护好，不要止它，有的时候一吐而愈。这在治疗外感病时经历了不少，精神方面的病也经历了不少，它一吐确实吐不少，你不知道它从哪来的，就像胃肠有积滞，用下法后大便一通，可以出来不少，而且泻后一些症状顿然而解。所以这些都需要注意。

在临床上有自然发生的吐，只要看起来有痰、有实邪，吐了以后就没痛苦，特别是它不是喷射性的，哇的一声，一下子涌出来，或者是哇的一声，一下子喷得老远。喷射性的呕吐要注意，有的时候不是因为吃药，它是脑子里有问题。除了这些方面，要注意，吐是去病的一个方法，不一定用催吐药来催吐，往往其他的药也一样能收到吐的效果。举个例子，1958年秋，我带第一届学员去门头沟煤矿临床见习，有一位矿工家属来就诊，是外感病，恶寒、发热、无汗，不想吃东西，胸闷得很难受，头晕得很厉害，自己感觉痰很多，就是吐不出来，已经三天，很难受。实际上很简单，只是素体多痰，又受外寒，我记得当时用了发汗解表，宣肺祛痰法，其中有桔梗、橘红、豆豉、牛蒡子、焦山栀等。我就告诉临床见习的同学，午后下班前看她一下，她服药后可能吐，你告诉她吐了没关系。他一看，真吐了，回来问我怎么知道这个情况，我就告诉他了，因为这是祛风寒宣散的药，有宣畅肺气的功用，肺气一舒，郁在这里的痰可以自己出来，一吐以后寒热也解了，脑袋出了点汗，头也不晕了，就全好了。这个情况特别有意思，我记得上次讲祛痰剂的时候也讲到类似的内容，在临床上很有意思。这些病人都是很难受，自己顺利地一吐以后，病顿然而解。

由于时间的关系，开课以后，没能和大家多谈一些，只是结合课堂内容多给大家谈一些实用的东西，这些内容对大家回去以后可能会有点帮助，无论是临床也好，讲课也好，出发点就是这样。课堂上见面讲课就告一段落，什么时候能够再见面，在讲的当中看看还有什么问题没有，如有什么问题，把问题集中起来再谈一谈都行，我愿意与学生交换看法。

后 记

我于1981年受国家卫生部中医司委托并得到学校领导的大力支持，先后办了二届为期一年的全国中医院校方剂学教师进修班，对讲课进行了录音，作为来我校攻读方剂学硕士和博士研究生必修内容之一。正由于使用频繁，加上被人私自翻录作为商品，原录音带受到相当损坏，特别是多处语言缺损和不清，给这次整理成文字材料增加了不少麻烦。经过一些同志的多方协助，终于基本恢复了原貌，得与读者相见，深自庆幸。

这本书的第一个特点，全部是口语化，主要是保持原貌。其二是由于当时的对象不是本科生，所以讲解时对一般内容从简，同时深化重点内容的分析。其三是个别重点方剂增加了实际应用的病例（这在本科教学是不允许的，讲了也不易听懂，反倒影响了讲好必须讲透的内容）。其四是对不在同一章而又确有联系的方剂，用后者重复前者的办法进行综合讲解，使之有助于进一步理解前此已曾讲过的方剂，这恰恰是我一贯的“授人以渔”的习惯，是为记。

王绵之
2005年2月

附：方名拼音索引

E

F

G

H

R

S

T